Sebastian Kneipp

Meine Wasserkur –
So sollt ihr leben

Sebastian Kneipp

Meine Wasserkur – So sollt ihr leben

Die weltberühmten Ratgeber in einem Band

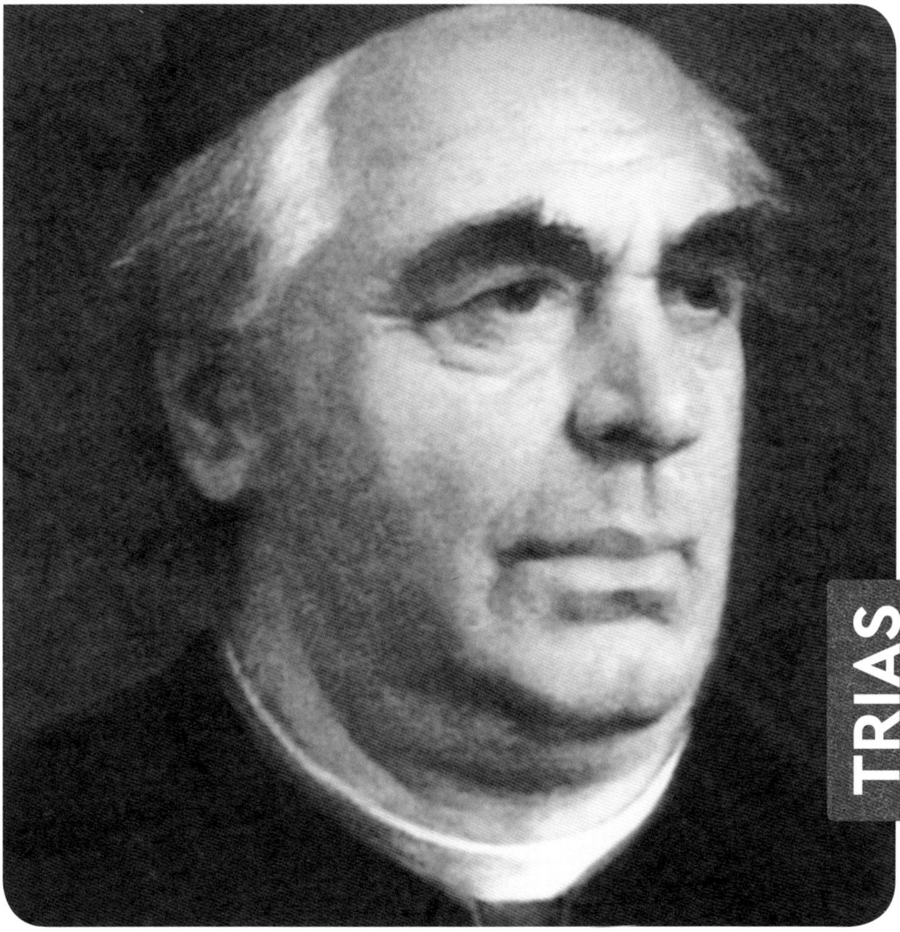

TRIAS

Liebe Leserin, lieber Leser,
hat Ihnen dieses Buch weitergeholfen? Für Anregungen, Kritik, aber auch für Lob sind wir offen. So können wir in Zukunft noch besser auf Ihre Wünsche eingehen. Schreiben Sie uns, denn Ihre Meinung zählt!

Ihr TRIAS Verlag

E-Mail Leserservice:
kundenservice@trias-verlag.de
Lektorat TRIAS Verlag, Postfach 30 05 04,
70445 Stuttgart, Fax: 0711-8931-748

Bibliografische Information der
Deutschen Nationalbibliothek
Die Deutsche Nationalbibliothek verzeichnet diese Publikation in der Deutschen Nationalbibliografie; detaillierte bibliografische Daten sind im Internet über http://dnb.d-nb.de abrufbar.

9. Auflage 2018

Printed in Germany

Satz der Titelseiten:
Fotosatz H. Buck, Kumhausen
gesetzt in: InDesign CS3
Druck: AZ Druck und Datentechnik GmbH, Kempten

Gedruckt auf chlorfrei gebleichtem Papier

ISBN 978-3-432-10743-1 2 3 4 5 6

Auch erhältlich als E-Book:
eISBN (ePub) 978-3-432-10744-8

Inhalt

Zweiter Teil: Wie kann geheilt werden nach den Regeln meiner Erfahrung?

Dritter Teil: Wasseranwendungen VII. Abschnitt

Vierter Teil: Apotheke VIII. Abschnitt

Anhang

Zum Geleit

97 Jahre nach seinem Tode ist die Lehre Sebastian Kneipps vom gesunden Leben und naturgemäßen Heilen immer noch hochaktuell. Das beweisen u. a. die ständig steigende Besucherzahl der zahlreichen Kneipp-Heilbäder, -Kurorte und -Sanatorien und ein fast nicht mehr überschaubares Schrifttum. Deshalb ist ein Rückblenden auf die beiden fundamentalen Originalwerke Kneipps: »Meine Wasserkur« (1886) und »So sollt ihr leben« (1889), durchaus sinnvoll. Es geht dabei nicht nur um ein Verstehen der historischen Entwicklung der Kneippkur, sondern um eine auch heute noch im grundsätzlichen richtige Lehre mit praktikabler Nutzanwendung. Gewiß, manche Vorstellungen Kneipps, was die Krankheitsentstehung und Krankheitsdeutung angeht, sind durch die rasante Entwicklung der modernen Heilkunde überholt. Auch dürfen wir an seine Diagnosen nicht die Maßstäbe moderner klinischer Diagnostik anlegen, da Kneipp empirisch eine Leistungs- und Reaktionsdiagnose entwikkelte und darauf seine unbestreitbar erfolgreiche Therapie aufbaute. Die Grundlagen seines Systems sind aber auch heute noch zeitgemäß, ja bedeutsamer als eh und je.
Welche sind es?
Kneipp stellt immer den ganzen Menschen, bestehend aus Leib und Seele, in den Vordergrund. Er kämpft konsequent gegen die fortschreitende Entwertung des Menschen zum Roboter und seine Aufsplitterung in Einzelfunktionen. Weiterhin zeigt Kneipp gangbare Wege auf, wie die in jedem Menschen steckenden Eigenkräfte durch Üben erstarken können. Immer wieder schiebt er die Abhärtung in den Vordergrund. Abgehärtetsein bedeutet für ihn eine bessere Anpassung an das ganze Leben, nicht nur an Klima- und Witterungseinflüsse. Wo die Belastung eines Menschen nicht oder wenig verändert werden kann, will er seine Tragfähigkeit erhöhen.
Dieses Problem hat heute in der Welt des Streß sicher eine besonders aktuelle Bedeutung.
Im Februar 1894 hat Kneipp dem von ihm gegründeten Kneippärztebund den Auftrag gegeben, gemäß den echten Fortschritten in der Heilkunde auch sein System weiterzuentwickeln. Durch die Ärzte wurde heute das Kneippsche System zu einem hochentwickelten System einer naturgemäßen Lebens- und Heilweise (Physio-

therapie), aus dem Prävention (Vorbeugung), kurative Medizin (Behandlung Kranker) und Rehabilitation (Wiederherstellung Versehrter) nicht mehr wegzudenken sind.
Seine beiden Bücher »Meine Wasserkur« und »So sollt ihr leben« bilden auch heute noch die Grundlagen für diese Entwicklung. Ihre ständige Neuherausgabe ist eine verdienstvolle Tat, da sie zu den Millionen, die bereits Sebastian Kneipp und sein System kennenlernten, sicher neue begeisterte Anhänger hinzugewinnen wird.

Bad Wörishofen

Dr. med. Jos. H. Kaiser

Aus Einleitung und Vorwort zur ersten Ausgabe von »So sollt ihr leben«

Wenn ich einen Blick auf das Leben und Treiben der Menschen werfe, so sehe ich, wie die meisten derselben in dem von Gott ihnen angewiesenen Stande und Berufe angestrengt arbeiten und sich abmühen müssen, um sich und den Ihrigen die nötigen Mittel zum Lebensunterhalte zu verschaffen, wie sie tatsächlich im Schweiße ihres Angesichtes ihr Brot verdienen. Es lehren mich auch die Ankunft des Menschen auf Erden, seine Wanderung hienieden sowie sein Weggang aus dieser Welt, daß der Mensch seinen unsterblichen Geist in einem zwar wunderbar gebauten, aber sehr gebrechlichen Gefäße trägt. Mannigfaltige Leiden des Geistes und Körpers erschweren dem Menschen die Erfüllung seiner Berufspflichten. Doch soll der Mensch nicht bloß zu seinem Schöpfer flehen um Gesundheit und langes Leben, sondern er soll auch seinen Geist gebrauchen, um die Schätze zu finden und zu heben, welche der allgütige Vater in die Natur hineingelegt hat als Heilmittel für die vielfachen Übel dieses Lebens. Auch hier gilt das Sprichwort: »Hilf dir selbst, dann hilft dir Gott!«

Von jeher hat es Männer gegeben, welche es sich zur Lebensaufgabe machten, die Mittel und Wege zu erforschen, wodurch die mancherlei Krankheiten geheilt werden könnten. Wie viele Bücher existieren, die uns Kunde geben von der Heilkraft mancher Kräuter, von der heilsamen Wirkung mineralischer Stoffe! Andere wieder lehren, wie man dieses oder jenes Übel durch Schneiden, Brennen u. dgl. zu entfernen habe.

Ich selbst wurde schon in meiner Kindheit darauf aufmerksam, wie dieses und jenes Kräutlein von den älteren Leuten aufgesucht und bei mancherlei Leibesgebrechen angewendet wurde. Sie betrachteten die erschaffene Welt mit viel sinnigeren Augen, als dieses heutzutage geschieht; und dankbar erhoben sie nach Erlangung der Gesundheit ihren Blick zum Himmel, von dem alle Heilung und Rettung kommt. Diese Kräutlein, welche bei den Alten in so hohem Ansehen standen, sind heute teils verachtet, teils vergessen; nur noch einzelne werden von den einfachsten Leuten als sogenannte Hausmittel gesucht und gebraucht. Es ist mit diesen Kräutern gegangen wie mit der alten Mode. Das Gute, Brauchbare, überaus Einfache und doch so Schöne ist verschwunden, und das Geschmacklose, das

durchaus Unschöne, das Schädliche, das den Körper Zugrunderichtende ist an seine Stelle getreten.
Von dem aufrichtigen Streben beseelt, die Leiden meiner Mitmenschen, so viel es in meiner Macht steht, zu lindern, habe ich die alten, verlassenen und vergessenen Kräutlein wieder aufgesucht, habe ihre Heilkraft erprobt und manchen geheilt von schweren und langjährigen Leiden.
Ein ganz besonderes Heilmittel aber für zahlreiche Gebrechen der Menschen hat die wohltätige Hand des Allerhöchsten der Menschheit gegeben, welches man überall auf Erden findet. Es ist das *Wasser*. Dieses große Geschenk des allgütigen Vaters stillt nicht bloß den Durst des Menschen und der Tiere, sondern es ist auch das allererste, vorzüglichste und allgemeinste Heilmittel für den menschlichen Körper. Weist nicht die Natur selbst den Menschen mit tausend Fingerzeigen darauf hin, daß an ihm das Wasser als Heilmittel angewendet werden soll! Wie fühlt er sich neubelebt und gestärkt, wenn er nach harter Tagesarbeit oder des Morgens nach dem Aufstehen Gesicht und Hände, auch wohl Hals und Brust mit Wasser wäscht! Sieht er nicht, wenn anders er die Natur nicht im Vorübergehen anzuschauen gewohnt ist, wie die Tiere in krankem Zustande das Wasser aufsuchen als ein Heilmittel für ihr Leiden? Der mit Vernunft begabte Mensch aber zeigt sich hier leider oft unvernünftiger als das vernunftlose Geschöpf!
Das Wasser weckt, wenn es im Frühling und Sommer zur Erde niederfällt, überall Leben und Gedeihen, regt in der Pflanzenwelt alle Organe zu neuem Leben, zu erhöhter Tätigkeit an. Es erfrischt und belebt auch die Körperteile, welche alle zivilisierten Menschen täglich zu reinigen gewohnt sind. Sollte das nicht alles ein Fingerzeig für den Menschen sein, daß das Wasser ebenso geeignet sein dürfte, die krankhaften Stoffe aus dem menschlichen Körper auszuleiten, den Körper in seiner Gesamtheit zu erfrischen, zu beleben und zu stärken, den gesunden wie den kranken? – Doch auch hier geht es wie in gar vielen Dingen. Das Einfache, das Naturgemäße, das Vernünftige wird aufgegeben und die Heilung da gesucht, wo sie nicht zu finden ist, in dem Unnatürlichen, Widernatürlichen. Man kann fast sagen: Je absonderlicher eine auftauchende Heilmethode ist, desto mehr Freunde und Anhänger gewinnt sie, bis endlich die leichtgläubige Menge einsieht, daß sie betrogen ist und der »Heilkünstler« sich die Taschen gefüllt hat.
Das gilt insbesondere auch von der modernen Art und Weise zu leben. Wenn man die Lebensweise mancher Menschen mit ansieht,

wenn man die Verkehrtheiten betrachtet, welche besonders in der körperlichen Erziehung der Kinder gemacht werden, so möchte man fast an dem gesunden Sinne der Menschheit und an ihrem logischen Denken zweifeln. Gehe man doch bei den Vorfahren in die Schule! Diese haben seit Jahrhunderten das Wasser benützt nicht bloß zur Reinigung des Körpers, sondern auch zur Erhaltung der Gesundheit, indem sie durch Anwendung von Bädern und Kaltwaschungen schon den Körper der Kinder widerstandsfähiger machten gegen alle möglichen schädlichen Einflüsse des Klimas und der Witterung. Ja, wir dürfen noch weiter zurückgehen. Haben nicht die Römer selbst auf ihren Kriegszügen überall da, wo sie feste Lager bezogen, sofort Bäder eingerichtet, in denen sie, nachdem der Körper durch Natur oder durch Kunst zur Transpiration gekommen war, diesen mit frischem Wasser begossen? Diese Alten, von denen wir noch vieles lernen könnten, haben die Wasseranwendung so hoch geschätzt, daß man in Rom das Sprichwort hatte: »Gesegnet sei, der das Bad erfand!« Das hohe Alter unserer Vorfahren, ihre oft riesige Körperkraft verdankten sie neben ihrer einfachen Lebensweise vorwiegend der vernünftigen Anwendung des Wassers.

In späteren Jahrhunderten hat es immer Männer gegeben, welche sich bemühten, der Lebensweise der Alten wieder mehr Eingang bei der Menschheit zu verschaffen, sie zu deren einfachen und vernünftigen Lebensregeln zurückzuführen. Auch die Männer der Wissenschaft, die Ärzte, haben vielfach dem Wasser zu seinem Rechte verholfen und auf diese große Kraft zur Heilung menschlicher Gebrechen hingewiesen. Von den neueren will ich nur Hufeland und Prießnitz nennen.

Mich hat nicht der Beruf oder die Vorliebe für das Medizinieren dazu gebracht, die heilsamen Wirkungen des Wassers zu erproben, sondern die bittere Not. Not lehrt beten und seinen Verstand gebrauchen!

Nach dem Urteile zweier vorzüglicher Ärzte war ich im Jahre 1847 am Rande des Grabes; beide hielten mich für verloren; durch die Hilfe des Wassers allein lebe ich heute noch und bin munter und guter Dinge.

Allerdings hat letzteres nicht das Wasser allein zuwege gebracht; ich habe meinen vorzüglichen Gesundheitszustand gewiß auch meiner einfachen, von der Gewohnheit gar vieler Menschen allerdings etwas abweichenden Lebensweise zu verdanken.

Was aber mir zur Gesundheit verholfen hat, als ich ein Kandidat des Todes war, das dürfte doch wohl auch andere zu heilen geeignet sein. Dieses war einzig und allein das Wasser. Beweis dafür sind die von mir nur durch Anwendung meiner Wasserkur Geheilten, welche bereits nach Hunderten gezählt werden müssen. Neben den fortgesetzten Wasseranwendungen war es, wie gesagt, die Art und Weise, wie ich mich nähre, wie ich wohne, schlafe und mich kleide, was mir meine vortreffliche Gesundheit bereits durch mehr als 40 Jahre erhalten hat.

Darum drängten mich meine Freunde, welche die Herausgabe meiner »Wasserkur« veranlaßten, aufs neue, daß ich doch auch meine Erfahrungen in betreff einer vernünftigen und dem menschlichen Körper durchaus angemessenen und zuträglichen Lebensweise schriftlich niederlegen möge.

Vieles, was in diesem Buche gesagt ist, wird vielleicht nicht die Billigung der akademisch gebildeten Ärzte finden; sie werden es mit dem sogenannten heutigen Standpunkte ihrer Wissenschaft nicht vereinbar finden. Das kann mich aber nicht abhalten, es niederzuschreiben, denn der Erfolg ist der beste Lehrmeister der Wahrheit; was dem Menschen hilft, was ihn gesund macht, das ist gut für ihn. Wenn er aber noch so regelrecht behandelt und dadurch zugrunde gerichtet worden ist, so kann ihm die Tatsache, daß er ganz den Resultaten der Wissenschaft gemäß behandelt wurde, wohl kaum einen Trost in seinem Elend gewähren. Ich habe noch niemand eingeladen, zu mir zu kommen, damit ich ihn heile. Auch pflege ich in wichtigen Fällen stets den Kranken erst an einen studierten und tüchtigen Arzt zu weisen, damit dieser ihn untersuche und ihm sage, wo der Sitz seines Übels sei. Dann erst schicke ich mich an, ihn zu heilen. Auch gehe ich durchaus nicht darauf aus, der wissenschaftlichen Medizin Konkurrenz zu machen; ich erkenne das Gute gerne an, wo ich es finde. Aber ich muß auch der Wahrheit Zeugnis geben und das als verkehrt Erkannte als solches bezeichnen. Mich leitet ja kein irdisches Interesse; nur das Mitleid mit meinen leidenden Mitmenschen hat mich veranlaßt und bewegt mich auch heute noch, ihnen, wo ich kann, hilfreich zur Seite zu stehen. So darf ich denn wohl die bescheidene Hoffnung hegen, daß auch dieses neue Buch, welches meinen Mitmenschen sagen will, *wie sie leben sollen,* wenn sie selbst gesund und kräftig werden und bleiben und ein ebensolches Geschlecht heranziehen wollen, nicht ohne Segen für die Menschheit bleiben werde. Wenn »Meine Wasserkur« ihren Lesern sagen wollte, wie sie durch Anwendung des Wassers und einfacher Kräuter die verlorene Gesundheit wiedergewinnen könnten, so will dieses neue Buch sie belehren, wie sie sich nähren, wie sie wohnen, schlafen und

sich kleiden sollen usw., wenn sie ihre Gesundheit erhalten und den Krankheiten vorbeugen wollen. Das will der erste Teil.
Im zweiten Teil habe ich auf dringenden Wunsch meiner Freunde eine Anzahl von Krankheitsfällen aufgeführt, welche eine Ergänzung des in meiner »Wasserkur« Niedergelegten sein sollen. Dabei habe ich nicht bloß die gemachten Anwendungen, sondern auch die dabei von mir beabsichtigte Wirkung im einzelnen angegeben, um so dem Laien, welcher nicht immer und überall gleich einen Arzt zur Hand hat, Anleitung zu geben, wie er, ohne den geringsten Schaden für die Gesundheit befürchten zu müssen, selbst Wasseranwendungen machen kann, bis die Hilfe des Arztes kommt.
Es gereicht mir zu großer Freude, daß edle Männer so eifrig das aufsuchten, was sie zum Nutzen der Menschheit für dienlich erachteten; und ich hätte nur *einen* Wunsch, es möchten viele junge Fachmänner sich vorerst genau mit dieser Methode befassen, bis sie zur Überzeugung gelangen, daß das Wasser, in dieser einfachen Weise angewendet, ein vorzügliches Heilmittel ist. Ich will ja nicht als der Entdecker der Tatsache gelten, daß das Wasser ein Heilmittel ist; *ich suchte nur den Wasserstrom in der gelindesten Weise für die menschliche Natur zu verwenden.* Ich besitze mehrere Briefe, in denen ich von den Schreibern derselben angegangen wurde, doch dahin zu wirken, daß für ihre Stadt und Gegend ein Arzt komme, der meine Methode gut gelernt und eingeübt habe. Es tut mir wirklich wehe, daß ich solchen gutmeinenden Leuten nicht gründlich unterrichtete Ärzte schicken kann.
Sollte irgendein junger Arzt, der noch nicht eine gesicherte Stellung hat, die er ungern verließe, diese Zeilen lesen, so möchte ich ihm zurufen: »Lernen Sie dieses einfache Verfahren! Sie werden der Menschheit nützen!« Ich kann jedem hoch und teuer versichern: Ich will mich gar nicht durch mein Werk groß machen, will mich auch durchaus nicht über einen Fachmann stellen; im Gegenteil, ich habe vor jedem Stande, der recht verwaltet wird, eine hohe Achtung. Aber das ist und bleibt wahr, daß *keiner auslernt.* Tag für Tag durchs ganze Leben müssen wir in die Schule der Erfahrung gehen, und selbst am Sterbetage wird man noch nicht ausgelernt haben.
Freilich heißt es: »Man stirbt auch bei der Wasserkur; man hat diesen oder jenen nicht mehr retten können«; oder: »Es ist mit der Wasserkur gar noch schlimmer geworden.« Darauf antworte ich kurz: »Für den Tod ist kein Kraut gewachsen; sterben muß jeder.« Sodann kommen, wie ich mich hundertmal überzeugte, zur Kur oft solche, die keine Hilfe mehr gefunden haben und von allen Ärzten

schon aufgegeben waren. Oder es kamen solche, auf die der Tod schon seine Hand gelegt, und die das unruhige Verlangen fortgeführt, gesund zu werden. So kam zu mir ein Kranker aus weiter Ferne; er war, von der Reise ganz erschöpft, gar nicht mehr imstande, seine Krankheit zu erzählen. Er mußte eilig ins Bett, hatte schwere Lungentuberkulose. Von Wasseranwendung war keine Rede. Nach neun Tagen starb er, und da hieß es bei manchen: »Die Wasserkur hat ihn umgebracht.« Ein Herr aus weiter Ferne kam in Begleitung, weil er nicht allein reisen konnte, mit einem solchen Herzleiden, daß er trotz aller Mühe nicht eine Treppe steigen konnte. Zwei einzige Male hat er sich bloß im Zimmer gewaschen, und während er in der größten Heiterkeit und Fröhlichkeit im Garten verweilte, sank er um, vom Herzschlag getroffen, und starb. Natürlich mußte das unschuldige Wasser seinen Tod verschuldet haben. Doch wer denken gelernt hat, setzt sich über derartiges hinweg. Allerdings kann bei dem einen oder andern die Wasserkur Nachteile gebracht haben und bringt sie auch; aber sicher nur dann, *wenn nicht in der rechten Weise die Anwendungen gewählt oder vorgenommen werden.* Ein die Wasserkur ausübender Arzt sagte: »Die Anwendungen sind so delikat und wirksam, daß die Auswahl nicht leicht ist, wenn man nicht eingehend die ganze Wirksamkeit des Wassers kennengelernt und dessen Anwendungen eingeübt hat.« Und deshalb habe ich in vorliegendem Buche nicht bloß die Krankheitsfälle mit den betreffenden Anwendungen bezeichnet, sondern auch jedesmal dazu bemerkt, was die einzelnen Anwendungen bewirken, damit nicht die geringste Unklarheit betreffs der verschiedenen Anwendungen übrigbleibe, und warne ich nochmals eindringlich vor jeder Übertreibung, Unvorsichtigkeit und Unüberlegtheit.

Wörishofen, 26. September 1889

Der Verfasser

Aus der Einleitung zur ersten Auflage von »Meine Wasserkur«

Kein Blatt am Baume ist dem anderen absolut oder vollkommen gleich, viel weniger ein Menschenschicksal dem anderen. Könnte ein jeder vor seinem Sterben sein Leben schreiben, es wären so viele verschiedene Lebensbilder als Menschen selbst. Verworren sind die Wege, die in deinem Leben kreuz und quer sich durcheinander verschlingen – zuweilen gleich einem unentwirrbaren Knäuel, bei dem die Fäden ohne Plan und Zweck ungeordnet aufeinanderliegen. So scheint es oftmals; in der Tat jedoch ist es niemals so. Das Licht des Glaubens wirft seinen erhellenden Strahl in das wirre Dunkel und zeigt, wie all die verschlungenen Pfade weisen Zwecken dienen und sämtliche auf ein vom allweisen Schöpfer von Anfang an geplantes und gestecktes Ziel hinführen. Wunderbar sind die Wege der Vorsehung!

Wenn ich von der Hochwarte des Alters aus die zurückgelegten Lebensjahre überblicke und die Verschlingungen meiner Wege sehe, so schlängeln diese einigemal scheinbar am Rande des Abgrundes; zuletzt aber münden und führen sie gegen alle Hoffnung auf die Sonnenhöhe des Berufes, und ich habe allen Grund, das liebevolle und weise Walten der Vorsehung zu preisen, um so mehr, als die nach menschlichem Dünken schlimmen und zum Tode führenden Pfade mir und unzähligen anderen den *neuen Lebensquell* zeigten. Ich war über 21 Jahre alt, als ich mit dem Wanderbuche in der Tasche die Heimat verließ. Das Wanderbüchlein charakterisierte mich als Webergesellen; doch seit meiner Kindheit Tagen stand es auf den Blättern des Herzens anders geschrieben. Mit namenlosem Weh und sehnsüchtiger Ausschau nach Verwirklichung meines Ideals hatte ich auf diesen Abschied lange, lange Jahre gewartet; ich wollte Priester werden. So ging ich, nicht wie man wünschte und hoffte, das Weberschifflein weiter zu rudern, sondern ich eilte von Ort zu Ort und suchte, ob ich niemanden fände, der mir zum Studium behilflich wäre. Da nahm sich der nun verewigte Prälat Matthias Merkle († 1881), der damals Kaplan in Grönenbach war, meiner an, gab mir zwei Jahre hindurch Privatunterricht und bereitete mich mit so unermüdetem Eifer vor, daß ich schon nach diesen zwei Jahren ins Gymnasium aufgenommen werden konnte. Die Arbeit war keine leichte und allem Anschein nach eine vergebliche. Nach fünf Jahren

der größten Entbehrung und Anstrengung war ich körperlich und geistig gebrochen. Der Vater holte mich einst aus der Stadt, und noch klingen mir die Worte des Wirtes, bei dem wir rasteten, in den Ohren. »Weber«, sagte er, »dieses Mal holt ihr den Studenten zum letztenmal.« Der Wirt war nicht der einzige, der so sprach; mit ihm teilten andere dieselbe Ansicht. Ein damals berühmter Militärarzt galt als großer Menschenfreund und als hochherziger Helfer armer Kranker. Im vorletzten Jahre meiner Gymnasialzeit besuchte er mich neunzigmal, im letzten Jahre wohl über hundertmal. So gerne hätte er mir geholfen; aber das fortschreitende Siechtum siegte über seine ärztlichen Kenntnisse und seine stets opferbereite Nächstenliebe. Ich selbst hatte alle Hoffnung aufgegeben und sah mit stiller Ergebung meinem Ende entgegen.
Zur Unterhaltung und Zerstreuung blätterte ich gerne in Büchern. Der Zufall – ich bediene mich dieses gebräuchlichen, aber vagen, das ist nichtssagenden Wortes; denn es gibt gar keinen Zufall – spielte mir ein *unscheinbares Büchlein* in die Hand; ich öffnete es; *es handelte von der Wasserheilkunde.* Ich blätterte hin und blätterte her; da stand Unglaubliches. Am Ende, so blitzte ein Gedanke in mir auf, findest du gar deinen selbsteigenen Zustand! Ich blätterte weiter. Richtig, das paßte, das stimmte, das war fast bis aufs Haar getroffen. Welche Freude, welcher Trost! Neue Hoffnungen elektrisierten den welken Leib und den noch welkeren Geist. Das Büchlein wurde zuerst der Strohhalm, an den ich mich klammerte; nach kurzer Zeit war es der Stab, auf welchen sich der Kranke stützte; heute gilt es mir als das Rettungsboot, welches eine barmherzige Vorsehung mir zur rechten Zeit, in der Stunde der höchsten Not sandte.
Das Büchlein, das von der Heilkraft des frischen Wassers handelt, ist *von einem Arzte geschrieben;* die Anwendungen selbst sind größtenteils sehr schroff und streng. Ich probierte ein Vierteljahr, ein halbes Jahr; ich fühlte keine wesentliche Besserung, aber auch nie Nachteile. Das gab Mut. Es kam der Winter des Jahres 1849; ich war wieder in Dillingen. Wöchentlich zwei- bis dreimal suchte ich eine einsame Stelle und badete einige Augenblicke in der Donau. Rasch war ich der Badestelle zugeeilt, noch rascher marschierte ich nach Hause in die warme Stube. Schaden brachte diese kalte Übung nie, Nutzen, wie ich meinte, nicht viel. Im Jahre 1850 kam ich in das Georgianum nach München. Da fand ich einen armen Studenten, dem es noch viel schlimmer erging als mir selbst. Der Anstaltsarzt weigerte sich, ihm zur Erlangung des für die Weihe

notwendigen Tischtitels ein Gesundheitszeugnis zu schreiben; denn, so lautete das Verdikt, er lebe nicht mehr lange. Jetzt hatte ich einen lieben Kollegen. Ich weihte ihn ein in die Mysterien (Geheimnisse) meines Büchleins, und wir beide probierten und praktizierten um die Wette. Der Freund erhielt binnen kurzem das gewünschte Zeugnis und lebte noch mehrere Jahrzehnte. Ich selbst erstarkte mehr und mehr, wurde Priester und lebe im heiligen Berufe schon über achtunddreißig Jahre. Meine Freunde schmeicheln mir und sagen, daß sie heute noch, wo ich bereits siebzig Jahre zähle, die Stärke meiner Stimme bewundern und über meine Körperkräfte staunen. Ein treubewährter Freund blieb mir das Wasser; wer kann es mir verargen, daß ich ihm gleichfalls treue Freundschaft bewahre?

Wer selbst in Not und Elend saß, der weiß Not und Elend des Nächsten zu würdigen.

Nicht alle Kranken sind in gleicher Weise unglücklich. Wer Mittel und Wege besitzt, sich Heilung zu verschaffen, kann sich leicht mit einer kurzen Leidenszeit versöhnen. Solche Kranke wies ich selbst in den ersten Jahren zu Hunderten und Tausenden ab und ließ sie abweisen. Jener Arme bedarf zunächst unseres Mitleids, welcher, selbst arm und verlassen, *von den Ärzten aufgegeben und von den Medikamenten und Heilmitteln verlassen ist.* Leute dieser Art zähle ich in großer Menge zu meinen Freunden; denn solche Arme und gänzlich Verarmte, die nirgends mehr Hilfe bekamen, habe ich nie abgewiesen. Hart, gewissenlos und undankbar wäre es mir vorgekommen und käme es mir noch vor, solchen Verlassenen die Türe zu verschließen, jene Hilfsquellen zu verweigern, welche mir selbst in meiner Not Heilung und Rettung gebracht haben.

Die große Zahl der Leidenden, die noch größere Verschiedenheit ihrer Leiden spornte an, die Wassererfahrung zu bereichern, die Wasserheilmethode zu vervollkommnen.

Meinem ersten Wasserrate, dem bekannten Büchlein, bin ich für seinen einleitenden Unterricht von Herzen dankbar. Doch bald schon erkannte ich, daß manche Anwendungen zu schroff, für die menschliche Natur viel zu stark und abschreckend sind. »Roßkuren« nannte man mit Vorliebe die Wasserkur; und noch heutzutage lieben es viele, welche das beschimpfen, was sie gar nicht kennen oder nicht gründlich kennen, alles nach Wasser Schmekkende in Bausch und Bogen als Schwindel, Pfuscherei usw. zu bezeichnen. Gerne gebe ich zu, daß manche Anwendungen und Übungen der noch primitiven, das heißt erst entstehenden und noch unterentwickelten Wasserkur eher für ein starkmuskeliges und starkknochiges Roß paßten als für ein von Fleisch weich umkleidetes und mit zarten Nervchen besaitetes Menschengerippe.

An dieser Stelle muß ich es sagen, daß ich nicht alle an unseren zur Zeit bestehenden Wasserheilanstalten üblichen Anwendungen billige, manchmal sogar entschieden mißbillige. Dieselben erscheinen mir viel zu stark und – man verzeihe den Ausdruck – viel zu einseitig. Gar zu vieles wird über denselben Leisten geschlagen, und viel zu wenig wird nach meinem Dafürhalten unterschieden zwischen den verschiedenen Patienten, ihrer größeren oder geringeren Schwäche, der mehr oder minder tief eingesessenen Krankheit, deren mehr oder weniger weit fortgeschrittenen Verwüstungen und Folgen. Darin gerade, in der Mannigfaltigkeit aller Anwendungen und in der verschiedenartigen, jedem einzelnen Patienten durchaus angemessenen Applizierung derselben Anwendung, wird und muß sich der Meister zeigen. Es kamen zu mir aus verschiedenen Heilanstalten Kranke, welche bitter klagend sagten: »Es ist nicht zum Aushalten, es hat mich förmlich umgeworfen.« Das soll und darf nicht sein. Einst stellte sich mir ein gesunder Mann vor, welcher behauptete, er habe sich beim Waschen in der Frühe verdorben. »Wie haben Sie es denn angestellt?« fragte ich. »Ich habe«, lautete die Antwort, »eine Viertelstunde lang den Kopf unter das Brunnenrohr gehalten, welches eiskaltes Wasser ausspie.« Ein Wunder, wenn sich ein derart Mutwilliger nicht gründlich verderben würde! Wir spotten und lächeln über ein solch törichtes, unvernünftiges Verfahren. Und doch, wie viele, bei denen man voraussetzen mußte, daß sie vernünftig das Wasser anzuwenden wissen, haben ebenso töricht, nach meinem Dafürhalten noch törichter gehandelt und damit für immer die Patienten vom Wasser zurückgeschreckt! Zahlreiche Beispiele können meiner Behauptung als ebenso viele schlagende Belege dienen.

Ich warne vor jedem zu starken und vor jedem zu häufigen Anwenden des Wassers! Der sonstige Nutzen des Heilelementes kehrt sich in Schaden, das hoffende Vertrauen des Patienten in Furcht und Entsetzen.

Dreißig Jahre lang habe ich sondiert und jede einzelne Anwendung an mir selbst probiert. Dreimal – ich gestehe es offen – sah ich mich veranlaßt, mein Wasserverfahren zu ändern, die Saiten abzuspannen, von der Strenge zur Milde, von großer Milde zu noch größerer herabzusteigen. Nach meiner heutigen, bereits über siebzehn Jahre feststehenden und durch zahllose Heilungen

erprobten Überzeugung wendet jener das Wasser mit den vorteilhaftesten Wirkungen und sichersten Resultaten an, welcher es in der einfachsten, leichtesten, schuldlosesten Form zu gebrauchen weiß.

In welchen Formen ich das Wasser als Heilmittel benütze, das besagt der *erste Teil dieses Büchleins,* welcher von den Wasseranwendungen, und der *dritte Teil,* der von den einzelnen Krankheiten handelt.

Im zweiten Teil (man lese dessen besondere Einleitung!) habe ich den Landsleuten insbesondere einige Mittel für eine Hausapotheke zusammengestellt, welche wie die Wasseranwendungen selbst im Innern des Körpers einen der drei Zwecke: Auflösung oder Ausscheidung und Kräftigung, verfolgen.

An jeden Fremden, welcher bei mir Hilfe sucht, stelle ich vorerst einige Fragen, um nicht voreilig und zu meinem Schaden zu handeln.

Auch dieses Büchlein schuldet noch in Kürze Antwort auf folgende Fragen:

1. Was ist Krankheit, und aus welcher gemeinsamen Quelle fließen alle Krankheiten?

Der menschliche Körper ist eines der wunderbarsten Gebilde aus der Schöpferhand Gottes. Jedes Gliedchen paßt zum Gliede, jedes strenggemessene Glied zum harmonischen, zu staunenswerter Einheit verbundenen Ganzen. Noch merkwürdiger ist das Ineinandergreifen der Organe und ihre Tätigkeit im Innern. Selbst nicht der ungläubigste Arzt und Naturforscher, auch für den Fall, daß er »mit der Lanzette und dem Seziermesser noch keine Seele gefunden«, kann dem unnachahmlichen Menschengebilde die gerechteste und höchste Bewunderung versagen. Der ganze innere und äußere Mensch spielt nur die eine Weise: Alles an und in mir preise den Namen des Herrn! – Dieser Wohlklang und diese Wohlordnung, Gesundheit genannt, wird aufgehoben durch die verschiedenartigsten Störungen, durch die mannigfaltigsten Eingriffe, welche man mit dem Namen »Krankheit« bezeichnet. Krankheiten im inneren, Krankheiten, Leiden am äußeren Körper gehören zu dem täglichen Brote, das die meisten Menschen mit Willen oder Widerwillen kauen müssen.

Alle diese Krankheiten, welche Namen sie immer führen mögen, haben, so behaupte ich, ihren Grund, ihre Entstehungsursache, ihr Würzelchen, ihren Keim im Blute, vielmehr in Störungen des Blutes, mag dieses nun in seiner im gesunden Zustand geordneten

Zirkulation** gestört oder in seiner Zusammensetzung, **in seinen Bestandteilen, durch nicht dahin gehörige schlechte Säfte verdorben sein. Gleich wohlgeordneten Bewässerungsanlagen durchzieht das Adernetz mit seinem roten Lebenssafte den ganzen Körper, alles, jeden Teil, jedes Organ des Körpers in seiner ihm zuträglichen Art nährend, befruchtend. Im Maße liegt die Ordnung; jedes Zuviel und jedes Zuwenig im Tempo des Blutumlaufes, jedes Eindringen fremdartiger Elemente stört den Frieden, die Eintracht, bewirkt Zwietracht, setzt an Stelle der Gesundheit – Krankheit.

2. *Wie erfolgt die Heilung?*

An den Spuren im Schnee erkennt der geübte Jäger das Wild. Den Spuren geht er nach, wenn er den Hirsch, die Gemse, den Fuchs erjagen will. Der tüchtige Arzt weiß schnell, wo die Krankheit steckt, wo ihr Ursprung ist, welche Ausdehnung sie genommen. Die Symptome zeigen ihm die Krankheit, diese bezeichnet ihm die zu wählenden Mittel. Höchst einfach ist dieses Verfahren, dieser Prozeß, möchte mancher sagen. Zuweilen ja, zuweilen auch nicht. Wenn jemand mit erfrorenen Ohren zu mir kommt, so weiß ich, das hat die Kälte getan; wer am Mühlstein sitzt und plötzlich wegen zerquetschter Finger laut aufschreit, den werde ich nicht fragen, wo es denn eigentlich fehle. Gar nicht so einfach verhält es sich schon mit ganz gewöhnlichen Kopfbeschwerden oder gar mit Magen- oder Nerven- oder Herz- und anderen Leiden, welche nicht nur einer mehr-, ja vielfachen Ursache entstammen, sondern sehr oft von Leiden benachbarter Organe herrühren können, welche Leiden den Magen, das Herz, die Nieren usw. schlimm beeinflussen, nachteilig auf dieselben einwirken. Ein Strohhalm macht das Perpentikel der größten Standuhr stillestehen. Die kleinste Kleinigkeit vermag das Herz in die peinlichste Unruhe zu versetzen. Die Kleinigkeit sofort zu finden, darin besteht die Kunst. Diese Untersuchung kann oft sehr kompliziert, überaus verwickelt sein, und die mannigfaltigsten Täuschungen sind nicht ausgeschlossen.

Wenn ich mit dem Fuße oder mit einer Axt an den Stamm einer jungen Eiche schlage, so bebt der Stamm, es zittert jeder Ast, und es bewegt sich jedes Blatt. Wie verkehrt, wollte ich schließen: Das Blatt zittert, es muß angegriffen, von irgendeinem Gegenstande berührt worden sein! Nein, weil der Stamm zittert, zittert auch der Ast und das Blatt als Teil und Teilchen des Stammes. Die Nerven sind solche Äste am Baume des Körpers. »Er hat ein Nervenleiden, die Nerven sind angegriffen.« Was heißt das? Nein, der ganze Organismus hat einen Schlag erhalten, ist geschwächt worden. Deshalb zittern leider auch die Nerven.

Zerschneide vorsichtig mit der Schere einen vom Mittelpunkt zur Peripherie (zum äußersten Kreis) laufenden Netzfaden des Kunstgewebes der Spinne! Das ganze Netz fährt zusammen; die mit wunderbarer Genauigkeit gesponnenen, wie mit dem Zirkel abgemessenen Vierecke und Dreiecke bilden auf einmal die unregelmäßigsten, ungeordnetsten Figuren. Wie töricht, wollte ich urteilen: Das ist ein verworrenes Ding, die Spinne muß sich vergessen und beim Weben ihres Seidenhauses dieses Mal wesentliche Fehler begangen haben! Spanne den kleinen Faden wieder an, und die frühere, wundersame Ordnung ist augenblicklich hergestellt! Den einzigen winzigen Faden suchen und finden, darin liegt die Kunst. Wer statt dessen im Gespinste herumtappt, wird es ganz zerstören.

Die Anwendung überlasse ich einem jeden selbst und schließe nur mit der eigentlichen Antwort auf unsere Frage: *Wie einfach, unkompliziert und leicht,* ich möchte sagen, *fast jede Täuschung, jeden Irrtum ausschließend ist die Heilung, wenn ich weiß, jede Krankheit ruht in Störungen des Blutes! Die Arbeit der Heilung kann nur die zweifache Aufgabe haben: Entweder muß ich das ungeordnet zirkulierende Blut wieder zum richtigen und normalen Laufe zurückführen, oder ich muß die schlechten, die richtige Zusammensetzung des Blutes störenden, das gesunde Blut verderbenden Säfte, Stoffe (Krankheitsstoffe) aus dem Blut auszuscheiden suchen.*

Eine weitere Arbeit, die Kräftigung des geschwächten *Organismus* ausgenommen, *gibt es nicht.*

3. *Auf welche Weise bewirkt das Wasser die Heilung?*

Auflösen, ausleiten, kräftigen, diese drei Eigenschaften des Wassers genügen uns, und wir stellen die Behauptung auf:

Das Wasser, im besonderen unsere Wasserkur, *heilt alle überhaupt heilbaren Krankheiten;* denn ihre verschiedenen Wasseranwendungen zielen darauf ab, die Wurzeln der Krankheit auszuheben; sie sind imstande:

a) *die Krankheitsstoffe im Blute aufzulösen;*
b) *das Aufgelöste auszuscheiden;*
c) *das so gereinigte Blut wieder in die richtige Zirkulation zu bringen;*
d) *endlich den geschwächten Organismus zu stählen, das ist, zu neuer Tätigkeit zu kräftigen.*

4. *Woher stammt die Empfindsamkeit der jetzigen Generation,*

woher die auffallend schnelle Empfänglichkeit für alle möglichen Krankheiten, welche man, zum Teile wenigstens, früher nicht einmal dem Namen nach kannte?
Diese Frage würde mir gewiß mancher gerne schenken. Gleichwohl erscheint sie mir von besonderer Wichtigkeit, und ich zögere nicht zu sagen: Diese großen Übelstände rühren vorzüglich her *von dem Mangel an Abhärtung.* Die Verweichlichung der heutzutage lebenden Menschen hat einen hohen Grad erreicht. Die Schwächlichen und Schwächlinge, die Blutarmen und Nervösen, die Herz- und Magenkranken bilden fast die Regel, die Kräftigen und Kerngesunden die Ausnahme. Man fühlt sehr empfindlich jeden Wechsel der Witterung; der Übergang der Jahreszeiten geht nie ohne Schnupfen und Katarrh vor sich; selbst der zu schnelle Eintritt von der kalten Straße ins warme Zimmer bleibt nicht ungerächt. Das war doch vor fünfzig, sechzig Jahren noch ganz anders; wohin sollen wir kommen, wenn, wie die allgemeine Klage der Besonnenen lautet, es mit der Menschenkraft und dem Menschenleben so rapid, so auffallend schnell bergab geht, wenn das Hinsiechen schon anfängt, ehe das kräftige Leben noch begonnen? Es ist hohe Zeit, daß man endlich zur Einsicht komme!
Einen kleinen Beitrag zur Heilung solcher Notstände mögen die *wenigen schuld- und gefahrlosen Mittel bieten,* welche ich *zur Abhärtung der Haut, des ganzen Körpers und einzelner Körperteile* den Wasseranwendungen beifüge. Es wurden diese Mittel bereits von zahllosen Personen aus allen Ständen, von manchen mit anfänglichem kopfschüttelndem Lächeln, aufgenommen, später aber mit bejahendem Nicken und mit sichtlichen Erfolgen angewandt. Vivant sequentes!
Ebenso wichtige Kapitel wie über die Abhärtung wären zu schreiben über die *Ernährung, Kleidung und Lüftung*[1]. Ich weiß, meine Sonderansichten werden auf großen Widerspruch stoßen. Gleichwohl halte ich an ihnen fest; denn eine langjährige Erfahrung erst hat sie gereift. Es sind nicht Pilze, die über Nacht im Gehirn aufschossen; es sind Edelfrüchte, manchem eingefleischten Vorurteile hart und derb, einem gesunden Geistesmagen aber vortrefflich mundend.
Es soll nur angedeutet werden, daß *bezüglich der Ernährung* bei mir die Hauptregel lautet: *Trockene, einfache, kräftige, nicht verkünstelte und durch scharfe Gewürze verdorbene Hausmannskost*

[1] Darüber siehe Kneipp, »So sollt ihr leben«, neue Bearbeitung von Dr. Fey. Ehrenwirth Verlag, München.

und das unverfälschte Getränk, das in jedem Quell der liebe Herrgott spendet, beides genügsam gebraucht, ist dem Menschenkörper am besten und förderlichsten. Ich bin jedoch nicht Puritaner und gestatte gern ein Glas Wein oder Bier, lege demselben aber durchaus nicht die allgemein beliebte Bedeutung bei. Größere Bedeutung lege ich dem Obst bei. (Unsere heutigen Erfahrungen weisen auf die große gesundheitliche Bedeutung des Obstsaftes selbst bei schwersten Krankheitszuständen, zum Beispiel bei Herzkranken, Stoffwechselkranken, ebenso für Gesunde hin. D. H.)

In der *Bekleidung* folge ich dem Grundsatze der Altvordern: Selbst gesponnen, selbst gemacht, ist die beste Landestracht. *Ich bin zunächst gegen die auffallende Ungleichheit oder vielmehr ungleichmäßige Verteilung der Bekleidung, zumal im Winter – ein großes Verderben für die Gesundheit.* Der Kopf hat seine Pelzmütze, der Hals die feste Halsbinde, darüber den Wollschlips; die Schultern tragen eine drei- bis vierfache Decke, beim Ausgehen noch den Überwurf oder gar den Pelzkragen; die armen, vernachlässigten Füße und Beine allein sind wie im Sommer mit Socken oder Strümpfen, mit Schuhen oder Stiefeln bekleidet. Was folgt aus dieser unvernünftigen Parteilichkeit? Das obere Umgebinde und Umgewinde zieht, wie eine Pumpe das Wasser, Blut und Wärme in den oberen Stock, die unteren Körperteile werden blutarm und kalt; Kopfweh, Kongestionen, Erweiterung der Kopfadern, hundert Übelbefinden und Nöte sind damit gelöste Rätsel. Im weiteren bin ich gegen die direkte, unmittelbar den Leib berührende Wollkleidung und für die Bekleidung mit unverkünsteltem Linnen. Letzteres ist mir die liebste Haut auf der Haut, welche diese nie verweichlicht, vielmehr ihr stets die besten Frottierdienste tut. Das vielzweigige, haarige, fette Wollgeflecht auf bloßem Körper gilt mir als Säfte- und Wärmesauger, als Mitursache der schlechten Blutzirkulation und Blutarmut unserer schwachen, elenden Generation.

Ich komme nun zur *Lüftung.* Den Fischen, die aus Quellwasser kommen, insbesondere den Gebirgsforellen, geben wir bei weitem den Vorzug. Backfische stellen wir zurück; Fische aus Sümpfen und Mooren mit dem ekligen Geschmack schenken wir einem jeden. Es gibt auch eine Sumpf- und Moorluft. Wer sie einatmet, füttert seine Lunge mit »Pesthauch«. Die Luft, zum dritten Male eingeatmet, sagt ein berühmter Arzt, wirkt giftartig. Ja, wenn die Leute das verständen und übten, in ihren Wohn- und insbesondere Schlafzimmern stets möglichst reine, frische, sauerstoffhaltige Luft zu haben, viel Unwohlsein und viele Krankheiten blieben ihnen erspart. Die reine Luft wird hauptsächlich durch das Atmen verdorben. Wir wissen gar wohl, daß 1–2 Weihrauchkörnchen, welche man auf der Glut vergehen läßt, ein ganzes Zimmer mit Wohlgeruch erfüllen. Wir wissen auch, daß 15–20 Zigarren- oder Pfeifenzüge hinreichen, einen großen Raum nach Tabaksqualm riechen zu machen. Das Kleinste, Unbedeutendste reicht oft hin, die reine Luft in der einen oder anderen angenehmen oder unangenehmen Weise zu verderben. Ist das Atmen nicht einem solchen Rauche ähnlich?

Wie viele Atemzüge machen wir in einer Minute, in einer Stunde, bei Tag, bei der Nacht.

Wie verdorben muß die reine Luft werden, wenn wir den Qualm auch nicht sehen! Und wenn ich nicht lüfte, d. h. die schlimme, durch Kohlensäure verdorbene Atmosphäre nicht erneuere, welche verdorbene Luft wird in die Lunge einströmen! Die Folgen können und müssen nun gleichfalls schlimme, schädliche sein.

Wie *Atem* und *Ausdünstung*, ebenso nachteilig wirkt auf die reine, gesunde Lebensluft eine zu *große Wärme*, insbesondere eine zu große Zimmerwärme. Auch sie macht die Luft schlecht und, da sie den Sauerstoff, das die Luft belebende Element, verzehrt, zum Leben unfähig, für das Einatmen schädlich. 15–17 Grad Celsius Wärme sind ausreichend, 18 Grad sollen nie überschritten werden. Man sorge für gründliche Lüftung sämtlicher Wohn- und Schlafräume und führe diese täglich mit Ausdauer durch in einer Ordnung, wie sie niemanden belästigt, der Gesundheit eines jeden nützt! Große Sorgfalt verwende man vor allem auf die Lüftung der Betten!

Ich habe gesagt, was ich an dieser Stelle zu sagen für gut befand. Das Gesagte ist wie das Bild eines anklopfenden Fremden; man möge ihn entweder freundschaftlich einlassen oder ungehört von der Tür weisen! Auf beide Arten des Empfanges bin ich gefaßt und mit beiden erkläre ich mich zufrieden.

ERSTER TEIL

Von den Vorbedingungen der Gesundheit und den Mitteln zu ihrer Erhaltung

I. ABSCHNITT

Vorbemerkung

Die Zeit, in der Kneipp schaffte, für die er redete und schrieb, brachte für die damaligen Menschen eine geradezu sinnverwirrende Fülle von Neuerungen auf allen Gebieten der Kultur. Eine gewaltige Steigerung des Verkehrslebens folgte im Zusammenhang mit der Steigerung des Eisenbahnbetriebes. Industrien entstanden allenthalben, die Großstädte wuchsen für damalige Begriffe ins Ungeheuerliche. Es blieb zu erwarten, daß die »Wunder« der neuen Zeit jedermann bannten. Dieses Zeitalter der Technik ließ keine Zeit, neben seinen »Segnungen« die Schäden zu sehen, die eine langsam immer mehr entartende Lebensweise schlug. Kneipp war kein Gegner der Kulturerrungenschaften, aber er lehrte, wie man den Schäden einen wirksamen Damm entgegensetzen kann. Sein Ruf »Zurück zur Natur und Einfachheit der Lebenshaltung!« wirkte revolutionär, man verlachte ihn; er aber ging unbeirrt seinen Weg, und heute wissen wir, daß er recht hatte. Es war ihm aus den Erfahrungen am eigenen Leibe die untrügliche Gewißheit geworden, daß Lebensweise und Gesundheit in einer innigen Verbindung stehen, deren Nichterkennung schädliche Folgen haben mußte. Die gesunderhaltende Bedeutung von Licht und Sonne, reiner Luft, einfacher Kleidung ist Gegenstand des ersten Abschnittes dieses Buches.
Sosehr die Gedanken Kneipps heute schon allgemeiner geworden sind und selbst die herrschende Mode beeinflussen, es gibt noch allzu viele, denen das Verhältnis zwischen Kultur und Natur, Lebensweise und Gesundheit oder Krankheit nicht klar ist. Mögen sie die Lehren Kneipps beherzigen!

1. Einfluß des Lichtes auf die Gesundheit des Geistes und des Körpers

Was ist doch für ein großer Unterschied zwischen Tag und Nacht! Vergleiche man eine schöne Mittagsstunde, wenn die Sonne recht hell scheint und keine Wolken am Firmamente sind, mit einer Mitternachtsstunde, wenn es bei der größten Finsternis ganz unheimlich ist und alle Gegenstände entweder gar nicht oder nur unklar geschaut werden können! Es ist, wie wenn man einen recht großen Saal mit schönen Bildern und Kunstgegenständen betrachtet und im Gegensatz hierzu einen recht dunklen, schaurigen Kerker, wo ringsum nur Finsternis und Unheimlichkeit herrscht. Wie der Anblick eines solchen Saales das ganze Gemüt hebt und erfreut, so kann ein derartiger Kerker nur Furcht und Wehmut einflößen. Wer möchte einen solch düstern Ort sich zu seiner Wohnstätte auswählen? Jedermann würde glauben, er müßte dort verkümmern; es würde gewiß jeder einen großen, hellen Saal mit vielen schönen Kunstwerken vorziehen. – Einem solchen prächtigen Saale gleicht nun die Schöpfung, wenn sie vom Lichte der Sonne beleuchtet ist. Sie erscheint dann in ihrer ganzen Größe und Schönheit. Hat aber die Erde eine solche Stellung, daß kein Strahl der Sonne die uns umgebende Natur beleuchtet, so ist sie einem unheimlichen Kerker gleich. Würde aber einmal die Sonne einige Wochen gar nicht mehr auf- und niedergehen, welche Folgen müßte dieses für die ganze Schöpfung haben! Wie erst würde es dem vorzüglichsten Geschöpfe auf Erden, dem Menschen, ergehen? Wie würde es mit der Gesundheit und selbst mit dem Leben desselben aussehen?

Betrachte man nur eine Pflanze, die an einem dunklen Orte oder im Keller gewachsen ist, wo nur spärliches Licht hindringen konnte! Sie sieht ganz verkümmert aus, blaß ist die Farbe, ungenießbar sind die Früchte, und wie leicht verwelkt sie! Man kann allgemein sagen: Was am Sonnenlicht aufwächst, entwickelt sich gesund, kräftig und vollständig; was in der Dunkelheit wächst, ist und bleibt verkümmert. Ist es nicht auffallend, daß ein großer Teil der Pflanzen, besonders die Blumen, sich stets dem Sonnenlichte zuwenden? Die Sonnenblumen erwarten am Morgen die Sonne im Osten und bleiben ihr zugewandt, bis sie abends im Westen untergeht. Wie viele Blumen schließen am Abend ihren Kelch wie der Krämer seinen Laden! Wenn aber am Morgen die Sonne kommt, dann öffnen sie sich wieder. Wie bei den Pflanzen, ähnlich ist es auch bei den Tieren. Schwindet das Tageslicht, dann verlangen sie nach Ruhe; kommt das Morgenlicht, so ist alles neu gekräftigt und neu gestärkt. Fast kein Vogel singt am Abend; was singen kann, beginnt am Morgen seinen Gesang.

Wenn nun das Licht eine solche Macht auf die andern erschaffenen Wesen ausübt, warum sollte es nicht auch besondere Einwirkung auf den menschlichen Körper und Geist haben? Welch düstere Stimmung bringt ein trüber Tag bei einem kranken Menschen hervor! Auch der Gesunde fühlt sich nicht so behaglich, und wie wohltuend wirkt es, wenn nach einigen Regentagen wieder das freundliche Sonnenlicht in das Krankenzimmer, in die Werkstätten, in die ganze Schöpfung leuchtet! Jeder Mensch fühlt die Wirkung des Lichtes wie beim Aufgange, so beim Untergange der Sonne; doppelt aber fühlt sie der Kranke. Man kann die Vorteile des Lichtes und die Nachteile des Mangels an Licht an den Menschen leicht beobachten.

Wie selten findet man einen Weber, einen Fabrikarbeiter, einen Bergmann oder sonst einen, der durch seinen Beruf das Tageslicht entbehren muß, mit einem ganz gesunden, frischen Aussehen! Tragen sie nicht alle gleichsam einen Totenflor über ihrem Angesicht? Manche Kinder haben eine nahrhafte Kost und meistens mehr als die notwendige Pflege, aber viele entbehren Lebensfrische und volle Gesundheit. Es läßt sich mit Recht behaupten, daß Helle und Sonnenlicht sehr dazu beitragen, eine gute Stimmung im Menschen hervorzubringen, somit auf Geist und Körper wesentlich einwirken.

Es soll also das möglichste getan werden, daß man der Helle und des Sonnenlichtes nicht entbehre, und Auge und Körper werden dann in einem viel besseren Zustande sein. Wenn man aber, besonders in den Städten, in Wohnstuben und Werkstätten kommt, wohin weder die volle Tageshelle noch auch das Sonnenlicht dringen kann, wie werden letztere genügend wirken können, um gesund und kräftig zu machen! Betrachten wir die Leute, Kinder wie Erwachsene, die an der vollen Tageshelle und im Sonnenschein aufwachsen und arbeiten: Welch gesunde Augen haben diese Leute im Vergleich mit vielen Bewohnern der Großstädte oder denen, die in dunklen Werkstätten arbeiten! Dadurch finden wir das Gesagte hinreichend bestätigt. Der Mensch kann sich nun allerdings an vieles gewöhnen, besonders wenn es die Mode vorschreibt. Man kann in Zimmer kommen, in welchen alle Fenster mit dunklen, dichten Vorhängen versehen sind, so daß im ganzen Zimmer gleichsam eine Abenddämmerung herrscht oder es gar so dunkel ist wie in einem finsteren Kerker.

Man warnt doch noch im allgemeinen davor, in der Abenddämmerung zu lesen, um die Augen nicht zu schwächen; werden solche Leute, welche die meiste Zeit in dieser selbst hergestellten Dämmerung arbeiten, nicht ihr Augenlicht schwächen und sogar den Körper verkümmern? Ich empfehle, den Hauptgrundsatz sehr zu beachten: Wer in der vollen Tageshelle und in dem schönsten Sonnenschein lebt und sich bewegt, wird das gesündeste Auge bewahren und den gesündesten Körper, soweit das Licht darauf einwirken kann.

2. Die Luft in ihrer Beziehung zur Gesundheit

Kürzlich kam ich an einen ziemlich großen Bach. Das Wasser war so spiegelhell, daß man auch die kleinste Münze auf dem Boden hätte sehen können. Der Bach war ziemlich tief und breit. In demselben schwamm eine große Anzahl Forellen, große und kleine. Ihre Munterkeit, ihr frisches Aussehen war der sicherste Beweis, daß sie sich in diesem Wasser recht behaglich fühlten. Es bildete also das reine, spiegelhelle Wasser einen schönen, durchsichtigen Körper, in welchem die munteren Forellen ihr Leben fristeten. Dieser Wasserkörper ist ein kleines Bild von der Luft. Diese ist ja auch ein durchsichtiger, unermeßlicher Körper, in welchem der fliegende Vogel gleichsam schwimmt wie die Forelle im Bache und die Menschen und Tiere des Feldes leben und sich bewegen. In durstigen Zügen atmet der Mensch Stoffe ein, die zum Leben so notwendig sind, daß er ohne dieselben nur eine kaum nennenswerte Zeit bestehen kann. Weil die Luft durchsichtig ist und ebenso die Stoffe in ihr unsichtbar sind, deshalb können wir nicht sehen, aus welchen Bestandteilen sie zusammengesetzt ist. Die Stoffe aber, welche der Mensch mit jedem Atemzuge aufnimmt, heißen: Sauerstoff, Stickstoff, Kohlensäure und Wasserdampf. Der weitaus notwendigste ist der Sauerstoff. Sind in der Luft, die man einatmet, nur solche Stoffe vorhanden, wie sie die menschliche Natur braucht, dann darf man auf eine gute Gesundheit rechnen. Leider halten sich in der Luft noch viele unreine, ungesunde Stoffe auf, und sie kann auch Mangel haben an solchen Stoffen, die der Natur unentbehrlich sind. Wenn wir an einem große Bache oder Flusse stehen, der Schlamm und Schmutz mit sich führt und so trübe ist, daß man den Grund nicht sehen kann, so erblicken wir vielfach auch in diesem Wasser Fische, ja oft recht große; die meisten aber sind nicht so munter und lebhaft wie die Forellen, die hier ganz fehlen; denn diese gedeihen nur im reinen Quellwasser. Es ist also ein bedeutender Unterschied zwischen dem Wasser einer Quelle und dem schmutzigen Flußwasser. Ersteres sprudelt klar und rein aus der Erde hervor, letzteres hat schon einen weiten Lauf hinter sich, und seine Wellen wälzen gewöhnlich viel Unrat mit sich fort. So kann auch die Luft von unreinen Stoffen frei sein, sie kann aber auch eine Menge solcher in sich haben.

Wie das schöne Quellwasser augenblicklich trüb und schmutzig wird, wenn man Unrat hineinwirft, gerade so schnell kann auch die reinste Luft verunreinigt werden. Wenn in einem Zimmer auch die beste Luft ist und es raucht jemand nur einige Minuten eine Zigarre in demselben, so ist die Luft dadurch schon einigermaßen verschlechtert; wenn aber mehrere längere Zeit rauchen, wie wird dann erst die Luft werden? Wenn also die Luft so leicht verunreinigt werden kann, wie wird dieselbe dann an manchen Orten, namentlich in Städten, beschaffen sein, wo so viele Ursachen zusammenwirken, dieselbe zu verderben! Deshalb geht auch der Städter so gern aufs Land, um dort eine reinere und gesündere Luft einzuatmen, wodurch besseres Blut und bessere Säfte gebildet werden. *Wem seine Gesundheit lieb und teuer ist, der biete das möglichste auf, daß er in reiner Luft seine Zeit zubringe, und vermeide aufs sorgfältigste, schlechte, verdorbene Luft einzuatmen!* Wie man im besonderen für eine gute Zimmerluft sorgen kann, wird in einem späteren Artikel angegeben werden.

3. Wärme und Kälte in ihrer Beziehung zur Gesundheit

In dem ungeheuren Luftkörper, der unsere Erde umgibt, hausen zwei gewaltige »Riesen«, der eine noch mächtiger als der andere; beide ringen in beständigem Kampfe um die Herrschaft; bald siegt der eine, bald der andere. Diese zwei Riesen heißen Wärme und Kälte. Unter dem Einflusse beider steht der Mensch. Wer möchte alle die Krankheiten aufzählen, welche die Kälte und Wärme dem menschlichen Körper verursachen! Wie viele tausend und tausend Menschenleben werden ein Opfer ihrer nachteiligen Einwirkung! Es ist deshalb unbedingt notwendig, sich gegen die Kälte wie gegen die Wärme zu schützen. Wie die Menschen, so stehen auch die Vögel des Himmels und die Tiere des Feldes unter dem Einflusse von Kälte und Wärme. Für diese Geschöpfe sorgt aber der Schöpfer selbst. So bekommt jeder Vogel seinen Winter- und Sommerrock, von denen jeder der Temperatur der Jahreszeit angemessen ist. Die Tiere des Feldes und des Waldes bekommen in gleicher Weise für den Sommer ein dünnes Haarkleid, für den Winter einen dicken, gutgefütterten Pelz; sogar die Fische im Wasser entgehen der Obsorge des Schöpfers nicht, und nicht einmal die Würmer im Staube sind vergessen, denen er die Erddecke zum Schutze bestimmt hat.
Dem Menschen aber, der mit Verstand und Vernunft begabt ist, hat es der Schöpfer selbst überlassen, sich vor jenen zwei Riesen zu schützen. Er bekommt jedoch die nötige Anleitung hierzu, wenn er bei seinem Schöpfer in die Schule geht und betrachtet, wie dieser für seine übrigen Geschöpfe sorgt. Dadurch kommt er zur Erkenntnis, daß ein anderes Gewand für den Sommer und ein anderes für den Winter notwendig ist, um dem nachteiligen Einfluß der Kälte und Wärme zu begegnen. Wie letzteres am einfachsten und sichersten geschehen könne, soll im folgenden dargetan werden.

4. Kleidung

Im vorhergehenden Kapitel wurden Kälte und Wärme mit zwei Riesen verglichen, die in beständigem Kampfe leben und gegen die sich zu schützen dem Menschen selbst überlassen sei. Aber nicht nur in der Luft ringen Hitze und Kälte miteinander, sondern auch im kleineren Maße in jedem menschlichen Körper. Gelingt es mir, Anleitung zu geben, wie man sich vor der nachteiligen Einwirkung von Kälte und Hitze schützen kann, so glaube ich damit der Menschheit einen Dienst zu erweisen, weil gerade in diesem Punkte oft große Unwissenheit herrscht und so manche Gesundheit zugrunde gerichtet wird.

Will der Mensch die schädlichen Wirkungen der Kälte fernhalten, so muß seine erste Sorge sein, daß er die gehörige Naturwärme in seinem Körper hat. Der ganze Körper wird erwärmt durch das Blut. In kleinen Kanälen, Adern genannt, dringt das Blut bis in die äußersten Teile des Körpers, wodurch dieser ernährt und erwärmt wird. Teils vermindert, teils abgekühlt kommt das Blut wieder zum Herzen zurück, und von dort strömt dann wieder vermehrtes und erwärmtes Blut durch die Adern. Wie man aber beim Kochen zur Unterhaltung des Feuers Brennstoffe nötig hat, so ist auch Brennmaterial notwendig im Körper des Menschen, um immer die erforderliche Wärme zu erhalten. Wer also ein gutes Blut mit ausreichender Wärme will, der muß zunächst für das nötige Brennmaterial sorgen, wodurch die Natur in den Stand gesetzt wird, diese Wärme hervorzubringen und zu erhalten. *Glücklich der Mensch, der durch ein gesundes, kräftiges Blut, das seinen Körper nach allen Richtungen hin gut nährt und erwärmt, den ersten und besten Schutz gegen die Kälte hat! Er hat das erste Erfordernis der Gesundheit.* Traurig aber steht es bei dem, der zu wenig oder zu schwaches Blut in den Adern hat. Bei ihm sieht es aus wie in einem Zimmer, welches aus Mangel an Brennmaterial nicht gehörig erwärmt ist. Dasselbe ist unbehaglich und ungesund. So empfindet auch der Mensch ein Gefühl des Unbehagens und Krankseins, wenn er nicht ausreichendes und gesundes Blut hat. In welcher Weise aber jeder dieses sich verschaffen und damit für die gehörige Naturwärme sorgen könne und solle, wird in der Abhandlung über Nahrung und Bewegung des näheren erklärt werden.

Das zweite Mittel, sich gegen die Kälte zu schützen, ist eine angemessene Kleidung. Hier wird viel und sicher noch mehr gefehlt als bei der Sorge für die nötige Naturwärme. Um bei der Kleidung das Richtige zu treffen, diene folgendes zur Beachtung: Einige Teile am menschlichen Körper bleiben unbedeckt und können so abgehärtet werden, daß ihnen die Kälte keinen Schaden bringt; dahin gehören das Gesicht und gewöhnlich auch die Hände. Das Gesicht bleibe stets unbedeckt, und die Bedeckung des Kopfes entwickele nicht zu große Wärme. Um dieses recht klarzumachen, will ich anführen, welche Gebräuche und Sitten dereinst herrschten und welche Veränderungen seit 50–60 Jahren vorgenommen wurden zum großen Nachteile für Gesundheit und Lebensdauer.

Die Jugend setzte ihren Stolz darein, nur einen einfachen Hut auf dem Kopfe zu tragen und sonst nichts; nur wenn die Kälte zu grimmig war, wurde ein Tüchlein über die Ohren gebunden, aber nur so lange, als man in großer Kälte verweilte. Trug man im Winter auch eine Pelzhaube, so bildete der Pelz doch nur den Rand derselben, und die Wärme war nicht viel größer als bei einem gewöhnlichen Hut. Wird der Kopf übermäßig bedeckt, so zieht die so entwickelte Wärme das Blut noch mehr zum Kopf, und es entsteht Schwindel und Kopfschmerz. Woher kommt es, daß bei so vielen, wenn sie nur eine kleine Strecke gehen, der ganze Kopf in den größten Schweiß gerät? Das Blut wird durch zu große Wärme in den Kopf geleitet und dadurch größere Wärme erzeugt, die Schweißbildung begünstigt.

Der *Hals* wurde einst bei den Armen im Winter mit einem kleinen Baumwolltüchlein umbunden, die Reicheren hatten seidene Tüchlein; sonst bekam der Hals keine weitere Hülle, und für einen Weichling wäre der gehalten worden, der mehr getan hätte. Gerade der Hals ist aber der Sitz so vieler Krankheiten. Ist derselbe zu warm gekleidet, dann entwickelt sich viel Hitze, es strömt infolgedessen mehr Blut dahin; wenn nun eingeatmete *kalte Luft* in den übermäßig erwärmten Hals, in Kehlkopf und Luftröhren einströmt, so ist die Veranlassung zu Katarrh oder einer anderen Halskrankheit gegeben. Wer sich davor schützen will, der möge seinen Hals gehörig abhärten. Ich könnte mit allen, die graue Haare tragen wie ich, versichern, daß man früher nichts oder wenig wußte von so vielen Halskrankheiten und -leiden, welche jetzt Unzählige unglücklich machen und recht vielen das Leben kosten. Ich weiß noch recht gut die Zeit, in welcher die größeren Baumwolltücher aufgekommen sind, die man dann zwei-, ja dreifach um den Hals wand, womit die Verweichlichung angefangen hat. Und anstatt zur alten Lebensweise zurückzukehren, hat man die Verweichlichung nur noch weiter ausgedehnt. Vom Baumwolltuch ist man zum Wollschal übergegangen und hat den Hals zwei- und dreifach mit einem solchen umwunden. Von dieser Zeit an hat die Verweichlichung immer größere Fortschritte gemacht, und die verschiedensten Kopf-, Hals- und Brustkrankheiten haben immer mehr zugenommen. Tausende und Tausende haben ihre Gesundheit auf diese Weise verloren und einen frühen Tod gefunden. Ich getraue mir zu behaupten, daß man, um verschiedene Krankheiten und Gebrechen ins Dasein zu rufen, nichts Besseres hätte erfinden können als diese Umhüllung des Halses. Wem also seine Gesundheit teuer ist und wer von Halskrankheiten und den damit verbundenen Gebrechen frei bleiben will, der härte seinen Kopf ab und noch mehr seinen Hals.

Ich erinnere mich noch recht gut, wie ich mir als zwölfjähriger Knabe von meinen Eltern eine Winterhaube erbeten habe, die am Saum einen kleinen Pelzrand hatte und nur 40 Kreuzer gekostet hätte. Ich werde mich wohl begnügen können mit einer Baumwollhaube, die 18 bis 20 Kreuzer kostete, so lautete die mir gegebene Antwort. Ich muß noch beifügen, daß wir eine Stunde weit zur Kirche zu gehen hatten. »Reicht dir diese Haube nicht aus, so kannst du dein Taschentuch über die Ohren binden«, hieß es weiter. Ich bin aber ohne Pelzhaube doch weder erfroren noch kränklich geworden. Soll es in unserer Zeit besser werden und soll es weniger Hals- und Brustkrankheiten geben, so muß man anfangen, Hals und Kopf abzuhärten.

Der Kopf bekomme deshalb eine Bedeckung, die ihn schützt gegen die Kälte, daß sie nicht so schroff auf denselben eindringen kann, sondern teilweise abgehalten wird. Der Hals werde nie, sei es mit einem Tuche oder etwas anderem, so eingehüllt, daß keine Luft Zugang hat; gerade der Hals muß durch die Luft beständig in der Abhärtung erhalten bleiben. Die Halsbekleidung soll gleichsam nur den Saum der Körperbedeckung ausmachen. Wer seinen Hals am wenigsten bedeckt und der Luft den vollsten Zugang gibt, der hat den besten Schutz vor den meisten Halsgebrechen und Krankheiten. Vor ungefähr 80 Jahren trugen die Studenten im Winter wie im Sommer eine sogenannte Studentenmütze und ein Halstuch wie ein kleines Band, und dabei fühlten sie sich gesund und glücklich. Wer es jetzt auch noch so macht, wird von vielen Übeln befreit bleiben. Besonders haben die Frauen vor 60 und 80 Jahren so einfache Kopf- und Halsbedeckung gehabt, daß die gegenwärtige Generation ein Beispiel daran nehmen dürfte und damit das beste Mittel hätte, um die verlorene Gesundheit wiederzuerlangen.

Auch die *Hände* sollen der freien Luft ausgesetzt sein, damit sie abgehärtet und fähig werden, ihre Aufgabe zu lösen. Dieselben haben bei Verrichtung der verschiedensten Arbeiten den größten Wechsel auszuhalten. Bald müssen sie grimmige Kälte, bald große Hitze ertragen; bald sind sie naß, bald wieder trocken. Besonders ist das beim weiblichen Geschlecht der Fall. Die Abhärtung der Hände geschieht hauptsächlich durch die Luft, durch ihren Wechsel von Kälte und Wärme. Im Sommer gewöhnen sich die Hände allmählich an die Hitze, im Herbste nach und nach an die Kälte, so daß sie im Winter die Kälte ebenso leicht ertragen wie im Sommer die Hitze. Es ist jedoch zu bemerken, daß bei besonders großer Kälte oder auch beim Fahren, Tragen usw., wo man nicht durch Gehen und Bewegung den ganzen Körper in Tätigkeit setzt und damit die nötige Wärme hervorbringt, Handschuhe gebraucht werden sollen.

Bei dieser Gelegenheit, wo von Abhärtung der Hände die Rede ist, kann ich die Frauen, wie sie vor 80 Jahren waren, als Musterbild hinstellen. Ihre Hemdärmel gingen kaum bis zur Hälfte des Oberarmes, und bei den täglichen Beschäftigungen waren die Arme Wind und Wetter ausgesetzt; nur im Winter bekamen sie Schutz durch ein Oberkleid mit längeren Ärmeln. Die Mädchen hatten einen gewissen Stolz, wenn ihre Arme recht feste Muskeln hatten und für jede Witterung abgehärtet waren. Bei diesen war kein Blutmangel und auch kein Frieren. Sie hatten deshalb auch zu allen Berufsarbeiten die erforderliche Kraft und Ausdauer. Wenn man dagegen heutzutage die übertriebene Bekleidung der Arme betrachtet, so darf man sich nicht wundern, daß dieselben welk, kraftlos und sehr empfindlich gegen Witterungswechsel sind. Man ist aber in dem Bestreben, die Luft, das beste Abhärtungsmittel, zu verdrängen, sogar so weit gekommen, daß man noch eigene Kleidungsstücke aus Wollstoff oder Pelz macht, die sogenannten Stützchen oder Pulswärmer, die gleichsam als Polizeidiener den Luftzugang absperren. Durch dieses Verfahren aber haben sich eine Unzahl Modediener und -dienerinnen ihre Arme recht empfindlich gemacht und Krämpfe und Rheumatismus geholt; selbst das Abmagern der Arme ist nichts Seltenes mehr, und sie sehen oft aus, als ob sie eher mit Wasser als mit festem Fleisch gefüllt seien.

Vergleichen wir nur eine gegen die Kälte abgehärtete Person, deren Gesicht und Hals, Arme und Hände widerstandsfähig sind, mit einer verweichlichten Person, der es im Frühjahr und Herbste schon zu kalt ist, die sich aber im Winter gar nicht mehr zu helfen weiß und voll Ach und Weh ist, so wird man leicht sehen, welche glück-

licher daran ist. Würde man ernstlich darangehen, die Verweichlichung zu beseitigen und die Abhärtung in angegebener Weise zu üben, so würde ein allgemeines Wohlbefinden, größere Kraft und Ausdauer das Leben viel angenehmer machen.
Soll man sich einerseits durch Abhärtung, namentlich einzelner Körperteile, gegen die Kälte schützen, so muß doch auch andererseits der Körper im Winter eine entsprechende Kleidung bekommen. Trägt doch auch der Spatz in dieser Jahreszeit seinen Winterrock. Vor 50 bis 60 Jahren kannte man meist nur Hemden aus Leinwand, teilweise auch schon aus Baumwolle. Die ärmeren Leute trugen auf der Haut grobe leinene Hemden, die mitunter nur wenig feiner waren wie der Zwilch, den man zu Kornsäcken verwendete. Ein solches Hemd war aber nicht nur recht ausdauernd und wohlfeil, sondern schützte auch außerordentlich vor Erkältung. Diese Hemden waren so lang, daß sie nicht nur den Oberkörper und Leib, sondern auch die Oberschenkel ziemlich bedeckten; sie waren auch weit, so daß sich beim Anziehen der Oberkleider mehrere Falten bildeten. Hat das Kleid die Aufgabe, die Körperwärme zurückzuhalten, so war gerade ein solches Hemd hierzu ganz geeignet, zwischen dessen Falten sich eine temperierte Luft bildete. Dadurch wurde der Kälte der Zugang verwehrt. Über dieses Hemd kam dann noch ein anderes Kleid zum Schutze gegen die Kälte, welches gleich dem ersten die Wärme aufhielt und einen erhöhten Schutz gegen die Kälte bildete. Dieses zweite Kleid war wieder aus Leinwandstoff; gebrechlichere und ältere Leute trugen aber im Winter gewöhnlich aus Wolle gestrickte oder aus Flanell gemachte Jacken. Über diese kam dann noch der Oberkittel, entweder aus grobem Leinenstoff gemacht oder bei den Arbeitern aus Zwilch. Die Beinkleider waren für die Arbeiter fast nur aus grober Leinwand oder Zwilch hergestellt. Nur wenige trugen Unterhosen, und diese wieder aus Leinwand. Es kam auch ausnahmsweise vor, daß man aus Wolle gestrickte Unterhosen hatte; über diese aber trugen die Arbeiter wieder Beinkleider aus Zwilch oder grober Leinwand. Solche Kleidung war recht warm, wohlfeil und ausdauernd, und es gab damals recht viele Leute, die ein Alter von 80 Jahren erreichten. Heutzutage hat deren Anzahl bedeutend abgenommen. *Jene Kleidung hatte auch das Gute, daß das Hemd nebenbei noch gleichsam eine Bürste für die Haut war und deren Tätigkeit förderte.* An Sonn- und Festtagen war die Kleidung teils aus Wolle, teils aus Leder. Im Schwabenlande war die lederne Hose allgemein. Sie war nicht teuer, hielt mehrere Jahre aus und gewährte guten Schutz

gegen die Kälte. Die Tuchröcke waren auch allgemein an Sonn- und Festtagen, wenigstens beim männlichen Geschlecht; und weil damals das Tuch viel besser war als jetzt, so hatte mancher Landmann seinen Sonn- und Festtagsrock 10, ja 20 Jahre. Wie viel weniger kostete deshalb die Kleidung damals als heutzutage! Die Frauen hielten viel darauf, über dem leinenen Hemd ein wollenes oder baumwollenes Kleid zu tragen, wodurch wirklich der Körper großen Schutz gegen das Eindringen der Kälte hatte. Die Oberkleider bei den Frauen auf dem Lande waren gewöhnlich kräftige Baumwollstoffe. Vor 70 Jahren kamen die baumwollenen Hemden auf; sie wollten aber für die Winterzeit nicht recht behagen, denn sie kamen den Landleuten zu kalt vor. Eine zweite Klage wurde darüber geführt, daß sie beim Schwitzen sich der Haut anlegten und dadurch Kälte und Unbehaglichkeit verursachten. Auch wurden sie, wenn sie vom Schweiß feucht geworden waren, nicht so schnell wieder trocken wie die Hemden von Leinwand. Ferner wurde darüber geklagt, daß der Schmutz sich an diese Hemden viel fester ansetze als an leinene. Es bekamen daher die Hemden aus Baumwolle nicht sehr viele Anhänger; umgekehrt aber war es mit den Oberkleidern. Heutzutage ist es jedoch Mode geworden, weder baumwollene noch leinene Hemden auf der Haut zu tragen, sondern möglichst den ganzen Körper mit einer Wollhaut zu umgeben. Es gibt nicht bloß Wollhemden, sondern auch festanschließende wollene Unterhosen und andere Kleidungsstücke aus Wolle, mit denen man den Leib bedecken soll.

Du bist neugierig, lieber Leser, was ich für ein Urteil fälle über diese Mode; ich gebe dir zur Antwort: Ich habe mich überhaupt nie mit der Mode abgegeben. *Wie ich aus der ärmsten Klasse stamme, so bleibe ich auch am liebsten beim Einfachsten und bekümmere mich am allerwenigsten darum, wie sich andere kleiden.* Was mich aber die Erfahrung über den Wert der wollenen Hemden, Unterhosen usw. gelehrt hat, ist folgendes: Es kam zu mir eine Unzahl Leute, die vom Kopf bis zum Fuß voll Rheumatismus waren und von Krämpfen geplagt wurden. Es stellte sich regelmäßig heraus, daß diese wollene Hemden getragen hatten. Dasselbe war der Fall bei denen, die über kalte Füße und Andrang des Blutes zum Kopf klagten. Nur zweimal kam es mir vor, daß Männer, die durch und durch rheumatisch waren, auf die Frage: »Tragt ihr Wollhemden?« die Antwort gaben: »Nein, leinene Hemden – aber erst seit vier Wochen.« Bei den Landleuten, die schwere Arbeit haben, viel schwitzen, starke Naturen haben und abgehärtet sind, kamen früher rheumatische Zustände, Krämpfe usw. selten vor; jetzt aber, wo Modejäger so zahlreich sind, gibt es eine Unzahl solcher Krankheiten. Ich kann mich aber nicht erinnern, daß ein einziger zu mir gekommen wäre von den vielen durch Krämpfe usw. Gefolterten, der stets ein leinenes Hemd getragen hätte. Ich will nicht gerade alles dem Wollhemd und der Wollkleidung zuschreiben; aber die Erfahrung lieferte mir den Beweis, daß sie bei der größten Anzahl die Ursache war. Aber wie soll dies denn bewirkt werden können durch die Wollkleidung? Es wird dies der allgemeinen Verweichlichung zuzuschreiben sein. Die Wolle liegt nahe auf der Haut und entwickelt viel mehr Wärme als die Leinwand; das Material aber zu dieser Wärme muß der Körper hergeben, die Erwärmung geschieht also auf Kosten desselben. Ist das Wollhemd ganz durchwärmt, so strömt diese erhöhte Wärme nach außen, und dadurch tritt ein größerer Verbrauch ein, wozu die Natur das nötige Material ebenfalls hergeben muß. Liegt ferner der Körper unter einer oder mehreren Wolldecken im Bette, so gerät er auch dadurch in eine höhere Wärme. Diese aber wird wiederum auf seine Kosten entwickelt. Durch die erhöhte Wärme wird sodann der Körper empfindlicher gegen die Kälte, weil er verweichlicht ist, und überdies wird er geschwächt durch Entziehung so vieler Naturwärme. Deshalb vermag die Kälte recht leicht rheumatische, krampfhafte Zustände hervorzubringen, sei es durch den schnellen Übergang von freier Luft ins warme Zimmer oder umgekehrt. Besonders aber ist es der Fall zur Nachtzeit, wenn die Decke nicht ganz den Körper bedeckt oder ein Arm oder Fuß, selbst nur für eine kurze Zeit, der Luft ausgesetzt ist. So bekommt mancher in der Nacht, statt auszuruhen oder gestärkt zu werden, für den Tag einen ordentlichen Rheumatismus im Arm, im Nacken, in den Schultern oder an sonst einem Teile des Körpers.

Es wird vielleicht die Frage gestellt werden, warum denn keine feine Leinwand gebraucht werden dürfe, welche Nachteile diese habe. Die Antwort lautet: Die feine Leinwand kann nur in geringem Maße das Entweichen der Wärme hindern, und es verhält sich mit ihr ähnlich wie mit einer dünnen Mauer, welche die Wärme nicht zurückzuhalten und die Kälte nicht abzuhalten vermag. Der Körper hat durch das feine leinene Hemd viel zu wenig Schutz. Wenn man ferner in Schweiß gerät, so ist sehr bald das feine Hemd ganz durchnäßt und klebt dem Körper an, und es geht gerade deshalb das Trocknen so langsam voran. Bekanntlich dünstet ja die Haut durch ihre Poren aus. Das Ausgedünstete soll vertrocknen auf der Haut und im Hemde, und daher ist ein grobes leinenes Hemd ein Mittel, wodurch nicht nur diese Ausdünstung aufgenommen wird, sondern es reibt auch das Aufgetrocknete auf der Haut ab und ersetzt, wie oben bemerkt, gewissermaßen eine Bürste. Gerade die grobe Leinwand nimmt aber nicht bloß viel auf, sondern die Feuchtigkeit trocknet auch schnell in der Leinwand. Ferner geht eine Unzahl kleiner Schuppen fortwährend durch ein grobes Hemd ab, und ist dies somit ein vorzügliches Mittel zur Hautpflege. Ein Wollhemdträger entgegnet: Ich trage gerade deshalb ein Wollhemd, weil dieses eine Masse Schweiß aufnimmt und man daher das nasse Gefühl auf der Haut nicht hat. Ich gebe dieses zu; aber wird diese Flüssigkeit im Wollhemd so rasch trocknen wie im leinenen? Wird die Haut beim Tragen eines Wollhemdes auch so trocken und reingehalten wie beim Gebrauch leinener Hemden? Nimm einmal ein Wollhemd und ein leinenes Hemd, tauche beide ins Wasser, hänge sie nebeneinander in der Luft auf und gib Obacht, wieviel Zeit vergeht, bis beide vollständig getrocknet sind. Du wirst finden, daß das Wollhemd viel längere Zeit zum Trocknen braucht als das leinene. Wenn aber die Luft die Feuchtigkeit so schwer aus dem Wollhemd bringt, soll letztere dann leichter schwinden, wenn dasselbe unter den Kleidern getragen wird? Ich behaupte, daß man beim Wollhemd die Feuchtigkeit nur nicht so empfindet, und habe mich überzeugt, daß auf der Haut unter dem Wollhemd eine ordentliche feuchte Schmiere sich aufhält und nicht vertrocknet und nicht abgerieben wird wie beim Tagen eines Hemdes aus grober Leinwand. Dazu hat das Wollhemd vom Schweiß einen sehr üblen Geruch. Wie schwer ist es außerdem, allen Schmutz aus dem Wollhemd zu entfernen! Ich denke bloß an die früheren Maschinen, die von den sogenannten Walkern zur Reinigung der Wolle gebraucht wurden. Ich bin der Überzeugung, daß wenige Wollhemden den vom menschlichen Körper aufgenommenen Schmutz ganz verlieren. Geht man ferner auf den Ursprung des Leinens und der Wolle ein, so wird auch dadurch sich zeigen, daß ersteres einen Vorzug vor der letzteren hat. Die Leinwand wird bereitet aus der Faser einer Pflanze, die in freier Luft und in den Strahlen der Sonne gewachsen ist. Die Wolle aber wächst auf der Haut der Tiere, zieht hauptsächlich aus dem Tierfett ihre Nahrung. Bei Heilung von Geschwüren und Wunden habe ich noch nie gesehen oder gehört, daß ein Arzt als Scharpie Wollfasern genommen hätte, immer wurde die Leinfaser benützt. Warum geschieht denn das? Meinethalben kann jeder tragen, was er will; mich treibt beim Schreiben dieses nicht Geschäftserwerb oder ein anderer Gewinn. Ich rede ohne jedes Vorurteil und gedrängt von der Überzeugung, die ich aus einer reichen Erfahrung gewonnen habe. Will jemand meinen Rat, so lautet er dahin: Trage auf der Haut ein Hemd von ziemlich grober Leinwand! Diese hält die vom Körper strömende Wärme zurück, erhält die Haut in Tätigkeit und ist leicht zu reinigen – es ist dies ein *reinliches Tragen.*

Es muß jedoch hier bemerkt werden, daß das über Wollhemden Gesagte sich hauptsächlich nur auf solche bezieht, welche enge und fein sind. Anders steht es mit solchen, die weit und grob sind. Beim Tragen dieser wird sowohl die Haut durch Reiben gereinigt als auch der freien Luft der Zugang zum Körper ermöglicht.

War früher für die Arbeiter an den Werktagen gewöhnlich der Zwilch der Stoff für die Beinkleider wegen der Ausdauer, Wärme und Wohlfeilheit, so ist jetzt dieser Artikel im allgemeinen außer Gebrauch gekommen, und es ist vorherrschend die Wolle an dessen Stelle getreten. Ich möchte hier besonders hervorheben, wie ungemein wohlfeil das einst gebrauchte Arbeitskleid war im Vergleich zu dem, welches man jetzt trägt. Eine Zwilchhose für einen Arbeiter kostete fix und fertig einen Gulden; was das Wollbeinkleid kostet, weiß jeder selbst. Wie wohlfeil war auch das Hemd aus grober Leinwand, wie teuer kommen dagegen die Wollhemden zu stehen! Und geradeso ist es mit den übrigen Kleidern, die man vordem trug. Sie waren viel billiger als jene, welche man jetzt trägt. Einst fragte man mich, ob ich die ledernen Hosen empfehle oder verwerfe. Die Antwort lautete: Die ledernen Beinkleider werden wie einst, so auch jetzt noch in vielen Gegenden allgemein getragen; sie halten warm im Winter, besonders solche von Hirschleder oder noch stärkerem Leder; sie sind dazu sehr ausdauernd. Wer sie nur an Sonn- und Festtagen trägt, kann daran zehn bis zwanzig Jahre ein schönes Kleidungsstück haben. Kommen sie auch beim Anschaffen etwas teuer, so bleiben sie doch das wohlfeilste Beinkleid wegen ihrer Dauerhaftigkeit. Nur eines muß bemerkt werden, was von großer Wichtigkeit ist: Schließt das lederne Beinkleid eng an die Haut an, so wird die Transpiration verhindert, und es geht dann ähnlich wie bei Kleidungsstücken aus Gummi. Es werden durch Verhinderung der Transpiration auch leicht Anstauungen entstehen, die unausbleiblich Krankheiten im Gefolge haben. Wie die ledernen Beinkleider den Ruf haben, daß sie im Winter einen vorzüglichen Schutz gegen die Kälte abgeben, so wird auch allgemein behauptet, daß sie im Sommer nicht lästig heiß seien, sondern eher kühler, weil sie das

Eindringen der Hitze hindern. Zudem kann man auch für den Sommer ein dünneres, leichteres Beinkleid wählen, wie ja auch der Vogel im Sommer ein dünneres Kleid trägt.

Schutz der Füße gegen Kälte

Ist es von außerordentlicher Wichtigkeit, daß Kopf, Hals, Gesicht und Hände der freien Luft ausgesetzt und abgehärtet werden, so ist dies nicht weniger notwendig bei den Füßen. Diese haben noch den besonderen Nachteil, daß sie nicht bloß in der kalten Luft, sondern auch auf dem kalten Boden sich befinden, somit doppelte Kälte auszuhalten haben. Und wie im allgemeinen alles in die Höhe strebt, selbst der Rauch, der vom Feuer ausgeht, so dringt auch das Blut mehr nach oben, in die Brust und in den Kopf, und läßt gerne die Füße blutarm und manchmal fast blutleer, und doch muß das Blut auch den Füßen die Wärme spenden. Man kann daher sagen: Wie viel Blut du in den Füßen hast, so viel Wärme hast du dort, und umgekehrt – je kälter dieselben sind, um so weniger Blut ist dort. Daher muß als Hauptgrundsatz gelten: Je abgehärteter die Füße, um so besser ist man daran; denn sie werden dann im selben Maße blutreich und warm sein. Je weichlicher die Füße sind, um so schlimmer ist man daran, weil Blut und Wärme in gleichem Verhältnis abgehen, als man die Füße verweichlicht hat.

Es ist daher gewiß von Wichtigkeit zu wissen, wie die Füße abgehärtet werden können. Wie das Gesicht nicht am warmen Ofen abgehärtet wird, sondern dadurch, daß man der Luft stets freien Zugang läßt, *so müssen auch die Füße eben dadurch abgehärtet werden, daß man sie der freien Luft aussetzt.* Wer dies im Sommer häufig tut, dessen Füße werden leicht die verschiedenen Witterungen aushalten. Einen solchen wird der Winter nicht viel belästigen, besonders wenn er sich noch Mühe gibt, auch im Winter durch entsprechende Übungen abgehärtet zu bleiben und die Füße nicht durch allerhand überflüssige Schutzmittel verweichlicht. Als erstes Schutzmittel der Füße gegen die Witterung wird allgemein der Strumpf benützt. Die besten Strümpfe wären sicherlich die aus dickem Leingarn gestrickten; diese sind am geeignetsten zur Erhaltung der Naturwärme. Zu Strümpfen läßt sich Schafwolle viel eher verwenden als zu Hemden und Unterhosen, weil die Luft nicht leicht eine zu große Entwicklung der Wärme an den Füßen zuläßt. Das zweite Schutzmittel sind Schuhe oder Stiefel. Hier ist die Wahl sicher gut getroffen, weil ein gutes Leder am meisten Schutz gewährt vor der Kälte und auch die Feuchtigkeit abhält; denn nichts ist gefährlicher und schädlicher, als wenn letztere durch die Schuhe eindringt. Die Schuhe aber sollen nicht enge sein, ebenso die Strümpfe; denn je mehr Luft zwischen der Haut und dem Strumpfe ist, um so mehr wird die Fußwärme begünstigt. Daher soll auch zwischen dem Schuh und dem Strumpf ein mit Luft gefüllter Raum sein, damit sich auch dort angenehme Wärme entwickle und der Fuß sich behaglich fühle. Wenn aber der Strumpf ganz fest an die Haut sich anschließt und der Schuh so klein und enge ist, daß er mehr eine Verkümmerungsmaschine für den Fuß ist als ein Mittel, Wärme zu erzeugen und zurückzuhalten, dann kann das Blut eine gehörige Erwärmung nicht bewirken; die Kälte von außen dringt auch leichter ein, das so behandelte Blut aber tritt zurück in den Oberkörper, und der arme Mensch friert infolgedessen an den Füßen. Das zurücktretende Blut aber bringt manche Übel hervor. Steigt es in den Kopf hinauf, so erzeugt es Kopfweh; dringt es in die Brust, so macht es dort Beschwerden; sammelt es sich im Unterleib, so verursacht es hier üble Zustände. Das Nachteiligste aber ist, daß, wenn das Blut nach innen dringt und dort sich aufhält, im Innern eine Blutfülle entsteht und deshalb die Bildung von neuem Blute nachläßt, was Blutarmut zur Folge hat, wie es Tausende von Beispielen beweisen. *Wie viele Menschen verkümmern ihre Zehen aus Eitelkeit, indem sie zu enge Schuhe tragen!* Früher oder später werden sie für diese Eitelkeit viel zu büßen bekommen durch Kränklichkeit oder schwere Leiden. Es möge noch erwähnt werden, daß, wenn die Füße so eingezwängt sind, das Blut kaum mehr in die äußeren Teile dringen kann; hierdurch und durch den gehemmten Rückfluß entstehen Stauungen und manchmal sogar bösartige Geschwüre, ja, es kann durch Reibungen in zu engen Schuhen selbst Blutzersetzung eintreten, wie ich selbst mehrere Fälle weiß. *Ich kann nicht begreifen, wie es Leute geben kann, welche die vom Schöpfer erschaffenen Organe anders wollen, als dieser sie gebildet hat.*

Weil das *Barfußgehen* ein so verzügliches Mittel ist, die Füße abzuhärten, sind diejenigen glücklich, welche vermöge ihres Berufes im Sommer häufig barfuß gehen, wie die Landleute, weil sie dadurch ihrer Gesundheit sehr nützen. Man soll aber ja nicht glauben, daß diejenigen, welche nicht wie die Landleute bei ihrer Beschäftigung barfuß gehen können, nicht doch für ihre Füße in ähnlicher Weise sorgen könnten. Ist es denn eine Schande, wenn man im Sommer in seinem Garten oder beim Spaziergang auf einer freien Wiese einige Minuten barfuß geht oder auch zu Hause auf nassen Steinen mit bloßen Füßen umherwandelt? Und kann man nicht ganz gut vor dem Schlafengehen einige Minuten in seinem Zimmer barfuß einen Spaziergang machen, damit die Luft frei auf die Haut dringen kann, auf diese Weise das Blut mehr nach unten geleitet wird und die Füße abgehärtet werden? Tut man das, dann wird nicht mehr jede Kleinigkeit den so unangenehmen Frost verursachen. Wenn man neben einem solchen Barfußgang im Zimmer die Füße ein paarmal in kaltes Wasser eintauchen würde, um dadurch die Fußwärme noch mehr zu erhöhen und die Füße selbst noch mehr abzuhärten, wäre das zuviel der Mühe im Vergleich mit dem Vorteil, den solches der Gesundheit bringt? Und ist es nicht auch sehr unangenehm, den ganzen Tag kalte Füße zu haben und dieselben möglichst oft in dicke Filzschuhe stecken zu müssen, die vielleicht noch vorher erwärmt werden müssen, um die Kälte der Füße zu vertreiben? Gewiß aber wird man von solchen Übeln geplagt werden, wenn man seine Füße verweichlicht, statt sie in der angegebenen Weise abzuhärten und dadurch zu bewirken, daß sie stets eine gehörige Wärme haben.

Ich kann nicht glauben, daß es Leute geben würde mit *Fußschweiß*, wenn die Füße vernünftig abgehärtet würden; ich glaube auch nicht, daß bei vernünftiger Abhärtung der Füße das Podagra aufkommen würde. Gerade über diese letztere Krankheit, die so schmerzlich ist, macht man sich gewöhnlich nur lustig; man trägt eben die Überzeugung, daß eine Verweichlichung mit schuld an dem Übel ist. Nicht unerwähnt darf hier bleiben, daß Zimmerschuhe aus Wollstoff oder gar aus Pelz ein besonders günstiges Mittel zur Verweichlichung sind und auch nicht genug getadelt werden können. Der Grund wird aus dem bereits Gesagten jedem klar sein. Wie verderblich wirkt es aber erst auf die Natur, wenn man das Bett vor dem Schlafengehen wärmt oder warme Bettflaschen usw. benützt! Doch über dieses später! Um also sein Glück, seine Gesundheit und sein Leben möglichst lange zu erhalten, ist eine vernünftige Abhärtung der Füße geboten.

Früher gingen alle Landleute, mit wenigen Ausnahmen, im Sommer barfuß; ich selbst habe es bis zu meinem zweiundzwanzigsten Jahre mitgemacht. Sobald im Frühjahr der Schnee geschmolzen war, ging das Barfußgehen an und dauerte bis Oktober, selbst bis November. Wie abgehärtet waren da die Füße! Bei der anderen Kleidung kümmerte man sich auch nicht viel um die Mode, und so war der ganze Körper abgehärtet. Man wußte wenig oder nichts von so vielen Kinderkrankheiten, die heutzutage so vielen Kindern das Leben kosten. Ich habe auch nie beim Bauernvolke etwas gehört von Gelenkrheumatismus oder krampfhaften Zuständen. In unserer modernen Zeit aber fängt man beim Kinde in der Wiege an, sich nach der Mode zu richten, und bis hinauf ins höhere Alter will jeder dieselbe wenigstens einigermaßen mitmachen.

Unsinnige Kleidermoden

Die Frauenspersonen trugen und tragen auch heutzutage noch drei, ja vier Kleider mit Falten übereinander, und doch müssen sie dazu noch wollene Beinkleider tragen. Gerade dieses ist aber ein Hauptmittel zur Verweichlichung und infolgedessen zu vielen Gebrechen und Krankheiten. Es wird die Luft dadurch, soweit es möglich ist, vollständig abgehalten und die Haut verweichlicht. Bei Neigung zu Blasen- und Unterleibskatarrhen mag es zweckmäßig sein, Unterbeinkleider zu tragen. Wenn den Frauen Leben und Gesundheit und eine volle, ausdauernde Kraft für ihren Beruf teuer ist, so sollen sie bemüht sein, den Körper, besonders aber die Füße, recht abzuhärten.
Ein weiteres Übel, das früher fast nur in den Städten zu finden war, dringt jetzt auch auf das Land hinaus. Es ist das *Schnüren.* In den fünfziger Jahren wurde diese Mode allgemein eingeführt, und ich habe damals in einer Reihe von Blättern von vielen Todesfällen gelesen, die durch diese verwerfliche Unsitte erfolgten. Es ist grauenhaft, daß der Modegeist sogar gegen den allmächtigen Schöpfer selbst auftreten und dem menschlichen Körper eine andere Gestalt geben will, als er von ihm empfangen hat; und es ist recht erbärmlich, diesem Modegeist zu folgen. Wer Ohren hat zu hören, der höre! Ich weiß wohl, daß ich von den Modejournalisten und törichten, eitlen Frauenspersonen ausgelacht werde und daß sie sich über meine Worte lustig machen. Aber wie ganz anders reden sie, wenn sie durch ihre Narrheiten ihre Gesundheit zugrunde gerichtet haben! Es kam zu mir eine große Anzahl Mütter mit allem möglichen Jammer, und man konnte ihnen nachweisen, und sie mußten es auch gestehen, daß das ganze Elend von der Huldigung kam, die sie der Mode und dem Zeitgeiste erwiesen. Gegen diese fürchterliche Mode ist man schon in der oben erwähnten Zeit aufgetreten und hat selbst in Zeitschriften dargelegt, wie diese verwerfliche Schnürmanie einen großen Teil des Körpers verkümmere. Wer enge Strumpfbänder trägt, bekommt gewöhnlich Adernan-

schwellungen (Krampfadern) an den Füßen, weil dadurch der Blutlauf gehemmt wird. Wer sein Halstuch fest anschließend trägt, bekommt gewöhnlich einen dicken Hals aus demselben Grunde; sollte dann das beständige unvernünftige Schnüren des Körpers nicht auch den Blutlauf hindern, wodurch für Entstehung vieler Übel bestens gesorgt wird? (Siehe Schnürleber.)
Ganz trostlos kam zu mir einst eine Mutter und beklagte sich bitter darüber, sie habe in sechs Jahren vier tote Kinder geboren, und die Ursache sei, daß sie von Kindheit an bis zu ihrer Verheiratung der Mode des Schnürens gehuldigt habe, ihr ganzer Körper deshalb verengt und keine Aussicht mehr vorhanden sei, daß jener Übelstand sich ändern werde. Wenn nur die Leute öfter in ein Totenhaus gingen und schauen würden, wie man dem Leichname ohne alles Schnüren ein einfaches Kleid anlegt und wie da jede Mode aufhört, dann würde man viel besonnener zu Werke gehen und nicht jede Torheit mitmachen. Die Mütter aber, die über ihre Töchter wachen und dieselben tauglich und fähig zu ihrem Beruf heranziehen sollen, dürfen nicht zugeben, daß diese einer so schädlichen Mode folgen; dann werden sie später nicht Grund haben, über ihre Torheit zu klagen.
Eine weitere Unsitte ist es, den Körper nicht *gleichmäßig zu bekleiden.* Ich glaube, es gehört zu den ersten Pflichten des Menschen in betreff seiner Gesundheit, die Kleider so auf dem Leibe zu tragen, daß sie nirgends fest gebunden und geschnürt werden; der jugendliche Körper würde dadurch in der Entwicklung gehemmt und der der Erwachsenen in Erfüllung der Berufspflichten gehindert. Alle Kleider, die man am Leibe trägt, sollen von den Schultern getragen werden; und nur so weit sollen sie an den Körper angeschlossen werden, daß sie kein Hindernis bilden beim Gehen und Arbeiten. Besonders muß ich an dieser Stelle warnen vor der Unsitte, den Hals in einen engen *Hemd-* oder anderen *Kragen* einzuzwängen. Hierdurch bekommen namentlich die Sprachorgane einen unnatürlichen Druck, den sie auf die Dauer nicht auszuhalten vermögen. Das Blut wird in seinem freien Lauf behindert, es treten Stauungen desselben ein, die Sprachorgane werden geschwächt. Und daß es oft recht schwer, ja manchmal geradezu unmöglich ist, so entstandene Leiden und Gebrechen zu heilen, hat mich eine traurige Erfahrung gelehrt. – Hiermit glaube ich das Notwendigste über die Bekleidung gesagt zu haben, sofern sie dienen soll als Schutz vor der Kälte; ich erinnere aber nochmals an das Beispiel, wie der Schöpfer sorgt für den Vogel in der Luft und das Tier auf dem Felde. Wie

der Spatz von ihm seinen Rock bekommt, und zwar einen für den Sommer, einen anderen für den Winter, so soll der Mensch sich eine der Jahreszeit entsprechende Kleidung verschaffen, eine dünnere für den Sommer, eine dickere und wärmere für den Winter.

Schutz gegen die Hitze

Wie man sich vor den üblen Einflüssen der Kälte bewahren könne, ist bereits gesagt worden. Jetzt soll angegeben werden, wie man sich vor der Hitze schützen könne, da sie nicht weniger Schaden bringen kann als die Kälte. Wie der Mensch sich durch Abhärtung sowohl als durch seine Kleidung gegen die Kälte schützen soll, so soll er sich auch durch die nämlichen Mittel die drückende Hitze erträglich machen.

Man kann, ohne fehlzugehen, behaupten: Wer gegen die Kälte abgehärtet ist, also dieselbe gut ertragen kann, der wird auch die Hitze nicht zu fürchten brauchen, weil es dem Körper anerschaffen ist, wie die Kälte, so auch die Hitze ertragen zu können. Wenn es sich um Abhärtung gegen die Hitze handelt, so spielt wieder die freie, frische Luft eine Hauptrolle. Wie im Herbst die Hitze abnimmt und die Luft anfängt, kälter zu werden, so beginnt dieselbe mit dem Frühjahr sich wieder zu erwärmen und den Körper abzuhärten gegen die Hitze. Derjenige nun, welcher denselben der abhärtenden Einwirkung der Luft nicht entzieht, wird im Hochsommer die Hitze nicht weniger leicht ertragen können als im Winter die Kälte. *Vermittels der freien Luft wird also für den Menschen ein allmählicher Übergang von der Kälte zur Wärme hergestellt;* wer diesen nicht mitmacht, wird davon üble Folgen empfinden. *Luftbäder sind Abhärtungsmittel.*

Aber nicht bloß durch das allmähliche Fallen und Steigen der Temperatur, wie es im Herbst und Frühling stattfindet, soll der Mensch befähigt werden, die Kälte des Winters und die Hitze des Sommers ertragen zu können, sondern auch die Verschiedenheit der Wärme bei Tag und Nacht, am Morgen, am Mittag und am Abend soll dazu beitragen, denselben gegen den Wechsel der Temperatur abzuhärten. Deshalb können auch die Landleute, welche am Morgen wie am Mittag und Abend in der nämlichen Kleidung ihre Arbeit im Freien verrichten, ohne Schaden die Hitze wie die Kälte ertragen. Ganz anders aber steht es mit dem Stubenhocker, der sich möglichst von der freien Luft abschließt. Er muß immer erst die Nase zur Tür hinausstecken, um zu erfahren, ob er auch ein dickeres

Kleidungsstück anziehen müsse, bevor er sich aus dem Hause hinauswagen dürfe. Ebensowenig wie die Kälte des Winters kann dieser die Hitze des Sommers aushalten, er wird vielmehr schlaff und hinfällig, ja selbst krank davon werden. *Möge daher jeder dafür sorgen, daß er durch die frische Luft abgehärtet werde, um so gegen die Nachteile der Kälte sowohl wie auch der Hitze geschützt zu sein!*

Das *zweite* Mittel, sich die Hitze erträglicher zu machen, ist eine entsprechende Kleidung. Trägt man im Winter eine dickere, wärmere Körperbedeckung zum Schutze gegen die Kälte, so bediene man sich im Sommer eines leichten Anzuges. Besonders rate ich, nicht drei oder vier Kleider übereinander zu tragen, zwischen denen sich leicht eine zu warme Luftschicht entwickeln würde. Bedeckt man nicht deshalb im Sommer das Haupt mit einem dünnen Hute, damit die Luft besser durchdringen und die Ausdünstung leichter abziehen kann? So wird auch durch eine dünne Bekleidung die Wärme vom ganzen Körper leichter ausströmen. Dagegen werden die Sonnenstrahlen hinreichend durch dieselbe gehindert, nachteilig auf denselben einzuwirken. Es sollen ferner die Kleider nicht fest an den Körper anschließen, damit die Luft mildernd auf die Körperwärme einwirken kann.

Ein *drittes* Schutzmittel gegen die Hitze ist das kalte Wasser. Dieses nimmt rasch alle übermäßige Wärme weg und bringt die Natur in einen normalen Wärmezustand. Nebenbei härtet es auch noch den Körper ab. Wenn jemand im Hochsommer einen ganzen Tag im Freien gearbeitet hat, wie erhitzt ist dann am Abend sein ganzer Körper! Es nimmt freilich die kühle Abendluft etwas Wärme fort, aber immerhin bleibt doch eine zu große Hitze zurück. Wenn aber jemand zwei oder drei Tage in der Sommerhitze arbeitet, so wird sich jene ungewöhnliche Hitze des Körpers von Tag zu Tag noch steigern. Diesem Übelstand kann nun durch Anwendung des Wassers vorgebeugt werden.

Ich habe einen Knecht gekannt, der im Sommer an jedem heißen Tage abends sich einige Minuten lang in ein Bächlein stellte, das am Hause vorüberfloß. Er wusch sich dann Hände und Gesicht und sagte gewöhnlich: »Das Bächlein nimmt mir alle Müdigkeit aus den Füßen fort, und ich bin wieder frisch und munter.« Dieser Knecht hat recht vernünftig gehandelt, und es wäre gut, wenn die Landleute es ihm fleißig nachmachen würden. Sie würden dann nachts viel besser ausruhen und am andern Morgen frischer an die Arbeit gehen können. Jener Knecht hat auch sehr oft am Abend seine Pferde in den Bach geführt, gleichfalls, damit sie abgekühlt würden und ihre Müdigkeit schwinde. Die Tiere merkten sehr bald, wie wohl ihnen das Wasser tue; und wenn man sie aus dem Stalle gehen ließ, gingen sie von selbst dem Bache zu.

Ich selbst bin einst auf einem Pferde in den Bach geritten. Mitten im Bache legte sich dasselbe, um sich im Wasser zu wälzen, ohne seinen Reiter zu fragen, ob das recht oder unrecht sei. Dieses Pferd machte sich jene Sitte zur Gewohnheit, und daher wollte niemand auf demselben mehr ins Wasser reiten.

Würden es doch alle Landleute machen, wie es einst viele machten, welche das so heilsame Wasser fleißig gebrauchten! Aber es tun dies nur noch wenige. Auch die Pferde werden leider nur noch selten ins Wasser geführt. Wenn es nach meinem Wunsch ginge, so würde in jedem Ort, wo ein Bach ist, ein Badehäuschen hergestellt werden, worin die Landleute ihre Bäder nehmen könnten. Ich bin der vollsten Überzeugung, daß dieses großen Nutzen stiften würde. Wie wohltuend wäre es für den Körper, wenn im Sommer bei anhaltender Wärme jeden Abend die übermäßige Hitze durch ein Bad aus demselben ausgeleitet und so einer nachteiligen Steigerung derselben vorgebeugt würde! *Möge sich daher jeder auch aus diesem Grunde eine Badegelegenheit und damit eine große Wohltat für seine Gesundheit verschaffen!*

II. ABSCHNITT

Vorbemerkung

Die Arbeit als Teil der allgemeinen Lebensordnung steht im Zusammenhang mit den gesunderhaltenden Kräften des Lebens. »Wer rastet, der rostet«, lautet ein altes, wahres Sprichwort. Die gesündeste Arbeit ist für den Menschen die des Landbebauers. Allein das Kulturleben bringt notwendig viele Einseitigkeiten in den Betätigungen der Menschen mit sich. Kneipp befaßt sich in den folgenden Kapiteln mit den Möglichkeiten eines Ausgleichs. Er lehrt, wie eine vernünftige Arbeit sein soll. Weder das Übermaß noch das Zuwenig an körperlicher Arbeit sind der Gesundheit dienlich. Besonders der geistige Arbeiter bedarf ausgleichender körperlicher Betätigung, seien es Fußmarsch, Bewegung und Gymnastik in frischer Luft, Gartenarbeit, wie denn überhaupt die Freizeitgestaltung für alle Berufe, die angestrengte Arbeit leisten, lebenswichtig ist. Körperbildung und Geisteskraft stehen in einem untrüglichen Verhältnis zueinander. Kräftesammlung und -stärkung ist ihr Sinn. Der Hinweis auf die Wasserkur gilt der Anwendungsmöglichkeit eines Mittels, das überall vorhanden ist.
Mehr und mehr erkennen heute die Menschen die Wichtigkeit einer rein auf die Gesundheit bedachten Gestaltung ihrer Ferien- und übrigen Freizeit. Wenn heute große Unternehmungen, wie eine Flugzeugfabrik, eine Bergwerksgesellschaft, dazu übergehen, für ihre Werksangehörigen Kneippkurgelegenheiten zu schaffen, so beleuchten diese Beispiele, wie sehr die Gedanken Kneipps Anklang fanden. Es ist wahr, ein Volk, das nach den Regeln Kneipps leben würde, wäre das gesündeste auf dieser Erde.
Im Abschnitt über die Wohnungsgestaltung und Zimmereinrichtung zeigt sich Kneipp als Praktiker der Gesundheitspflege auch auf diesem Gebiet.

1. Arbeit, Bewegung und Ruhe

Wenn das Wasser immer ruhig und stille steht, wird es bald faul; wenn ein Pflug nicht gebraucht wird, wird er bald rostig; wenn eine Maschine lange der Witterung ausgesetzt ist und nicht verwendet wird, so wird sie bald ihre Dienste versagen; sie wird zuletzt gebrechlich werden und zerfallen, ohne daß man sie gebraucht hat. Geradeso geht es mit dem menschlichen Körper. Gleicht er nicht einer Maschine, die so fein und kunstvoll ist, daß sie nur der allweise Schöpfer ausdenken und verfertigen konnte? Sie wird gewöhnlich das Meisterwerk der Schöpfung genannt. Diese »Maschine«, die zugleich die Wohnstätte und das Werkzeug des menschlichen Geistes ist, muß auch in beständiger Tätigkeit sein. Selbst dann arbeitet diese Maschine noch fort, wenn das Tagwerk vollbracht und die Ruhezeit eingetreten ist. Wer was erringen will auf der Welt, muß es durch Arbeit zu gewinnen suchen, sonst erhält er nichts.

Durch die Arbeit vermehrt sich auch die Kraft; und je kräftiger der Mensch ist, um so mehr darf er auf Gesundheit und Ausdauer rechnen. Unstreitig sind daher die Landbebauer die glücklichsten Menschen; wenn sie nur ihr Glück besser auffassen würden! Sie arbeiten am hellen Sonnenlicht, sie genießen die beste Luft, und durch die Arbeit wird die Körperkraft erhalten und vermehrt. *Je gesünder und kräftiger aber der menschliche Leib ist, um so frischer und leistungsfähiger wird auch der Geist sein.* Wenn die Landleute vernünftig leben und nicht durch ein unüberlegtes Darauflosstürmen ihre Natur zerstören, werden sie die gesündesten Menschen bleiben und das höchste Alter erreichen. Somit hätte ich dem Landbebauer bloß den Rat zu geben: Lebe recht vernünftig! Schätze es hoch, im Sonnenlicht dein Tagwerk vollbringen zu können! Sei nicht frevelhaft gegen deinen Körper, indem du mehr von ihm verlangst, als er zu leisten vermag, oder mit anderen Worten: *Handle nicht unvernünftig gegen dich selbst!*

In die zweite Reihe möchte ich die *Gewerbetreibenden* stellen, und zwar jene, deren Berufsarbeiten geeignet sind, ihre Kräfte zu erhalten und zu vermehren. Wohl ihnen, wenn sie bei ihrer Tätigkeit auch zugleich helles Tageslicht und gesunde Luft haben! Weniger günstig sind jene Gewerbetreibenden daran, deren Beschäftigungen den Körper nur im geringeren Grade anstrengen. Bei ihnen wird sich nie eine volle Körperkraft entwickeln. Überhaupt ist eine zu leichte Beschäftigung nicht gut für den Menschen, besonders in der Jugend. Der junge Mann soll freilich durch Arbeit nicht zu sehr überladen werden, aber auch nicht unter zu leichten Arbeiten heranwachsen. Wie die Kräfte geübt werden können, soll durch folgendes Beispiel klargemacht werden.

Ein Bursche von 18 Jahren wollte seinen kleinen Finger üben und versuchen, wie weit er es bringen könnte, wenn er täglich eine etwas größere Last mit demselben heben würde. Dieser Bursche war den ganzen Sommer hindurch Mörtelmacher und Handlanger bei den Maurern. Angefangen hat er mit zwei Ziegelsteinen (auch Backsteine genannt), die zehn Pfund wogen und mit einem Strick zusammengebunden waren. Täglich wurde eine sehr kleine Portion hinzugetan und dieses zusammengebundene Gewicht einige Male im Tage aufgehoben. Diese Übung wurde ungefähr fünf Monate fortgesetzt, und wie weit, möchte der Leser fragen, hat er es wohl gebracht? Die Antwort lautet: Er vermochte schließlich einen Zentner = 100 Pfund mit dem kleinen Finger zu heben. Ich würde es kaum glauben, sondern die Sache für einen kleinen Bären halten, den man mir aufbinden wollte, wenn ich den Burschen selbst nicht sehr genau kennte. Ich will hierzu noch bemerken, daß nebenbei auch der ganze Körper durch die schwere Arbeit erhebliche Kraftvermehrung erfuhr und diese auch erhalten blieb. Ein Schneider oder Maler würde es nie durch Übung so weit bringen können, weil seine Berufsarbeit die Körperkraft nicht steigert. Ich bedauere nur, daß man zur Vermehrung und Erhaltung der Kräfte gar so wenig tut; entweder bekümmert man sich um diese gar nicht, oder man geht dabei recht unvernünftig zu Werke, so daß die Kräfte entweder nie gesteigert oder durch Überanstrengung zugrunde gerichtet werden.

Ein Beispiel, wie sehr eine vernünftige Anstrengung günstig auf den Körper wirkt, ist folgendes: Die Weber auf dem Lande arbeiten in ihrem Geschäfte gewöhnlich nur im Winter; im Sommer treiben sie Feldbau. Was sie im Winter durch dumpfe Luft und schwaches Licht sich schaden und was sie bei ihrer Beschäftigung an Körperkräften einbüßen, das ersetzen sie wieder im Sommer durch Arbeit im Freien, im hellen Sonnenlicht und in gesunder Luft. Durch diesen Wechsel der Beschäftigung bewahren sich die Weber auf dem Lande ihre Gesundheit. Schlimmer aber geht es den Webern und ähnlichen Handwerkern in den Städten, die während ihrer Berufsarbeit beständig des guten Lichtes, der reinen Luft und einer Übung der Kräfte entbehren, welche dieselben mehrt. Außer den angeführten Beschäftigungen gibt es noch viele andere, die den Menschen nicht behilflich sind zur Erhaltung voller Gesundheit und Kraft. Wer mir nicht glauben will, der lasse einmal eine größere Anzahl von Schustern, Schneidern, Schreibern usw. neben eine ebenso große Anzahl von Holzhackern und Zimmerleuten sich stellen, und man wird sehen, wie verschieden die Kraftleistungen der ersteren und der letzteren sind.

Haben also viele Stände durch ihre Beschäftigung nicht günstige Gelegenheit zur Erhaltung und Vermehrung ihrer Kräfte, so ist notwendig, daß diese wenigstens zeitweilig durch was immer für eine Beschäftigung geübt werden und daß alle Teile des Körpers in Tätigkeit kommen, damit nicht an verschiedenen Stellen sich schlechte Stoffe ansammeln und es dem Menschen geht wie dem stehenden Wasser, welches bald anfängt zu versumpfen.

Eine andere Gruppe von Menschen hat zu schwere Arbeit; den Körperkräften wird mehr zugemutet, als angemessen ist; dabei entbehren diese Leute aber sehr regelmäßig eines rechten Lichtes und einer gesunden Luft bei ihrer Arbeit. Für diese ist die erste und heiligste Pflicht, daß sie, wenigstens soviel und sooft es ihnen möglich ist, reine und gesunde Luft einatmen und daß sie bei ihrer Nahrung die höchste Sorgfalt anwenden, daß sie nur ganz gesunde und kräftige Speisen genießen, die ihnen für ihre schweren Berufsarbeiten möglichst viel Ausdauer geben. Läßt man das außer acht, dann wird die kunstvolle Maschine des menschlichen Körpers viel zu früh unbrauchbar werden; und noch ehe die vom Schöpfer bestimmte Zeit gekommen ist, hat der arme Mensch das Ende seines Tagewerkes auf Erden erreicht. Ich bedauere die Berg- und Fabrikarbeiter; aber doppelt bedauernswert erscheinen sie mir, wenn sie selbst noch obendrein nicht sorgfältig auf möglichste Erhaltung ihrer Gesundheit achten. Im Kapitel über die Nahrungsmittel werden die nötigen Anleitungen gegeben werden zur Herstellung und Bereitung einer gesunden und stärkenden Kost.

Für solche Leute wäre freilich auch das Wasser ein wirksames Hilfsmittel, um die Natur zu stärken und ihre Kraft zu erhalten, sowie auch das Ungesunde, das durch Mangel an Luft und Licht in den Körper eingedrungen ist, zu beseitigen. Mancher wird nun vielleicht sagen: Was kann und soll ich tun? Früh am Morgen muß ich schon an die Arbeit, den ganzen Tag bin ich an dieselbe gekettet; und kommt der Abend, dann sehne ich mich nach Ruhe, und dabei gewinne ich kaum so viel, als zur Beschaffung des Unterhalts notwendig ist. Mein Rat, den ich durch eigene Erfahrung erprobt habe und den ich als Freund und Gönner allen Arbeitern dieser Gruppen gebe, ist folgender: Wasser habt ihr, und kosten tut's euch nichts oder doch nicht viel. Schafft euch nun eine ganz einfache Holzbadewanne an und füllt sie am Abend mit Wasser! Geht dann am Morgen in dieses Wasser hinein bis in die Magengegend, bleibt eine halbe Minute oder 10 Sekunden darin, zieht euch rasch an, ohne euch abzutrocknen, und geht dann an euere Berufsarbeit! Der Körper gewinnt dadurch bedeutende Kräftigung. Kommt ihr am Abend müde und erschöpft von der Arbeit zurück und ist der ganze Körper erhitzt und geschwächt durch dieselbe, so geht in der Badewanne 2 bis 5 Minuten barfuß hin und her oder steht ruhig darin; dadurch habt ihr eurem Körper viel genützt. Die Hitze und Müdigkeit werden vertrieben, und ihr bekommt Erfrischung und Stärkung. Wollt ihr aber eure Sache ganz gut machen, so laßt euch mit ein paar Gießkannen voll Wasser einen Oberguß geben; durch den wird noch ganz besonders der Oberkörper, wo gerade die edelsten Organe für Leben und Gesundheit sind, gekräftigt und erfrischt. Habt ihr so die Hitze und Müdigkeit aus euren Gliedern ausgeleitet, erst dann wird euch die Nachtruhe rechte Erquickung bringen, und weit mehr gestärkt für das neue Tagewerk als ohne diese Anwendung werdet ihr am anderen Morgen erwachen. Ein anderes Mal könnt ihr ein Sitzbad nehmen, das nur 1/4 Minute dauert, könnt es auch zur Nachtzeit nach dem ersten Schlafe nehmen, und auch diese einfache Anwendung wird sehr wohltuend wirken. Und solltet ihr keine Badewanne haben und recht arm sein, dann gebe ich euch den Rat: Gehet am Abend 5 bis 15 Minuten auf dem kalten Boden oder auf mit Wasser begossenen Steinen barfuß! Ihr zieht euch dadurch viele Müdigkeit aus dem Körper; das Blut wird vom Kopf und Oberkörper auf die Füße geleitet; der Kopf wird leichter und die ganze Gemütsstimmung eine heitere werden. Ich habe aber noch einen anderen Rat für euch: Wenn ihr nur ein bis zwei Liter frisches Wasser habt, so könnt ihr damit euren müden Körper hinreichend abwaschen. Es kann das geschehen in der Nacht, wenn ihr aufwacht, oder in der Frühe beim Aufstehen, bei manchen auch des Abends vor dem Schlafengehen. Letzteres geht eben nicht bei jedem, weil es nicht jeder erträgt, und hier heißt es daher: Probiere, ob es geht! Würde jeder diesen einfachen, gutgemeinten Rat beherzigen, er würde seinen Berufspflichten viel leichter und freudiger nachkommen können, und sein hartes Los würde bedeutend erleichtert sein. Man kann doch wenigstens den Versuch machen; und wer ihn mit der nötigen Vorsicht macht, dem kann ich hoch und teuer versichern, daß es ihn nie gereuen wird.

Es könnte nun einer der Leser vielleicht sagen: Ich komme gewöhnlich am Abend, nachdem ich bereits des Tags über viel geschwitzt habe, in Schweiß gebadet nach Hause, da darf ich doch derartiges nicht wagen. Ich bin ja in der Schule unterrichtet worden: Wenn man schwitzt, soll man das kalte Wasser meiden. Sei ohne Sorge, guter Freund! Diese Meinung ist einer der vielverbreiteten Irrtümer. Man löscht doch gewöhnlich, wo es brennt. Ich versichere auf mein Ehrenwort, ich würde dir den Rat nicht geben, im Schweiße das Wasser anzuwenden, wenn es nachteilig wäre. Überwinde dich zwei- bis dreimal, dann wirst du die Warnung, welche du früher gehört, mit mir für Torheit halten! Nur auf eines mache ich dich aufmerksam: Bist du im größten Schweiß, so ziehe dich aus, gehe nur bis an die Magengegend in das Wasser hinein, wasche schnell den Oberkörper ab, gehe dann sehr rasch wieder heraus, trockne dich nicht ab, außer Hals, Gesicht, Hände und was der Luft ausgesetzt bleibt, und ziehe dich schnell an! Wenn du dich aufs genaueste überzeugen willst, daß die Sache unschädlich ist, so fühle deinen Puls vor dem Bade, während des Bades und nach dem Bade, und du wirst dich überzeugen, daß nicht die geringste Aufregung eintritt. Im Gegenteil wirst du eine große Beruhigung im Pulsschlage und Atmen wahrnehmen.

Andere Menschen sind mit geistiger Beschäftigung übermäßig angestrengt, und zwar in dem Maße, daß oft der Tag nicht ausreicht, sondern auch noch ein Teil der Nacht zur Arbeit verwendet wird. Eine große Anzahl dieser Leute beschäftigt sich nur mit wissenschaftlichen Studien. Sie verwenden den ganzen Tag darauf. Lange Zeit bleiben sie vielleicht gesund und kräftig, machen die herrlichsten Fortschritte in ihren Studien und sammeln sich nach und nach einen großen Reichtum an Kenntnissen. Sie machen es wie ein Landwirt, der recht arbeitsam und genügsam lebt, die Zeit recht gut ausnützt und allmählich zu Reichtum gelangt. Dieser Landwirt ist aber, nachdem er seinen Reichtum sich erworben hat, gesund und kräftig geblieben, und sein Erwerb hat ihm nicht geschadet, weil seine Körperkraft fortwährend durch seine Berufsarbeit gestärkt wurde. Das aber wird bei den Gelehrten nur zu häufig nicht der Fall sein. Die Körperkraft wird durch ihre Beschäftigung nicht geübt, und daher nimmt sie im Laufe der Zeit ab. Aber die fortgesetzte Anstrengung des Geistes schädigt auch die Organe des Körpers. Wie zu jedem angestrengten Körperteil mehr Blut zufließt, so wird auch durch fortwährende Anstrengung des Geistes das Blut übermäßig zum Kopf geleitet. Dadurch und durch sitzende Lebensweise werden die übrigen Organe in ihrer Ernährung beeinträchtigt. So bekommt der Gelehrte ein doppeltes Feuer für seinen Körper, sein angestrengtes Studium und das zuviel im Kopf angesammelte Blut. Diese beständige Hitze zehrt notwendig an der Natur wie das Feuer am Holze. Sehr viele Körperteile sind außerdem meistens untätig. Die Füße tragen von Zeit zu Zeit den Körper von der einen Stelle zur anderen, dann ruhen sie wieder und werden nach und nach schlaff. Das Blut macht den Kopf heiß, die Füße aber werden kalt. Es müssen notwendigerweise Störungen im Blutlauf eintreten. Durch die großenteils herrschende Untätigkeit des Körpers wird das Blut nicht in dem gehörigen Umlauf erhalten, und es entstehen dadurch Anstauungen im Unterleib. Die Venen sind daselbst zu sehr gefüllt mit Blut, so daß Adererweiterungen, Knoten sich bilden, besonders im Darm, die man Hämorrhoiden nennt. Solche Störungen wie auch die ungleiche Hitze durch den ungeregelten Blutlauf wirken gewaltig auf den ganzen Körper ein, und es entsteht dadurch eine Unzahl der verschiedenartigsten Krankheitszustände, für die man kaum Namen genug aufzubringen weiß, so daß man wirklich sagen kann: Der an Kenntnissen reiche Mensch ist auch reich geworden an Krankheiten und arm an Gesundheit und Körperkraft. Und was sind leider die Folgen von solchen Krankheiten? Bei vielen vermögen die Blutadern im Kopf ihr Blut nicht mehr einzuschließen, durch eine kleine Veranlassung oder auch ohne eine solche zerreißt die brüchig gewordene Wandung derselben, es dringt das Blut ins Gehirn, und das teure Leben, der Reichtum an Kenntnissen, so mühsam erworben, ist dahin!

Ein anderer Teil solcher Leute entkommt solch traurigem Ende. Aber die Herztätigkeit ist bei ihnen durch den ungeregelten Blutlauf übermäßig angestrengt, und daher ergeht es ihnen wie einem Wanderer, der auf der Landstraße, auf einmal von seinen Kräften verlassen, erschöpft zusammenbricht. Das ermüdete Herz stellt seine Tätigkeit ein. Ist überhaupt die menschliche Natur einer Maschine ähnlich, so stelle ich die Frage: »Wie geht es der Maschine, die nicht fleißig geschmiert wird, die im Betriebe täglich viel Staub und Schmutz aufnehmen muß und nie gründlich gereinigt wird? Wird sie nicht eines Tages vielleicht im vollsten Betriebe auf einmal stillestehen und zusammenbrechen und ihre Dienste versagen? So geht es vielen, wenn die erforderliche körperliche Tätigkeit nicht eingehalten wird. In allen Körperteilen lagern sich abgenützte Stoffe ab und verwüsten die inneren Organe. Wenn man einen solchen Körper im Inneren schauen könnte, so müßte man sagen: Hier ist allgemeine Zerstörung. Der Körper bricht infolgedessen zusammen, und dann heißt es, es hat ihn oder sie ein Schlag getroffen. Wie diese angeführten Menschenmörder, so könnte eine große Anzahl Krankheiten angeführt werden, deren Hauptursache darin liegt, daß die Körperkraft nicht gehörig geübt wurde, wodurch alle möglichen Unordnungen entstanden, bis schließlich irgendein Übel dem Leben ein Ende machte. Zu dieser Gruppe gehören aber auch außer den Studierenden alle übrigen, die hauptsächlich mit geistiger Arbeit beschäftigt sind, deren Körperkräfte infolgedessen durch ihr Berufsleben nicht gestärkt werden und so nach und nach immer mehr erschlaffen. Wenn dann irgendein Teil des Körpers nicht mehr lebensfähig ist, so beginnt bei ihm zunächst die Verwüstung des Organismus und greift immer weiter um sich, bis der ganze Körper nach und nach lebensunfähig wird.

Die Beamten sind vom Morgen bis zum Abend, besonders wenn ihnen ihr Beruf recht am Herzen liegt, geistig beschäftigt; einzelne Körperteile werden besonders angestrengt, sei es durch Denken oder durch Reden. Vielfach ist in ihren Kanzleien oder Amtsstuben kein sehr günstiges Licht, besonders wenn die Sonne nicht ins Zimmer scheinen kann. Es fehlt auch sehr häufig die reine, gesunde Luft. Man braucht deshalb noch nicht in diesen Räumen zu rauchen, das Atmen mehrerer Menschen in einem Zimmer macht die Luft auch schon schlecht. Ebenso tun das die Wände, wenn sie feucht sind und Modergeruch von sich geben, und manche andere Dinge, die sich in einem solchen Büro befinden. Sollte nun der Körper nicht durch Einatmen so mancher ungesunden Stoffe geschwächt werden? Dazu kommt noch, daß die Leibeskräfte nicht durch schwere Arbeit geübt werden, im Gegenteil alles auf Schlaffheit hinwirkt. Soll nicht auch hier mit Grund zu erwarten sein, daß die Maschine des menschlichen Körpers zu frühe leistungsunfähig wird? Wie hart ist es dann für den Geist, der in seiner Berufstätigkeit fortfahren und am liebsten recht lange wirken möchte, eine beständige Abnahme seiner Körperkräfte wahrnehmen zu müssen! Bald ist es die Hand, welche ihre Dienste zum Schreiben versagt, bald verhindert der »morsch« gewordene Kehlkopf anhaltendes Sprechen, bald machen heftige Kongestionen das Denken fast unmöglich, bald wollen die Beine den Körper nicht mehr tragen usw. Solches Siechtum vor Augen zu haben und mit sich herumzutragen ist gewiß eine bittere Sache. Geradeso geht es auch denjenigen, welche mit dem Lehrfach sich beschäftigen. Ihr Geist bekommt nie Ruhe; einzelne Teile des Körpers, wie die Sprachorgane, sind ebenfalls fast beständig tätig, aber es findet keine entsprechende Übung der Körperkräfte statt.

Wie kann solchem Übel entgegengearbeitet werden? Wie kann man so vielen Krankheiten vorbeugen, die das ohnehin schwere Berufsleben gar so bitter machen? Wie kann man so manche vorzeitige Todesfälle verhüten? Man kann allerdings verschiedene Mittel empfehlen, aber unter allen ragen besonders zwei hervor: erstens *Übung der Körperkräfte* und zweitens *Anwendung des Wassers.* Wie beide am besten vorgenommen werden können, soll im folgenden angegeben werden.

Spazierengehen, körperliche Arbeit, Zimmergymnastik

Viele glauben, wenn sie von Zeit zu Zeit oder auch ganz regelmäßig ihren *Spaziergang* machen, dann hätten sie für die Erhaltung und Vermehrung der Körperkräfte ihre Schuldigkeit getan; aber ich behaupte: Es reicht dieses durchaus nicht hin. Beim Spazierengehen werden bloß die Beine und Füße im Tragen geübt. Die Unterleibsorgane bleiben beim Spazierengehen so ziemlich untätig, d. h. sie bekommen keine erheblichere Tätigkeit als im ruhenden Zustande. Das Atmen ist etwas stärker, und deshalb sind Herz und Lunge in einer etwas größeren Tätigkeit. Die übrigen Organe aber bleiben untätig, und so wird wohl das Spazierengehen weniger Vorteil für den Körper bringen als für den Geist, der sich erquickt an dem Anblick der freien Natur. Der Körper bekommt freilich beim Spaziergang eine bessere Luft; aber weil dabei die übrigen Organe in Untätigkeit bleiben und alles behalten, was sich Verdorbenes angesammelt hat, so wird doch der Anhäufung von Krankheitsstoffen nicht entgegengearbeitet. Ein Beispiel möge dies veranschaulichen! Wenn ich im Mai, wo es viele Maikäfer gab, in den Garten kam und auf den jungen Bäumen eine Menge sah, dann habe ich diese jungen Bäume so stark geschüttelt, daß die Käfer sämtlich auf den Boden gefallen sind; dadurch verminderte ich die Verwüstung, welche dieselben angerichtet hätten. Hätte ich aber die jungen Bäume ausheben können und hätte sie spazierend im Garten umhergetragen, dann hätten die Maikäfer ihr Unwesen ruhig fortsetzen können. Geradeso ist es mit dem menschlichen Organismus, in dem sich alle möglichen Stoffe ansetzen. Diese vermag ein Spaziergang nicht zu beseitigen, dazu gehört eine größere Anstrengung, wie sie bei Ausführung von geregelten schweren Arbeiten stattfindet.

Was ich über das Spazierengehen gesagt habe, gilt aber nur von jener Art von Spaziergängen, wie sie gewöhnlich gemacht werden. Es gibt aber auch solche, die allerdings sehr dazu beitragen können, die Kraft des Körpers zu heben und die Gesundheit zu festigen. Letzteres ist zum Beispiel der Fall, wenn man ziemlich rasch geht und dabei vielleicht noch einen Weg hat, der eine Anhöhe hinaufführt oder doch sonst mühsam ist. Es empfiehlt sich sehr, bei solchen Spaziergängen den Körper, der leider nur zu oft bei der Arbeit eine gebeugte Stellung einnimmt, recht gerade zu halten und die Brust herauszubiegen. Für die in derselben befindlichen Organe ist es besonders gut, wenn man die Hände etwa in der Mitte des Rückens zusammenlegt, oder noch besser, wenn man den Spazierstock quer über die Schulterblätter in der Höhe der Achseln hält und dann dessen Enden mit den Händen faßt. Bietet sich Gelegenheit, so kann man auch hie und da einen Sprung über einen Graben machen oder sonst irgendwelche Anstrengung der Muskeln vornehmen. Man soll aber darauf achten, daß nicht bloß die Beine, sondern auch die übrigen Körperteile in Tätigkeit kommen. Ich kannte zwei Herren, die täglich in einem Wald spazierengingen und dort die verschiedensten Übungen machten, um alle Körperteile in Bewegung zu setzen und zu stärken, was auf ihre Gesundheit den wohltätigsten Einfluß hatte.

Wie kräftigend Spaziergänge der bezeichneten Art auf den Menschen wirken, sieht man unter anderem an den Märschen der Soldaten, welche in einer die Muskeln anstrengenden Gangart, beladen mit Gepäck und Waffen, oft weite Strecken zurücklegen müssen. Wenn dabei keine Überanstrengung der Leute stattfindet, so ist das eine für die Gesundheit recht wohltätige Übung.

Ich möchte an dieser Stelle darauf aufmerksam machen, daß es geraten ist, beim Spazierengehen und besonders beim Bergsteigen den Mund geschlossen zu halten und nur durch die Nase Atem zu holen. Sollte es aber notwendig werden, tief Atem zu schöpfen, so möge man stehenbleiben und mit geöffnetem Munde einige kräftige Atemzüge machen.

Auch die *Atemgymnastik* kann mit dem Spaziergang leicht verbunden werden. Man bleibe unterwegs einige Minuten stehen und ziehe ganz langsam, tief Atem holend, die frische Luft ein, halte sie ein wenig in den Lungen zurück und atme sie dann ebenso langsam wieder aus. Am günstigsten geschieht dieses in einem Walde, besonders in einem Fichtenwalde. Anfangs mache man diese Atemübung nur einigemal hintereinander und strenge sich vor allem nicht zu sehr dabei an; später kann man es öfters tun. Besonders empfehle ich diese Übungen solchen Leuten, die schwache Lungen haben, wie auch denen, die durch ihren Beruf zu vielem Sprechen genötigt sind. Was die Wirkungen dieser Lungengymnastik angeht, so wird dadurch alle schlechte Luft aus den Lungen herausgeschafft, wohingegen frische, reine Luft bis in die äußersten Teile derselben eindringt. Es ist dieses für die Bildung des Blutes sowie für dessen Reinigung ein höchst wichtiger Moment. Überdies werden die Lungen selbst durch genannte Übungen gestärkt.

Welche körperlichen Arbeiten sollen aber vorgenommen werden? wird mancher fragen; es fehlt mir an Zeit und an Gelegenheit hierzu. Antwort: Wenn jemand will, so kann er gewiß von Zeit zu

Zeit Holz sägen. Wie viele könnten auch in ihrem Garten graben! Überhaupt meine ich: Was man will und deshalb sucht, das findet man auch, und man wird sich daher schon eine Gelegenheit verschaffen können, um in vernünftiger Weise seine Körperkräfte zu üben. Ich habe in meiner Jugend die Landarbeit zu meiner Beschäftigung gehabt; besonders gern habe ich geackert. Als Priester kam ich nun eines Tages zu einem Knechte, der am Ackern war. Ich wollte ihm zeigen, daß ich auch zu ackern verstehe, und begann damit; der Knecht ging neben mir her und hätte sich gefreut, wenn es mir mißlungen wäre. In einer halben Stunde war ich aber so müde, daß ich fühlte, meine Kraft sei bedeutend verringert. Ich bin dann jeden Tag eine Stunde zu diesem Knecht gegangen, um zu ackern. Nach einer Woche fühlte ich, daß meine Leibeskraft sicherlich ums Dreifache sich vermehrt hatte. Der Knecht hat an meiner Arbeit kein Ärgernis genommen, und mir hat's gut getan. Ich sage nochmals: Was wir wollen und suchen, das finden wir gewiß und auch die nötige Zeit dazu.

Sollte aber dennoch jemand gar keine Gelegenheit zu körperlichen Arbeiten finden können, so möge er, so gut es geht, durch die in neuerer Zeit vielfach eingeführte *Zimmergymnastik* Ersatz dafür suchen. Ich bin der Meinung, daß man seiner Natur durch dieselbe nützen kann, besonders wenn man weiß, wo es fehlt und wie man helfen kann. Es kommen bei der Zimmergymnastik die verschiedensten Übungen in Anwendung, als: Bewegung resp. Drehung der Hand- und Fußgelenke, Übung der Bein- und Armmuskeln, letztere insbesondere auch durch den Gebrauch der eisernen Hanteln, verschiedene Bewegungen des Kopfes, des Oberkörpers usw. Die Zimmergymnastik bringt dem Körper mehrere Vorteile. Es werden viele lästige Gase ausgeleitet, das Blut kommt in größere Bewegung und wird den äußersten Körperteilen zugeführt. Die einzelnen Muskeln des Körpers werden geübt und gestärkt. Überdies wird die Wärme desselben erhöht und sowohl die Transpiration als auch die Verdauung gefördert. Es sei jedoch bemerkt, daß man diese Gymnastik nicht alsbald nach dem Essen betreiben soll, sondern erst zwei bis drei Stunden nachher. Sogleich nach dem Essen die Übungen vorzunehmen, könnte sehr üble Folgen haben. Auch soll man sich nicht übermäßig dabei anstrengen, denn Übermaß taugt hier ebensowenig als sonst irgendwo. Besonders empfehlenswert ist es, des Morgens gleich nach dem Aufstehen einige Übungen anzustellen. Nähere Auseinandersetzungen über Zimmergymnastik hier zu machen, würde zu weit führen. Wer dieselbe anwenden will,

findet Anleitung dazu in besonderen Werken, die diesen Gegenstand gründlich behandeln. Ich mache noch darauf aufmerksam, daß man in der Zimmergymnastik ein gutes Mittel besitzt, nach einer Wasseranwendung wieder trocken und warm zu werden, wenn man wegen schlechten Wetters oder aus anderen Gründen nicht ausgehen kann.
Ferner leistet auch oft etwas gute Dienste, was man bisher unbeachtet gelassen hat. Ich war einst genötigt, die ganze Nacht auf der Eisenbahn zu fahren. Mir bangte davor, eine so lange Zeit sitzen zu müssen, weil ich glaubte, dann nicht schlafen zu können. Ein gutmütiger Schaffner gab mir, weil Platz genug vorhanden war, ein eigenes Abteil. Meine Reisetasche machte ich zu meinem Kopfkissen, meinen Überwurf zu einer Decke und legte mich auf die Sitzbank nieder. Als der Zug im Laufe war, wurde ich hin und her geworfen durch die verschiedenen Erschütterungen, und ein Hut wäre an meiner Stelle schließlich vom Sitz heruntergeworfen worden. Währenddessen dachte ich immer: Welche Wirkung mag doch wohl dieses beständige Hin- und Herschleudern auf deinen Körper haben? Meine Wißbegierde wurde bald befriedigt; mir wurde immer wohler, und als der Morgen kam, fühlte ich mich so frisch, als wenn ich die beste Bettruhe gehabt hätte, und ich merkte vier Tage lang die wohltätige Einwirkung. Aber wie kann denn, so möchte wohl mancher fragen, so etwas gut sein? Ich antworte: Diese vielen kleinen und größeren Erschütterungen haben allgemeine Tätigkeit im Körper bewirkt, ohne anzustrengen, in einem Maße, wie sie jahrelang nicht mehr stattgefunden hatte. Damit will ich freilich nicht sagen, daß man jede Nacht, statt zu schlafen, sich hin und her schaukeln lassen soll, sondern nur dieses, daß man durch verschiedene Bewegungen und Anstrengungen der Natur nützen kann.

Wasser als Mittel zur Erhaltung der Kräfte

Ein zweites Mittel zur Erhaltung und Vermehrung der Kräfte ist und bleibt von der Kindheit bis an das Ende des Lebens das *Wasser*. Das Wasser nimmt erstens alle überflüssige Hitze fort, welche im Körper, sei es durch Tätigkeit oder auf irgendeine andere Weise entstanden sein mag. Zu große Hitze schadet dem Körper sehr. Zweitens verhindert das Wasser zu große Anhäufung von Fett und schlechten Säften. Ein vernünftiger Wasserfreund wird nie zu fettleibig werden. Bei Wasseranwendung lagert sich auch nicht so leicht kranker Stoff in den verschiedenen Winkeln des menschlichen Körpers ab. Drittens stärkt das kalte Wasser, wie den ganzen Körper, so auch die einzelnen Teile desselben. Wie eine Mühle durch den Wasserstrom getrieben wird, so wird durch die Wasseranwendung die ganze Natur in größere Tätigkeit gesetzt und bekommt mehr Frische. Störungen im Blutlauf schaden dem Körper ungemein; aber durch das kalte Wasser wird der Blutlauf am besten geregelt, wieder in Ordnung gebracht und darin erhalten. Wie das Wasser zu große Hitze dämpft, so wird es hingegen, wo Naturwärme fehlt, dem Mangel daran abhelfen; und wenn es ein Schutzmittel gibt vor Krankheiten aller Art, so ist dies das Wasser, welches als ein wachsamer Schutzmann nicht leicht Schädliches in den menschlichen Organismus eindringen läßt.

Du wirst, lieber Leser, vielleicht fragen: Wie soll ich das Wasser gebrauchen, um diesen Zweck zu erreichen? Die Antwort lautet: Ich habe vor dreißig Jahren einem Beamten, der nach Aussage der Ärzte leberleidend und mit Hämorrhoiden geplagt war und der zudem keine Medizin einzunehmen vermochte, geraten, er solle in der Woche zwei- bis dreimal einen kräftigen Spaziergang machen, so daß er in ziemlich starken Schweiß komme, sein ganzer Körper sich erhitze und das Blut in kräftigen Lauf gebracht würde. Dann solle er so rasch wie möglich in seine Waschküche gehen, dort ein kaltes Bad nehmen, höchstens eine halbe Minute lang, aber nur bis zur Magengegend sich ins Wasser setzen und währenddessen den oberen Körper flüchtig abwaschen. Darauf solle er sich rasch wieder anziehen und Bewegung machen, bis er vollständig trocken und warm sei. So schwer es diesem Beamten anfangs vorkam, alle Vorurteile zu überwinden, die er dagegen hatte, im Schweiße ins kalte Wasser zu gehen, geradeso begeistert war er später dafür, dies zu tun. Dieser Beamte erreichte ein sehr hohes Alter.

Ein Priester in den schönsten Lebensjahren, der von verschiedenen Krankheiten geplagt war, wurde durch eine geregelte Wasseranwendung von allen seinen Leiden geheilt. Um später geschützt zu sein gegen Erkrankung und mit aller Kraft seinem hohen Berufe vorstehen zu können, gab ich ihm den Rat, jeden Morgen beim Aufstehen ein Halbbad zu nehmen oder auch ein Vollbad, aber nur eine halbe Minute lang. Diese Übung erhielt jenen Priester in seiner vollen Rüstigkeit und Gesundheit.

Ich könnte einen andern Priester nennen, der 20 Jahre hindurch fast jede Nacht vom Bett in seine Waschküche ging, ein Halbbad nahm und wieder in sein warmes Bett zurückkehrte; durch diese Bäder hat er seinen Körper in vollster Frische und Kraft erhalten.

Wer diese Gelegenheit nicht hat, ein Halb- oder Vollbad zu nehmen, der kann durch eine Kaltwaschung sich außerordentlich nützen. Auch diese nimmt zu große Hitze fort, vermehrt hingegen die geschwächte Körperwärme und verhilft der ganzen Natur zu ihrer vollen Tätigkeit.

Ein Mädchen, das viel kränkelte und nirgends Heilung finden konnte, stellte seine verlorene Gesundheit und Kraft dadurch wieder her, daß es zwei- bis dreimal in jeder Woche in der Nacht eine Waschung des ganzen Körpers vollzog und zweimal wöchentlich nachts ein Sitzbad von einer Minute nahm.

Aus dem Gesagten wird jedem klar sein, welche Bedeutung das Wasser hat zur Kräftigung des Körpers und zum Schutz wider Krankheiten. Daher kann das Wasser als Mittel zur Erhaltung der Gesundheit nicht warm genug empfohlen werden.

Bei diesem Kapitel möchte ich jedoch ernstlich warnen vor allem Übereifer. Während die einen das Wasser wie den Teufel fürchten, so gibt es andererseits auch solche, denen dasselbe so wohl behagt, daß sie nie genug bekommen können. Das ist besonders der Fall, wenn sie den Wasseranwendungen ihre Heilung und Gesundheit verdanken. Man soll auch hierbei Maß und Ziel halten. Der Fuhrmann muß eine Peitsche haben, um die Zugtiere nötigenfalls antreiben, aber ja nicht, um seine Pferde recht oft damit züchtigen zu können. Man übertreibe nicht mit Wasseranwendungen; ich warne jeden ernstlich davor, damit er nicht durch zu viele Anwendungen seine Naturwärme schwächt und so einem für die Natur schädlichen Feind Eingang verschafft, nämlich der Kälte.

Aus dem Gesagten wird klar ersichtlich, daß *nicht bloß die Kranken, sondern auch die Gesunden die angegebenen Mittel zur Erhaltung und Stärkung der Körperkräfte gebrauchen sollen.* Diese glauben gewöhnlich, sie brauchten, eben weil sie gesund seien, nichts zu tun. Solche kommen mir vor wie ein recht starker Mann, der die Türe nicht schließt, weil er glaubt, wenn ein Spitzbube komme, werde er ihn bald hinausgeworfen haben. Eines schönen Tages aber wird er inne werden, daß ein schlauer Spitzbube ihn ausgeraubt habe. Man trägt ja eifrig Vorsorge, daß die Lebensmittel nicht ausgehen; soll denn nicht auch eine der ersten Sorgen, nach der Sorge für die Seele, die sein, daß man seine Gesundheit erhält? Die Pflicht der Selbsterhaltung fordert dazu auf, und gewiß bleibt keiner ohne Strafe von seinem Schöpfer, wenn er eines der edelsten Güter, seine Gesundheit, leichtsinnig vernachlässigt. Möge darum jeder gesunde Mensch das tun, was ich zur Erhaltung der Gesundheit angeraten habe! Es ist eine Hauptpflicht, das Wohl des Nächsten zu fördern, wozu uns auch die Religion besonders nachdrücklich auffordert. Jeder Vernünftige ist auch froh, wenn ihm ein guter Rat gegeben wird, wodurch er ein höheres Glück erreichen oder vor einem Unglück bewahrt bleiben kann. Darum habe ich die im vorstehenden enthaltenen Ratschläge gegeben. Manche werden vielleicht dieselben geringschätzen und unbeachtet lassen. Es ist sehr oft eine undankbare Arbeit, andere darauf aufmerksam zu machen, daß ihnen keine gute Zukunft in Aussicht steht, wenn sie nicht beizeiten Vorsorge treffen. Sage man einem Trinker, er werde in vier bis fünf Jahren seine Gesundheit untergraben haben, falls er von seiner Unmäßigkeit nicht ablasse. Er kann's nicht glauben; ja er wird am Ende noch böse über eine solche gutgemeinte und begründete Warnung. Wenn er aber, von der Trunksucht zugrunde gerichtet, seinem Lebensende nahe ist, dann möchte er freilich Hilfe. Ich habe schon oft den Versuch gemacht, Bekannte, wenn sie ein krankhaftes Aussehen hatten oder von Vorboten der herannahenden Krankheit erzählten, aufzumuntern, durch das Wasser dem Übel vorzubeugen; aber nur selten ist es mir gelungen, sie dazu zu bringen.

Ein Amtsbruder klagte mir einst einige Gebrechen und fragte, ob ich kein Mittel wisse, um dieselben zu beseitigen, aber nur nicht mit Wasser, zu dessen Gebrauch lasse er sich nicht bewegen. Da er das Wasser als Hilfsmittel nicht anwenden wollte, so kam es, wie ich gedacht hatte: nach sechs Monaten starb er im schönsten Mannesalter.

Ich wurde einst vor Gericht geladen, weil ich verklagt worden, daß ich die Leute kuriere und den Ärzten das Brot entziehe. Der Beamte sagte mir, ich sollte davon abstehen, mit Wasser zu kurieren. Hierauf gab ich zur Antwort: Soll man die Hilflosen ohne Hilfe und die man noch gut und leicht retten könnte, sterben lassen? Darauf erwiderte er, es sei nicht mein Fach, die Leute zu kurieren, ich solle es den Fachmännern überlassen. Als ich aus der Kanzlei hinaustrat, traf ich zwei Männer, welche wußten, warum ich vor Gericht geladen war, und sie fragten mich, wie es mir ergangen sei. Mir ging es gut, entgegnete ich, man konnte und kann mir nichts anhaben. Der Beamte riet mir, mit Wasser nichts mehr zu tun, und gerade dieser würde es am notwendigsten gebrauchen können, denn in Bälde wird ihn der Schlag treffen, es sind schon viele zuverlässige Vorboten da. Nach 14 Tagen hat denn auch wirklich ein Schlaganfall ihn getroffen, und er starb nach kurzer Zeit. Ich war der Überzeugung, man hätte dieses Übel recht gut verhindern können.

Wenn man also durch seine Berufspflichten nicht schon die gehörige Bewegung und Arbeit zur Erhaltung und Ausbildung seiner Leibeskräfte sowie zur Abhärtung seines Körpers hat, so sollte man recht froh sein, im Wasser ein Mittel zu haben, wodurch Gesundheit und Kraft bewahrt und vermehrt werden können und der Körper abgehärtet und ausdauernd wird.

Ist das Wasser für den gesunden Menschen ein vorzügliches Mittel, seine Gesundheit und Kraft zu erhalten, so ist es auch in der *Krankheit* das *erste Heilmittel;* es ist das natürlichste, einfachste, wohlfeilste und, wenn recht angewendet, das sicherste Mittel. Wie aber das Wasser in den einzelnen Fällen verwendet werden soll, wird später durch Beispiele näher erläutert werden.

2. Wohnung

Wer sich ein Haus bauen will, der schaut sich zuerst nach einem geeigneten Platz um. Er achtet darauf, daß dieser nicht sumpfig sei und er so ein ungesundes Haus bekomme; daß der Grund fest sei, damit das Haus nicht einfalle; daß er eine freie Aussicht erhalte und frische Luft habe. Wie er bei der Auswahl des Bauplatzes vorsichtig ist, so wendet er auch die größte Sorgfalt an, daß das Haus gut und seinen Bedürfnissen entsprechend gebaut wird, damit er nicht nach Vollendung des Baues genötigt sei, nochmals zu bauen, weil er vorher nicht wohl überlegt hatte. Alles nun, was der Erbauer eines Hauses berücksichtigt, das soll man gleichfalls bei der Wahl einer Wohnung beachten. Man wohne nicht in einem Hause, das an einem feuchten Platz steht; denn in einem solchen findet man sicher keine gesunde Wohnung. Ist der Grund feucht, werden auch die Mauern feucht. Feuchte Wände sind aber schädlich, weil sie die Luft nicht durchlassen, also die eingeschlossene Luft ganz schlecht werden muß. Wie häufig kommt in Wohnungen infolge der Feuchtigkeit der Mauerfraß vor! Von unten herauf löst sich der Mörtel oder Anwurf stückweise ab, und Salpeter bildet sich in den Mauern. Wenn dieses Mauerübel vorhanden, darf man sich gar nicht wundern, daß jeder Bewohner des Hauses über etwas zu klagen hat; besonders nachteilig aber wird dasselbe für die Kinder. Wie die Mauern öfters von unten herauf Mauerfraß haben, so bekommen sie auch sehr häufig feuchte, selbst ganz nasse Flecken, die gewöhnlich den Bewohnern ein sicherer Wetteranzeiger sind. Sieht man, daß die Mauer naß ist, so sagt man, es kommt bald Regen; stehen Tropfen auf der Mauer, so heißt es, ein recht starker Regen wird kommen. Wenn die Bewohner in einem solchen Hause nicht wissen, wie schädlich die Ausdünstung von solchen Mauern ist, dann sind sie zu bedauern, weil sie auch keine Mittel anwenden, dieselbe, soweit es möglich ist, unschädlich zu machen. Durch eine recht gute, geregelte Lüftung kann hier viel, sehr viel geschehen, um Übeln vorzubeugen. Man muß recht sorgen, daß die schlechte Luft stets ausströmen und eine gesunde eindringen kann. Hat aber das Übel weit um sich gegriffen an einer Mauer, dann soll man's dieser machen wie einem alten Rock, der unbrauchbar geworden ist. Man schafft sich dann einen andern an. Wenn man feuchte Räume eines Hauses gar nicht lüftet, so werden nach und nach alle anderen Räume des Hauses mehr oder weniger schädlich für die Gesundheit.

Wie in dem besprochenen Falle, so muß überhaupt große Sorge getragen werden für eine gute *Lüftung*. Auch in unbewohnte Zimmer soll stets der freien Luft Zugang gestattet werden. Besonders aber soll man darauf achten, daß zur allgemeinen Wohnstube ein Zimmer gewählt werde, in das eine frische, gute Luft stets Zugang haben kann. Eine feuchte, dunkle Wohnstube, in welche wenig oder selten oder vielleicht gar kein ordentliches Licht und keine gute Luft dringen kann, ist mehr ein Kerker als eine Wohnung, und die Bewohner eines solchen sind bedauernswerte Leute. Der Aufenthalt darin ist den Erwachsenen sehr schädlich, noch mehr aber den Kindern, die bereits halb krank auf die Welt kommen und in dieser elenden Luft schon in der Wiege verkümmern müssen. Noch schädlicher aber als eine Wohnstube, die des hinreichenden Lichtes und gesunder Luft entbehrt, ist eine Schlafstube, der es hieran mangelt. Aus dem Wohnzimmer geht man doch mehrmals im Tag hinaus und atmet dann wieder frische Luft; im Schlafzimmer aber verbleibt man unausgesetzt die ganze Nacht hindurch. Müde und erschöpft vom Tagwerk legt sich der Mensch darin am Abend auf sein Ruhebett nieder, und in langen Zügen atmet er die für seine Erhaltung erforderlichen Stoffe ein, besonders Sauerstoff. So wird seine Natur erquickt und gestärkt für das kommende Tagewerk. Wenn nun aber im Schlafzimmer feuchte Wände die Luft verderben, und wenn dasselbe nicht fleißig zum Lüften geöffnet wird, dann bekommt ja der Mensch statt Stoffe zur Beförderung der Gesundheit nur solche, die dieselbe verderben. *Nichts ist so nachteilig als eine eingesperrte Luft im Schlafzimmer*. Dieser ergeht es wie dem Wasser, das keine Bewegung hat und faul wird. Ich habe die Erfahrung gemacht:

Wenn ich irgendwo übernachtete, und der Zimmergeruch zeigte mir an, es wird nicht fleißig gelüftet, so hatte ich jedesmal am Morgen einen kleinen Katarrh und dazu noch einen eingenommenen, schweren Kopf. Als ich aber den Vorsatz gemacht, wo immer ich übernachten möge, stets ein Fenster zu öffnen, sei es im Sommer oder Winter, blieb ich jedesmal von beiden Übeln frei. In dem Angeführten liegt auch der Grund, weshalb man allgemein behaupten hört, wenn man in einer fremden Wohnung schlafe, könne man nicht so gut schlafen wie zu Hause. Ich gebe zu, daß das Ungewohnte etwas störend wirkt; aber vielfach wird die Hauptursache in der ungünstigen Zimmerluft zu suchen sein. Wenn die Mauern einmal durch Vernachlässigung des Lüftens verdorben sind und in ihrem feuchten Zustande alles mögliche aufgenommen haben, so läßt sich das nicht in kurzer Zeit oder gar in wenigen Minuten verdrängen, wie einige glauben. Das beweist der eigentümliche Geruch, den ein wenig oder gar nicht gelüftetes Zimmer lange Zeit behält. Es brauchen übrigens die Mauern nicht einmal feucht zu sein; um die Luft im Zimmer schlecht zu machen, genügt es, daß dasselbe nicht ordentlich gelüftet wurde.

Noch nachteiliger wirkt es auf die menschliche Natur, wenn mehrere in einem nicht gehörig gelüfteten Zimmer schlafen. Schon das Ausatmen von mehreren Personen und das Ausdünsten von mehreren Betten wirkt nachteilig auf die Luft. Durch das Einatmen solch verdorbener, mit Kohlensäure angefüllter Luft wird man aber matt und müde, statt am Morgen mit frischen Kräften zur Arbeit gehen zu können. Es kann deshalb nicht genug empfohlen werden, daß man ein Schlafzimmer wähle, in das die Sonnenstrahlen recht eindringen können, und in welchem der freien Luft der Zugang nicht abgesperrt ist.

Die Wohn- und Arbeitszimmer müssen im Winter natürlich geheizt werden; aber gar oft wird hierin das rechte Maß nicht eingehalten. Die Natur ist wie Wachs; man kann sie an fast Unglaubliches gewöhnen in der einen wie in der anderen Richtung. Es gibt Leute, die einheizen bis 16, ja 20 Grad (20–25 Grad Celsius) Wärme, und dabei fühlen sich solche Leute oft ganz behaglich; man kann aber auch viele antreffen, die mit 12 bis 14 Grad (15–17 Grad Celsius) sich begnügen. Welche Klasse ist nun besser daran? Wenn die Heizung in den Wohn- und Arbeitszimmern zu stark ist, so verweichlicht sie die menschliche Natur, und deshalb vermögen solche Leute die Kälte nicht mehr zu ertragen. Aber ein noch größeres Übel besteht darin, daß die Feuerung Sauerstoff verzehrt. Die eingeatmete

Wärme macht auch die Atmungsorgane recht empfindlich gegen die Kälte. Wie wohl tut's, wenn man aus einem heißen Zimmer in die frische, wenn auch kalte Luft hinauskommt! Wie erfrischt das, und wie behaglich fühlt man sich dabei! Gerade das Gegenteil tritt aber ein, wenn man aus der frischen Luft in ein zu sehr geheiztes Zimmer kommt. Wer viel in Gottes freier Natur auch zur Winterszeit sich aufhält und in keinem zu sehr geheizten Zimmer wohnt und sich auch vernünftig kleidet, der wird nicht leicht einen Katarrh bekommen. Wer aber das Gegenteil tut, wird selten ohne Katarrh sein. Hat er ein Katarrhfieber durchgemacht, so wird bald wieder ein anderes seiner warten. Denken wir uns nur den schroffen Wechsel, wenn man aus einer Wärme von 16–20 Grad (20–25 Grad Celsius) plötzlich hinaustritt in die freie Luft, wo eine Kälte von 6–12 oder noch mehr Graden herrscht. Einen solchen Wechsel vermag eine verweichlichte Natur am allerwenigsten auszuhalten. Sie unterliegt, und das Fieber bekommt die Herrschaft. Ist aber der Mensch abgehärtet, die Kleidung entsprechend, so wird der Wechsel von der nicht übermäßigen Zimmerwärme in die freie Natur ihm nichts anhaben und leicht ertragen werden.

Du fragst mich, lieber Leser: Welche Wärme soll man denn im Wohnzimmer haben? Ich antworte dir: 12–15 Grad (15–19 Grad Celsius), ausnahmsweise auch 16 Grad (20 Grad Celsius), ist die beste; was aber über 16 Grad (20 Grad Celsius) ist, gereicht zum Nachteile deiner Gesundheit. Es werden nun vielleicht manche Landleute sagen: Wir haben große Wärme am liebsten, und wenn's 16–22 Grad (20–25 Grad Celsius) hat, ist's uns am wohlsten beim Ofen. Landleute, die den Tag hindurch in der kalten, freien Natur arbeiten, gegen den Wechsel von Wärme und Kälte durch das Arbeiten abgehärtet sind und den ganzen Tag über die beste, reinste Luft eingeatmet haben, denen wird die warme Zimmerluft am Abend auf ein paar Stunden kaum schaden, zumal sie die schwere Arbeitskleidung ablegen und in ihrer gewöhnlichen Hauskleidung im warmen Zimmer verweilen. Was aber einem abgehärteten Bauer nichts schaden kann, das kann einen Schwächling halb umbringen. Wer also die goldene Mittelstraße gehen will, der heize sein Wohn- und Arbeitszimmer bis 12, höchstens 16 Grad Reaumur (15–20 Grad Celsius) Wärme, und er wird sich wohl dabei fühlen.

Vor 50 bis 60 Jahren konnte man in manchem Dorfe vielleicht nicht in einem einzigen Schlafzimmer einen Ofen finden; heutzutage aber kann man häufig einen solchen dort treffen. Es gibt viele Leute, die am Abend ihr Schlafzimmer heizen; sie glauben, dadurch etwas

Besonderes für die Erhaltung ihrer Gesundheit zu tun. Ich versichere allen, daß sie sich dadurch mehr schaden als nützen. Denn erstens gewöhnen sich solche viel zu sehr an die Wärme, die empfindlich und schlaff macht; zweitens werden alle Krankheitsstoffe durch diese Wärme gleichsam aufgeweckt, das schlimmste aber ist, daß der Sauerstoff von der Feuerung aufgezehrt wird und oft sehr schädliche Verbrennungsgase sich bilden. Gerade dann, wenn wir so recht in langen Zügen atmen, wie es im Schlafe der Fall ist, wirken jene um so verderblicher. Besonders nachteilig ist auch der Wechsel der Temperatur in einem solchen Schlafzimmer. Wenn der Mensch von der Wärme in die Kälte hinausgeht, so steigert sich durch das Gehen die Körperwärme, und der Wechsel vermag dann nicht so viel zu schaden. Wenn aber das Schlafzimmer am Abend eine Wärme von 16 Grad Reaumur (20 Grad Celsius) hat und diese, während man ruhig daliegt, in vier bis fünf Stunden auf 7–8 Grad sinkt, so hat ein solcher Wechsel gewiß nicht die besten Folgen. Auch ist dieses sehr nachteilig, daß man zu immer größerer Verweichlichung kommt. Frage man recht hochbetagte Leute, ob man in ihrer Jugendzeit eine solche Schwäche und Armseligkeit und so viele Krankheiten wie heutzutage gekannt habe; damals aber schlief jeder im ungeheizten Zimmer. Ich bin der Überzeugung, daß gerade die kalte, frische Luft am günstigsten aufs Blut einwirkt und daß hiegegen die erwärmte Luft das Blut verschlechtert. Und sollte wirklich bei schwächlichen, alten Leuten eine Heizung notwendig sein, so würde doch eine Wärme von 8 Grad, höchstens aber 10 Grad Reaumur (10–12 Grad Celsius) gewiß ausreichen. Endlich kommt beim Heizen der Schlafzimmer noch der Übelstand hinzu, daß man die Wärmegrade immer mehr erhöht, wenn man einmal angefangen hat zu heizen, weil die Verweichlichung durch die Heizung zunimmt.

Es gibt aber noch eine ganz besondere Art der Heizung in den Schlafzimmern, die darin besteht, daß man den Ofen im Bett hat, nämlich *Flaschen* mit heißem Wasser gefüllt. Der wird wohl miserabel daran sein, der nicht mehr so viel Wärme hat, daß er sein Kleid anziehen kann, ohne es vorher zu erwärmen! Und ist das Bett schließlich etwas anderes als das Nachtkleid? Gerade durch das Erwärmen des Bettes mit heißen Flaschen wird nicht nur verhindert, daß sich neue Naturwärme bildet, sondern die Füße werden noch mehr verweichlicht. Diese künstliche Wärme trocknet auch die Füße zu sehr aus. Und wie will man den Wechsel von dieser künstlichen Bettwärme und der herrschenden Temperatur im Freien, besonders wenn es recht kalt ist, ertragen? Wie also die Heizung der Schlafzimmer sehr nachteilig auf den ganzen Körper einwirkt, so wird diese künstliche Bettwärme im besonderen noch schädlich für die Füße sein. Man wird auf solche Weise gebrechlich und will doch nicht glauben, daß man selbst schuld daran ist.

Es entsteht nun die Frage: Wenn das Heizen der Schlafzimmer und das Erwärmen des Bettes nachteilig ist, soll dann der schroffste Gegensatz angewendet und am Ende gar zur Winterszeit das Fenster im Schlafzimmer geöffnet werden? Man sagt doch allgemein, die Nachtluft sei schädlich. Hierauf ist zu antworten: Wenn die Nachtluft wirklich schädlich wäre, dann hätte der Schöpfer bei der Erschaffung und Regierung der Welt einen Fehler gemacht. Es ist sicher die freie, reine Luft die beste. Man denke überdies an die alten Hütten, wie es deren noch vor einem halben Jahrhundert so viele gab; dieselben waren häufig nur aus Balkenholz zusammengefügt, und durch manche Ritzen hätten selbst die Sonnenstrahlen scheinen können. Wie gleichgültig ging man ferner mit dem Fensterverschluß um! Es gefror alles in den Schlafzimmern, was nur gefrieren konnte. Es war darin dieselbe Temperatur und Luft wie im Freien, nur etwas ruhiger. Hat das den Leuten geschadet? Nicht im mindesten! Damals habe ich auch nirgends eine Bettflasche gesehen oder einen Ofen im Schlafzimmer. Jeder war imstande, sein Nachtkleid, das Bett, selbst zu erwärmen – ein Beweis, wie abgehärtet und ausdauernd die Leute damals noch waren. Niemand klagte über Nachtkälte oder schlechte Nachtluft. Ich habe Wochen hindurch selbst bei 12 und 15 Grad Kälte immer ein Fenster meines Schlafzimmers offen gehabt, und ich habe mich nie frischer und wohler gefühlt als zu dieser Zeit. Deshalb aber rate ich nicht, man solle alle Fenster öffnen und solle auf einmal, nachdem man sich verweichlicht hat, sich der kalten Temperatur aussetzen. Das hieße freveln. Aber wenn die menschliche Natur durch das kalte Wasser nach und nach vernünftig abgehärtet wird, dann könnte es jeder dazu bringen, bei offenem Fenster zu schlafen. Durch Abhärtung und eine entsprechende nahrhafte Kost muß die Blutarmut vorerst behoben und die widerstandsunfähige Natur kräftig und ausdauernd gemacht werden. Was der Mensch ertragen kann, beweisen uns die vielen in Wagen herumziehenden Leute, die zu jeder Zeit im Freien leben und ruhen, sei es Winter oder Sommer. Sie sind immer für die herrschende Jahreszeit abgehärtet und brauchen am wenigsten Arzt und Apotheke. Was halten ferner die Tiere des Waldes aus, die im Sommer wie im Winter Nacht und Tag im Freien zubringen und nur durch einen dichteren Pelz im Winter gegen die Kälte geschützt sind! Will sich jemand abhärten und auch nachts frische Luft einatmen, so muß dafür große Sorge getragen werden, daß durch das offenstehende Fenster nicht der Wind hereinkommt, der einer Zugluft gleich dem ruhig Schlafenden in der ersten Nacht schon einen ordentlichen Katarrh bringen würde. Es ist auch keine Notwendigkeit, daß ein Fenster im Schlafzimmer ganz geöffnet sei; es reicht aus, wenn nur irgendwie gute Luft in dasselbe eindringen kann, so daß die Luft in demselben frisch und gesund bleibt. Man öffne aber, wenn es möglich ist, nicht den unteren, sondern den oberen Teil des Fensters! Hätte ich das Glück, durch diese Worte recht viele zu überzeugen, wie schädlich die Verweichlichung ist und wie glücklich Abhärtungen machen, und würden sie dann anfangen, vernünftig sich abzuhärten und womöglich nur gute, gesunde Luft einzuatmen bei Tage wie zur Nachtzeit: wie viele Tausende würden frei werden von Kränklichkeit und Siechtum und sich wieder ihres Lebens freuen können! Es leben in der Tat viele Menschen, denen durch die Armseligkeit ihres Körpers das Leben eine große Qual ist; wenn diese dann durch Verweichlichung und Medizinieren ihr Heil suchen wollen, so finden sie nur um so leichter ihren Totensarg.

Ein anderer großer Fehler ist es, daß die Ruhestätte selbst in unserer Zeit vielfach ein Werkzeug zur Verweichlichung ist. Früher schliefen Tausende auf dem Strohsack, denn sie hatten nicht die Mittel, sich ein weiches Bett anschaffen zu können. Ich erinnere mich noch recht gut, wie man von Krieg, Teuerung und Kriegsschulden erzählte, die das Land drückten, und wie deshalb die ganze Hauseinrichtung und Lebensweise recht armselig war. Arme Leute lagen auf ihrem Strohsack, hatten unter dem Haupt ein Strohpolster und ein einziges Kopfkissen und zum Bedecken ein einfaches Oberbett. Trotzdem waren Ruhe und Schlaf süß. Nichts ist schädlicher, als auf einem weichen Federbett zu liegen, weil dieses außerordentlich viel Hitze entwickelt und die Natur verweichlicht und schlaff macht. Die Oberbetten sind gewöhnlich mit Flaumfedern gefüllt und häufig mit so vielen, daß sich eine viel zu große Wärme entwickelt. Muß dann der Mensch aus dieser Wärme hinausgehen in die frische, kalte Luft, so zieht er sich leicht einen Katarrh zu. Hat aber jemand außer einem solchen übertriebenen dicken Oberbett noch einen warmen Ofen im Schlafzimmer, so ist alles geschehen, um der Gesundheit zu schaden. Heutzutage taucht auch noch eine andere schöne Mode auf, nämlich Bettücher aus Schafwolle herzustellen. Es war nicht genug der Verweichlichung, ein Oberbett mit viel zuviel

Flaumfedern zu haben, dazu noch Wolldecken, die allein zum Zudecken ausgereicht hätten: man sucht jetzt auch noch durch wollene Bettücher die Wärme zu erhöhen. Dadurch verweichlicht man sich nur noch mehr und macht sich noch mehr unfähig, schädlichen Einflüssen zu widerstehen. Man darf sich ferner nicht wundern, daß viele Leute über Kopfweh und Blutandrang zum Kopf klagen, wenn zwei bis drei Kopfkissen mit Flaumfedern gefüllt für den Kopf recht viele Hitze entwickeln. Kommt dann der Kopf aus der Kopfkissenwärme in kalte Luft, so werden Frösteln und Erkältung nicht verhütet werden können.

Willst du dir nun, lieber Leser, ein recht geeignetes Nachtlager bereiten, so möchte ich dir folgendes raten: Lege auf deinen Strohsack eine feste Matratze und ein festes Kopfpolster, über letzteres nur ein einziges Federkissen! Wenn du eine Wolldecke zum Überdecken willst, so habe ich nichts dagegen, falls du ein Leintuch darübernähst. Gebrauchst du aber ein Oberbett, so habe dieses recht wenig Federn oder Flaumen, damit sich nicht zuviel Wärme entwickle, wie bereits oben gesagt ist. Die Verweichlichung, welche vielfach durch die Kleidung verursacht wird, führt auch gewiß zur Verweichlichung durch das Bett und umgekehrt. Wer durch Lebensweise und Kleidung sich abgehärtet hat, dem kann ein modernes, weiches Bett nicht behagen. Wer hinwiederum anfängt, sich eines verweichlichenden Bettes zu bedienen, der wird sich auch bald mit einer ausreichenden Kleidung nicht mehr begnügen, sondern eine übermäßig warme gebrauchen. Möchte man sich doch vor beiden hüten und sich in vernünftiger Weise abhärten; denn wer sich verweichlicht durch Kleidung und Bett und schlechte Luft einatmet, der wird sich ein recht übles Los bereiten!

Wie in den genannten Stücken im allgemeinen viel gefehlt wird, so auch sehr häufig in der Herrichtung des Bettes. Wenn man in 15 bis 20 Häuser gehen und die Betten miteinander vergleichen würde, so fände man fast in jedem Hause etwas anderes, und in vielen Betten würde man zu einem wahren Krüppel gemacht, wenn man sich hineinlegen würde. Es ist sehr häufig Mode, daß man statt eines Strohsacks Federmatratzen hat; legt man sich darauf, dann werden die Federn zusammengepreßt, und es gibt dort eine große Vertiefung, wo die Schwere des Körpers drückt. Dann liegen die Füße hoch, der mittlere Teil des Körpers liegt in einer Vertiefung, dem Oberkörper werden drei bis vier Kissen zur Unterlage gegeben, und so befindet sich der Ruhende in einer ganz ungesunden Lage im Bett. Wer gut schlafen und sich eine erquickliche Nachtruhe verschaffen will, der soll sein Bett horizontal machen, und die Erhöhung, worauf der Kopf ruht, soll nicht mehr betragen als die Entfernung von der Schulter zum Kopf. Man soll auch beim Schlafen die Füße nicht einziehen und die Knie nicht krümmen, weil dadurch der Blutlauf behindert wird und recht leicht Blutanstauungen gebildet werden. Wer für den Körper, insbesondere für den Blutumlauf, am vorteilhaftesten liegen will, der halte die Beine ziemlich ausgestreckt. Auch die Arme sollen nicht gebogen sein, gleichfalls um den Blutlauf zu begünstigen und um Blutanstauungen zu verhindern. Auf der linken Seite zu liegen ist nicht bei allen ratsam und bei vielen gar nicht möglich, weil bei dieser Lage das Herz zuviel belastet wird. Das beste ist, halb auf der rechten Seite und halb auf dem Rücken zu liegen und dabei die Arme und Beine ziemlich gerade zu halten, so daß am ganzen Körper keine besonderen Krümmungen sich finden. Dann geht der Blutlauf am leichtesten vonstatten. Das Ruhebett soll ferner nicht zu schmal noch auch zu kurz sein, mit einem Worte, man soll recht bequem darin liegen können. Die Bedeckung sei ebenfalls breit und lang, damit nicht bei etwaiger Bewegung im Schlaf kalte Luft eindringt, wodurch recht leicht in wenigen Minuten ein Rheumatismus sich einstellen kann. Viele gibt es, die selbst zur Nachtzeit an den Leib festanschließende Unterbeinkleider tragen und auf diese Weise auch den Blutlauf stören. Das soll man nicht tun. Aber der Hemdkragen soll ebenso wie die vorderen Enden der Ärmel nicht geschlossen sein. Schließt sich ersterer fest an den Hals, so kann im Schlafe leicht eine Spannung eintreten; diese bewirkt Blutstauung am Halse und so eine höhere Wärme. Wird dann kalte Luft eingeatmet, so kann recht leicht jemand in der Nacht einen ordentlichen Katarrh bekommen. Es gibt auch Leute, welche, um warme Füße zu bekommen, in der Nacht Strümpfe anhaben und diese mit Strumpfbändern festbinden. Gerade die Strumpfbänder bewirken gern Störungen im Blutlauf. Ein großer Teil derjenigen, die Krampfadern an den Füßen haben, hat sich dieses Elend selbst zuzuschreiben durch das zu feste Binden. Die verschiedenen Kleider nun, wie Unterhosen, Strümpfe usw., welche man zur Nachtzeit am Leibe trägt, bewirken aber nicht nur Störungen im Blutlauf, sondern auch eine ungleichmäßige Körperwärme, und auch dadurch wird der regelmäßige Blutlauf beeinträchtigt. Die Nachthaube ist gleichfalls verwerflich, weil sie die gehörige Abhärtung hindert und durch die Wärme das Blut mehr in den Kopf zieht. Durch beides können leicht Katarrhe entstehen.

Ich werde vielleicht wegen solcher Regeln für die Gesundheit von manchem ausgelacht werden, und mancher Haubenträger wird sagen: Ich fühle mich wohl in meiner Haube und bleibe dabei. Und die, welche Strümpfe und andere Kleidungsgegenstände im Bette tragen, werden dasselbe sagen. Allen diesen entgegne ich: Tu jeder, wie er mag! Sollte er auch jetzt noch über nichts zu klagen haben, so ist es doch noch lange nicht sicher, daß er später nicht viel Ursache zu Klagen haben wird. Bei gar vielen Leiden liegt klar am Tage, daß sie in dem Angegebenen ihren Ursprung haben.
Ich wurde schon öfters gefragt, ob man vor dem Schlafengehen ein anderes Hemd anziehen solle wegen des Schweißes, oder ob man das Tageshemd auch in der Nacht anbehalten solle. Ich glaube, es ist hier nur ein kleiner oder gar kein Unterschied für die Gesundheit. Man soll überhaupt in der Nacht nicht schwitzen, und wenn das doch häufig geschieht, so ist sicher das Bett nicht in Ordnung. Wie jemand, wenn er irgendwo sitzt, nicht in Schweiß kommt, so soll auch während der Nachtruhe ein solcher nicht eintreten. Der dennoch eintretende Schweiß ist selbstverschuldet, wofern jemand nicht krank ist.

Krankenstube

Ist bisher von der Wohnung im allgemeinen die Rede gewesen, so soll nun noch ein Wort über Krankenhäuser und -zimmer gesprochen werden. Kommt man in ein Spital, das von guten Vorstehern geleitet ist, und überblickt dessen innere Einrichtung, dann tut es einem wahrhaft wohl, wenn man alles so den Bedürfnissen und dem Zustande der Kranken angemessen findet. Kommt man aber in die Krankenzimmer bei manchen Familien, so möchte man mit den Kranken ein doppeltes Mitleid haben, einmal, weil sie leidend sind, und dann, weil sie nicht die entsprechende Pflege haben. Allererst wird regelmäßig zuviel eingeheizt, wodurch die kranke Natur noch mehr verweichlicht wird. Dabei wird die frische Luft aufs sorgfältigste abgesperrt, und was ist dem Kranken notwendiger als eine gesunde Luft? Wenn schon jedes Atmen die Luft mehr verdirbt als verbessert, so tut das der Atem des Kranken in weit höherem Maße. Was für eine Luft wird also ein Kranker in sich aufnehmen, in dessen Zimmer keine frische, gesunde Luft eindringen kann? Es soll daher gesorgt werden, daß keine Verweichlichung durch zu große Wärme stattfindet und daß durch Zugang gesunder, reiner Luft der Kranke die erforderlichen Stoffe aus der Luft reichlich einatmen

kann. Wie jeder Ofen einen Kamin haben muß, so soll jedes Krankenzimmer eine Öffnung haben, durch welche die schlechte Luft aus- und die frische Luft einzieht, ohne daß dem Kranken dieser Wechsel schaden kann. Es soll also das Krankenzimmer wohl kühl, aber nicht zu kühl sein; 11 bis 14 Grad Reaumur (14 bis 18 Grad Celsius) werden im allgemeinen die beste Temperatur für die Kranken bilden; wenn dieselbe aber auf eine Höhe von 16 bis 24 Grad steigt, wie ich es häufig angetroffen habe, dann hat man sicher dem Kranken durch die zu große Hitze noch ein neues Leiden dazu geschaffen. Besondere Nachteile hat zu große Zimmerwärme bei Fieberkranken und namentlich bei Lungenleidenden, die bei entsprechender Wärme fast ohne Husten sind, aber wenn tüchtig geheizt wird, den stärksten Krampfhusten bekommen können, hauptsächlich dann, wenn ein rascher Wechsel von Hitze und Kälte eintritt. Wenn man Mitleiden mit den Kranken haben und ihr Los möglichst erleichtern will, so vermeide man große Hitze und Kälte im Krankenzimmer!
Wenn ferner jedes Schlafzimmer trocken sein soll und frische Luft und Licht gehörigen Zugang zu demselben haben sollen, so ist dies um so mehr geboten für die Krankenzimmer. Wird hiergegen gefehlt, so kann das Krankenzimmer selbst die Ursache sein, daß der Kranke noch kränker wird. In bezug auf das Bett des Kranken gelte als erster Grundsatz: sorgfältigste Reinlichkeit, und dann sei es recht bequem und gut eingerichtet, weil eine unpassende Lage im Bette hier doppelt nachteilig wirkt.

III. ABSCHNITT

Vorbemerkung

Die Ausführungen Kneipps über die Ernährung enthalten eine Fülle von beherzigenswerten Lehren über eine gesunde Kostgestaltung, die wohl von dauerndem Werte sind. Nur vereinzelte Darstellungen mußten den heutigen Erkenntnissen angepaßt werden.
Kneipp war ein so genauer Beobachter der Natur, daß er instinktiv auch in den Fragen einen richtigen Weg ging, in denen eine spätere Forschung speziellere Angaben machen konnte. Das ist das Erstaunliche bei diesem Manne. Von Vitaminen und Mineralsalzen und ihrer bestimmten Bedeutung innerhalb der Ernährung wußte Kneipp noch nichts, und doch nahm er die späteren wissenschaftlichen Erkenntnisse mit dem Hinweis auf die Notwendigkeit einer Frischnahrung von Gemüsen und Obst, mit dem Vorzug vegetarischer Kost innerhalb der gesamten Kostzusammensetzung, der Betonung mäßigen Fleischgenusses, der Erkenntnis der ungünstigen Wirkungen einseitiger Fleisch-Fett-Ernährung, der Ablehnung des übermäßigen Feinmehlverbrauches, dagegen Hervorhebung der Rohmehlverwendung, voraus. Seine Ausführungen über die Brotfrage könnten heute geschrieben sein.

1. Von der Nahrung

A. Speisen

Die vorausgegangenen Kapitel sind gewiß von großer Wichtigkeit, und der wird sich wohl fühlen und seine Gesundheit erhalten, der den gegebenen Winken folgt. Wer aber weder glauben noch folgen will, dem wird die Strafe auch nicht ausbleiben. Nicht weniger wichtig ist aber das Kapitel, das von der Nahrung handelt.
Wer die ganze Schöpfung recht betrachtet, dessen Bewunderung wird sich immer mehr steigern. Er wird kaum wissen, ob er mehr über die Allmacht des Schöpfers in der Erschaffung oder über die Weisheit desselben in der Einrichtung derselben staunen soll. Er wird aber auch klar erkennen, daß alles in der Schöpfung die Bestimmung hat, dem Menschen zu dienen.
Man kann die Welt eine große, weite Werkstätte nennen, in der jeder Erdenbewohner seine bestimmte Beschäftigung hat. Aber sie ist auch zugleich die allgemeine Versorgungsstätte, die allen das zum Lebensunterhalt Erforderliche bietet.

Es soll aber jetzt bloß die Rede sein von den so verschiedenen und mannigfaltigen Nahrungsmitteln, die der Mensch überall auf der Welt vorfindet. Wie der Mensch teilweise sein Leben erhalten muß durch das, was er einatmet, so ist zur Fristung desselben auch nötig, daß er die erforderlichen Nährmittel aufnimmt, denn sonst geht seine Kraft und Gesundheit zugrunde. Solche Nährstoffe bietet aber die Erde dem Menschen in großer Fülle und Mannigfaltigkeit. Die Vögel in der Luft stehen zur Verfügung, ebenso die Tiere des Waldes und des Feldes. Flüsse und Meere bieten ihre Fische und die Bäume ihr Obst. Jeder Acker, jede Wiese, jedes Land läßt sich gebrauchen zur Gewinnung des täglichen Brotes und alles dessen, was dem Menschen notwendig ist zum Unterhalt. *Bei dieser großen Mannigfaltigkeit darf freilich auch nicht verschwiegen bleiben, daß es in der Welt vieles der Gesundheit und dem Leben der Menschen Feindliche gibt.* So beherbergt der Wald viele reißende Tiere. Giftige Schlangen und giftige Pflanzen bedrohen das Leben der Menschen. Letztere sollen daher ihre Vernunft gebrauchen, um das auszuwählen, was ihnen dienlich ist, und vor dem sich zu hüten, was ihr Leben schädigen oder zerstören kann. Ein jeder soll wohl überlegen und an sich die Fragen stellen: Was ist für dein Leben dienlich? Was macht dich kräftig und ausdauernd? Was hingegen hast du zu fliehen, daß du dein Leben nicht verkümmerst, daß du nicht durch eigene Schuld frühes Siechtum oder den Tod dir zuziehst?

So erhaben der menschliche Geist ist, ein Bild des Schöpfers durch seinen Verstand und freien Willen, so kann dieser Geist doch nur in Vereinigung mit dem Leibe seine Aufgabe auf Erden erfüllen. Dieser ist gleichsam seine Wohnung, das Werkzeug, dessen er zur Vollführung seiner Aufgabe bedarf. Wie es nun einen großen Unterschied macht, ob man in einem festen, gesunden Hause oder in einer morschen, baufälligen Hütte wohnt, so ist es auch für den menschlichen Geist etwas ganz anderes, ob der Leib gesund und kräftig oder gebrechlich und schwach ist. Ist letzteres der Fall, dann ist jener übel genug daran. Es erscheint daher von großer Wichtigkeit, daß der Leib, diese wunderbarste aller Wohnungen, aus dem besten Material aufgebaut werde. Nur dann ist er fest und ausdauernd, und nur dann fühlt sich der Geist wohl darin. Ist doch auch ein Haus nur dann eine dauerhafte, gute Wohnung, wenn alles das, was man zum Bau desselben verwandte, tadellos und gut war. Ein Beispiel möge das noch mehr veranschaulichen:

Ein Meister führt drei Häuser auf, alle nach einem und demselben Plane. In der Wahl des Materials jedoch wechselt er. Das erste Haus führt er auf mit den besten Steinen, dem besten Sand, und statt Kalk nimmt er Zement. Wenn dieses Haus fertig ist, steht es da so fest und dauerhaft, daß es allen Stürmen Trotz bietet und fast unverwüstlich ist. – Das zweite baut er aus guten Steinen, ziemlich gutem, aber nicht dem besten Sand und gebraucht auch guten Kalk. Auch dieses Haus wird fest und ausdauernd, wenn auch nicht in dem Maße wie das erste. Es wird lange stehen können, ehe es baufällig wird. – Beim Bau des dritten Hauses geht er aber recht leichtsinnig zu Werke; er ist gleichgültig in der Auswahl der Steine, nimmt schmutzigen Sand und keinen guten Kalk. Der Verputz des Hauses macht dasselbe freilich hübsch für das Auge, so daß der, welcher das Material nicht gesehen hat und beim Aufbau nicht zugegen war, sagen würde: Diese Häuser sind alle drei gleich gut, und es wird das eine so lange halten wie das andere. Wie würde sich aber ein solcher täuschen, und wie anders wäre sein Urteil, wenn er das Baumaterial mit eigenen Augen gesehen und dem Aufbau dieser Häuser beigewohnt hätte! Sein Urteil müßte sein: Das erste Haus macht dem Meister alle Ehre; es ist am meisten wert, dauert am längsten, und wer es bewohnt, wird Freude daran haben. Beim zweiten würde er das Urteil fällen müssen: Es wird ziemlich lange bestehen, es wird seinen Besitzer zufriedenstellen, und es wird sich lange gut darin wohnen lassen, doch steht es dem ersten bedeutend an Wert nach. Beim dritten Hause würde er aber sagen müssen: Aus schlechtem Material läßt sich kein gutes Haus bauen; wer in dieses Haus einzieht, wird sich getäuscht finden, und es wird früh zusammenbrechen. Solchen Unterschied macht es, welches Material man zum Bauen wählt und mit welcher Sorgfalt man den Bau ausführt. In ähnlicher Weise wie mit jenen drei Häusern verhält es sich auch mit dem menschlichen Körper, der ja gleichfalls aus unendlich vielen kleinen Teilen aufgebaut ist, die miteinander verbunden sind wie die Steine eines Hauses. Das Material, aus dem jene Teile gebildet sind und ihre Verbindung hergestellt wird, sind die *Speisen* und *Getränke.* Unter diesen kann nun der Mensch, ähnlich wie der obengenannte Meister beim Material zum Bau seiner Häuser, eine gute oder schlechte Auswahl treffen. Zuerst soll jedoch von dem Unterschiede zwischen dem *Genuß von Fleisch und Vegetabilien* die Rede sein.

Solange ich denke, besteht ein Streit unter den Gelehrten und Nichtgelehrten, was vorzuziehen sei: der Genuß von Fleisch oder von Vegetabilien. Die Ansichten hierüber konnten sich nie vereinigen und haben sich stets unversöhnlich einander gegenübergestanden.

Die einen verwerfen den Fleischgenuß ganz, und die Fleischesser legen wenig Wert auf den Genuß von Früchten. Mein Urteil hierüber ist folgendes: Hat der Schöpfer die ganze Schöpfung für die Menschheit bestimmt, so soll man, was sie bietet, auch in *vernünftiger* Weise gebrauchen, sonst hätte derselbe es nicht erschaffen. Wozu wären so viele Tausende von Tieren auf den Feldern, in den Wäldern und in der Luft da, wenn sie nicht auch als Nährmittel der Menschen dienen und diese bloß Körner und andere Früchte und Pflanzen genießen sollten? Die ganze Sache wäre viel zu einseitig. Vielmehr dürfen wir sicher nicht bloß von allem, was uns geboten ist, genießen, sondern wir werden auch darauf rechnen können, daß wir uns dadurch nicht schaden. *Ich bin aber der Überzeugung, daß die Leute noch mehr fehlen durch die Bereitung der Speise als durch die Wahl derselben. Ferner glaube ich, behaupten zu können, daß die Leute, welche mehr an Vegetabilien gewöhnt sind, hierdurch größere Vorteile für ihre Gesundheit haben.* Daß der Fleischgenuß der Vegetabilienkost nicht vorzuziehen ist, soll näher dargelegt werden.

Die Leute und Völker, welche vom Getreide sich nährten, waren stets besser daran; aber *man ist durch die Gewohnheit dahin gekommen, daß man glaubt, man könne ohne Fleischspeisen nicht mehr leben.* An Milch und Brot gewöhnt man die Kinder sehr leicht; will man aber Kinder von fünf, sechs bis acht Jahren an Fleischkost gewöhnen, so hat das recht bedeutende Schwierigkeiten. *Gibt man ferner einem Fieberkranken Fleisch, so geht der Puls recht bald schneller, und das Fieber nimmt zu.* Das Fleisch nützt die Organe stärker ab. Warum ißt man überhaupt nicht stets nur Fleisch, sondern auch Gemüse dazu? Weil Fleisch allein geradezu widerstände und zuviel Hitze erzeugte. Man bedenke auch, wie viele das Fleisch nicht frisch haben können! Nicht selten wird dieses sechs, acht, ja zehn Tage alt; wenn man solch altes Fleisch ungekocht sieht, möchte einem der Appetit vergehen. *Es ist ferner festgestellt, daß bei denen, die sich hauptsächlich von Fleisch nähren, leichter verschiedene Krankheiten, besonders gern Entzündungen, entstehen und gefährlicher werden können als bei anderen, die vorzugsweise von Vegetabilien leben.* Ebenso bilden sich bei den Fleischessern häufiger Ausschläge als bei denen, welche größtenteils Vegetabilien genießen. Es kommt noch dazu, daß zum Fleisch auch noch hitzige, scharfe Sachen hinzugenommen werden, was bei Mehlspeisen nicht notwendig ist. *Erwähnen möchte ich an dieser Stelle, daß die Gemüse, welche man mit den Fleischspeisen genießt, oft in einer Art*

und Weise zubereitet werden, daß sie nicht am zuträglichsten sind (ausgekochtes Gemüse). *Nur wenige Gemüse werden im ursprünglichen Zustande genossen; die meisten werden zwei- bis dreimal umgewandelt durch Sieden, Dünsten und was sonst alles noch geschieht, ehe sie gegessen werden. Wie gut schmeckt ein gesunder, frischer Apfel!* Kommt er aber als Gemüse auf den Tisch, wie viele Umwandlungen hat er erlitten! Ist ihm nicht der erste, angenehme Apfelgeschmack gänzlich abhanden gekommen?

Aus dem Gesagten können wir den Schluß ziehen, daß der Genuß von Früchten und Pflanzen vorzuziehen sei und der Fleischgenuß hinter diesem zurückstehe. Da jedoch auch das Fleisch ein gutes Nahrungsmittel ist, so wird man am besten tun, neben den Vegetabilien auch dieses zur Speise zu wählen.

Wir kommen nun zur Aufzählung der verschiedenen Nährmittel und ihrem Wert zur Herstellung und Erhaltung von Gesundheit und Körperkraft. Es sollen aufgezählt werden:

a) die eiweißreichen,
b) die eiweißarmen und
c) die eiweißfreien Nährmittel.

a) Eiweißreiche Nährmittel

1. *Milch.* Obenan steht die Milch. Diese ist und bleibt von der Kindheit bis zum höchsten Alter das erste und beste Nährmittel. Sie enthält viele Nährstoffe, die der menschlichen Natur notwendig sind, wird überdies leicht verdaut und leicht vertragen. Es möchte mir jemand vielleicht einwenden, daß es sehr viele Leute gibt, welche die Milch gar nicht vertragen können; dem einen widersteht sie, einem andern verursacht sie Magensäure und große Beschwerden, wieder andere müssen selbige sogar erbrechen. Hier muß ich entgegnen, daß solche Leute entweder krank sind oder zuviel Milch auf einmal genießen. Gerade weil die Milch eiweißreich ist und viele Nährstoffe enthält, welche die Natur braucht, so soll die Milch besonders von schwächlichen und kränklichen Leuten und von solchen, die wenig Bewegung und schwere Arbeiten haben, recht mäßig genossen werden. Ich habe schon oft Leuten, denen die Milch große Beschwerden machte, geraten, sie sollten jede Stunde einen Löffel voll nehmen. Auf diese Weise gelang es. Die Natur konnte so viel verwerten, und die Kranken erholten sich dabei auffallend. Wenn aber ein Schwächlicher oder Kranker oder ein solcher, der eine ruhige Lebensweise hat, einen viertel oder halben Liter zu sich nimmt, so vermag der Magen ein solches Maß nicht zu verarbeiten. Die

Milch wird zu großen Klumpen gerinnen und so Beschwerden machen. Bei recht schwächlichen, kranken Leuten ist es sogar gut, dieselbe mit frischem Wasser etwas zu verdünnen, ähnlich wie bei ganz kleinen Kindern. Die Arbeiter, besonders die Landleute, genießen viel Milch und sind dabei recht kräftig und wohlgenährt, weil wegen schwerer Arbeit und reichlicher Bewegung der Körper mit einer größeren Menge Milch leichter zurechtkommt. Wer also schwächlich und kränklich ist oder eine sitzende Lebensweise hat, darf dieselbe nur in kleinen Portionen nehmen. – Die Milch ist aber nicht bloß das erste Nährmittel, sie ist auch das allgemein verbreitete, billigste und am leichtesten zu beschaffende. Es wird ja nicht bloß Milch von Kühen gewonnen, in vielen Gegenden wird auch Schafmilch, Ziegenmilch, Stutenmilch gebraucht. Stärker als die Kuhmilch ist die Ziegenmilch, an welcher die Armen ein außerordentlich gutes Nährmittel haben.

Soll unsere blutarme Generation wieder in einen besseren Zustand kommen, dann muß auch die Milch höhergeschätzt und entsprechend gebraucht werden. Die Milch kann in der Küche vielseitig verwendet werden, und wo immer dies geschieht, bringt sie einen Schatz von Nährstoffen mit. Zu beklagen ist es, wenn man die Milch verkauft und den Kindern nur Kaffee gibt, oder daß man sie verkauft, um dafür Minderwertiges einzukaufen.

Einen ganz besonders großen Wert hat der Topfenkäse als Nahrung; er gehört zu den besten Nahrungsmitteln, wird leicht verdaut, kann recht gut vertragen werden und übertrifft in mancher Beziehung die beste Milch. Den Kindern ist er ein vortreffliches Nahrungsmittel, das vielen anderen vorzuziehen ist und von ihnen gern gegessen wird. Wie die Kinder reicherer Eltern von diesen ein Stück Brot und Butter darauf gestrichen bekamen, so erhielten einst die ärmeren Kinder ein Stück schwarzes Brot, auf welches Topfenkäse gestrichen war, und das schmeckte ihnen nicht bloß recht gut, sondern sie gediehen auch sehr gut dabei wegen der vielen Nährstoffe und der leichten Verdaulichkeit dieser Speise. Es ist ganz sicher, daß die ärmeren Kinder viel besser daran gewesen sind als die reichen. So ein mit Topfenkäse bestrichenes Brot schmeckt auch denen recht gut, die schwere Arbeit haben; ganz besonders ist es denen zu empfehlen, die im Alter weit vorangeschritten sind, wegen Nahrhaftigkeit, leichter Verdaulichkeit und auch, weil das Kauen leicht ist. Es kann also dieser für jung und alt nicht genug empfohlen werden, und es ist nur zu bedauern, daß dieses Nahrungsmittel besonders für die heranwachsende Jugend nicht mehr so vielfältig im Gebrauche ist. Besonders sollten es blutarme Menschen oft genießen. Um den Topfenkäse recht schmackhaft zu machen, wird er kräftig gerührt, etwas gute Milch darangegossen, ein klein wenig Salz, aber ja nicht viel, hineingetan und etwas Kümmel- oder Fenchelsamen darangerührt.

Daß dieser Topfenkäse zu recht vielen Mehlspeisen paßt und gerade die Mehlspeisen dadurch viel kräftiger und schmackhafter werden, ist jeder gewandten Hausfrau wohl bekannt.

Die Bereitung des Topfenkäses geschieht auf folgende Weise: Man läßt süße Milch, je nach der Jahreszeit, ein bis zwei Tage lang stehen. Dieselbe wird dann dick, und der Rahm liegt obenauf. Dieser Rahm wird dann fortgenommen und die Milch in ein irdenes Geschirr oder in ein Blechgeschirr getan und auf den warmen Herd gesetzt, bis sie ganz zusammengeronnen ist und das sogenannte Topfenwasser sich ausgeschieden hat. Die dicke, feste Masse wird nun herausgenommen und in ein irdenes Sieb getan, damit das Topfenwasser vollständig abläuft. Dann bleibt der fertige Topfenkäse im Siebe zurück. Will man denselben als Speise genießen, so empfiehlt es sich, ihn mit Milch oder Rahm zu mischen.

Anhang: *Topfenkäse* (Quark) als Heilmittel. Was der Mensch oft so wenig beachtet, weil's nicht teuer ist und er daran gewöhnt ist, das ist doch oft von großem Wert.

In jedem Haushalte, wo man Ökonomie treibt, ist Topfenkäse leicht zu bereiten, der von großem Wert ist nicht bloß als Nährmittel, sondern auch als Heilmittel. Hat jemand entzündete Augen, sei es infolge von Erkältung oder Verletzung durch Schlag oder Stoß, so lege man ungefähr einen Löffel voll feingerührten Topfenkäse auf das Auge und darüber eine Binde; auf diese Weise wird in wirksamer Weise die Hitze ausgeleitet, und die vorgekommenen Störungen werden behoben werden.

Bekommt jemand eine Entzündung, sei es Lungen-, Brust- oder Bauchfellentzündung, und mag die Hitze noch so groß sein, der Schmerz mit der Entzündung fortwährend zunehmen, so wird doch ein aufgelegtes Pflaster von feingerührtem Topfenkäse ganz auffallend alles Stechen und Brennen beheben, und recht bald wird die Entzündung gefahrlos sein. *Ich kenne kein Mittel, das bei Entzündungen eine solch auffallende Wirkung hervorbringt wie dieses.*

Wie der Topfenkäse bei Entzündungen die Hitze nimmt, so ist er auch heilsam bei offenen Geschwüren, wo er nicht bloß die Hitze entfernt, sondern auch die kranken Stoffe auszieht. Ich habe schon mehrere Lupusfälle kuriert, und kaum hat mir ein Mittel bessere Dienste geleistet als das wiederholte Auflegen dieses Topfenkäses, der auch in einigen Gegenden Zieger oder Quark genannt wird. Bei Geschwulsten, die zu Geschwüren werden wollen, zieht er nicht bloß die Hitze beim Beginne ganz aus, sondern auch die kranken Stoffe, welche die Entzündungen verursachten, falls er wiederholt aufgelegt wird, was notwendig ist, wenn er ganz trocken und steif geworden ist. Geschwülste, die dem Anscheine nach nicht mehr erweicht werden können, löst dieser Topfenkäse nach und nach recht gut auf. Es ist also der Topfenkäse zur Ausleitung der Hitze und zum Heilen bösartiger Geschwüre ein vorzügliches Hausmittel, das nicht genug empfohlen werden kann. Ganz besonders wirkt er bei recht giftigen, krebsähnlichen Geschwüren, wo weder Salbe noch sonst etwas wirken will. Soll der Topfenkäse als Hausmittel angewendet werden, so muß er gut abgerührt und mit Topfenwasser verdünnt werden, bis er zur feinsten Salbe geworden ist; je feiner er abgerührt wird, um so besser ist es.

Wieviel Gutes kann eine Hausfrau mit diesem einzigen Hausmittel erreichen! Hat jemand zu große Hitze im Kopf, rötet sich die Stirne vor Hitze, so werden eine oder zwei Auflagen das Übel beseitigen. Ich möchte also den Hausmüttern dieses einfache Hausmittel aufs wärmste empfehlen.

Es ist der Topfenkäse aber nicht bloß ein Hausmittel, welches äußerlich angewendet werden kann, sondern auch ein vorzügliches Heilmittel im Innern der Natur. Wenn der Topfenkäse Hitze aus den äußeren Körperteilen entfernt, warum sollte er nicht auch die Hitze im Magen fortnehmen, wenn dieser entzündet ist? Man nehme täglich vier- bis sechsmal einen Löffel voll Topfenkäse ein; die Wirkung bleibt gewiß nicht aus. Wenn ferner der Topfenkäse äußere Geschwüre heilt und giftige Stoffe aus der Natur leitet, warum soll er nicht auch Magengeschwüre heilen können, wenn von Zeit zu Zeit ein Löffel voll genommen wird? Aber nicht bloß bei Magenkranken, sondern auch bei Entzündungen anderer Teile des inneren Körpers wirkt er stets kühlend, lösend und heilend und kann somit auch als inneres Mittel recht gut angewendet werden.

2. *Käse.* Aus der Milch wird Käse bereitet. Der Käse enthält gleichfalls viele Nährstoffe; aber diese haben verschiedene Umwandlungen durchgemacht und viele Zusätze, besonders Salz usw., erhalten. Deshalb ist er nicht mehr ein so reines und schuldloses Nährmittel wie Milch. Viele können den Käse nicht vertragen, besonders schwächliche und kränkliche Personen. Schon der Umstand, daß der Käse

Durst erzeugt, beweist, daß er im Magen Hitze verursacht, was bei der reinen Milch gewiß nicht der Fall ist.

3. *Hülsenfrüchte.* Eiweißreich sind auch die Hülsenfrüchte, wie Erbsen, Bohnen, Linsen. Früher nährten sich die armen Leute, besonders im Winter, vielfach von *Erbsen*, und sie hatten ein so großes Vertrauen auf dieses Nährmittel, daß Erbsen – im Wechsel mit noch anderen Nährmitteln – niemals ganz fehlen durften. Es hieß: Hat man Erdäpfel, Brot und Erbsen, dann darf die übrige Kost mager sein, man bleibt doch gesund und stark für seine schweren Berufsarbeiten. Ich muß hier noch bemerken, daß man in früherer Zeit viel strenger und mehr gearbeitet hat als jetzt; daher wünsche ich nicht bloß, sondern fordere auch besonders die arbeitende Klasse dringend auf, dieses Nährmittel, welches zu den besten gehört, in den Haushalt wieder einzuführen und in der Woche zwei- bis dreimal wenigstens eine Portion Erbsen zu gebrauchen. Es gab früher Erbsensuppen, Erbsenbrei und Erbsen mit Sauerkraut gemischt. Möchten doch diese und ähnliche Speisen, von denen man so sehr abgekommen ist, wieder aufgenommen werden! Es würde der Menschheit damit sehr gedient sein.

Die *Bohnen* können in jedem Garten ganz leicht gebaut werden, fast jeder Acker bringt eine reiche Ernte. Wenn daher nur jeder Landwirt wie mit Erbsen so auch mit Bohnen ein kleines Grundstück bepflanzen möchte! Er würde nicht bloß eine ergiebige Ernte erhalten, sondern – was noch mehr Wert hätte – auf eine leichte Weise und ohne viel Kostenaufwand ein kräftiges Nährmittel in seinem Haushalte haben. – Geradeso verhält es sich mit den *Linsen.* Möchte sich daher doch jeder die genannten Nahrungsmittel recht häufig zur Speise wählen, da sie so eiweißreich sind und zur Erhaltung und Kräftigung der Gesundheit so viel mitwirken! Ich habe in meiner Jugendzeit viele hochbetagte Leute, die über achtzig Jahre alt waren, kennengelernt. Sie waren noch geistesfrisch und auch im hohen Alter noch kräftig und nicht mit so vielen Mühseligkeiten beladen wie die Menschen heutzutage. Sie genossen die genannten Speisen und kannten die modernen Nährmittel nicht.

4. *Fleischspeisen.* Eiweißreich ist auch das Fleisch, aber nur das magere. Obenan steht das Rindfleisch, besonders wenn die Rinder ausgewachsen sind.

5. *Fische.* Auch die Fische bieten dem Menschen viele Nährstoffe und enthalten ziemlich reichlich Eiweiß.

Die angeführten Nährmittel gehören also zu den eiweißreichen. Sie können nicht bloß empfohlen werden wegen ihres vorzüglichen

Gehaltes, sondern auch deshalb, weil sie größtenteils wohlfeil sind und jedem leicht zu Gebote stehen.

b) Eiweißarme Nährmittel

Zu dieser Klasse gehören die Nährmittel, die weniger Eiweiß enthalten, aber doch ausreichen, um den Menschen gesund und ausdauernd zu machen.

1. *Die Getreidearten.* Von diesen seien genannt: Mais, Weizen, Spelt oder Dinkel, Roggen, Gerste, Hafer, Buchweizen. *Gerade diese Getreidegattungen würden vorzügliche Nährstoffe fürs menschliche Leben liefern, wenn sie nur ihre naturgemäße Verwendung finden würden.* Es gab eine Zeit, wo die Menschen die Körner aßen und dabei recht gesund blieben und das höchste Alter erreichten. Wollte aber jetzt jemand Körner essen und sich davon nähren, würde er zum allgemeinen Gespötte werden. Seitdem man Mühlen erfunden hat, mit denen man zwei- bis viererlei Mehlgattungen herstellen kann, wird das Getreide nicht mehr mit all seiner Nährkraft verwendet. Vor ungefähr vier oder fünf Jahren klagte ein berühmter Arzt, daß das Lebensalter der Menschen bedeutend kürzer werde, weil man die Kleie vom Mehl gesondert habe. Die meiste Kraft ist in der Hülse der Frucht, welche den Kleber einschließt, und von der Hülse bis zur Mitte nimmt der Nährwert immer mehr ab. Ziehe einem Rettich die Haut ab, iß ihn dann, und du wirst finden, daß er bedeutend weniger Geschmack hat. Die Zitrone hat auch ihren stärksten und besten Saft in der Schale. Da auch beim Getreide in der Hülse die meiste und beste Kraft enthalten ist, so geht uns heutzutage das Beste vom Getreide verloren. *Man macht viel Rühmens von dem Auszugmehl oder Kunstmehl; man kann aber sagen, es ist das meiste und Beste an wahrer Kraft und Güte herausgekünstelt, und nur armseliger Nährstoff ist im feinsten Mehle übriggeblieben.* Ein bedeutender Arzt behauptet, wenn man einem Hunde nur Brot vom feinsten Mehl und Wasser gäbe, so krepiere er in 40 Tagen. Mahlt man aber das ganze Korn, also mit der Schale, und gibt ihm das aus diesem Mehl bereitete Brot, dann lebt er viele Jahre. Wenn daher die Leute jetzt nur mehr Kunstmehl kaufen und dieses zu ihrer Speise bereiten, wie armselig werden sie davon genährt! Mache einer einmal den Versuch und nehme er reines, grobgemahlenes Kleienmehl, Naturmehl, und lasse sich beim Bäcker Semmeln daraus backen! Lasse er dann auch solche von Kunstmehl herstellen! Vergleicht er hierauf diese beiden Brotsorten miteinander, so wird er kaum glauben, daß beide von demselben Getreide gemacht seien.

Vergleiche auch nur ein reines Naturmehl von irgendeiner Getreidegattung mit einem Kunstmehl von derselben Gattung, dann wirst du einen ganz überraschenden Unterschied finden. Sie werden sich nebeneinander ausnehmen wie ein Zwilchkittel neben einem seidenen Kleid. Ist das Weizenmehl weiß, so wird das Kunstmehl fast blendend weiß sein. Das Gerstenmehl ist gelblich; laß Kunstmehl daraus machen, so ist das Mehl wie umgewandelt; und so ist es bei allen Getreidegattungen. Am traurigsten ist es aber, daß so viel Betrug durch Verfälschung beim Kunstmehl stattfindet. Selbst ganz unverdauliche Stoffe werden gemahlen und unter dasselbe gemischt. Der *Weizen* wird vor allem zur Brotbereitung verwendet; er liefert das schmackhafteste und nahrhafteste Brot. Soll man es daher nicht beklagen, daß man gerade aus dem Weizen ein Kunstmehl bereitet, dem die beste Kraft entzogen ist, das wohl fein aussieht, aber wenig nährt und auch den vortrefflichen Getreidegeschmack durch die künstliche Verarbeitung verloren hat? Das Weizenmehl ist auch das vorzüglichste für die Mehlspeisen und das Hauptmehl für solche Gegenden, wo der Fleischgenuß wenig oder gar nicht üblich ist. Wie unvernünftig und nachteilig ist es daher, wenn gerade den Mehlspeisen, welche die gesündesten wären und von der Natur am leichtesten verarbeitet werden, der Hauptnährwert in unserer luxuriösen Zeit entzogen wird! *Soll es bei der Menschheit besser werden und Blutarmut und Gebrechlichkeit wieder mehr verschwinden, so muß große Sorge darauf verwendet werden, daß unverfälschte Nahrungsmittel überhaupt und besonders gutes Naturmehl in die Küche kommen.*

Ziemlich gleich kommt dem Weizen der *Spelt*, auch Dinkel genannt, der in kälteren Gegenden leichter gedeiht, an Nährgehalt hinter dem Weizen kaum zurücksteht und, wie vielfach behauptet wird, zu Mehlspeisen in mancher Beziehung noch geeigneter ist als das Weizenmehl. Was der Weizen und Spelt für kältere Gegenden sind, das ist der Mais für die wärmeren.

Roggen, auch *Korn* genannt, ist etwas gröber, aber sehr geeignet für Brot. Was den Wert betrifft, so wird dieses Brot kaum von einem Brote aus irgendeiner anderen Getreidegattung übertroffen, weder an Schmackhaftigkeit noch an Nährstoffen. Dieses Brot backen die meisten Landleute sich selbst. Es ist zu bedauern, daß das so vorzügliche, reine Roggenbrot nur mehr selten zum Verkaufe in einem Bäckerladen ausgestellt ist und daß das gewöhnliche Schwarzbrot, Hausbrot genannt, wenig oder gar nicht von Roggen gebacken ist, sondern bloß vom Nachmehl, aus dem das Auszugmehl bereits gewonnen ist. Das reine Roggenbrot, wie es die Landleute backen, ist sicher sehr nahrhaft und auch am wenigsten verfälscht. Das Roggenmehl ist aber nicht bloß zum Brot, sondern auch sonst noch in der Küche verwendbar, worüber in einem späteren Kapitel Näheres wird angegeben werden.

Die *Gerste* steht hinter dem Weizen, Spelt und Roggen etwas zurück, jedoch kaum in ihrem Nährwert. Weil sie nicht so leicht für das feinste Mehl verwendbar ist, so wird sie auch weniger gebraucht. Vor fünfzig Jahren wurde das Landbrot bei den meisten halb aus Gerste und halb aus Roggen gebacken. Es wurde auch das Gerstenmehl wie das Roggenmehl wegen seiner Nahrhaftigkeit zu Mehlspeisen verwendet. Heutzutage aber wird es, selbst auf dem Lande, nur noch teilweise zur Brotbereitung gebraucht. Leider wird gerade aus dieser Getreidegattung fast nur Bier gebraut; und weil sich in diesem nur ein kleiner Teil des in der Gerste enthaltenen Stickstoffes befindet, so kommt also von letzterem nur wenig den Menschen zugute. Der meiste wird mit den Trebern den Tieren zum Futter gegeben. Die Gerste kann, wenn sie etwas zu lange auf dem Acker geblieben ist, zum Brauen nicht mehr gebraucht werden, und arme Leute hätten daher oft Gelegenheit, sich um wenig Geld ein recht gutes Nährmittel zu verschaffen.

Der *Hafer* galt einst als ein vorzügliches Ernährungsmittel; und wer recht kräftig und ausdauernd werden wollte, der genoß viele aus Hafermehl bereitete Speisen. Gerade diesem Hafermehl mit Milch verdankten die Allgäuer ihre kräftigen, gesunden Naturen. Es steht auch bei einzelnen noch im hohen Ansehen; aber leider haben die Luxusartikel den Hafer größtenteils verdrängt, z. B. Kaffee den Haferbrei; und obwohl Tausende und Tausende wissen, daß die Pferde durch alle anderen Gattungen des Getreides nicht den Mut, die Kraft und Ausdauer bekommen wie durch Hafer, so will man doch den verwöhnten Magen nicht ärgern durch gute Haferkost. *Wenn ich fünfzig Kinder mit Haferkost ernähren könnte und sie nach zwei Jahren neben fünfzig andere stellen würde, die Kaffee und Speisen aus feinem Kunstmehl erhielten, wie verkümmert an Körper- und Geisteskraft würden die letzteren im Vergleich mit den ersteren dastehen!* Ähnlich ist es bei jungen Pferden, die viel Hafer bekommen haben, und solchen, die keinen zur Nahrung erhielten. Zudem kann der Hafer so leicht gebaut werden und ist so gut zu verwenden. Trotz alledem vernachlässigt man ihn, weil die herrschende Mode gegen denselben ist. Vielleicht vermag diese Ermahnung den einen oder anderen zu bewegen, dem Hafer wieder mehr Aufmerksamkeit zu schenken; dieser wird sich nicht undankbar dafür erweisen. Ich hatte das Glück, von Eltern abzustammen, bei denen Hafer und Gerste noch in gebührenden Ehren standen, und verdanke meiner Jugendernährung den größten Teil meiner jetzigen Ausdauer und Kraft.

2. Seit die *Erdäpfel* in Europa eingeführt sind, sind sie vielfach verfolgt und als Nahrung für die Menschen heruntergesetzt und verworfen worden. Sie mußten dasselbe Schicksal erleiden wie so manche Kräuter und andere Nährmittel. Wer aber ihren Wert erkennt und sich zunutze zu machen weiß, wird sie gewiß nicht gering achten. Für den menschlichen Unterhalt haben sie eine so hohe Bedeutung, daß sie geradezu unentbehrlich geworden sind. Schon in meiner Kindheit hörte ich freilich schimpfen, die Kartoffeln hätten keinen Nährwert. Dem kann ich durchaus nicht beistimmen. Für die ärmere Klasse sind die Erdäpfel ein nahrhaftes und zugleich wohlfeiles Lebensmittel. Von den Gelehrten hat besonders der allbekannte Liebig ihnen Recht widerfahren lassen, der ihnen geradezu viele Nährstoffe zugeschrieben hat. Daß er hiermit das Richtige getroffen, zeigen die günstigen Wirkungen, welche die Erdäpfel als Nahrungsmittel hervorbringen, weshalb sie auch allgemein als solches gebraucht werden. Sie nähren die Haustiere und mästen die Schlachttiere; das Geflügel wird zur Winterszeit großenteils mit Erdäpfeln gefüttert. Wo der allgemeine Fleischgenuß nicht ist, verbindet man mit fast allen Mehlspeisen die Erdäpfel. Dem Fleischesser sind sie immer ein willkommenes Gemüse. Besonders möchte ich die Erdäpfel gern bezeichnen als die Nothelfer am Tisch der Armen. Welch große Not würde hier eintreten, welche Verlegenheit überhaupt, wenn sie nicht mehr zu haben wären!

Hat man über die Kartoffeln im allgemeinen selten günstig geurteilt, obschon der verbreitete Gebrauch und ihr Nährwert für sie sprechen, so erging es von jeher den *Eiern* viel besser. Sie wurden allgemein für recht nahrhaft und gesund gehalten und deshalb Kranken wie Gesunden recht empfohlen. Ich will über die Eier gar kein Urteil fällen, sondern bloß die Ansicht von Gelehrten anführen, welche die nötigen Untersuchungen hierüber angestellt haben und behaupten, daß ein Mensch, um seinen notwendigen Bedarf an Eiweiß für einen Tag aus Eiern allein zu decken, zwanzig Eier essen müßte, vorausgesetzt, daß seine Verdauung noch dazu die denkbar günstigste sei. Aus diesem allein geht schon hervor, daß das allgemeine Urteil über die Eier viel günstiger ist, als sie es in Wahrheit verdienen. Aufgefallen ist mir schon oft, daß manche Leute, die viele Eier gegessen und sie über alles gerühmt haben, doch so armselig daran waren. Roh oder halbweich gekocht gegessen, mögen die Eier am besten wirken, hartgesotten sind sie schwer verdaulich. In betreff der aus Eiern bereiteten Kost sind die Ansichten geteilt. Indes möge jeder für sich bezüglich der Nahrungsmittel nach seinen Erfahrungen das für ihn Passendste wählen. Während aber das Urteil in betreff des Wertes mancher Nahrungsmittel verschieden war und noch ist, so ist es doch über die Hülsenfrüchte von jeher sicher gewesen. Es geht dahin, daß sie die erforderlichen Nährstoffe enthalten und am meisten zur Erhaltung der Gesundheit beitragen.

3. *Gemüse.* Eiweißarm sind ferner die Gemüse. Diese werden in mannigfaltigster Weise gebraucht. Die Völker, die sich ganz von Getreide nähren, benutzen nur wenig Gemüse, mitunter gar keines. *Für die Fleischesser sind die Gemüse notwendig,* weil Fleisch allein nicht gut längere Zeit genossen werden kann, da es zuviel Hitze erzeugt und dadurch manchen Nachteil bringt. *Da die Gemüse viel an Nährwert durch Kochen verlieren, ist es ratsam, dieselben, wenn möglich, in rohem Zustande zu genießen.* Man muß aber die Gemüse in Verbindung mit anderen Speisen dem Körper zuführen. Die verschiedenen Arten der *Wurzeln* sind auch eiweißarm. Sie sind im ungekochten Zustande am nahrhaftesten und gesündesten. Sie waren ein Hauptartikel bei der Nahrung der Einsiedler. Diese lebten großenteils von Kräutern und Wurzeln. Es ist schade, daß es fast ganz außer Gebrauch ist, die Wurzeln ungekocht zu genießen. Hätte man sich nicht so entwöhnt, sie roh zu verzehren, so würden sie in größerer Geltung stehen. Wie gern essen die Kinder die Wurzeln in rohem Zustande, und gewiß werden sie ihnen guttun! Durch das Kochen werden viele Stoffe, die sie enthalten, entweder zerstört oder umgewandelt, besonders wenn sie im Wasser gesotten werden; sie behalten dieselben besser zusammen, wenn sie nur gedünstet, d. h. durch Dampf aufgelöst und weichgemacht werden. Daß die gekochten Wurzeln recht schmackhaft sind, bewirken wiederum die verschiedenen Gewürze und was alles sonst daruntergemischt wird. Man soll also darauf sehen, daß die Wurzeln nur durch Dampf zubereitet werden und daß sie nicht durch allerlei Gewürze zu scharf und hitzeerzeugend werden, was mehr dem Gaumen als dem Körper zusagen würde.

4. *Obst.* Das Obst enthält unstreitig sehr gesunde Nährstoffe und ist auch nicht ohne Eiweiß. *Aber auch dieses ist am zuträglichsten und besten im ungekochten Zustande.* Es gibt zwar recht viele Leute, die täglich ein-, auch zweimal frisches Obst genießen und die Wirkung

desselben loben. Doch wird es mehr gekocht als roh gegessen. Bei den Fleischessern wird es viel als Gemüse genossen. Daß das Obst ganz besonders gut bekommt, beweisen die Kinder am besten, die eine besondere Vorliebe für frisches Obst haben, die jedem auch bleiben wird, wenn er nicht durch eine verkehrte Lebensweise irregeführt wurde. Das Obst wird ferner gedörrt und ist auch in diesem getrockneten Zustande wiederum ganz vorzüglich. Ist man auf der Reise, hat man ein Stücklein schwarzes Brot und genießt dazu fünf bis sechs Birnen, so hat man vielleicht besser gegessen als bei mancher Mittagskost, die das Fünf-, ja Sechsfache kostet. Den Reisenden ist das gedörrte Obst ganz besonders zu empfehlen; aber auch für jeden anderen ist es gut, nur soll man stets bloß kleine Portionen und diese regelmäßig nehmen. Wird das Obst gekocht, so soll es gleichfalls nur mit Dampf zubereitet werden und vor allem nicht zu viele Gewürze bekommen.

Sollen die Äpfel und andere Obstgattungen geschält oder ungeschält genossen werden? Beim Getreide wurde schon angeführt, daß die Haut mancher Früchte, z. B. der Zitrone, den meisten Gehalt hat. Auch beim Obst ist es so, und deshalb sollte man dasselbe, wenn möglich, mit der Schale genießen. Der Grund mag darin liegen, daß jenes, was am meisten dem Sonnenschein und der Einwirkung der freien Luft ausgesetzt war, am besten ausgebildet ist und daher auch die größte Kraftfülle hat.

Um das *Steinobst*, welches sich nicht lange hält, aufzubewahren, wird es meistens eingekocht. Dasselbe wird nicht nur gern genossen, sondern ist auch für die Gesundheit vorteilhaft. Wenn es gut eingekocht wird, gibt es auch ein vortreffliches Labsal. Doch soll man beim Einkochen Sorge tragen, daß durch Zugabe von allerlei Gewürzen nicht das Beste verdorben wird. *Man darf annehmen, daß alles, was die Erde zur Nahrung hervorbringt, uns vom Schöpfer in der schuldlosesten Form geboten wird; und wer die größte Sorge trägt, daß es unverändert bleibt, gewinnt auch den größten Vorteil.*

c) Eiweißfreie Nährmittel

Zu diesen gehören alle *Fette*. Ist das Fleisch eiweißreich und eine kräftige Nahrung für den Körper, so ist das Fett ohne Eiweiß. Es nährt wohl, aber es bietet dem Körper keine Stoffe, die ihn ausdauernd machen. Milch hat den großen Eiweißgehalt und ist das beste Nährmittel; die *Butter* dagegen hat gar kein Eiweiß und steht als Nährmittel im Werte weit zurück. Hierbei zeigt sich recht klar, wie verkehrt man häufig urteilt. Viele Tausende glauben, gerade die Butter sei dem Körper besonders zuträglich. Es gibt Gegenden, wo auch der Ärmste sich etwas Butter aufs Brot streicht; und hat man diese nicht, dann scheint die Armut sehr groß. Jeder schätze die Milch hoch und die Butter gering! Wer sollte glauben, daß der Rahm, der sich oben auf der Milch ansammelt und mehr als noch einmal so teuer wie die Milch bezahlt wird, viel weniger Wert hat als die Milch! Ebensowenig wie die Butter enthält das *Schmalz* Eiweiß. Es ist daher auch ein recht armseliges Nährmittel, und das Stücklein Brot, auf welches man Schmalz streicht, wird lange nicht in dem Maße verbessert, wie man gewöhnlich meint.

Öle. Wo die Fette von Tieren nicht gebräuchlich sind, werden dieselben durch Öle ersetzt. Fette wie Öle enthalten Nährstoffe und sind notwendig zum Stoffwechsel. Damit die Natur aber in ihrer Kraft und Ausdauer erhalten bleibt, muß sie das erforderliche Eiweiß aus anderen Nährmitteln nehmen. Wenn jemand sich fast ausschließlich mit Fetten und Ölen nähren wollte, so würden seine Kräfte bald verkümmern und sein Organismus, obgleich anscheinend gut genährt und kräftig, würde einem frühen Einsturze entgegensehen.

B. Getränke

Wie ein Haus aus festem und flüssigem Material hergestellt wird, so wird auch der menschliche Körper durch feste und flüssige Stoffe aufgebaut. Die Zahl der Speisen ist so bedeutend, daß man kaum alle zu nennen vermag, die brauchbar und gut für den menschlichen Körper sind. Es wird also niemand an Nahrungsmitteln fehlen können, die seinen Leib gesund und stark machen. Nur muß er vernünftig genug sein, die guten auszuwählen. Nimmt er andere, so wird seine Kraft nicht lange aushalten. Über die geeigneten Speisen ist bereits manches gesagt, nun soll auch von den *Getränken* die Rede sein.

1. Der Schöpfer selbst hat uns ein Getränk besorgt, nämlich das *Wasser.* Die Menschheit war aber von jeher bemüht, sich selbst noch andere Getränke zu verschaffen, und diese hat man dann vielfach dem vom Schöpfer gebotenen vorgezogen. Wer möchte aufzählen, was alles die Menschen auf künstliche Weise an Getränken sich bereitet haben! Wenn nun die Frage gestellt wird: Welches ist wohl das beste unter allen Getränken, die von den Menschen gebraucht werden?, so gebe ich zur Antwort: Was Gott erschaffen hat, ist gut, sonst hätte es Gott nicht erschaffen. Was aber Menschen machen, ist und bleibt Menschenwerk. Durch das, was die Menschen sich be-

reiten, beabsichtigen sie nicht bloß, den Durst zu stillen, d. h. dem Gaumen und Magen Flüssigkeit zukommen zu lassen, damit die festen Speisen verdaulich werden und von der Natur aufgenommen werden können, sondern sie wollen dieser auch vorzügliche Nährstoffe durch das Getränk bieten. Ob ihnen dies durch ihre künstlichen Getränke gelingt, wollen wir jetzt sehen.

2. Zu diesen künstlichen Getränken gehören in erster Linie Bier, Wein und Schnaps. Das *Bier* wird aus Getreide bereitet, in der einen Gegend mehr aus Weizen, in der anderen aus Gerste. Die Gerste erleidet viele Umwandlungen, bis sie endlich durch Zusatz von Hopfen zu Bier wird. Geradeso ist es mit dem Weizen. Das Bier macht dann eine länger dauernde Gärung durch, wobei Alkohol (Spiritus) sich bildet. Einen besonderen Geschmack bekommt dieses Getränk durch den Hopfen. Dieser ist eine Giftpflanze, wenn auch keine starke, und somit auch der menschlichen Natur gewiß nicht vorteilhaft. Enthält nun das auf solche Weise hergestellte Bier wirklich viele gute Nährstoffe für den Körper? Hierauf muß man antworten: Nein, nicht sehr viele. Es enthält allerdings Nährstoffe; aber es wirkt mehr durch den Reiz und wird daher mit Recht zu den Reizmitteln gezählt. Um den Körper fest und ausdauernd zu machen, nützt das Bier nichts. Der Biertrinker wird allerdings durch Bier wohlgenährt; es setzt sich Fett bei ihm an, oft nur zuviel, so daß Fettsucht bei ihm eintritt. Das Bier frischt ihn auch auf, aber eine ausdauernde Kraft und somit ein langes Leben kann es ihm nimmer verleihen. Kraft und Ausdauer ist nur da, wo gutes und ausreichendes Blut ist; die Biertrinker aber sind regelmäßig arm an wirklich gutem Blut. Den Beweis geben die vielen Schlaganfälle, die nicht von Blutreichtum, wie man oft irrtümlich noch annimmt, sondern von schlechter Blutmischung herrühren. Man sagt allerdings, die Brauknechte seien gewöhnlich recht starke Leute. Darauf antworte ich: Das ist der Fall, wenn sie eine recht gute, starke Kost bekommen. Ältere Brauknechte sind dagegen gewöhnlich mit einem ausgelotterten Wagen zu vergleichen. Wenn du aber, lieber Leser, mir nicht recht glauben willst, so frage einen Gottesacker, wie viele hochbetagte Biertrinker er bekomme. Du wirst die Antwort erhalten: Ich bekomme recht viele Biertrinker im schönsten Alter ihres Lebens, aber recht alte nur den einen oder andern. Insbesondere möchte ich bemerken, daß Nierenleiden sich am liebsten bei Biertrinkern einnisten. Was dann die Stillung des Durstes betrifft, so möchte ich behaupten, daß es hier gerade die entgegengesetzte Wirkung hat. Trotz des vielen genossenen Bieres wird der Durst der

Trinker nicht gestillt. Die Ursache ist diese: Im Bier ist Alkohol, der ein kleines Feuer im Innern des Menschen entzündet und Durst macht. Hopfen enthält etwas Gift und entzündet auch. Daher kommt es, daß die Biertrinker dürsten trotz des vielen Trinkens. Damit ist aber nicht gesagt, daß man gar kein Bier trinken, sondern nur, daß man im Bier nicht sein Heil suchen solle. Warum soll ein Glas Bier, wenn es erwärmt und die Verdauung unterstützt, verworfen werden? Wenn du übrigens kein Bier trinkst, darfst du ohne Sorge sein; du wirst doch gedeihen, falls du nur deine Nahrung vernünftig wählst. Trinkst du aber Bier, so gehe über ein oder zwei Glas nicht hinaus!

Eines will ich hier noch bemerken: Wenn die Tausende und Tausende von Zentnern Weizen und Gerste, aus denen Bier gebraut wird, verwendet würden, um gutes Brot zu backen oder andere einfache Mehlspeisen zu bereiten, wie viele Millionen Menschen könnten auf der Erde mehr leben und gesund und glücklich sein! Der Nährwert eines Liters Bier wiegt den einer einzigen Semmel nicht auf!

Bierfälschung. Hat schon das gute, reine Bier wenig Nährwert, was soll man da erst über das gekünstelte Bier sagen, welches jetzt so allgemein verbreitet ist? Man sucht einen billigen Ersatz für Hopfen und für Malz zu bekommen und kümmert sich wenig oder gar nicht darum, ob dieser Ersatz schädlich oder unschädlich ist. Alle diese Ersatzgetränke aber sind gewiß nicht zum Wohle der Menschheit.

3. *Wein.* Ein zweites Getränk, das die Menschen sich bereiten aus dem Material, das der Schöpfer geboten hat, ist der Wein. Wem schmeckt nicht eine reife Weintraube gut? Wer fühlt sich nicht erquickt durch den Genuß ihrer süßen Beeren? Es kostet aber viel Mühe und Zeit, bis aus den Trauben des Rebstockes der Wein bereitet ist. Von ihm sagt das Sprichwort: »Der Wein erfreut des Menschen Herz.« Er frischt auf, übt einen Reiz auf den Menschen aus und bewirkt eine heitere und leichtere Stimmung. Der Wein erwärmt die Natur und dient deshalb zu guter Verdauung. Eiweiß enthält aber der Wein keines, dient daher auch nicht dazu, dem menschlichen Körper Festigkeit und Ausdauer zu geben. Er ist vielmehr nur ein Reizmittel. Wer also seine Rettung im Wein sucht, geht irre. Wie wenig derselbe ein Bedürfnis für den Menschen ist, zeigt sich an den Bewohnern der Gegenden, wo kein Wein wächst. Ich habe dort viele Leute kennengelernt, die achtzig und noch mehr Jahre alt waren und doch in ihrem ganzen Leben nicht einen halben Liter Wein getrunken hatten. Die Bewohner der Weingegenden

werden dieses kaum glauben können. Es ist beim Wein wie beim Bier: Wer sich denselben nicht angewöhnt, entbehrt ihn auch nicht. Weil der Wein so wenige Nährstoffe enthält, wäre es recht gut, wenn an Tausenden von Plätzen, an denen Wein angebaut wird, statt dessen Getreide oder Obst gezogen würde.

Besonders aber ist zu beklagen, daß auch beim Wein die Verfälschung in außerordentlichem Maße stattfindet. Ich kann hierüber nicht aus eigener Erfahrung sprechen, weil ich aus keiner Weingegend bin. Ich habe aber recht viele achtbare Leute gesprochen, die meine Aussage bestätigten. Durch den verfälschten Wein aber können ebenso wie durch verfälschtes Bier viele Krankheiten entstehen und die Menschen unglücklich gemacht und ein früher Tod herbeigeführt werden. Ich gebe daher den Rat: Genieße den Wein, so du echten hast, recht mäßig, zur Auffrischung und zur Erwärmung! Glaube aber ja nicht, durch reichlicheren Weingenuß dir zu nützen!

4. *Schnaps.* Ein drittes Getränk, das die Menschen bereiten, ist der Schnaps. Wenn man dieses nichtsnutzige Getränk anklagen könnte und es verurteilt würde und vom Erdboden verschwinden müßte, möchte ich gern dieser Vernichtung beiwohnen, und zwar aus folgenden Gründen: erstens, weil der Schnaps gar keine Nährstoffe hat, zweitens das ärgste und stärkste Reizmittel ist, drittens durch seinen vielen Alkohol der Natur so unsäglich nachteilig ist, viertens nicht nur den Körper erfaßt und zu zerstören sucht, sondern auch die Geisteskräfte in den erbärmlichsten Zustand versetzt. Alkohol kann von der menschlichen Natur nicht verwertet, muß vielmehr von ihr auf verschiedene Weise wieder ausgeleitet werden, durch Urin, Stuhlgang und durch Atmen. Ein Schnapstrinker kommt mir vor wie ein Hausvater, der die Vagabunden für seine besten Freunde hält, diesen die Tür öffnet, sie in sein Haus aufnimmt und so nach und nach sein ganzes Hauswesen zugrunde richtet, ohne daß er zur Einsicht kommt, welche Torheit er begeht. Das herrlichste Talent kann durch geistige Getränke ruiniert werden und in Blödsinn übergehen oder zur Tobsucht kommen, wie die Spitäler und Irrenhäuser beweisen.

Ich kannte einen äußerst talentvollen Menschen, der in seiner Jugend bei seinen außerordentlichen geistigen Anlagen und Fähigkeiten ein solch froher und glücklicher Mensch war, wie selten einer gefunden wird. Er erfreute sich einer vorzüglichen Gesundheit und hatte für alle Unternehmungen ein außerordentliches Geschick. Mit der Zeit aber ergab er sich dem Genusse geistiger Getränke, und zuletzt kam er zum gemeinsten Schnaps. Als er all sein Vermögen verbraucht hatte, mußte er als Taglöhner durch Holzhacken und ähnliche Arbeiten in der mühsamsten Weise sich seinen Schnaps verdienen. Essen konnte er wenig mehr; bekam er statt der Mahlzeiten ein Maß Schnaps, so übte dieses einen solchen Reiz aus, daß er durch weitere Arbeiten ein ferneres Maß zu verdienen imstande war. Ging ihm aber der Branntwein aus, so war er nicht imstande zu arbeiten. Menschlich gesprochen hat er wenigstens 15 bis 20 Jahre sein Leben zu früh geendet. Was hätte dieser leisten können, wenn er sein Talent ordentlich gebraucht hätte! Beim Hinblick auf dieses traurige Beispiel möchte ich rufen, und ich wünschte, daß es alle Schnapstrinker hörten: Wer Augen hat, zu sehen, und Ohren, zu hören, der höre und sehe doch, was der Schnaps bei dem Menschen zuwege bringt! Welche Torheit ist es daher auch, so viel Getreide, so viele Kartoffeln und ähnliche Nährmittel zum Branntweinbrennen zu verwenden und diese guten Nährstoffe der Menschheit zu entziehen, nur um dadurch viele Tausende ins Verderben und Elend zu bringen! Zahllose Familien hat der Schnaps an den Bettelstab gebracht; doch ich will nicht weiter davon reden, was er anrichtet, wie er das häusliche Glück, den Frieden der Familien untergräbt. Ich sage nur noch: Wo man dem Schnaps huldigt, wirkt er stets verwüstend. Davon kann sich jeder überzeugen, der nur seine Augen gebrauchen will.

5. *Obstwein.* Wie aus Trauben Wein bereitet wird, so kann man solchen gleichfalls aus Obst und verschiedenen Beeren, z. B. Johannisbeeren, Stachelbeeren, Kirschen, Zwetschgen usw., herstellen. Diese also bereiteten Getränke wirken nur durch Erwärmen und Reiz. Von allen kann man sagen: Gebrauche nur wenig oder nichts davon! *Viel besser täte man, das Obst, dieses herrliche Nahrungsmittel, durch Trocknen haltbar zu machen.* Es kann dann lange aufbewahrt werden, und man hat in Jahren, in denen es mißrät, einen hübschen Vorrat, der gut zu gebrauchen ist.

6. Vergleichen wir nun das Getränk, welches uns der Schöpfer gibt, mit allen Getränken, welche die Menschen bereiten, so werden wir finden, daß alle die letzteren weit zurückstehen; denn von allen den traurigen Folgen der geistigen Getränke ist beim *Wasser* keine Spur zu finden. Es möchte nun der eine oder andere fragen: Wenn das Getränk, welches uns Gott gab, so ausgezeichnet ist, soll man dann nicht oft und viel Wasser trinken? Ich antworte hierauf: Richte dich ganz nach dem Gesetz des Schöpfers, welches er deiner Natur gab! Hast du Durst, so trinke; hast du keinen Durst, dann lasse das Trinken bleiben; denn dadurch, daß du keinen Durst empfindest,

zeigt die Natur dir an, daß sie keine Flüssigkeit braucht. Ich halte es für einen großen Unsinn, der Natur Wasser aufzudrängen. Was soll sie denn mit dem Wasser, wenn sie es nicht gebrauchen kann? Das Wasser mischt sich im Magen mit den Magensäften und macht dieselben viel zu dünn, geht dann wieder als Wasser ab und führt die aufgenommenen Magensäfte mit sich fort zum größten Nachteil des Körpers, besonders seiner Verdauung. Je dünner der Brei gemacht wird, aus dem die Natur die Stoffe fürs Blut aufsaugt, um so wässeriger werden auch Blut und Gewebe werden und um so langsamer die Verdauung.

Man behauptet so gern, man müsse der Natur täglich eine größere Portion flüssiger Stoffe geben. Man kann sogar in Schriften lesen, zwei bis vier Liter Flüssigkeit müsse jeder Mensch täglich zu sich nehmen. Dagegen kann ich als ganz gewiß versichern, daß ich recht viele Menschen kennengelernt habe, die nur selten Wasser oder Bier oder ein anderes Getränk zu sich nahmen, und gerade solche haben das höchste Alter erreicht. Ich habe viele Leute gekannt, die behaupteten, sie hätten während des ganzen Winters nicht einen Schluck Wasser genommen, auch kein Bier oder anderes Getränk. Ich muß aber hier bemerken, daß die Leute alle von Mehlkost lebten, da die Fleischkost mehr Hitze und Schärfe bewirkt und also mehr Durst erzeugt. Ich selbst verwerfe das häufige Wassertrinken. Ich nehme zum Frühstück ein, höchstens zwei Schluck Wasser und dann den ganzen Tag nichts mehr. Kommt nun des Mittags oder Abends eine dünne Suppe auf den Tisch, so wird sie durch Broteinbrocken dick gemacht. Obwohl ich so wenig trinke, fühle ich doch oft monatelang nicht ein einziges Mal Durst. Gerade als Wasserfreund warne ich vor vielem Wassertrinken und halte es mit dem Landmann, der sagt: Ein Platzregen macht mehr unfruchtbar als fruchtbar.

Hat aber jemand wirklich Durst, aus welcher Ursache es auch sein mag, so warne ich ihn davor, viel Wasser auf einmal zu trinken. Ich kenne einen kranken Herrn, der an außerordentlichem Durst gelitten und alles mögliche getrunken hat, um ihn zu löschen, und ihn doch nicht stillen konnte. Ich riet ihm, er solle alle halbe Stunde einen Eßlöffel voll Wasser nehmen. Als er gesund war, hat er mir versichert, dieses sei das einzige Mittel gewesen, wodurch er seinen fürchterlichen Durst habe stillen können. Wer viel Wasser trinkt, belästigt seinen Leib. Anders dagegen wirkt das Wasser, wenn es löffelweise genommen wird; es kühlt und verdünnt die Magensäfte, soweit es notwendig ist, und kann in kleinen Portionen weder schaden durch Erkältung noch auch der Natur lästig fallen. Ich bekam kürzlich einen Brief aus der Hauptstadt, worin mir eine Person, die ich nicht kenne, mitteilte, sie müsse mir ihren ganz besonderen Dank aussprechen für die Hilfe, die sie durch mein Buch gefunden. Es stand unter anderem darin: »Ich habe von jeher einen harten Stuhlgang gehabt, vier Jahre hindurch aber nie mehr ohne Abführmittel. Nun habe ich den Versuch gemacht, und zwar beharrlich, alle Stunde einen Löffel voll Wasser einzunehmen, und habe jetzt einen solch geregelten Stuhl bekommen, wie ich ihn nie gehabt. Anfangs merkte ich längere Zeit hindurch gar nichts, nach und nach aber hat dieser Löffel voll Wasser die größte Ordnung in mir geschaffen.« Allen, die an diesem Übel leiden, rate ich dringend: Lasset die giftigen Abführmittel weg und gebraucht statt dessen alle Stunde einen Löffel voll Wasser! Das wird die ersehnte Wirkung hervorbringen. Durch diese Empfehlung glaube ich auch dazu beizutragen, daß dem von Gott uns gegebenen Getränk die verdiente Ehre zuteil werde.

7. *Kaffee.* Ein allgemein verbreitetes Getränk ist der Kaffee. In meiner Kindheit war der Kaffee im Schwabenlande fast unbekannt, und es wären in manchem Bauernhof kaum ein oder zwei Weiber gefunden worden, die ihn hätten bereiten können. Jetzt aber hat er eine solche Verbreitung gefunden, daß wohl kaum ein Haus existiert, wo er nicht einheimisch ist. Ausnehmen muß ich die Landleute, die mit schweren Arbeiten zu tun haben und der Überzeugung sind, daß ihnen der Kaffee zur Stärkung nicht ausreicht. Auch läßt man in meiner Gegend den Kaffee als besseres Getränk den Arbeitsleuten nicht zukommen. Es gibt aber Gegenden, wo der Kaffee so allgemein ist, daß man kein anderes Frühstück kennt als dieses. Doch damit ist man nicht zufrieden; wenn der Kaffee einmal liebgewonnen ist, so muß er seinen Freunden auch des Nachmittags geboten werden. Es gibt sogar viele Leute, die ihn auch zur Abendmahlzeit verwenden. Ich will nun den Kaffee so hinstellen, wie er ist, und seine ganze Größe so schildern, wie er es in Wahrheit verdient.

Die Kaffeestaude ist eine Giftpflanze, somit auch die Bohne giftig. Beweis hierfür ist, daß aus Kaffeebohnen eines der stärksten Gifte gewonnen wird, das Koffein, von dem eine ganz kleine Portion ausreicht, den stärksten Menschen rasch zu töten. Kann deshalb die Kaffeebohne allgemein empfohlen werden? Und wer gesund bleiben und lange leben will, kann der in ihr hierzu das rechte Mittel finden?

Ein berühmter Arzt sagt: Der Kaffee geht halb verdaut aus dem Magen und nimmt die Milch und das Brot mit, die man genossen hat. Halb verdaut kann die Natur nichts brauchen, und somit hat sie durch den Kaffee nichts oder doch nur wenig gewonnen. Was sie aufnehmen konnte in der kurzen Zeit, ist unbedeutend. Man irrt also, wenn man glaubt, sich gut zu nähren, weil man mit dem Kaffee gute Milch und gutes Brot genießt. Der Kaffee führt beides wieder aus dem Körper hinaus, ehe es rechten Nutzen stiften konnte. Ferner führt der Kaffee auch die Magensäfte fort, mit denen er sich vermengt hatte. Also auch diese gehen durch ihn verloren. So wird wegen des Kaffees der Körper wenig genährt und infolge davon geschwächt, so daß nach längerem Gebrauch des Kaffees ein kräftiges Frühstück kaum mehr ertragen werden kann. Aus dem Gesagten ergibt sich, daß bei Kaffeetrinkern Schädigung eintreten muß.

Hat dann aber der Kaffee gar keine guten Seiten? O ja! Er gehört zu den Reizmitteln und macht, daß man sich recht behaglich und wohl fühlt, solange seine Reizwirkung anhält. Ist diese aber vorüber, so fühlt man sich wie vorher. Da der Kaffee zu den Reizmitteln gehört, so bringt er auch, wenn er einmal zum Gewohnheitstrank geworden, die heftigsten Aufregungen hervor. Es geht ähnlich, nur in schwächerer und gelinderer Weise, wie beim Schnapstrinken. Auch er führt oft schauderhafte Zustände herbei. Es ist kaum zu schildern, wie das ganze Nervensystem vollständig durch ihn zerrüttet werden kann, und geradeso nachteilig wirkt er auf Gemüt und Geist, indem er Trübsinn, Kleinmütigkeit, Furcht, Angst, Erschrecken usw. verursacht. Besonders ist der Kaffee beim weiblichen Geschlechte einheimisch, und man kann ihn recht gut bei diesem den Menschenmörder heißen, indem er Kraft, Gesundheit und zuweilen selbst das Leben verkümmert und abkürzt.

Es kam vor sechs Jahren eine Tochter angesehener Leute zu mir, welche von den Ärzten vollständig aufgegeben war. Sie war gut gebaut und stammte von ganz gesunden, kräftigen Eltern ab. Das Mädchen gestand mir, daß sie täglich dreimal Kaffee trinke, aber an keiner Speise mehr Geschmack finde. Ich gab ihr den Rat, nichts zu essen als jede Stunde einen Löffel Milch und täglich dreimal eine kleine Portion Brotsuppe. Nur die Furcht vor dem sicheren frühen Tode brachte die leidenschaftliche Kaffeetrinkerin zu dieser Kost. Nach einigen Tagen hatte sich die Natur daran gewöhnt, und in wenigen Wochen war das Mädchen wieder gesund.

Könnte ich die armen Geschöpfe, die bei mir Hilfe suchten, mit ihrer Appetitlosigkeit, mit ihren Nervenaufregungen, mit ihren Geistesgebrechen einer jungen Kaffeetrinkerin vor Augen stellen, ich glaube, einer jeden würde sicher die Lust vergehen, dem Kaffee zu huldigen. Der Anblick solcher Krankheitszustände, meine ich, müßte auch die vernarrteste Kaffeebase zur Einsicht bringen.

Ich bin der vollsten Überzeugung, daß der Kaffee die erste Ursache der allgemein herrschenden Blutarmut beim weiblichen Geschlechte ist; und wohin soll dieses führen, wenn kein Einhalt getan wird? Sollen solche heruntergekommene Personen dann ein Berufsleben antreten und mit ihren verkümmerten Schultern die Last des Ehestandes tragen, dann geht es, wie mir schon mancher junge Mann geklagt hat: »Ich glaubte, eine Mithelferin für die Bürde des Lebens bei der Heirat zu bekommen, und jetzt muß ich alles aufbieten, um nur den Arzt und die Apotheke zu bezahlen, und habe einen beständigen Jammer vor Augen.« Eine große Anzahl junger Mütter teilte mir unter Tränen mit, daß sie voller Gebrechen und Elend seien; und weil sie ihren Berufspflichten nicht nachkommen könnten, seien sie von ihren Männern verlassen oder verachtet. Wenn auch nicht allemal der Kaffee die Ursache war, so war er es doch recht oft; aber immer waren diese Jammerzustände in Verbindung mit der Verweichlichung durch die Kleidung.

Allerdings wird mancher sagen: Ich trinke viele Jahre hindurch Kaffee und fühle keine Nachteile. Ich gebe es zu, wenn jemand eine gute Natur hat und eine kräftige, gesunde Kost genießt, dann wird ihm freilich der Kaffee nicht viel anhaben können. Wer aber kann sich immer die gesündeste und kräftigste Kost anschaffen? Dazu kommt noch, daß wie Bier und Wein auch der Kaffee oft verfälscht wird. So wird dieses Getränk dann oft erst recht verderblich. Zu den Verfälschungen des Kaffees gehört besonders das Färben desselben. Gieße Wasser auf die Kaffeebohnen, lasse es einige Zeit stehen und du hast oft die schönste grüne Farbe. Man kauft ferner gewöhnlich zu den Bohnen noch sogenannte Surrogate, die aus verschiedenen Stoffen bestehen. Die einen meinen, diese gäben dem Kaffee einen besseren Geschmack; die anderen glauben, sie gäben ihm eine schönere Farbe; bei noch anderen heißt's, die Surrogate sind wohlfeiler usw. Allein ich glaube, daß alle Surrogate nicht viel wert sind. Ich will noch hervorheben, daß die Leute, welche im Kaffeelande leben und gesund bleiben wollen, nicht viel oder gar keinen Kaffee trinken und dort zum Sprichwort haben: »Kaffeetrinker – frühe Hinker.«

8. *Tee und Schokolade.* Nach dem Kaffee soll gleich vom Tee und von der Schokolade die Rede sein. Ich könnte von beiden so ziemlich das gleiche sagen, daß sie nämlich zu den hitzigen Getränken gehören, Nervenaufregung bewirken und dem menschlichen Körper nur wenige Nährstoffe bieten.

9. *Gesundheitskaffee.* Es gibt, Gott sei Dank, doch auch noch Gegenden, wo man statt der angeführten Getränke andere bereitet, von denen ich gerade das Gegenteil wie von den genannten sagen kann. Obenan steht der Malzkaffee. Wenn man diesen eine kurze Zeit lang getrunken hat, entbehrt man den Bohnenkaffee nicht mehr. Der Gerstenkaffee wird auch noch häufig getrunken; er ist wohl etwas rauher als der Malzkaffee, aber ganz schuldlos und von denen, welche ihn gebrauchen, recht geliebt. Man kann ebenfalls aus Weizen und auch aus Roggen Kaffee bereiten, und alle diese Arten sind nur zu empfehlen. Man möge daher doch die selbstgebauten Getreidegattungen, die zudem so wenig kosten, den teuren ausländischen vorziehen; besonders mögen das arme Leute tun! Über die Wirkung dieser Kaffeearten ist folgendes zu sagen: Wie der Bohnenkaffee zehrt, so nährt der Getreidekaffee; wie die Bohnen aufregen, so beruhigen die Getreidekörner. Bei einer ganzen Reihe von Erkrankungen innerer Organe ist ohne Zweifel der Malzkaffee jeder anderen Art von Kaffee entschieden vorzuziehen.

Ganz besonders gut ist der Eichelkaffee. Wie die Bohnen von der Kaffeestaude zur Herstellung des Kaffees verwendet werden, geradeso kann man von den Eicheln auch solchen bereiten. Diesen möchte ich wegen seiner Nahrhaftigkeit und Gesundheit sehr empfehlen; es ist nur schade, daß er nicht die wohlverdiente Gunst des Volkes hat.

Etwas über die »Kraftsuppe«

Ich bin der Überzeugung: Wenn die Kraftsuppe erkannt und benützt wird, kann man eine Anzahl unglücklicher Menschen beglükken. Gerade die Kraftsuppe ist nicht bloß wegen ihrer außerordentlich guten Nährstoffe zu empfehlen, sondern auch, weil sie sehr wohlfeil und leicht zu bereiten ist.

Ein Herr von Stand, der diese Kraftsuppe kennengelernt hatte, kaufte bei einem Bauern zwei große schwarze Laibe Brot. (Das schwarze Brot ist bekanntlich nur von Roggenmehl bereitet und wird für die Landleute genau eingemahlen, so daß nur wenig Kleie zurückbleibt und mithin aller Nährstoff des Roggens ausgenutzt wird.) Diese zwei Laibe Brot ließ der Herr in kleine Schnittchen schneiden und auf eine blecherne Platte bringen, welche auf den heißen Herd gestellt wurde, um das Brot soviel wie möglich auszutrocknen. So recht hart getrocknet, wurde es in einem Mörser zu einem groben Pulver zerstoßen. Wollte er eine Kraftsuppe, so rührte er zwei bis drei Löffel voll von diesem Brotpulver in siedende Fleischbrühe, tat ganz wenig oder gar kein Gewürz, ebenso nur wenig Salz daran. In zwei Minuten war die Suppe fertig. Sie schmeckt vorzüglich, gibt sehr gute Nahrung und bewirkt keine oder doch nicht viele Gase. – Statt Fleischbrühe hat der Herr öfters Milch genommen und, wenn diese im Sieden war, das Brotmehl eingerührt. Nach zwei Minuten war auch diese Suppe fertig. Diese hat noch einen großen Vorzug vor der mit Fleischbrühe bereiteten, weil ja die Milch die meisten Nährstoffe hat.

Hatte der Herr gerade keine Milch und keine Fleischbrühe, so ließ er Wasser sieden und ins siedende Wasser dieses Brotmehl einrühren. Es kamen dann etwas Gewürze und Rindsschmalz dazu, und auch diese Suppe verdient den Namen Kraftsuppe.

Eines Tages, in der Kirchweihwoche, kam dieser Herr in ein Haus, wo die Bäuerin Brot aus Spelz gebacken hatte, der dem Weizen ähnlich ist. (Auch dieses Getreide wird bei den Landleuten möglichst genau eingemahlen.) Er kaufte sich zwei solcher Brote und verfuhr wie beim schwarzen Brot. Er mischte dann das gewonnene Brotmehl mit dem früher genannten durcheinander und ließ sich von dieser Mischung die Kraftsuppe machen, wie vorhin beschrieben ist. So bekam er sechserlei verschiedene Suppen, die auch selbst in ihrer Kraft verschieden sind. Der Wechsel mit denselben ist sehr gut, damit die Suppe nicht so leicht widersteht.

Diese Kraftsuppe ist ganz vorzüglich *für recht schwache Kinder*, weil sie leicht verdaulich und recht nahrhaft ist und keine Gase bewirkt. Sie ist auch der schwachen *heranwachsenden Jugend* zu empfehlen, um die Blutarmut zu heben, durch welche der Körper sehr leidet.

Diese Kraftsuppe ist ferner gut *für die Kranken*, weil sie der heruntergekommenen Natur viele Nährstoffe bringt. Endlich ist sie besonders dem *hohen Alter* zu empfehlen. Wenn die Zähne fehlen, um die festen Speisen gut zerkauen zu können, so soll man sich an diese Suppe halten. Es sollte keine Familie geben, wo die Kraftsuppe nicht eingeführt ist. Ich habe sie einst einem hohen Beamten geraten, der mir später versicherte, er kenne keine gesündere und nahrhaftere Suppe.

C. Salz

Es ist wahr, daß der menschliche Körper Salze gebraucht, z. B. zur Zersetzung der Speisen. Eben deshalb ist es auch vom Schöpfer so eingerichtet, daß die meisten Nahrungsmittel, die der Mensch gebraucht, schon Salze in sich enthalten. Das Salz ist aber kein Nahrungsmittel, und der menschliche Organismus kann das in die Speise hineingetane Salz nicht gebrauchen. Das beweist der Umstand, daß das Salz durch Urin wieder abgeht. Es ist somit das Salz, welches ähnlich wie der Pfeffer zu Gemüsen und Suppen gegeben wird, nur ein Reizmittel. Daß der Gebrauch von vielem Salz nicht ein Bedürfnis der menschlichen Natur, sondern nur eine Angewohnheit ist, ersieht man aus folgendem: Gebe man einem Kinde nur schwach oder gar nicht gesalzene Speisen, es wird dann kein Bedürfnis nach Salz fühlen. Man kann sich aber auch so ans Salz gewöhnen, daß keine Speise mehr schmeckt, wenn sie nicht stark gesalzen ist. Die Wirkung des Salzes ist ätzend, zerfressend, zersetzend. Wer also viel Salz nimmt, der kann recht leicht seinen Magen, die Eingeweide usw. sehr beschädigen.

Ich habe viele Versuche mit dem Salz beim Vieh gemacht. Wo die Milchwirtschaft recht betrieben wird, da wird stark gesalzen, damit eine rasche Zersetzung der Nahrung im Tiere bewirkt werde. Es war auch oft in Büchern oder Zeitungen zu lesen, man sollte viel Salz füttern, und man ist sogar schon zu dem Sprichwort gekommen: Ein Pfund Salz gibt ein Pfund Schmalz. Ich habe auch jenen Rat befolgt und ziemlich viel Salz gefüttert, habe aber die Erfahrung gemacht, daß alle Tiere, bei denen es geschah, nicht alt wurden. Auch wurden sie nicht mehr trächtig oder warfen die Kälber zu früh ab. Es haben mir auch mehrere Schlächter versichert, man könne an den Gedärmen erkennen, ob der Besitzer kein, wenig oder viel Salz füttere; wenn viel Salz gefüttert werde, dann seien die Gedärme so morsch, daß man sie zum Wursten nicht gebrauchen könne, denn sie bekämen bei der Reinigung gleich Löcher. Was diese Schlächter behaupteten, davon habe ich mich oft überzeugt, wenn ich gründlich nachsehen ließ. Ich habe dann das entgegengesetzte Verfahren angewendet und gar kein Salz mehr gebraucht und habe die Erfahrung gemacht, daß das Vieh viel gesünder und älter geworden ist. Daher möchte ich jeden Landwirt, dem sein Vieh lieb ist, warnen, vor allem nicht viel Salz zu füttern. Ich weiß noch recht gut aus meiner Kindheit, daß die Erdäpfel häufig nicht gesalzen wurden; die Milchsuppe wurde gar nie gesalzen wie auch alles, was von Milch bereitet wurde. Heutzutage aber muß alles gesalzen werden. Man kann sich so sehr ans Salz gewöhnen, daß man bei allen Speisen schließlich das doppelte, ja dreifache Quantum des gewöhnlichen Maßes anwendet und trotzdem glaubt, man salze noch nicht genug. Ist das Rindfleisch von hitziger Wirkung und muß es daher, um Nachteilen vorzubeugen, mit Gemüse gegessen werden, so gibt es doch viele, die das Rindfleisch erst noch ins *Salz tauchen*, ehe sie es genießen. *Man sei vernünftig und gebrauche nur wenig Salz in der Überzeugung, daß unsere Nährmittel das nötige Salz selbst mitbringen!* Die Tiere des Feldes wie die Vögel der Luft gebrauchen auch kein Salz und gedeihen doch kräftig. Es ist also offenbar das Salz nur ein Reizmittel, ebenso wie die anderen Gewürze vom Pfeffer bis zum letzten derselben. Sie erwärmen, erhitzen, reizen, und weiter nützen sie nichts.

D. Der Essig

Der Essig ist sicher eines der ältesten Hausmittel, durch welches unsere Vorfahren in Hunderten von Fällen sich zu helfen wußten. Ich kann mich selbst noch erinnern aus meiner Jugendzeit, wie oft Essigwaschungen und Essigüberschläge angewandt wurden. Der Essig hatte aber nicht bloß als Hausmittel eine hohe Bedeutung, sondern wurde und wird heute noch verwendet zur Zubereitung der Nahrungsmittel; und es ist gut, wenn man weiß, welchen Wert er in jeder Beziehung hat.

Der Essig wurde früher gewöhnlich aus Wein bereitet, indem die Weinsäure in Essigsäure umgewandelt wurde. Dieser Essig wurde für den besten gehalten und war natürlich auch teurer.

Ein anderer Essig, den gewöhnlich das Landvolk gebrauchte, wurde meistens aus Weißbier bereitet. Die Maß solchen Essigs kostete gewöhnlich 3–4 Kreuzer, und es war nicht leicht, ein Haus zu finden, wo man nicht solchen Essig verwendete zu verschiedenen Speisen.

Heutzutage wird aus allen möglichen Sachen Essig hergestellt. Es geht mit dem Essig wie mit vielen anderen Artikeln: Fälschungen bleiben nicht aus. Wie verschiedene Pflanzen, so werden auch verschiedene Mineralien zur Essigfabrikation gebraucht. Ich habe vor zwei Jahren ein Rezept gelesen zu einem recht wohlfeilen und schwachen Essig. Unter anderm waren 25 Pfund Vitriol verzeichnet. Um Gottes willen, dachte ich, welch schwachen Essig wird dieses geben, und was wird das Vitriol für eine Wirkung im Körper

haben, und wie wird es dem Magen ergehen, der mit den Speisen öfters solchen Essig aufnehmen muß!
Wie Vitriol, so wird auch oftmals zur Essigbereitung Schwefel- und Salzsäure verwendet. Auch verschiedene Holzgattungen werden dazu gebraucht. Der Kuckuck weiß, was heutzutage alles zur Essigbereitung verwendet wird; und es ist kein Zweifel, daß viele tausend Menschen gerade durch den Essig nicht bloß Nachteile an ihrer Gesundheit erleiden, sondern die Gesundheit selbst verlieren, und daß ihnen das Leben durch den Essig abgekürzt wird. Darum sei man doch recht vorsichtig beim Ankauf von Essig. Man wird gar häufig gefälschten Essig einkaufen und hat dann für sein Geld nur etwas seiner Gesundheit Schädliches gekauft.
Der beste Essig wäre wohl der, welchen die Hausfrau selbst bereitet, und zwar von Obst oder von sogenanntem Weißbier aus Gersten- oder Weizenmalz.
Ich will ein Rezept zur Bereitung eines gesunden Essigs beifügen: Man nimmt das geringere Obst vom Baume, wenn es auch nicht ganz reif ist, zerschneidet dieses oder zerstampft es im Mörser, bringt das Ganze in einen irdenen Hafen oder in ein Glas, gießt ein wenig Essig daran, füllt es mit Wasser auf, überbindet die Öffnung mit einem festen Papier und sticht mit einer Stricknadel mehrere kleine Löcher hinein, daß etwas Luft eindringen kann. Darauf stellt man das Gefäß an die Sonne oder sonst einen warmen Ort. Nach zwei bis drei Tagen rührt man den Inhalt durcheinander. Ob er früher oder später brauchbar wird, kommt auf die Wärme an. Es darf aber das Gefäß nicht heiß werden. Ist das Aufgegossene ganz hell, so ist die Gärung vollendet und der Essig brauchbar. Dieser wird dann abgegossen, und es kann nochmals Wasser aufgegossen werden. Die Äpfel, welche gekocht werden, werden meistens geschält. Gerade die Schalen haben die meiste Schärfe und bewirken, in der angegebenen Weise behandelt, den besten Essig.
Will man aus weißem Bier, wie es für die Arbeiter bereitet wird, Essig machen, so tut man dieses ebenfalls in ein Gefäß, verschließt es oben und stellt es warm. Auch mit diesem Essig kann noch Obst vermischt werden. Solcher Essig ist nicht teuer und sehr gesund.
Der Essig, bemerkte ich oben, war stets ein gutes Hausmittel und ist es auch jetzt noch für den Kenner. Der Essig übt einen großen Reiz. Ein Beweis dafür ist, daß, wenn es jemand übel wird und man ihm das Gesicht oder die Lippen damit wäscht, er schnell wieder zu sich kommt. Auch auf die Haut übt er einen großen Reiz, wenn man den ganzen Körper oder einen Teil des Körpers mit

einem Teil Essig und zwei oder drei Teilen Wasser wäscht. Der Essig übt dann einen wohltuenden Reiz aus, fördert die Hauttätigkeit und vermehrt die Körperwärme.
Der Essig wirkt auch zusammenziehend, und deshalb wird er verwendet bei Geschwulsten, die durch Stoß, Schlag oder Zerquetschung entstanden sind. Er hindert die Fäulnis, deshalb wird oft Fleisch in Essig gebeizt. Damit neue und ältere Verwundungen nicht rasch in Fäulnis übergehen sollten, wurden sie häufig in früheren Zeiten mit Essig ausgewaschen. Die Heilung ging dann um so rascher vor sich. Das Waschen mit Essig löst ferner das Blut auf, welches sich durch Schlag, Quetschung usw. gesammelt hat. Zusammengestautes Blut wird also durch Essig aufgelöst und ausgeleitet. – Quetschungen werden durch Überschläge von Essig und Wasser geheilt. Wenn bei einem Beinbruch Geschwulst und Blutunterlaufung stattgefunden hat, leistet der Essig die besten Dienste. Die Geschwulst löst sich, und das angestaute Blut wird abgeleitet. Aus dem Gesagten erhellt hinreichend, daß sehr viele Gebrechen des menschlichen Körpers durch Essig behoben werden können.
Wie der Wein und Branntwein nicht zu den Nährmitteln gehören, so enthält auch der Essig keine Nährstoffe; er übt bloß einen Reiz im Innern oder wirkt zersetzend. Die Speisen, an welche man Essig getan hat, sind reizender, als sie es ohne Essig wären. Er wirkt aber auch zerstörend. Kommt der Essig mit den Speisen in den Magen und empfängt das Blut seine Nahrung aus den Speisen, so kann die Natur den Essig nicht fernhalten, sondern er gelangt mit in das Blut wie der Schnaps. Ist nun der Essig imstand, bei Quetschungen das Blut aufzulösen, so muß man auch annehmen, daß er wenigstens im kleinen Störungen bewirkt, wenn er ins Blut gelangt. – Wenn dies beim Essig im allgemeinen anzunehmen ist, welche Zerstörungen kann dann erst ein verfälschter Essig hervorbringen, besonders wenn scharfe Mineralsäuren zu dessen Bereitung verwendet wurden! So kann mancher mit dem säuerlich-angenehmen Geschmack ein böses Übel in sich aufnehmen und sich selbst ein Zerstörungsmittel wählen. – In den Säften wirkt Essig zusammenziehend; mithin kann auch im Innern ein Nachteil für die Natur dadurch entstehen, daß die Transpiration geschwächt wird. – Nach innen hat also der Essig nur Bedeutung für den Geschmack. Ich will nicht sagen, daß man nichts Saures essen darf; aber es gibt Leute, denen weder eine Speise sauer genug noch genug Essig am Salat ist. Daß solche Leute sich sehr schaden, daran ist kein Zweifel, besonders wenn der Essig gefälscht ist. Wem also seine Gesundheit lieb

ist, der esse nie stark gesäuerte Sachen und sei recht vorsichtig in der Auswahl des Essigs. Wie man übermäßig an das Salz sich gewöhnen kann und dann nie genug von demselben an den Speisen hat, so ist es auch mit dem Essig.

Leute, die recht viel Neigung zum Salz haben und dasselbe gern essen, bekommen Anlage zur Schwindsucht; geradeso geht es denen, welche große Vorliebe für Essig haben. Es ist daher zu bedauern, wenn manche solche Neigung zum Essig haben, daß sie ein Stück Brot in Essig tauchen und dasselbe lieber essen als ein Stück Fleisch. Somit verwerfe ich es nicht, an die Kost ein wenig Säure zu bringen; eine kräftige Natur wird hiervon nichts zu fürchten haben. Ich warne aber vor stark gesäuerten Speisen und besonders vor dem Essigtrinken! Ich habe selbst Leute kennengelernt, die solches taten, aber alle sind nicht alt geworden. Recht sauer essen ist ja doch nur Angewöhnung, der Magen verlangt das gewiß nicht. Dieser würde sich sträuben, wenn er könnte, gegen den ihm aufgebürdeten Essig.

E. Mineralwasser

Du wirst auch, lieber Leser, von mir ein Wort hören wollen über *Mineralwasser*. Ich verwerfe sie nicht, empfehle sie im allgemeinen aber auch nicht; denn wenn das Salz leicht nachteilig wirken kann, so wird dieses um so mehr der Fall sein bei den Mineralwassern, die ja mehr oder weniger verschiedene Salzteile enthalten und ätzend auf den Magen wirken. Ist eine Natur kräftig und ist nur ein Teil des Körpers krank, so können im Mineralwasser Salze sein, die dieses Übel wegätzen; kommt man aber mit diesem Mineralwasser zu oft und gebraucht man zuviel davon, dann kann das Übel leicht noch gesteigert werden. Es ist mit dem Mineralwasser wie mit den Laxiermitteln. Wenn jemand hin und wieder ein Laxiermittel nimmt, so ist noch nicht viel gefehlt; wenn man aber, weil es gut wirkt, längere Zeit Gebrauch davon macht, so richtet es die Natur zugrunde. Ich kenne recht viele, die in Mineralbäder gegangen sind; es tat ihnen gut, und sie wurden gesund; sie gingen ein zweites Mal, und es ging ihnen weniger gut; sie gingen zum dritten Male, und das Mineralwasser übte keine Wirkung mehr an ihnen aus. Der Gebrauch mancher starken Mineralwasser wirkt auf unsere Natur ähnlich wie das Putzen mit Sand auf die Silbersachen; wenn man solches öfters vornimmt, wird das Silbergeschirr großen Schaden erleiden. Daher rate ich, das Mineralwasser entweder recht wenig und selten oder noch besser gar nicht zu gebrauchen. Den klarsten Beweis geben mir die vielen Kranken, die zu mir kamen und klagten, daß die Mineralwasser ihnen nicht bloß keine Heilung gebracht, sondern sie vielmehr noch kränker gemacht hätten.

2. Über das Essen[1]

Das vorhergehende Kapitel hat den Wert der Nährstoffe im allgemeinen auseinandergesetzt. Wer wollte nicht gern lange leben und gesund und kräftig sein! Möge man deshalb die rechte Wahl treffen in der Nahrung und in den Getränken und das Wertlose und Schädliche meiden und fliehen!
Es ist nun vielleicht den Lesern dieses Buches angenehm, wenn ich eine Art Küchenzettel für die drei Tagesmahlzeiten hier niederschreibe. Da ich es aber immer noch mit den alten Sitten und Gebräuchen halte, so werde ich die ehemalige Lebensweise darstellen und das zu unserer Zeit Gebräuchliche bei dieser Gelegenheit in seiner Verkehrtheit recht beleuchten. Ich will auch bei der Einteilung in drei verschiedene Tageszeiten bleiben, Morgen, Mittag und Abend. Wenn ich dabei hauptsächlich Rücksicht nehme auf die allgemein herrschenden Gebräuche, so tue ich das aus dem Grunde, weil früher im Volke so wenig über Blutarmut geklagt wurde, während diese jetzt allgemein ist. Ein Arzt sagte kürzlich: »Es ist erbärmlich, wie das Landvolk so blutarm ist und bejahrte Leute von 70 bis nahezu 80 Jahren blutreicher sind als viele junge Leute von 24 Jahren.« Fangen wir mit dem Frühstück an, fragen wir: Worin bestand dieses einstmals, und was ist heutzutage gebräuchlich?

Das Frühstück

Das Frühstück der Landleute war gewöhnlich eine Suppe: Milchsuppe, Brotsuppe, Brennsuppe oder Erdäpfelsuppe. Diejenigen, welche schwere Arbeiten hatten, wie Dienstboten und Knechte,

[1] Bei dem in diesem Kapitel Gesagten habe ich vorwiegend die ländlichen Verhältnisse und Lebensweise meiner schwäbischen Heimat im Auge gehabt und sie zur Grundlage meiner Auseinandersetzungen gemacht. Ich weiß wohl, daß diese Lebensweise nicht in ihrer Gesamtheit auf andere Gegenden zu übertragen ist. Viele Leser werden sich auch nicht dazu verstehen können, in dieser Weise zu leben; mögen sie aus dem Gesagten sich das herausnehmen, was mit ihren Verhältnissen sich verträgt!

bekamen Hafermus und Suppe oder auch Mus und Milch, auch Suppe und Milch. Weil am Morgen die Natur ausgeruht hat und somit kräftiger ist, so war diese Mahlzeit vollständig ausreichend. Die nicht besonders schwere Arbeiten hatten, aßen vom Frühstück bis Mittag nichts mehr; die aber schwer arbeiten mußten, bekamen noch ein sogenanntes Unterbrot, welches gewöhnlich aus Milch und eingebrocktem Brot bestand oder auch aus Erdäpfeln und Milch. Die ärmeren Leute, die keine Dienstboten hatten, nahmen ein Stücklein schwarzes Brot oder ein Stücklein Brot und Erdäpfel. Wie gut war diese Wahl! Enthält doch das Brot alle Nährstoffe, die man braucht! Deshalb ist auch die Brotsuppe so gut für den Körper. Die Milch, wie bereits erwähnt, ist eiweißreich. Hat man noch Brot dazu, so hat man eine Mahlzeit, die dem Körper recht viele und kräftige Nährstoffe bietet und auch gut verdaulich ist. Die Brennsuppe wird also bereitet: Gesundes Mehl wird in einer Pfanne geröstet wie Kaffeebohnen, nur nicht so braun, dann mit Wasser gekocht. Nimmt man Brot dazu, so hat man ein kräftiges, nahrhaftes Frühstück. Besonders wurde diese Suppe aus Hafermehl bereitet, und sie wurde stets für die vorzüglichste Nahrung gehalten. Das Mus enthält recht viele Nährstoffe und ist deshalb für den angestrengt Arbeitenden ein sehr gutes Frühstück. Zu dem Mehl, woraus das Mus bereitet wurde, verwendete man etwas Gerste, hauptsächlich aber Hafer. Es wurde gekocht mit Wasser, wenn man keine Milch hatte, sonst mit Milch oder mit halb Milch und halb Wasser. Die Dienstboten wären ohne solches Mus nicht auf ihrem Platze geblieben. Zu diesem Mus kam noch eine kleinere Portion Brotsuppe. – Du siehst also, lieber Leser, wie einfach und kräftig die Nahrung und wie gut die Wahl getroffen war. Bei diesem Frühstück konnten die Dienstboten von morgens 4 Uhr, ja oft von 3 und 2 Uhr an, falls sie noch ein Unterbrot erhielten, bis Mittag ihre Arbeiten gut verrichten, ohne geschwächt zu werden.
Welche Frühstücke hat aber unsere Zeit gewählt? Die Arbeiter auf dem Lande sind auch jetzt noch großenteils, wenigstens bei uns in Schwaben, bei jenem Frühstück geblieben, haben aber leider mit demselben auch schon Schädliches verbunden. Es ist sogar in verschiedenen Orten Sitte, daß man nach dem Frühstück ein Glas Schnaps nimmt, wodurch die kräftige, nahrhafte Kost teilweise wieder verdorben wird. Sonst hat man fast allgemein den Kaffee, weniger Schokolade, zum Frühstück gewählt. Was bekommt aber die Natur davon? Der betrogene Mensch hat von ihm bloß einen angenehmen Reiz und eine scheinbare Kräftigung bekommen, aber

keine Nährstoffe, die seine Kraft erhalten oder vermehren. Also ein künstliches Reiz- und langsames Abführmittel hat man eingenommen mit der Täuschung, man habe gut gefrühstückt. Das traurigste aber ist, daß gerade schwächliche, gebrechliche Leute ganz besonders dieses Frühstück gewählt haben und notwendigerweise durch dasselbe zu noch größerer Blutarmut und Gebrechlichkeit kommen. Selten trifft man eine Näherin, die gesund und kräftig ist. Der Grund liegt neben der sitzenden Lebensweise zum großen Teil darin, daß diese Leute dem Kaffee zu sehr ergeben sind. Ich weiß von solchen, die nie mehr in einem Hause genäht haben, wenn man ihnen nicht vorher Kaffee versprochen hatte. Wenn es mit der Menschheit besser werden und die Blutarmut behoben und eine kräftigere Gesundheit erreicht werden soll, dann ist zuallererst notwendig, daß man ein gesundes, nahrhaftes und kräftiges Frühstück genießt. Vertausche also den Kaffee in der Frühe mit einem guten Frühstück von der angegebenen Art! Willst du das nicht, dann lasse es bleiben, beklage dich aber auch nicht mehr über dein Elend, deine Armseligkeit; und wenn die Hütte deines Körpers zusammenbricht, dann sei überzeugt, daß du selbst das meiste dazu beigetragen hast! Wem aber der Kaffee so sehr am Herzen liegt, daß ihm schon das Wort Kaffee allein ein Labsal ist, der möge zum Frühstück Malzkaffee, Eichelkaffee, Roggenkaffee oder Weizenkaffee nehmen; er hat eine große Auswahl, und die genannten Arten sind das reinste Gegenteil vom Bohnenkaffee. Schnaps zum Frühstück ist, wie schon gesagt, höchst verderblich; er entzündet den Magen und regt auf. Der Alkohol ist und bleibt ein Verderben für den Körper.

Es gibt viele Gegenden, wo man zum Frühstück Kaffee nimmt und Brot dazu, auf welches Butter gestrichen wird. In anderen Gegenden nimmt man Honig statt Butter. Honig ist nahrhaft und hat die angenehme Eigenschaft, rasch vom Blutkreislauf aufgenommen zu werden. Honig ist ein gelindes Abführmittel und Arzneimittel. – Im Schwabenlande ist die Butterwirtschaft allgemein. Es werden Tausende von Zentnern verkauft und in andere Länder geschickt; aber niemand glaubt dort, daß das Brot ohne Butter nicht nahrhaft und kräftig sei. Wie teuer kommt überdies in einer Familie diese Zugabe zu stehen, die ganz gut entbehrt werden kann!

Doch man wird entgegnen: Diese empfohlenen Frühstücke sind mir zu schwer, sie blähen mich auf und verursachen mir Magendrücken. Ich antworte dir: Hast du schwere Arbeit, so wird es dich nicht lange drücken. Hast du aber keine schweren Arbeiten oder gar eine sitzende Lebensweise, so darfst du nur wenig nehmen, dies wird dich nicht belästigen; denn fünf bis sechs Löffel kräftiger Suppe bringen dir mehr Nahrung und Kraft als ein ganzes Frühstück mit Kaffee.

Das Unterbrot (Die Zwischenmahlzeit)

Dieses bestand einst aus Milch und schwarzem Brote; die Armen hatten gestockte Milch und schwarzes Brot, zur Winterszeit Kartoffeln und etwas Brot oder Milch dazu. Diese Mahlzeit war gewöhnlich in fünf bis sechs Minuten vorbei, und rüstig ging man wieder an die Arbeit. Heutzutage kommt es häufig vor, daß man statt Milch und Brot oder Erdäpfeln Bier und Brot nimmt, was sehr gefehlt ist; denn das Bier wirkt bloß durch Reiz und hat nur wenig Nährstoffe. Selten ist überdies das Bier, welches man zum Unterbrot gibt, ein gutes, kräftiges Bier, ja öfters ist es geradezu verfälscht. Daher rate ich den Arbeitern recht dringend: Kaufet euch statt des Bieres Brot und Milch und laßt dadurch eurer Natur eine gesunde, kräftigende Nahrung zukommen! Wenn ihr für den Preis des Bieres Brot und Milch kauft, dann seid ihr viel besser genährt als mit jenem Getränke.
Eine Unsitte ist es auch, wenn besonders Handwerksleute zu dieser Zwischenmahlzeit ihr Glas Schnaps bekommen, da dieser ja nur verderblich wirken kann, wie oben bemerkt; das traurigste aber ist, daß der Schnapsgenuß auf diese Weise zur Gewohnheit wird. Bedenke doch jeder: Wer für die Hälfte dessen, was Bier und Schnaps kosten, Milch und Brot kauft und genießt, wird viel gesünder und kräftiger sein als der, welcher jene Getränke zu sich nimmt.

Die Mittagsmahlzeit

Die Mittagsmahlzeit ist ganz verschieden bei denen, die Mehlspeisen genießen, und bei denen, die vom Fleischgenuß leben. Auch herrscht eine Verschiedenheit in diesem Punkte in den einzelnen Ländern. Man kann wohl sagen: So verschieden die Sprache, so verschieden ist auch der Tisch. Ich will zuerst schildern, wie es einst im Schwabenland war und teilweise auch jetzt noch ist. Gerade hier besteht der Fleischgenuß am wenigsten, obgleich man viel schönes Vieh hat. Selbst dann, wenn das Vieh billig ist, kann man doch nicht von allgemeinem Fleischgenuß reden; alte Gewohnheiten werden hier noch hoch geschätzt. So laß dir denn, lieber Leser, eine schwäbische Mahlzeit beschreiben, wie sie vor 50 bis 60 Jahren war!

Die erste Speise war Sauerkraut; es bekam jeder eine Portion desselben ohne jegliches Fleisch; ärmere Leute kochten sehr oft Erdäpfel zusammen mit dem Kraut. Im Winter fügte man auch Erbsen hinzu. Hätte das Kraut gefehlt, so wäre man mit der ganzen Mahlzeit nicht zufrieden gewesen. Nach dem Kraut kamen Suppe, Brotsuppe oder eingekochte Suppe von Mehl, oder Knödel, wie sie in Schwaben gebräuchlich sind. Auf die Suppe folgte eine geröstete Kost, wieder von gutem Mehl bereitet; den Schluß machte noch ein Topf Milch, aus dem alle gemeinschaftlich aßen. So beschaffen war der Mittagstisch der schwer Arbeitenden. Bei den ärmeren Leuten fiel gewöhnlich die geröstete Kost aus; dafür gebrauchten sie gedünstete Speisen. Wie gefällt dir ein solcher Tisch? Bemerken muß ich noch, daß stets ein Krug frischen Wassers neben dem Tische stand, so daß jeder Gelegenheit hatte, vor dem Essen etwas zu trinken; während des Essens trank niemand. Bei diesem allgemein gebräuchlichen Mittagstisch blieben die Leute recht kräftig und gesund, und viele kamen tief in die achtziger Jahre. Wenn ein solcher Mittagstisch wieder allgemeiner Gebrauch würde, dann glaube ich, daß manche Krankheiten nach und nach wieder verschwinden würden.

Diese Auswahl der Speisen war eine viel bessere, als vielleicht mancher Leser denkt. *Das Sauerkraut gehört wohl zu den allergesündesten Nährmitteln.* Es war allgemeines Sprichwort: Die fleißigen Krautesser werden am ältesten. Mit dem Kraut verbindet sich die Suppe und gibt einen Brei, den die Magensäfte recht gut für den Körper verarbeiten können. In diese Mischung kommt dann die Hauptspeise, und den Schluß macht die kräftigste Speise, die Milch. Stellen wir uns diese Mischung im ganzen wie im einzelnen vor, so muß doch jedem klarwerden, daß die Natur für die Vermehrung ihres Blutes ganz Schuldloses bekommt, keine hitzigen Gewürze, nicht den so verderblichen Essig oder andere zu sauere Sachen, nichts Trockenes und Hartes, was die Natur nicht oder nur schwer zersetzen kann.

Neben diesen schwäbischen Tisch wollen wir einen anderen, den der Fleischesser, setzen. Die erste Speise ist Fleischsuppe, die gewöhnlich ganz dünn ist, indem wenig oder nichts in diese eingekocht ist. Nach der Suppe kommt ein sogenanntes Voressen, eine Fleischkost, gewöhnlich mit sauerer Sauce; dazu wird feines Backwerk gereicht. Dann kommt die Hauptspeise: Rindfleisch mit ein- oder zweierlei Gemüse. Bei einem feineren Tische folgen noch ein oder zwei Sorten Braten. Das ist der Tisch der Fleischesser für gewöhnlich. Bei größeren Mahlzeiten wird aber noch mehr aufgetragen. Vergleichen wir jetzt diesen Tisch mit dem obigen, um den Unterschied kennenzulernen. Die Fleischbrühe ist fast wertlos. Sie schmeckt zwar gut, ist aber nicht so sehr Nährmittel als vielmehr Reizmittel durch die Gewürze und die Wärme. Die zweite Kost enthält wieder mehrere Gewürze, sonst würde der Geschmack fehlen. Durch die dem Fleisch beigegebenen, oft sauren Saucen wird dasselbe noch schärfer gemacht. Die Zugabe aus feinem Backwerke muß hauptsächlich darum mitgenossen werden, damit jene Speise nicht so sehr erhitzt. Das Rindfleisch enthält am meisten Nahrungsstoff, entwickelt aber auch die meiste Hitze, weshalb zum Rindfleisch die Gemüse notwendig sind; aber auch diese sind wiederum mit Gewürzen gekocht, üben somit gleichfalls einen Reiz aus. Kommen noch mehrere Speisen, ein oder zwei Braten oder Geflügel nach dem Rindfleisch, wie es an feineren Tischen der Fall ist, dann haben die folgenden Speisen mit den zugehörigen Gemüsen dieselbe Bedeutung und Wirkung, wie sie beim Rindfleisch angegeben ist. Den Schluß eines solchen Mittagessens macht gewöhnlich der Kaffee, der wiederum einen Reiz ausübt, aber auch bemüht ist, dem Magen Erleichterung zu verschaffen, indem er die Speisen möglichst schnell aus dem Magen verdrängt, daher das Gefühl des Wohlseins und Leichterwerdens nach dem Genuß des Kaffees. Nicht unerwähnt darf bleiben, daß bei dieser Mahlzeit kein Wasserkrug gebraucht wird, sondern das Glas Bier oder Wein oder beide nacheinander. Werden noch Mehlspeisen bei einer größeren Tafel verwendet, so sind sie gewöhnlich zu fein, um Nahrung zu geben, zu sehr gewürzt, um die durch die Fleischspeisen bewirkte Erhitzung mindern zu können. Aus dem Gesagten ist wohl jedem klar, daß ein großer Unterschied ist zwischen dem Tisch der Leute, die sich von Fleisch, und solcher, die sich von Mehlspeisen nähren, sowohl was das Maß der Erhitzung als auch das der Ernährung angeht.

Diese beiden genannten Mahlzeiten stehen sogar vielfach einander schroff gegenüber. Sie können aber auch recht gut, die eine wie die andere, etwas gemäßigt, miteinander verbunden werden. Der Fleischesser kann bei seiner Mittagstafel eine gute vegetarische Speise genießen und so deren vortreffliche Nährstoffe sich zuwenden. Umgekehrt kann der Vegetarier auch recht gut eine Portion Fleisch mit seinen Speisen verbinden und so dessen Nährstoffe

seinem Körper zukommen lassen. Bei den Mahlzeiten wird auch öfters noch frisches Obst genossen, was nur zu empfehlen ist. Das Obst kühlt, erfrischt und stillt den Durst.
Ich habe bereits erwähnt, daß unsere Vorfahren recht viel auf Erbsen gehalten haben. Gerade die armen Leute nährten ihre Kinder viel mit Erbsensuppe und Erbsenbrei. Sowohl mittags als auch abends wurde Erbsensuppe aufgesetzt. Fast noch mehr wurde Gerste geschrotet und zur Suppe verwendet, die an Wohlfeilheit und Kraft wohl kaum von einer anderen Suppe übertroffen werden konnte.
Wer mir das, was ich hier gesagt habe, nicht glauben will, der tue, wie er mag; ich mache es auch so, und damit basta! Eins aber möge mir jeder glauben, dies nämlich, daß ich nicht mit Vorurteil gesprochen, sondern nur zum Besten meiner Mitmenschen dargelegt habe, was ich durch Beobachtung gefunden.

Der Abendtisch

Beim Abendtisch soll zunächst wieder angegeben werden, wie ihn einst das schwäbische Landvolk gehabt hat. Das erste Gericht war eine Suppe, Brotsuppe oder eine solche, in die Mehl eingekocht war. Auch Erdäpfel wurden mit eingekocht. Nach der Suppe kam die zweite Kost, wieder aus reinem Naturmehl bereitet; aber es war nicht geröstet, sondern entweder gedünstet oder in einer braunen Sauce. Den Schluß machte wieder die Milch. Die ärmeren Leute hatten im Winter gewöhnlich des Abends Kartoffeln und Suppe und, wenn sie Milch hatten, erstere mit Milch. Auch gab es wohl Suppe und Kartoffelmus, sonst nichts weiter. Mithin gab es drei Speisen bei den Bessergestellten und gewöhnlich nur zwei bei den Armen. Recht oft hatte man auch eine schwarze Brotsuppe, welcher nicht selten Erdäpfel beigegeben wurden. Dieser Abendtisch ist bei den Landleuten auch jetzt noch so geblieben, ebenso wie großenteils der Mittagstisch. Aber eines muß doch sehr beklagt werden, weil es den größten Nachteil für die Menschen hat: daß nämlich die Milch, dieses so vorzügliche und gesunde Nährmittel, nicht mehr so oft auf den Tisch kommt und daß dafür teueres und schlechtes Bier getrunken wird, welches nur armselige oder gar keine Nährstoffe hat. Es ist ganz unbegreiflich, wie man die gute Milch verkaufen kann, um dafür Bier zu kaufen, da doch drei Liter vom besten Bier nicht annähernd die guten Nährstoffe enthalten wie ein einziger Liter Milch. Das nenne ich schlecht wirtschaften, und ich bin der Überzeugung, daß, wenn es so fortgeht, alle Milch verkauft wird und geringwertiges Bier an deren Stelle kommt, die Menschheit immer mehr zurückgehen und die Blutarmut immer mehr überhandnehmen wird. Am bedauernswertesten aber sind dabei die Armen und Schwächlinge daran; wie viele der nahrhaftesten Speisen können aus der Milch bereitet werden! Wie mannigfach kann die Milch als Nahrungsmittel verwendet werden, und jetzt wird dieses erste Nährmittel so bald wie möglich aus dem Hause getragen! Dafür wird dann der armselige Kaffee und schlechtes Bier eingekauft, die hoch im Ansehen stehen. O daß es doch wieder anders werden möchte!

Der Abendtisch ist bei jenen, die Fleisch genießen, dem Mittagstisch sowohl in der Art der Speisen als auch in deren Wirkung ähnlich, geradeso wie bei denen, die sich bloß von Mehlspeisen nähren. Die Speisen der ersteren sind stark gewürzt und hitzig, wodurch Durst erzeugt wird. Wer regelmäßig von Mehlspeisen lebt und wenig Gewürz gebraucht, wird auch wenig und selten Durst haben. Bekommt er aber diesen, dann weiß er, daß in seinem Körper nicht alles in Ordnung ist. Das Freisein vom Durst ist ein Hauptvorteil für die, welche nur von Getreide und Früchten leben. Es sei noch bemerkt, daß der Abendtisch nicht zu reichlich sein und nicht zu spät genommen werden soll. »Große Abendmahlzeiten füllen die Särge«, sagt ein spanisches Sprichwort.

Trinken beim Essen

Es herrscht unter der Menschheit eine zweifache Ansicht: Die einen sagen, man solle recht wenig trinken und besonders nichts während der Mahlzeit; andere dagegen behaupten, man solle bei jeder Speise eine Zugabe von Flüssigkeit zu sich nehmen, Wasser, Bier oder Wein. Was mag wohl das Rechte sein? Ich will es dir, lieber Leser, auseinandersetzen. Die Speise, die du in dich aufnimmst, muß zuerst von den Zähnen gut verarbeitet werden, je gründlicher, desto besser; denn *gut gekaut ist halb verdaut.* Die Speise muß ferner mit Speichel vermischt werden; im Mund sind mehrere Drüsen, die den Mundspeichel absondern. Wenn nun die Speisen gegen die Drüsen drücken, so fließt der Speichel aus und vermischt sich mit der gekauten Speise. Je besser die Speisen mit Speichel vermischt werden, um so besser sind sie vorbereitet für den Magen. In diesem werden die aufgenommenen Speisen mit Magensaft vermischt, und je inniger die Vermischung, um so besser wird auch die Verdauung sein; denn der Magensaft muß ja die Speisen zersetzen und auflösen, die weichsten wie die härtesten. Außer diesen zwei Umwandlungen der Speisen im Mund und im Magen finden noch mehrere andere im Darmkanal statt, bis der Speisebrei so zersetzt ist, daß die Natur das für sie Notwendige ausziehen kann. Es wird also derjenige nicht recht tun, der die Speisen, ohne sie ordentlich zu zerkauen, verschluckt. Müssen aber die Speisen mit dem Magensaft vermischt werden, so fragt es sich: Wird dies ebensogut geschehen, wenn man während des Essens öfters trinkt, als wenn man nicht trinkt? Trinkt jemand beim Essen, dann werden notwendigerweise die Speisen zuerst mit dem Getränke vermischt, und infolge davon können die Magensäfte nicht mehr so eindringen in die Speisen, weil sie bereits mit Flüssigkeit durchtränkt sind. Wer ein Tuch rot färben will, wird dieses Tuch nicht erst ins Wasser tauchen, ehe er es in die rote Farbe legt. Wie dünn werden ferner die Magensäfte, wenn sie fünf- bis sechsmal, ja noch öfter mit Flüssigkeit vermischt werden! Sind aber die Magensäfte zu sehr verdünnt, so haben sie keine Kraft mehr, die Speisen zu verarbeiten. Dann kann aber auch die Natur nicht alles bekommen, was in den Speisen enthalten ist; es wird ein großer Teil der Speisen unaufgelöst und unausgenützt abgehen. Der allein richtige Grundsatz ist: Trinke, wenn dich dürstet, denn der Durst sagt dir, es fehle an Flüssigkeit für die Magensäfte. Dürstet dich nicht, so sind deine Magensäfte schon dünn genug; dann laß das Trinken bleiben!

Wenn der Landwirt vernünftig seine Pferde füttert, so wird er sie, wenn sie von der Arbeit in den Stall kommen, nach wenigen Minuten zuerst tränken, damit durch das Wasser die dicken Magensäfte verdünnt und so zur Aufnahme der Speisen vorbereitet werden. Dann gibt er ihnen trockenes Futter, welches sie gut kauen müssen, damit es, mit Speichel gehörig vermischt, in den vorbereiteten Magensaft gelange. Während der Fütterung wird er dem Pferde nichts zu trinken geben, er wird auch kein Wasser in den Trog schütten, damit das Futter nicht durchnäßt wird. Würde er dieses tun, dann würde das Futter, da es mit Wasser schon durchtränkt ist, nicht mehr hinreichend vom Magensaft durchdrungen werden. Das Pferd würde dann regelmäßig dickbauchig werden, nie die volle Kraft bekommen und schwerer atmen. Der Grund hiervon ist, daß die Nahrung nicht hinlänglich ausgenützt und das Tier somit nie in erforderlicher Weise genährt wird. – Denken wir uns nun die Speisen, die bei einem Mittagstisch genossen werden, untereinandergemischt, so gibt es einen weichen Brei; gießt man aber an diesen Brei einen Liter Wasser oder Bier oder Wein, wie dünn wird dann dieser, und viele Magensäfte würde man nötig haben, daß das Ganze ordentlich davon durchdrungen würde. So ist also die erste und beste Regel: Wer Durst vor dem Essen hat, der trinke; er trinke aber nur ganz wenig und glaube ja nicht, daß er mit dem vielen Trinken schnell allen Durst stillen könnte! Während des Essens trinke man gar nicht und selbst nach der Mahlzeit noch nicht sofort, sondern erst dann, wenn Durst sich einstellt. Wozu denn viel trinken bei Tisch? Man bekommt ja Flüssigkeit genug in der Suppe, und die Gemüse (Kartoffeln usw.) enthalten ja sehr viel Wasser. Ich bin an Hand der Erfahrung zu der Überzeugung gekommen, daß man durch die Speisen Flüssiges genug bekommt. Ich habe schon in meiner Jugend recht viele Leute kennengelernt, und es waren gerade die ältesten, die den ganzen Winter hindurch nicht zehnmal etwas getrunken haben. Ihre Suppen, ihre weichgekochten Speisen und die Milch haben ihnen Flüssigkeit genug gebracht. Daß die Fleischesser und die, welche geistige Getränke nehmen, mehr Durst bekommen, ist klar und bereits oben erwähnt worden. Die Hauptgrundsätze in betreff des Trinkens wären also kurz zusammengefaßt diese: Nicht trinken, wenn kein Durst vorhanden, und auch im Durst nicht zu viel! In kleinen Portionen wird dieser am besten gestillt. Während des Essens trinke man gar nichts; denn man ißt keine Speisen, die nicht Flüssigkeit enthalten. Selbst nach dem Essen trinke man nicht sogleich, weil die Verdauung alsbald beginnt und mehrere Stunden lang dauert, das Trinken ihr aber nicht förderlich ist.

Maß im Essen

Wie man streitet über das Trinken beim Essen, so auch über das Maß der Speisen, wie viel man genießen soll. Es gibt Leute, die recht viel essen und glauben, wenn der Magen nicht ganz gefüllt wäre, so hätten sie nicht hinlänglich Nahrung genommen. Sie sind auch für das öftere Essen. Andere dagegen sind der Ansicht, es reiche eine kleine Portion aus, und man solle nicht so oft essen. Welche Meinung ist wohl die richtige? Für die menschliche Natur reicht eine kleine Portion aus, um sie gut zu nähren und in der Kraft zu erhalten, vorausgesetzt, daß diese kleine Portion gut ausgenützt wird. Wenn man aber recht viele Speisen zu sich nimmt, die weder gut verdaut noch gehörig ausgenützt werden, dann hat man einen großen Teil umsonst gegessen. Es kommt daher viel darauf an, daß man die Natur an wenig gewöhnt und daß dieses wenige gut ausgenützt werde, nicht aber, daß viel genommen werde und das meiste davon nutzlos abgehe. Beispiele werden dies am besten beweisen.

Ich kenne einen Herrn, der über 80 Jahre ist. Er nimmt nur die allerkleinsten Portionen zum Frühstück, Mittag- und Abendessen, und zwar ohne Getränk, wenn ihn nicht dürstet. Er ist vollständig gesund, hinlänglich genährt und hat eine vorzügliche Geisteskraft. – Ich kannte einen anderen Herrn, der weit über 80 Jahre alt wurde. Er hatte die Gewohnheit, kein Getränk zu genießen, begnügte sich mit der einfachsten Kost und aß nur äußerst wenig. – Ein dritter Mann aus meiner Bekanntschaft war 90 Jahre alt. Er hatte sich nie an Bier und Wein gewöhnt und war recht vorsichtig, daß er ja nie zuviel genoß. Mit Recht sagt auch das Sprichwort: Ein Vielfraß wird nicht geboren, sondern nur erzogen. Man kann die Natur an alles gewöhnen und auch so gewöhnen, daß sie gierig nach dem verlangt, was sie umbringt. Ich kannte fünf Brüder, die arm waren und mit den schwersten Arbeiten ihr Brot verdienten. Den ganzen Winter mußten sie im Walde Holz hauen, im Frühjahr und Herbst angestrengt kultivieren, im Sommer die schwersten Arbeiten verrichten. Bei diesen Leistungen hatten sie folgende Kost: am Morgen eine Brennsuppe oder eine andere ähnliche: am Mittag des Winters im Walde einen Liter Milch und schwarzes Brot, am Abend Erdäpfel und Brotsuppe. Alle haben ein hohes Alter erreicht und waren stets gesund. Sieht man dagegen, wie viele andere die kräftigste Kost in doppelt so großer Portion zu sich nehmen, dabei eine ruhige Lebensweise haben, die Körperkräfte wenig anstrengen und doch voller Elend und Gebrechen und fast verkümmert sind, so wird es klar, daß es nicht die Menge der Speisen ist, was den Menschen kräftig und gesund macht. Es soll nur gute Kost gewählt werden, dann reicht auch eine kleine Portion aus. Es soll ferner gesorgt werden, daß die Natur das Gebotene gut verarbeiten könne und somit nichts nutzlos gegessen und getrunken werde.

Wie oft soll man essen?

Auch in diesem Punkte wird viel gefehlt. Viele glauben, ohne vier- bis fünfmal zu essen, könne man nicht bestehen. *Am vernünftigsten scheint es mir zu sein, täglich dreimal zu essen: morgens, mittags und abends.* Ißt man zu oft, dann bekommt der Magen nie Ruhe. Ist er immer gefüllt, wird er auch beständig ausgedehnt. Zehrt er nie ganz auf, was er enthält, so bleiben die Speisen teilweise unverdaut im Magen zurück und verursachen Magenbeschwerden. Von der einen Essenszeit bis zur anderen soll im Magen aufgeräumt werden. Wenn die Landleute vier-, ja fünfmal essen, so vertragen sie dies wegen ihrer schweren Arbeit; aber wohlgemerkt, sie kommen auch recht gut aus, wenn sie nur dreimal essen. Den Beweis geben uns die armen Landleute, die bei der einfachsten Kost nur dreimal essen und mit ihrer Kraft recht gut ausreichen. Wenn die Speisen zu lange im Magen bleiben und darin verderben, so bilden sich auch schlechte Stoffe, und es können leicht dadurch Krankheiten entstehen. – Man mache es sich also zur Gewohnheit, dreimal täglich zu essen. Das reicht vollständig aus. Recht regelmäßig leben bringt das beste Gedeihen. Je nahrhafter ferner die Kost ist, um so kleiner die Portion. Man vermeide endlich, was der Natur nicht gut ist, dann darf man auf Gesundheit, Kraft und Ausdauer rechnen[1].

Vom Rauchen

Ich bin schon oft gefragt worden, was ich vom Rauchen halte. Meine Meinung hierüber ist diese: Junge Leute, die mit 15 bis 17 Jahren zu rauchen anfangen, setzen sich im allgemeinen der Gefahr aus, sich sehr zu schaden. Erstens wirkt bei einer jungen Natur das Tabakgift (Nikotin) viel stärker und nachteiliger ein als in späteren Jahren. Zweitens wird das Rauchen, wenn es früh begonnen wird, leicht zur Leidenschaft. Nicht selten wird auch die vollkommene Entwicklung dadurch behindert, und Krankheit und Siechtum können leicht bei jungen Leuten entstehen. Es gehört nicht viel dazu, daß Lungenleiden, Halsgebrechen, Aufgeregtheit in den Nerven, Herzklopfen und dergleichen entstehen. Solche und ähnliche Übel sind zwar leicht herangelockt, doch nicht mühelos wieder zu entfernen. Ist das im allgemeinen so, dann ist es noch mehr der Fall, wenn schlechte Stoffe geraucht werden.

Ich traf einst drei junge Burschen von 15 bis 16 Jahren, welche blaß aussahen wie der Tod. Ich fragte sie, was ihnen fehle. Erst auf dringendes Fragen bekam ich zur Antwort: »Wir lernen das Rauchen und haben soeben eine Zigarre geraucht.« Ich forderte sie dann auf, sie sollten einander ruhig ins Gesicht schauen und an sich

[1] Leute mit schwachem Magen werden allerdings öfters etwas zu sich nehmen müssen, weil sie jedesmal nur ganz kleine Portionen genießen dürfen; größere Quantitäten kann ihr schwacher Magen nicht bewältigen.

die Frage stellen: Kann das Rauchen gesund sein, wenn man so schlecht davon aussieht und sich darnach so unbehaglich fühlt? *Das traurigste aber ist, daß man sich das Rauchen leicht dermaßen angewöhnt, daß man nicht mehr ohne dasselbe sein kann und zum Sklaven des Tabaks wird. Ziemt sich das für einen Menschen, bei dem doch die Vernunft die Herrschaft führen sollte?*
Vielleicht fragst du, ob ich nicht selbst rauche. Ich will darauf ganz der Wahrheit gemäß antworten. Bis zum 45. Jahre habe ich nicht geraucht. Da ich aber die Bienenzucht gründlich erlernen wollte und der Zigarrenrauch ein vorzügliches Mittel ist, mit den Bienen fertig zu werden, so habe ich das Rauchen angefangen. Es hat mich große Überwindung gekostet, mich daran zu gewöhnen. Ich rauche auch jetzt noch eine oder zwei Zigarren, wenn ich in Gesellschaft bin. Rauche ich aber gar nicht, so entbehre ich deshalb nichts. Mein Urteil über das Rauchen geht überhaupt dahin: *Wer gar nicht raucht, tut am besten, weil er seiner Natur keine nachteiligen Stoffe zuführt und zugleich nicht wenig Geld erspart, das er sonst recht gut verwerten kann.* Wenn aber ein gesunder Mann in einer freien Stunde, besonders bei einer Unterhaltung, eine Zigarre oder Pfeife raucht, so wird es ihm nicht schaden. Aber man möge ja nicht zu viel und besonders nicht während der Arbeit rauchen. Denn erstens wird man viel bei der Arbeit dadurch gestört, und zweitens kommt es zu teuer. – Ich fuhr einst auf der Eisenbahn, und im Laufe des Gesprächs sagte jemand, er habe schon für mehr als 3000 Gulden Zigarren geraucht. Alle lachten darüber und glaubten, er wolle uns einen Bären aufbinden. Der Reisende aber gab die Zahl der Zigarren an, die er in einem Tage rauche, und die Jahre, während welchen er geraucht habe. Nun wurde zusammengerechnet, und es ergab sich, daß er reichlich 4000 Gulden verraucht hatte. – Wieviel kosten die Zigarren, die in einem Jahre in einem Lande geraucht werden! Trotz der großen Summe, die man dafür ausgibt, hat die menschliche Natur nicht den mindesten Nutzen davon gehabt.

Das Schnupfen

Über das Schnupfen bemerke ich folgendes: Daß der Schöpfer dem Menschen deshalb eine Nase anerschaffen hat, damit er schnupfen könne oder solle, glaube ich nicht und bin daher weit davon entfernt, dasselbe für notwendig zu halten. Ich will jedoch das Schnupfen nicht durchaus verwerfen. Wird es aber so stark betrieben, daß man nicht mehr arbeiten kann oder sich nicht mehr behaglich fühlt, wenn man nicht schnupft, so ist dieses doch nicht mehr in Ordnung. Überdies findet man bei einem starken Schnupfer sehr oft keine besondere Sorge für Reinlichkeit. Der Schnupftabak gelangt auch bei einem solchen Schnupfer leicht in den Hals, selbst bis in den Magen, und Gutes wird er nirgends stiften; aber sicher kann er viel Unheil anrichten. Zudem kostet der Schnupftabak auch nicht wenig Geld. Daher ist mein Urteil dieses: Man soll nichts zur Leidenschaft werden lassen, also auch das Schnupfen nicht.

Anmerkung zum Abschnitt über Ernährung, vom Bearbeiter

»Bei einer oberflächlichen Betrachtung der Einteilung der Nahrungsmittel in eiweiß-(stickstoff-)reiche, -arme, -freie könnte man den Eindruck gewinnen, als ob der Gehalt an Eiweiß das einzig Wichtige sei. Sie entsprach nur der Gepflogenheit der damaligen Zeit. Liest man die Einzelheiten, so ist die kritische Beurteilung bei jeder Gruppe bemerkenswert. Auch heute weisen alle Forschungsergebnisse auf eine vernünftige Zusammensetzung einer Gemischtkost hin. Diese ›Vollkost‹ muß alle natürlichen Nahrungsmittel in ausreichender Güte und Menge und im rechten Mischungsverhältnis zueinander enthalten. Keiner von ihnen ist durch einen andern Nährstoff ersetzbar, mag er auch an sich in noch so kleinen Mengen in der Nahrung vertreten sein. Um diese Bedingungen zu erfüllen, müssen die Nahrungsmittel von gesundem Boden ohne einseitige übermäßige Düngung gewonnen sein. Täglich muß ein ausreichender, nicht zu kleiner Teil frisch, durch Erhitzen usw. nicht verändert, also als Rohkost, verzehrt werden. Eine solche ›Vollkost‹ muß ferner alle natürlichen Nahrungsmittelgruppen in einer Menge und Mischung enthalten, daß eine gegenseitige Ergänzung der verschiedenen Wertigkeiten gewährleistet ist. Zwischen der Kost des Gesunden und der des Kranken bestehen keine grundsätzlichen Unterschiede. Jede Krankenkost muß unter allen Umständen ›Vollkost‹ sein oder ihr mindestens so nahe als möglich kommen.« (Professor Vogel)
Nicht nur bei ausgesprochenen Nahrungsschäden, sondern auch bei vielen Herabminderungen der Widerstandskraft des Körpers erkennt man heute als starke Mitursache schlechte Ernährungsgewohnheiten des Kulturlebens. Rheumatismus, Gicht, Fettsucht, Zuckerkrankheit, Blinddarmentzündung, Herz- und Gefäßerkrankungen und viele andere sind gleichzeitig mit einer Verschiebung der Ernährungsverhältnisse in den letzten Jahrzehnten im Ansteigen begriffen.

Besteht die Nahrung ständig vorwiegend aus Fleisch, Eiern, Hülsenfrüchten und Weißmehlspeisen, dann muß das schädlich sein. Diese Kost ist säureüberschüssig im Stoffwechsel und arm an Vitaminen und Mineralsalzen. Übermäßige Fleischnahrung hinterläßt im Körper immer eine Reihe von Stoffen bzw. Abbauprodukten, die schädlich wirken; sie erzeugt auch Darmträgheit.

Eine gesunde Ernährung soll also viel Frischnahrung aus ungekochten Nahrungsmitteln – Obst, Gemüse, Salat, also Rohkost – enthalten, sie ist auch mineralsalzreich und gibt dem Körperstoffwechsel Gelegenheit, die schädlichen Abbauprodukte der Fleisch-Eiweiß-Verarbeitung unwirksam zu machen.

Es lautet daher die Faustregel: Iß fünf- bis siebenmal soviel von natürlichen Nahrungsmitteln und Vitaminträgern, Kartoffeln, Gemüse, Salat, Obst, wie von allem andern zusammen!

IV. ABSCHNITT

Vorbemerkung

Das Erziehungsideal der Neuzeit, das auf Stärkung des Körpers und Geistes mit naturgemäßer Lebensweise hält, hat in Kneipp einen frühen Verfechter. Kneipp erkennt die Nachteile einer naturfremden Erziehung der Jugend und sieht die Frühschäden, die im jugendlichen Alter gelegt werden und die sich später so verhängnisvoll auswirken. Wenn auch heute die Neuformung des gesamten Jugenderziehungswesens einen breiten Anlauf genommen hat, so enthalten die Kneippschen Gedankengänge für viele noch sehr nützliche Hinweise. Die Jugend muß von früh auf an die frische Luft und Sonne, das kalte Wasser, gymnastische Bewegung, Wanderungen und an das Erleben der Naturschönheiten gewöhnt werden.
In diesem Abschnitt sprach Kneipp auch über »Höhere Schulen«, »Gemeinschaftshäuser« und »Mädchenheime«. Diese Seiten konnten ohne Schaden für das Gesamtwerk gestrichen werden, da sie sachlich und durch die Zeit vollständig überholt sind. Vieles, was Kneipp damals als Neuerung forderte, ist heute Allgemeingut geworden.

1. Erziehung

Der Schöpfer der Welt hat der Menschheit die Fortpflanzung des menschlichen Geschlechts übertragen und hat zu diesem Zweck schon die Stammeltern durch einen unauflöslichen Vertrag, den Ehebund, untereinander verbunden. Auf diese Weise sollte für die Pflege und Erziehung der Nachkommenschaft aufs beste gesorgt werden. Da der Mensch ein Ebenbild des Schöpfers ist und hierdurch unendlich erhaben über der ganzen sichtbaren Schöpfung dasteht, so konnte es dem Schöpfer gewiß nicht gleichgültig sein, wie für die Erhaltung des menschlichen Geschlechtes und für die Erziehung der Nachkommenschaft Sorge getragen werde. Aus dem Zweck des Ehebundes ergeben sich auch die mit demselben verbundenen Pflichten. Da derselbe, wie er beim Anfange des Menschengeschlechts geschlossen wurde, noch heute fortbesteht und bleiben wird bis zum Ende der Zeit, so möchte ich ein wohlgemeintes Wort an alle richten, die ihn eingehen und seine Verpflichtungen auf sich nehmen und ihnen zeigen, wie sie diese erfüllen sollen.

Pflichten der Eltern im allgemeinen

Wem ist nicht bekannt, daß ein guter Acker eine gute Frucht hervorbringt, daß aber von einem schlechten nicht viel zu erwarten ist? Gilt dieses nicht auch in gleicher Weise von den Eltern? Ganz gewiß; wenn sie gesund und kräftig sind, ist auch eine ähnliche Nachkommenschaft zu erwarten. Wenn aber die Eltern Schwächlinge sind oder voller Gebrechen, wenn sie durch schlechte Wohnung, Kost, verkehrte Kleidung oder gar ungeregelte Lebensweise ihrem Körper schaden, so wird auch ihre Nachkommenschaft nicht gesund und kräftig sein.
Wäre es mir doch möglich, allen Müttern folgende Wahrheiten recht ans Herz zu legen! Es tragen die Kinder mehr oder weniger die Züge ihrer Eltern. Geradeso erben sich auch die geistigen wie die körperlichen Zustände von den Eltern auf die Kinder fort; darum das Sprichwort: Der Apfel fällt nicht weit vom Stamme. Wenn eine Mutter recht der Überzeugung lebt: es ist ein Gott, der alles regiert und leitet, dem ich zu dienen verpflichtet bin; wenn sie Tag für Tag sich bemüht, im Dienste ihres Gottes die Zeit zuzubringen, und so recht vor den Augen desselben lebt und alles meidet, was ihr von ihm verboten ist, sollte dann nicht erwartet werden können, daß ihre frommen Gesinnungen sich auch auf ihre Kinder fortpflanzen? Werden nicht auch diese geistigen Züge der Mutter sich in den Kindern wiederfinden? Glücklich ist eine solche Mutter, und glücklich die Kinder, denen eine solche zuteil geworden! Aber gar traurig ist es, wenn eine Mutter ganz in entgegengesetzter Weise geartet ist. Das hat auf die Nachkommen die übelste Wirkung. Heißt es doch oft: Das Kind ist geradeso stolz und einfältig wie die Mutter, liebt die Eitelkeit wie seine Mutter, ist zanksüchtig wie diese usw. Es vererben sich also gute wie schlechte Eigenschaften auf die Kinder, und zwar bis ins zweite und dritte Geschlecht. Es geht hier gerade wie bei Krankheiten. Ist in einer Familie oder Verwandtschaft die Schwindsucht, so haben die meisten Mitglieder derselben, oft alle, Anlage zur Schwindsucht. Herrscht in einer Familie Geisteskrankheit, so bleiben auch deren Spuren bei der Nachkommenschaft nicht aus. Es kann außerdem den Eltern nicht genug empfohlen werden, keine Leidenschaft in sich aufkommen zu lassen, damit nicht ihre Nachkommen ihre Folgen als ein unseliges Erbteil von ihnen überkommen und den eigenen Eltern hierüber gerechte Vorwürfe machen können. Könnte man in jedem Kindlein die Anlagen, die es mit auf die Welt gebracht hat, schauen, so

müßte man manches derselben bemitleiden und fragen: Was wird doch einst aus diesem Kinde werden bei so traurigen Keimen des Bösen? Diese schlimmen Anlagen kommen oft noch mehr zur Entwicklung durch das schlechte Beispiel der Eltern, welches die Kinder vor Augen haben. Das von der Mutter Gesagte gilt aber auch ebenso, wenn nicht noch mehr, vom Vater. Darum sagt das Sprichwort: Wie der Acker, so die Ruben; wie der Vater, so die Buben.

Stelle ich mir eine größere Anzahl neugeborener Kinder vor, dann könnte ich sie in drei Klassen einteilen: erstens lebensunfähige, zweitens schwächliche und drittens recht gesunde und kräftige. Die der ersten Klasse sind so gebrechlich, daß sie nicht zu leben vermögen. Die Maschine des Körpers kommt nicht in Gang, und die Seele muß bald den gebrechlichen Körper verlassen; es tritt ein früher Tod ein. Zur zweiten Klasse gehören die, welche wohl schwächlich und gebrechlich sind, aber doch durch eine besonders günstige Pflege dem frühen Tod entgehen, ja sogar noch gesund, kräftig und ausdauernd werden und zum Glück und Segen der Eltern gereichen können. Was die dritte Klasse betrifft, so kommen die Eltern mit solchen Kindern leichter zurecht. Ist man aber nachlässig in der Erziehung und Pflege, so werden diese Kinder denen der zweiten Klasse ähnlich. – Möchten die Eltern es doch recht beherzigen, daß in dem kleinen Körper ihres Kindes eine unsterbliche Seele wohnt, die nach dem Ebenbilde Gottes geschaffen wurde, und daß ihnen deshalb in dem Kinde ein himmlisches Kleinod übergeben ist! Sie sollen dafür sorgen, daß der kleine Körper zu einem großen Haus für die Seele werde, recht fest und ausdauernd, so daß das Kind später seine Pflichten gegen seinen Schöpfer, gegen seine Mitmenschen und gegen sich selbst erfüllen kann. Daher müssen sie auch alles aufbieten, daß zum Aufbau der Geisteshülle ihres Kindes nur gutes Material verwendet werde, und achtgeben, daß nicht durch schlechte Nahrung oder Verweichlichung seines Leibes derselbe einer baldigen Auflösung entgegengehe. Wie bedauernswert sind die Kinder, welche durch die Schuld der eigenen Eltern schwach und gebrechlich dastehen, fast unfähig, ihrer hohen Bestimmung nachzukommen und die Stellung in der menschlichen Gesellschaft einzunehmen, zu der sie Gott bestimmt hatte! Haben solche Kinder nicht gerechten Grund zum Vorwurf gegen ihre Eltern? – Soviel über die *Pflichten der Eltern im allgemeinen.*

Pflichten der Eltern im besonderen

Die erste Pflicht, welche die Eltern betreffs der Gesundheit ihrer Kinder haben, ist die Sorge für die Nahrung. Für die früheste Nahrung, die dem Kinde zukommen soll, hat der Schöpfer selbst gesorgt durch ein Naturgesetz; und jede Mutter ist verpflichtet, diesem Gesetze nachzukommen. Tut sie das nicht, dann hat sie sich vor Gott darüber zu verantworten, und fade Ausreden werden ihr vor dem Gerichte Gottes nichts helfen. Jeder Mutter möchte ich recht ernstlich sagen: »Fürchte deinen Gott und halte dieses Gesetz ein!« Allerdings kommen Fälle vor, in denen die Beobachtung desselben nicht möglich ist; aber unter diesen werden nur wenige sein, in denen nicht in der Lebensweise der Grund hierfür zu finden wäre. Gewöhnlich sind Zeitgeist, Mode, verkehrte Lebensweise, Verweichlichung, Sinnenlust usw. die Ursachen, daß dieses Gottesgesetz nicht beobachtet wird oder nicht mehr beobachtet werden kann. Liegt wirklich der Fall vor, daß dieses nicht eingehalten werden kann, dann steht gewöhnlich ein Arzt zur Seite, welcher der berufene Ratgeber ist; auch ich erlaube mir einige Winke für solche Fälle zu geben.

Eine kranke Mutter gab ihrem kleinen Kinde Milch mit etwas Wasser verdünnt; sobald dasselbe wieder Hunger zeigte, gab sie ihm wieder eine kleine Portion davon. Das Kind gedieh, konnte später nahrhafte Kost genießen und wuchs prächtig heran. – Ich kannte eine Mutter, deren Kind sieben Wochen zu früh auf die Welt gekommen war. Es war ihr einziges Kind und der einzige Liebling. Es wurde ihr der Rat gegeben, sie solle demselben täglich in mehreren kleinen Portionen Eichelkaffee geben. So rettete sie ihr Kind, ja es wurde mit der Zeit groß und stark und lebt heute noch in der vollsten Kraft. Ich kann überhaupt für Kinder den Eichelkaffee mit Milch nicht genug empfehlen. Eine Mutter hatte ein Töchterlein, das einige Wochen außerordentlich gedieh, aber auf einmal zu kränkeln anfing, keine Nahrung ertragen konnte und so armselig wurde, daß es nur mehr Haut und Knochen hatte. Während eines Vierteljahres nahm es beständig ab, und man befürchtete mehrere Wochen hindurch das Ende des Kindes. Ich riet der bestürzten Mutter: Geben Sie dem Kinde täglich dreimal, jedesmal zwei bis drei Löffel voll, schwarzen Malzkaffee, sonst die Nahrung, wie sie die Kinder hierzulande bekommen, nämlich gekochten Brei. Das Kind bekam eine solche Lust für den Malzkaffee, daß es für diesen jede andere Kost verschmähte und ihn gierig trank. Nach wenigen Tagen wurde Milch mit dem schwarzen Malzkaffee verbunden und dies ein Vierteljahr fortgesetzt, ohne daß man eine andere Kost verabreichte. Nur Milch und Malz waren also die Nahrung der Kleinen. Das Kind gedieh dann so außerordentlich, daß es Lust zu jeder einfachen Speise bekam und zum gesündesten und kräftigsten Mädchen heranwächst. – Den Eichelkaffee also, der doch recht wohlfeil und in jeder Apotheke zu bekommen ist, kann man den Kindern recht gut geben, bis sie imstande sind, eine kräftigere Kost zu genießen. Ebenso verhält es sich mit dem Malzkaffee, der auch wohlfeil ist, gut nährt und Gedeihen bewirkt. Eichelkaffee und Malzkaffee sind das gerade Gegenteil vom eigentlichen Kaffee oder Bohnenkaffee. Wer recht verkümmerte, blutarme, geistig und körperlich verkrüppelte Kinder will, der darf bloß den Bohnenkaffee als Nährmittel für dieselben wählen. Außer der Verantwortung, die er sich dadurch aufladet, hat er auch noch die traurigen Folgen solcher Verkehrtheit an seinen Kindern täglich vor Augen.

Wenn die Kinder, bis sie ein Jahr alt geworden sind, mit Milch oder Malzkaffee oder Eichelkaffee genährt werden, so kann nach Verlauf dieser Zeit, ja oft noch früher, mit einer anderen Kost begonnen werden. Da entsteht nun die Frage: Was soll man kleinen Kindern geben? Ich glaube, daß die rechte Wahl meist nur von armen Leuten getroffen wird. Ist Vermögen da, so wählt man feinere Sachen, aber nicht so günstige. Vor allem vermeide man alle aufregenden Getränke, sowohl Kaffee als Bier und Wein. Nur was das Kind kräftigt, nährt und leicht verdaulich ist, soll ihm gereicht werden. Man soll aber nicht nur keine hitzigen *Getränke* geben, sondern auch keine *Speisen*, die erhitzen. Ich will als Beispiel einer vernünftigen Ernährungsweise ein armes Elternpaar anführen, das 13 Kinder hatte und recht mühsam das Brot für diese verdienen mußte. Die Kinder bekamen jeden Morgen eine ziemlich dicke Suppe, z. B. Brotsuppe, Brennsuppe und Erdäpfel darin, Erdäpfelsuppe oder ein Mus, halb aus Erdäpfeln und halb aus Mehl bereitet. Dieses Frühstück schmeckte den gesunden, kräftigen Kindern außerordentlich gut. Zwischen Morgen und Mittag war der Hunger schon wieder da, und sie bekamen Erdäpfel und Brot oder, wenn man Milch hatte, Milch und Brot. Am Mittag bekamen sie kräftige Suppe, gedünstete Mehlkost und Milch, nachmittags ein Stücklein schwarzes Brot, und gab es noch Milch dazu, dann waren die Kinder ganz glücklich. Am Abend wurden wieder Brotsuppe und Erdäpfel aufgesetzt, auch Milch, wenn solche vorhanden war. So ungefähr wurden diese Kinder genährt, und es wird nicht leicht eine Familie zu finden sein, die gesündere, kräftigere Kinder aufweisen kann. Wenn doch nur die Eltern nie vergessen würden, daß sie auch für die körperliche Entwicklung ihrer Kinder verantwortlich sind, und daher nie eine unzweckmäßige Kost für dieselben wählen möchten! Fleisch taugt für die Kinder nicht; es gibt zu hitziges und unreines Blut, und sie werden viel größeren Gefahren, ihre Gesundheit zu verlieren, ausgesetzt, als wenn sie nur mit Milch und Mehlspeisen genährt werden. Der Hauptgrundsatz ist mithin: Wähle Milch, Obst, Gemüse, Haferspeise, Mehlspeisen für die Kinder! Von großer Wichtigkeit ist aber auch, daß denselben stets eine entsprechende, nicht zu große Portion vorgelegt werde; denn der Appetit der Kinder ist gewöhnlich recht groß, und wenn sie sich satt essen, haben sie meistens zuviel gegessen. Man sei ja nicht ängstlich, daß die Speisen für die Kinder zu rauh und schroff seien! Ich kannte eine Mutter, die für ihr Brot Roggen, Gerste und Hafer mahlen ließ und beim Backen die Kleie hinzutat und mit diesem Brote ihre Kinder nährte. Auch bereitete sie andere Speisen daraus. Die Kinder bekamen auf diese Weise alle Nährstoffe aus dem Getreide und wurden somit vorzüglich genährt. Wer den Kindern feines Brot gibt, der nährt sie armselig; ebenso wer von Kunstmehl Speisen bereitet. Wer aber den Kindern hitzige, gewürzte und saure Speisen gibt, wird das Blut derselben erhitzen und Verdauungsstörungen verursachen. Die Folge wird sein, daß die Kinder lebensunfähig werden und früh dem Siechtum anheimfallen, wie ich es an so vielen gesehen, die man hilfesuchend zu mir brachte, oder sie werden doch nur mühsam ihr Leben fristen und ihrem Berufe nur halb gewachsen sein. Die Eltern sollen auch nicht vergessen, daß erhitzende Getränke und Speisen die Sinnlichkeit mehr wecken und fördern. Der Eltern Glück sind gute Kinder, und als solche können nur die bezeichnet werden, welche geistig und körperlich gesund und kräftig und sittlich gut sind. Warum sind die Talente oft so verkümmert und schwach? Vielfach liegt es an der körperlichen Entwicklung. Der Körper übt einen sehr großen Einfluß auf den Geist aus, und ist ersterer verkümmert, wird auch letzterer darunter leiden. »Mens sana in corpore sano«, auf deutsch: »Ein gesunder Geist in einem gesunden Körper!« Halte man eine ruhige, vorurteilsfreie Rundschau, und man wird finden, daß ein großer Teil der Gelehrten aus dem einfachen Landvolke hervorgegangen ist. Man kann gewiß sein, daß solche die einfachste und doch glücklichste Erziehung hatten. Man hat früher den Studierenden stets den Platz nach ihren

Leistungen angewiesen, und man hat überall die Wahrnehmung gemacht, daß der größte Teil der besten Plätze immer von Kindern des Landvolkes eingenommen wurde. Es sollen also die Eltern große Sorge tragen, daß ihre Kinder eine recht einfache, gesunde und nahrhafte Kost bekommen, und zwar vorherrschend Mehlkost mit Milch. Mit der Fleischkost aber soll ja nicht früh angefangen werden, und es sollen überdies die Fleischspeisen stets mit Obst, Gemüse, Salat usw. verbunden werden.

Hautpflege der Kinder (Abhärtung beim Kinde)

Auch das Kind muß den Wechsel der vier Jahreszeiten ertragen; es muß sich gewöhnen an Kälte und Wärme. Wird hier unrichtig verfahren, so kann der Körper sich nicht gehörig entwickeln und nicht ausdauernd für alle kommenden Stürme werden. Jeder menschliche Körper muß gegen Kälte und Wärme abgehärtet sein, auch der des Kindes. Wenn man von den Abhärtungen liest, welche die Menschen in den ältesten Zeiten von Kindheit an bis zu ihrem Lebensende gepflegt haben, so muß man staunen, wie weit sie es hierin gebracht haben, wie gesund sie geblieben und wie alt sie geworden sind. Wie armselig sieht es hierin heutzutage unter der Menschheit aus! Ich bin der vollsten Überzeugung: wenn die Jugend nicht besser abgehärtet wird, nimmt die Blutarmut zu, die Gebrechlichkeit wird größer, und viele Tausende sterben eines gar zu frühen Todes. – *Wie soll man die Kinder abhärten?*
Es ist Sitte und auch der Reinlichkeit wegen notwendig, daß die Kinder warme Bäder bekommen. Ich habe nichts dagegen: Wenn aber die Kinder alle Tage ein warmes Bad bekommen, so muß ich vernünftigerweise annehmen, daß sie dadurch verweichlicht werden. Nehme ein erwachsener Mensch zwei Monate lang täglich ein warmes Bad, und es wird ihm gehen, wie mir dieses Jahr ein Kranker erzählte. Dieser hatte 25 warme Bäder genommen und war dadurch ganz matt und so empfindlich geworden, daß er keine Kälte mehr zu ertragen vermochte. Wenn nun einen Erwachsenen ein tägliches warmes Bad halb zugrunde richten kann, sollten nicht kleine Kinder durch die warmen Bäder noch viel mehr geschwächt werden? Und wie verschieden ist die Wärme der Bäder, die man für die Kinder anwendet! Mütter und Kinderpflegerinnen prüfen oft mit der Hand, ob das Bad warm genug sei. Weil sie aber häufig ganz kalte oder schwielige Hände haben, so kann leicht das Bad um die Hälfte zu heiß sein, und das arme Kind muß dann doppelt leiden. Ich bin

nicht gegen das warme Bad, nur soll es nicht lange dauern und nicht zu warm sein. In drei Minuten kann das Kind mittels des warmen Bades leicht gereinigt werden, und gleich darauf soll die Abhärtung kommen. Man wasche das Kind, sobald es aus dem warmen Wasser kommt, mit frischem, kaltem Wasser ab, was in ein paar Sekunden geschehen ist, und geradeso schnell wird dann auch die überflüssige Hitze genommen sein. Oder man mache die Sache noch wirksamer: man halte neben dem warmen Bade ein Gefäß mit kaltem Wasser bereit und tauche das Kind nur eine, höchstens zwei Sekunden in dieses kalte Wasser; dadurch ist nicht nur die überflüssige Wärme beseitigt, sondern die Kindesnatur ist auch gestärkt worden. Allerdings wird das Kind anfangs schreien; es tut aber nichts, sie schreien auch ohne das kalte Bad, und in kurzer Zeit werden sie sich gar nichts mehr aus dem kalten Wasser machen. Mir hat ein Beamter geschrieben, er sei mir großen Dank schuldig für den guten Rat, die Kinder ins kalte Wasser zu tauchen; denn seit dieser Zeit seien seine Kinder gesund und kräftig. Eine gute Mutter und ein guter Vater müssen auch eine gewisse Entschiedenheit und Bestimmtheit im Handeln besitzen und nicht durch jedes Gefühl sich leiten lassen. Sollte das Muttergefühl gar zu zärtlich sein und glauben, das Vaterland komme in Gefahr, wenn sie ihr Kind in kaltes Wasser tauche, so kann sie ja in den ersten Tagen das kalte Wasser etwas mildern, so daß es 12 bis 15 Grad Reaumur hat, aber ja nicht lange warten, bis sie das Kind ans frische Wasser gewöhnt.

Ist das Kind so weit entwickelt, daß es nicht mehr täglich ein warmes Bad braucht, so ist recht gut, wenn die Abhärtung mit kaltem Wasser nicht unterbleibt, sowohl der Reinlichkeit wegen als besonders wegen der Kräftigung des Körpers. Würden die Kinder vom dritten Jahre an bis sie in die Schule gehen, wenn nicht alle Tage, so doch wenigstens drei- bis viermal in der Woche auf drei bis vier Sekunden ein Bad nehmen oder gewaschen werden, wie dankbar würden sie dereinst ihren Eltern sein, wenn sie gesund und kräftig ihrem Berufe vorstehen können. Man lasse nur die Kinder im Freien ihrer Willkür folgen, so wird man recht bald finden, falls Gelegenheit sich bietet, wie sie im Wasser plätschern, im Wasser gehen usw.; es tut ihnen so wohl, sie fühlen sich so behaglich und können sich nur schwer vom Wasser trennen. Würde es ihnen nicht so wohl bekommen, so würden sie nicht so gern ins Wasser hineingehen. Lasse man doch den Kleinen ihre Glückseligkeit, wenn sie auch tropfnaß in die Wohnstube kommen! Es hilft das ja dazu, ihnen das Glück einer kräftigen Gesundheit zu verschaffen. Es sei jedoch bemerkt, daß man ihnen, falls sie naß nach Hause kommen, trockene Kleider anziehen muß. Ein Sprichwort sagt: Was Hänschen lernt, das treibt der Hans! Wenn sie in der Jugendzeit durchs Wasser sich abgehärtet haben, werden sie auch später durch Abhärtung ihre Gesundheit bewahren und der Verweichlichung nie anheimfallen.

Bekleidung der Kinder

Werden viele Kinder durch unrichtige Ernährung oder durch Mangel an Abhärtung untüchtig gemacht, die Pflichten ihres späteren Berufes gehörig erfüllen zu können, so wird wiederum eine große Anzahl anderer durch die Kleidung mehr oder weniger zugrunde gerichtet. Eine Mutter soll nie vergessen, daß ihre Kinder Kleider gebrauchen, um ihre Blöße zu bedecken und um sich zu schützen gegen Kälte und Hitze; alles, was darüber ist, ist mehr oder weniger vom Übel. Wenn man Kinder sieht, besonders in den Städten, die bis an die Knie nur eine ganz unbedeutende Kleidung tragen, nichts weiter nämlich als Strümpfe und Schuhe, dann aber den übrigen Körper so mit Kleidern eingehüllt haben, daß sie ganz mißgestaltet aussehen und einem Storch gleichen, der auf der Wiese herumschreitet, so kommt man von selbst auf den Gedanken, daß sie so gekleidet sind, um sich auszuzeichnen, und somit schon von frühester Jugend an zur Eitelkeit erzogen werden. Es liegt aber auch noch ein anderer großer Fehler in solcher Bekleidung. Durch die vielen Kleider wird der Leib des Kindes viel zu warm gehalten, und deshalb zieht auch das Blut mehr nach dem Oberkörper hin, und Hände und Füße fangen an, blutarm zu werden. Durch alles dies ist der Grund gelegt zur späteren Blutarmut. Dann gibt man solchen Kindern auch noch Unterhosen, wiederum ein Mittel zur weiteren Verweichlichung; dadurch ist der Anfang auch schon gemacht zu vielen späteren Krankheiten. Was der freien Luft ausgesetzt und von ihr abgehärtet ist, das bekommt Schutz vor vielen Übeln und Krankheiten. Ich rate daher den Eltern recht dringend: Kleidet nie eure Kinder so, daß sie durch euere Schuld später viel zu leiden und zu büßen bekommen! Das Kleid der Kinder auf der Haut sei aus Leinwand, über dieses komme ein Kleid für den Werktag und ein anderes für den Festtag. Ist der Stoff noch so einfach, wenn er nur die Blöße deckt und schützt vor Kälte und Hitze, dann reicht es hin. Geradeso wie die Füße sollen auch Kopf, Hals und Hände der Kinder abgehärtet werden. Läßt man an diesen Stellen Verweichlichung aufkommen, dann pflanzt man viele Keime zu den verschiedensten Krankheiten ein. Vor 50 bis 60 Jahren kannte man keine Diphtherie, und jetzt müssen alle Jahre Tausende von Kindern an dieser Krankheit sterben. Verweichlichung und verkehrte Kleidung werden wohl mit die Ursache sein. Wenn Kopf und Hals der Kinder im Herbst, Winter und Frühling mit Wollstoff eingewickelt sind, warum sollten die Raubvögel der Gesundheit dort ihr Nest nicht finden und ihre Jungen ausbrüten, die dann am Leben des Kindes zehren?

Wie gingen einst die Kinder so einfach mit der notwendigen Kleidung und fürchteten im Winter keine Kälte und im Sommer keine Hitze! Damals hatte man nicht so viele Todesfälle zu beklagen wie jetzt. Ich kenne Eltern, die vier Kinder hatten, ein herrliches Anwesen und dazu noch bares Geld. In einer einzigen Woche wurden aber alle vier Kinder durch Diphtherie hingerafft. Kamen solche Fälle früher nicht vor, sollte man da nicht mit Recht vermuten, daß die jetzige Kleidung eine Hauptschuld an so manchen Kinderkrankheiten trägt? Ungleiche Kleidung bewirkt eine ungleiche Wärme. Den wärmer gehaltenen Teilen strömt mehr Blut zu, und umgekehrt. Daß dann durch diese ungleichmäßige Blutverteilung und durch angestautes Blut alles mögliche Unheil entstehen kann, läßt sich gewiß nicht in Abrede stellen.

Wenn der Kopf mit dicker Wollkleidung umwunden ist und ebenso der Hals und durch die so erzeugte Wärme mehr Blut dort sich ansammelt, sollen da nicht große Störungen und üble Folgen zu fürchten sein? Es darf auch nicht unerwähnt bleiben, daß trotz der so umwundenen Köpfe und Hälse die kalte Luft doch eingeatmet werden muß. *Daher halte man als ersten Grundsatz bei der Abhärtung des Körpers fest: Kopf, Hals und Füße müssen gut abgehärtet werden durch die frische Luft.* Man hat dabei keine Erkältung zu fürchten, wenn man vernünftig verfährt. Ein warmer Ofen heizt das ganze Zimmer; so erwärmt auch die Natur alle Teile des Körpers. Der Kopf bekomme also eine leichte Bedeckung, der Hals im Sommer gar keine, im Winter ein nicht zu dickes Halstuch, welches nicht aus Wolle sein soll. Es soll auch ja nicht fest umgebunden werden, sondern die Luft muß stets mehr oder weniger auch auf die Haut dringen können. Wie viele Menschen leiden an Drüsen! Sobald man merkt, daß die Drüsen anschwellen, wird der Hals doppelt so stark umwunden, wodurch das Blut noch mehr sich dort anstaut und die Anschwellung noch größer wird. Ich bin der Überzeugung, daß es wenige Drüsenleidende geben wird, bei denen nicht in ihrer Jugend Verweichlichung der genannten Art vorausgegangen ist. Wie viele Kinder mußten früher eine halbe, ja eine Stunde weit zur Schule gehen und haben doch kein Stück Wollkleidung an sich getragen! Gerade diese Kinder aber blieben die gesündesten und ausdauerndsten. Den klarsten Beweis aber geben uns die in den Wagen herumziehenden Familien, die oft viele Kinder zählen, welche bei größter Kälte nur halb gekleidet sind und in einem solchen Wagen übernachten. Vergleiche man sie mit Stadtkindern, wie armselig erscheinen letztere oft diesen gegenüber!

Mir ist, als höre ich eine Hausmutter, die diese Zeilen gelesen hat, sagen: Wie soll ich denn meine heranwachsenden kleinen Kinder vernünftig abhärten? Ich möchte gern alles tun, was dieselben dereinst glücklich machen könnte, auf daß ich mich vor meinem Schöpfer verantworten kann. Dieser gebe ich den Rat: Kommt der Frühling, so haben die Kinder eine außerordentliche Freude daran, im Freien barfuß gehen zu können; und wenn sie andere barfuß gehen sehen und dürfen selbst dieses nicht tun, dann fließen nicht selten Tränen. Lasse sie getrost barfuß gehen! Wenn es die Kinder friert, so wissen sie schon die Wohnstube zu finden. Warte, bis sie selbst nach Schuhen und Strümpfen verlangen! Du wirst aber mitunter lange warten müssen, so behaglich fühlen sie sich beim Barfußgehen. Und wie die Vögel beim ankommenden Frühling einen Teil ihrer Federn verlieren und andere Tiere ihre Sommerhaare bekommen, so vereinfache auch die Kleidung deiner Kinder! Damit du gar nichts zu fürchten habest, gewöhne deine Kinder an eine vernünftige Abhärtung durch Wasser! Laß sie von Zeit zu Zeit zwei bis vier Minuten im Wasser gehen oder die Arme eine Minute lang ins Wasser halten! Du brauchst nicht oft dazu aufzufordern, das Kind wird schon durch das empfundene Wohlbehagen zur Wiederholung dieser Abhärtung gelockt. Laß deine Kinder wenigstens am Morgen oder Abend einige Zeit barfuß gehen im Garten im feuchten oder nassen Grase, und die große Sommerhitze wird den so abgehärteten Kindernaturen nichts schaden. Willst du noch weiter gehen und deine Kinder recht gesund machen, so leite sie an, kurze Halbbäder zu nehmen! Sobald dieselben daran gewöhnt sind, gereicht es ihnen wie zur Stärkung, so auch zur größten Freude. Wie sich die Kinder im Frühling abhärten müssen, um die Sommerhitze aushalten zu können, so müssen sie auch im Herbst durch Abhärtung auf die Winterkälte vorbereitet werden; deshalb stelle man das Barfußgehen im Herbst nicht so bald ein; und wenn die Kinder im Freien nicht mehr barfuß gehen können, so sollten sie doch im Herbst und Winter am Morgen und Abend im Wohnzimmer barfuß gehen. Es gibt ja doch kein größeres Glück für die Jugend als Gesundheit, und durch diese wird auch vielem Elende des späteren Alters vorgebeugt.

Sorge für frische Luft, besonders im Schlafzimmer!

Der Vogel gedeiht in der frischen Luft am besten, auch wenn dieselbe noch so sehr wechselt in betreff der Kälte und Wärme. Kommt er in ein Zimmer, so verliert er seine schönen, glänzenden Farben und seine heitere Stimmung. Geradeso geht es auch den Kindern. Hat man das Kind auf den Armen einige Male in die freie Luft hinausgetragen, so merkt man an dem Kinde einen ungewöhnlichen Drang hinaus in die freie Natur. O daß doch alle Mütter es als Pflicht erkennen würden, diesem Begehren des Kindes nachzugeben! Möchten sie zur Erkenntnis gelangen: In der freien, frischen Luft gedeiht mein Kind am besten! Können die Kinder auf ihren schwachen Beinen noch kaum gehen, so eilen sie schon der Tür zu, um ins Freie zu kommen; und werden sie aus dem Freien ins Zimmer geholt, geht es selten ohne Weinen und Schreien ab. Dieses ist nicht bloß im Sommer der Fall; selbst im Winter bei ziemlicher Kälte suchen sie das Freie auf, manche trotz eines ärmlichen, dünnen Gewandes, gewiß der klarste Beweis, daß die Natur das Kind selbst bei noch unentwickeltem Verstande instinktmäßig in die freie Luft hinaustreibt.

Ich besuchte heute einen Kranken und traf auf dem Wege zwei Knaben an, die noch nicht in die Schule gingen. Sie marschierten barfuß im Schnee, der wegen der weichen Witterung ganz wässerig war, und fühlten sich ungemein behaglich. Ihre ganze Kleidung war sehr einfach. Weil diese Knaben im Winter Tag für Tag großenteils im Freien waren, kürzere oder längere Zeit, wie es die Kälte erlaubte, so konnte ihnen das Barfußgehen im Schnee nur nützen. Man nimmt an, und mit Recht, daß die Kinder, welche im Frühjahr geboren werden, besser daran sind als die Kinder, welche im Herbst zur Welt kommen. Sicher ist hier die Ursache, daß die ersteren früher und mehr an die frische Luft kommen. Ist also die Zimmerluft nicht die günstigste für Kinder, wie nachteilig ist es dann erst, wenn die Schlafstätten der Kinder fast gar nicht oder viel zu wenig gelüftet werden oder gar noch das Übel hinzukommt, daß man die Schlafzimmer zu stark heizt! Vor 50 bis 60 Jahren schliefen auch die kleinen Kinder in ungeheizten Räumen, und ich habe nie gehört, daß eines erfroren sei. Möchten doch alle Mütter Sorge tragen, daß ihre Kinder so viel wie möglich frische Luft bei Tag wie bei Nacht bekommen! Am nachteiligsten jedoch ist es, wenn die Schlafstätten der Kinder feuchte Mauern haben und nur wenig oder selten die liebe Sonne in erstere eindringt. Wie leicht und wie bald ist dann das junge Blut verdorben und der Grundstein für ein künftiges Elend gelegt! Sollen deshalb die Kinder gesund und kräftig heranwachsen, dann ist durchaus erforderlich, daß für geeignete Kleidung und Nahrung sowie für frische Luft und trockene, helle Schlafstätten gehörig gesorgt werde.

Bewegung

Alles, was jung ist, ist munter und lebhaft, so die Vögel in der Luft wie die Tiere des Feldes. Auch den Kindern ist die Munterkeit angeboren; sie hüpfen und springen gern. Gebe man ihnen nur die freie Wahl, und man wird bald sehen, daß sie es machen wie die übrigen Wesen. Die kindliche Munterkeit ist auch der klarste Beweis von Gesundheit. Solange die Kinder noch klein und jung sind, dauert ihre Munterkeit und ihr Spiel nur kürzere Zeit. Die junge Kraft ist bald erschöpft; dann ruhen sie eine Zeitlang, und darauf beginnt das Spiel und die Munterkeit von neuem. Gerade dieses muß bei den Kindern wohl ins Auge gefaßt werden, daß sie nie zuviel angestrengt oder überladen werden. Wie aber die Kinder naturgemäß Freude haben am Spiel und vergnügtem Umherspringen, so zeigen sie auch bald Lust und Liebe zur Arbeit und erfassen, was ihre Kraft vermag, mit ebensolchem Eifer, um der Umgebung zu zeigen, daß sie als Kinder auch schon kräftig sind und tätig sein können und wollen. So schaut sich schon ein kleiner Knabe nach der Peitsche (Geißel) um und sagt: »Ich werde einst Fuhrmann werden.« Das Mädchen bringt eine Schüssel oder sonstiges Kochgeschirr und will auch seine Tätigkeit zeigen. Aber auch diese Emsigkeit dauert nur kurze Zeit, und bald tritt Ermüdung ein. Dieses muß wohl bei der Erziehung der Kleinen berücksichtigt werden. Sie haben Lust und Freude zu allem, aber nur für kurze Dauer. Je mehr die Kinder im Freien sich bewegen, ihren natürlichen Neigungen überlassen unter der Aufsicht ihrer Mutter oder Pflegerin, um so gesünder und kräftiger wachsen sie auch heran. Also frische Luft, freie Bewegung gestatte man den Kindern, und ihre Spiele betrachte man als Übung für die Arbeit und als Vorbereitung für die künftige Beschäftigung! Sie werden auf diese Weise von Jugend auf an Übung ihrer Körperkräfte gewöhnt und sichern sich dadurch

Ausdauer, Widerstandsfähigkeit und Kraft fürs Alter. Doch sollen die Kinder niemals ohne Aufsicht sein.

Wie traurig aber ist es, wenn Kinder in einer Kinderstube eingeschlossen gehalten werden, wenn sie gar kein Gärtlein haben und keinen freien Platz, auf dem sie sich herumtummeln und dort die freie, frische Luft einatmen können! Solche Kinder haben ein erbarmungswürdiges Los. Sie fangen ja schon an abzusterben für alles fröhliche Leben. Es fehlt solchen Kindern auch bald an gutem Appetit, oft haben sie sogar schon Nervenaufregungen. Ein recht kindliches, fröhliches, heiteres Gemüt geht ihnen ab.

Es kamen vor einem Jahr ein recht besorgter Vater und eine geängstigte Mutter zu mir mit ihren drei Kindern. Sie waren aus einer Stadt, und unter Tränen erzählte die Mutter: »Wir sind beide, ich und mein Mann, recht unglücklich wegen unserer Kinder; alle drei sind verkümmert, sie haben keinen Mut, kein Leben, keine Freude; sie haben weder Lust zum Essen noch Freude an irgendeinem Spiel. Fast jeden Tag kommt unser Arzt ins Haus; bald gibt er eine Kindermedizin, bald verordnet er Weintrinken in kleinen Portionen, bald dieses, bald jenes. – Wir taten, was wir nur konnten; es fehlt uns nicht an Geld, und wir würden für die Kinder gern alles mögliche aufbieten.« Diese Eltern wollten wissen, ob sie diesem Übelstand nicht abhelfen könnten. Ich riet den guten Eltern folgendes: »Tut eure Kinder für ein Vierteljahr aufs Land, laßt sie täglich im Freien barfuß gehen! Verschafft ihnen Gelegenheit, daß sie zeitweilig auch in einem Bächlein barfuß gehen können, gebt ihnen täglich öfters in kleinen Portionen Milch oder auch alle Stunde einen Löffel voll, dazu eine recht einfache Kost ohne Gewürze, ein gutes schwarzes Hausbrot, aber weder Bier noch Wein, und nach einem Vierteljahr werdet ihr sehen, daß ihr andere Kinder habt!« Und wirklich, nach vier Monaten wurden mir die drei Kinder gezeigt, die im Sommer auf dem Lande in frischer Luft abgehärtet und anders genährt worden waren, und ich mußte staunen, daß in so kurzer Zeit eine solche Umwandlung stattgefunden hatte. Jeder Familie möchte ich zurufen, besonders denen in Städten und denen, bei welchen die Verweichlichung bereits die Herrschaft führt: Tuet desgleichen!

Da wird freilich mancher Familienvater und manche Mutter sagen: Das ist schon recht, aber mir steht nicht so viel Geld zur Verfügung. Diesen gebe ich den Rat: Nähret eure Kinder, wie in diesem Buche Anleitung gegeben ist, hütet sie vor Verweichlichung, gebt ihnen keine geistigen Getränke und keine gewürzten Speisen, lüftet eure

Wohnungen fleißig, verschafft ihnen Gelegenheit zu Halb- und Ganzbädern, wie Anleitung gegeben worden ist, und ihr werdet auch einen sichtbaren Segen dieses Verfahrens beobachten können!

2. Schule und Beruf

Das ganze Leben des Menschen ist eine Schule. Tag für Tag geht jeder in diese Schule; Tag für Tag kann er lernen und sich üben. Dieses dauert bis zum Sterben. Glücklich der Mensch, der es versteht und sich bemüht, das Notwendige, Nützliche und Heilsame mehr und mehr sich anzueignen! Vor allem muß man nicht vergessen, daß es im menschlichen Leben zwei ganz verschiedene Schulen gibt, in welchen Unterricht erteilt wird und gelernt werden kann. Wer wüßte nicht, daß es auf Erden Gutes und Böses gibt und daß das Gute mit dem Bösen in einem beständigen Zweikampf steht? Jedes will die Herrschaft. In beiden, im Guten wie im Bösen, wird mit Eifer unterrichtet. Je nach dem Unterricht, den jeder erhält, wird er für das Gute oder Böse eingeschult. Glückselig derjenige, welcher nur in der guten Schule lernt und fürs Gute eingeübt wird; unglücklich aber der, welcher in die Schule des Bösen geht und dort das Böse lernt! Ich will den Versuch machen, diese zwei Klassen von Schulen, soweit es mir möglich ist, genau zu kennzeichnen, damit jeder weiß, welches die gute und welches die böse Schule ist und welche Folgen der Unterricht in denselben hat. Ich will beginnen bei derjenigen Lebensschule, die das Kind in frühester Jugend besucht, und will dann die verschiedenen Lebensschulen durchgehen bis zur letzten hin.

Erste Schule des Kindes

Die erste Schule ist die *Schule im Elternhaus.* Das kleine Kind ist wirklich einem Samenkorn gleich, dem man nicht ansieht, daß es sich zu einer so stattlichen Pflanze entwickeln kann. So klein der Körper ist im Vergleich mit einem Erwachsenen, geradeso winzig ist auch der Geist im Vergleich mit dem eines ausgebildeten Menschen. Doch kaum hat das Kindlein das zweite oder dritte Jahr erreicht, so ist es auch schon in der Schule und lernt durch den Anschauungsunterricht. Sobald es das Reden gelernt hat, schaut es nicht bloß die Gegenstände an, sondern will auch über dieselben belehrt werden. Es stellt daher verschiedene Fragen, um seine Wißbegierde zu befriedigen. Der erste Lehrer ist der Vater, und die erste Lehrerin ist die Mutter. Wie des Kindes Auge zuallererst auf Vater und Mutter gerichtet ist, so ist auch für deren Unterricht sein Ohr geöffnet, und dieser wird am liebsten ins Herz aufgenommen. O möchte doch kein Vater und keine Mutter vergessen, daß sie verpflichtet sind, den ersten Unterricht dem Kinde zu geben, und daß sie vom Schöpfer selbst bestimmt sind, seine kleinen Geschöpfe zu belehren! Und welche Gegenstände sollen Vater und Mutter dem kleinen Kinde zuerst beibringen? Gar bald kommt das Kind durch eigene Erfahrung zu der Überzeugung, daß es dem Vater und der Mutter am teuersten ist. Es soll nun recht früh darüber belehrt werden, daß es noch einen anderen Vater im Himmel hat, der es noch mehr liebt als selbst die Eltern. Mit dieser Unterweisung soll es recht gewissenhaft genommen werden. Die Eltern sollen aber nicht bloß das Kind mit Worten unterrichten, sondern auch durch ihr Beispiel demselben recht eindringlich vor Augen stellen, wie man ein gutes Leben führt. Das erste also, was die Eltern ihren Kindern beibringen sollen, ist die Kenntnis Gottes; das zweite ist die Art und Weise, wie man Gott dienen soll, was dieselben namentlich durch das Beispiel der Eltern lernen sollen. Die Kinder hören gern von Gott, dem höchsten Wesen, und können recht gut unterrichtet werden über die Größe und Erhabenheit Gottes, wenn man ihnen von der Schöpfung erzählt. Geht der Unterricht durch das Wort schwerer vonstatten, so muß der Unterricht durch das Leben nachhelfen. O wie glücklich sind doch die Kinder, die einen Vater und eine Mutter haben, welche die Erkenntnis Gottes, die Liebe und den Dienst Gottes in Wort und Beispiel lehren! Aber zweimal unglücklich nenne ich die Kinder, die Eltern haben, welche Gott nur wenig oder gar nicht kennen und wenig oder gar nicht im Dienste Gottes leben! Wie der Unterricht der Eltern den Kindern am liebsten ist, so dringt er auch am tiefsten ins Herz hinein, sie mögen Gutes oder Böses lehren.

Wie das Kind unterrichtet werden muß über seine hohe Bestimmung und lernen soll, dadurch glücklich zu werden, daß es sich an den Schöpfer anschließt, so darf ein anderer Gegenstand in der Kinderschule nicht vergessen werden, und dieser ist: *das Arbeiten.* Es ist den Kindern angeboren, daß sie arbeiten wollen. Die Kinder haben Vater und Mutter am liebsten und weilen gerne möglichst viel bei ihnen. Wenn sie nun die Eltern fleißig arbeiten sehen, so greifen auch sie schon zu mit ihren Händlein und fangen zu tragen, zu heben und zu arbeiten an. Sie lernen das eben von jenen. Deshalb sollen die Eltern auch den Kindern das Beispiel eifriger Arbeit vor Augen stellen. Arbeit soll einer der vorzüglichsten Gegenstände sein, den die Kinder in der Schule ihrer Eltern lernen. Die Kinder müssen aber nicht bloß eingeschult werden im Dienste ihres Schöpfers, nicht bloß gewöhnt werden an Arbeit, sie sollen auch recht bald lernen, wie sie sich zu verhalten haben in den Mühseligkeiten des Lebens, die ihnen gewiß nicht ausbleiben. Denn wie der Mensch zum Arbeiten verurteilt ist, so ist es auch über ihn vom Schöpfer verhängt, Leiden und Mühseligkeiten ausstehen zu müssen. Hierüber sollen die Kinder durch des Vaters und der Mutter Wort unterrichtet werden, aber ebenso auch durch deren Beispiel. Wenn dem Kinde beigebracht ist: »Du mußt die Mühseligkeiten, die du nicht zu entfernen vermagst, bereitwillig annehmen, du bekommst einst Lohn dafür«, und sieht es dann, wie die Eltern selbst Leiden und Mühseligkeiten geduldig ertragen, so fügt es sich leichter in das Unangenehme und gewöhnt sich an Ruhe und Ergebenheit im Schmerz. Hört es keine Klagen und keine Verwünschungen von seinen Eltern, so wird es auch selbst nicht zu klagen und zu verwünschen anfangen. Man soll nun aber während dieser Jahre, in denen die Kinder in der Schule des elterlichen Hauses unterrichtet werden, ihnen nicht zu viel aufladen und sie nicht zu lange und zu strenge zum Arbeiten anhalten; denn werden die Kinder überanstrengt, so werden sie verkümmern, anstatt sich gesund und kräftig zu entwickeln. Ein kleines Sprüchlein hat das Kind balde inne, aber ein Gedicht zu lernen ist ihm unmöglich, und ebenso ist es mit den Arbeiten. – Wird nun das von der Kost, Kleidung, Wohnung Gesagte gehörig beobachtet und erhalten die Kinder außerdem einen entsprechenden Unterricht, dann werden sie zu hoffnungsvoller Blüte sich entwickeln. Wie geht es aber Kindern, wenn ihnen von ihren Eltern über Gott, ihren Schöpfer und Vater, wenig oder nichts gesagt wird, wenn sie durch deren Wort und Beispiel nicht lernen, Gott zu dienen und die Mühen des Lebens zu tragen? Nur zu bald wird Eigensinn und Eigenwille sich in den Kleinen entwickeln, und es ist die gewisse Aussicht da, daß sie in nicht langer Zeit ebenso ihre Pflichten gegen ihre Eltern wie gegen Gott vergessen werden. Wenn sie ferner nicht an die jugendlichen Arbeiten gewöhnt oder noch gar mit Wort und Beispiel angeleitet werden, der Untätigkeit sich hinzugeben, in Heftigkeit und Ungeduld zu geraten, zu zanken und zu streiten: welche traurigen Folgen muß das für die Kinder haben! Väter und Mütter, die so handeln, sind keine christlichen Kindererzieher. Die Eltern haben indessen nicht bloß die Pflicht, die Kinder gut zu unterrichten und ihnen kein Ärgernis zu geben, sie müssen dieselben auch davor schützen, daß sie nichts sehen und hören, was ihrem Unterrichte entgegenwirkt. Leider werden die Kinder trotz der Sorge der Eltern noch manches sehen und hören, was ihnen nachteilig werden kann. Da soll das Beispiel und Vorbild derselben ihnen ein Schutz gegen die erhaltenen schlechten Eindrücke sein. Übergeben die Eltern die Erziehung ihrer Kinder Dienstmägden, Erzieherinnen usw., dann können sie nicht vorsichtig genug sein in der Auswahl derselben, damit nicht deren Unterricht das Gegenteil von dem bewirke, was sie wünschen und beabsichtigen. Wer dem Kinde den Unterricht gibt, der hat das Kind.

Eine schlechte Erzieherin oder Mutter kann nur allzuleicht durch Unterricht und Beispiel die Grundlage zum künftigen Verderben schaffen. Ich habe einst zwei Brüder kennengelernt, von denen der eine schon mit 27 und der andere mit 29 Jahren starb, weil sie sich durch Leidenschaften zugrunde gerichtet hatten. Kurz vor ihrem Sterben haben beide gesagt: »An unserem Untergange ist unsere Mutter schuld, weil sie keinen Eifer fürs Gute hatte und uns nicht geschützt hat in unserer Kindheit und Jugend vor so manchem, von dem sie wissen mußte, daß es uns nur nachteilig sein konnte!« Glücklich daher die Kinder, deren Eltern gute Kindererzieher sind, die mit Wort und Beispiel in vernünftiger Weise ihre kleinen Lieblinge heranziehen und im steten Bewußtsein ihrer hohen, schweren Elternpflichten dieselben körperlich, geistig und sittlich so ausbilden, wie es Gott gefällt! Dadurch bereiten sie sich selbst Freude und Trost und ihren Kindern großen Segen. Die Kinder werden dann, wie sie im Gesichte die Züge von Vater und Mutter tragen, auch in ihrem Lebenswandel die guten Eigenschaften ihrer Eltern offenbaren. Möchten sich das alle Eltern recht merken! Es werden aber dort, wo der erste Unterricht fehlgeht und die Kinder mehr für die Welt und das Weltleben als für Gott und das ewige Leben herangezogen werden, die Spuren einer solchen verfehlten Kindererziehung in einem sündhaften Lebenswandel zutage treten. Unzufrieden mit sich selbst, werden sie die Mühseligkeiten des Lebens nur mit Murren tragen, den Eltern nur den größten Schmerz und Kummer bereiten, ihnen das Leben verbittern und verkürzen. Der Gedanke an das jenseitige Leben aber wird dann Eltern wie Kinder nicht trösten, sondern nur mit Schrecken erfüllen.

Zweite Schule des Kindes

Ungefähr mit dem sechsten Jahre beginnt gewöhnlich für die Kinder die zweite Schule, worin sie unterrichtet werden in jenen Gegenständen, deren Kenntnis fürs Leben erforderlich ist. Der erste, so außerordentlich wichtige Unterricht, den das Kind von den Eltern erhalten hat, soll in der zweiten Schule nur fortgesetzt und weiter ausgedehnt werden. Hierfür ist das Kind jetzt fähig, weil es im Alter von 5 oder 6 Jahren körperlich wie geistig genügend entwickelt ist. In meiner Jugendzeit hieß es: Wer gut lesen, schreiben und rechnen kann und hinreichende Religionskenntnisse erworben hat, der ist in einer guten Schule gewesen und hat die nötige Anleitung bekommen, sich weiter auszubilden. Damals hat mancher eine Schule übernommen, der auch nicht viel mehr verstand als gut lesen, schreiben und rechnen. Ich selbst hatte bis zum 12. Jahre einen Schullehrer, welcher Schuhmacher war und doch uns Kinder mit Eifer und Erfolg jene Gegenstände gelehrt hat. Diesem Lehrer bin ich heute noch großen Dank schuldig, denn er hat uns ein vorzügliches Beispiel gegeben. Wenn auch einige von den Kindern bei diesem Unterrichte ziemlich dumm geblieben sind, weil er nichts in sie hineinbringen konnte, so ist auch heute das Geschlecht der Dummen noch nicht ausgestorben, wie die Prüfungen zeigen, obwohl man fachwissenschaftliche Lehrer hat. Man könnte auch recht gut nachweisen, daß aus solchen Schulen viele hervorgegangen sind, die sich selbst weiter ausgebildet haben, wenn sie die Grundlage »Lesen, Schreiben, Rechnen« gut innehatten. Es gab Leute, die in der Welt- und Kirchengeschichte sehr bewandert waren, und manche hatten auch die Geographie in freien Stunden mittels eines Buches recht gut erlernt. Mein eigener Vater, der Weber war, hatte solche Kenntnisse in der Welt- und Kirchengeschichte, daß er mich oft aufsitzen ließ, obgleich ich meine Universitätsstudien bereits vollendet hatte. Und so hat es manchen mit guten Anlagen Ausgestatteten gegeben, der durch jene einfache Schule eine hinreichende Grundlage erhalten hat, um sich weiter ausbilden zu können.

Die Werktagsschule dauerte bis zum 12. Jahr und die Sonn- und Feiertagsschule vom 12. bis zum 18. Jahr. Waren einst die genannten Lehrgegenstände der Hauptinhalt des Schulunterrichtes, und wurde deren Kenntnis als ausreichend betrachtet für das Leben und um sich selbst weiterbilden zu können, so hat man freilich heutzutage, wenn man die große Anzahl der jetzigen Unterrichtsgegenstände betrachtet, ganz andere Schulen, in denen man viel mehr lernen und umfassendere Kenntnisse sich aneignen kann. Ob aber diese Schulen für jeden gut und nützlich sind, ist eine andere Frage. Die Kinder sind mit 6 Jahren eben noch Kinder, und gehen sie bis zum 13. Jahre in die Schule, so sind sie auch dann noch Kinder geblieben, körperlich wie geistig. Wenn man aber Kindern zu viel körperliche Arbeiten auflegt, so verkümmern sie, wie bereits früher gesagt ist. Sollte ihnen nicht auch durch den Unterricht zu viel aufgelegt und sie auf diese Weise geschädigt werden können? Wird nicht durch eine Schule, in der zuviel gelehrt wird, wie der Körper so auch der Geist Not leiden? Was kann aber aus einem geistig und körperlich verkümmerten Kinde werden? Wird ferner einem Kinde geistig oder körperlich zuviel aufgeladen, so wird ihm die Schule zur Last, und Gründlichkeit wird auch nicht zu erwarten sein. Dabei soll das Kind für seinen Unterricht begeistert sein, die Schule muß sein Jugendglück ausmachen. Mit Wißbegierde soll es den Unterricht aufnehmen. Wer überladen ist, der will naturgemäß seine Last abwerfen und wird mit Widerwillen erfüllt gegen jede fernere Last sowie gegen den, der diese Last aufbürdet.

Die Eltern müssen auch dafür Sorge tragen, daß die Kinder in dieser Zeit eine recht einfache, nahrhafte Kost erhalten. Sie sollen nicht bloß lernen, sie sollen auch wachsen. Wenn die Kost auch rauh ist, das macht nichts; im Gegenteil, man soll sich hüten, sie an verfeinerte Kost zu gewöhnen. Geistige Getränke sollen als Gift für die Kinder betrachtet werden. Die Kleidung soll ebenfalls einfach, dauerhaft und der Jahreszeit entsprechend sein. Nur keine Eitelkeit, welche die Führerin zum Stolze ist! Es soll ferner für ein recht trockenes Schlafgemach, gute Lüftung und recht einfache, gesunde Betten gesorgt werden, so daß auch hierdurch keine Verweichlichung eintreten kann. Nicht minder soll man auf Abhärtung der Kinder sehen, sowohl durch frische Luft als besonders durch die angegebenen Mittel: Barfußgehen, im Wasser gehen usw. Im Winter kann die Jugend des Morgens und Abends im Hause barfuß gehen; doch soll zu dieser Übung im Freien ganz besonders der Frühling und Herbst benutzt werden. Durch die Abhärtung allein kann die Natur in der Jugend ums Doppelte gekräftigt werden. Es kostet nichts, und die Mühe ist gering. Wie bald sind die Kinder unterrichtet, daß sie sich ein Badewasser zurechtmachen können; und wenn sie in der Woche zwei bis vier Halbbäder oder auch Ganzbäder nehmen, 10 bis höchstens 30 Sekunden lang, entwickeln sie sich kräftig. Wird die Jugend aber verweichlicht, so werden ihr viele Leidenschaften und Gebrechen eingepflanzt.

Schule der heranwachsenden Jugend

Die Schulzeit dauert gewöhnlich vom 6. bis 13. Jahre, welche Zeit man noch zur Kindheit rechnet. Sie gleicht einem schönen Frühlingstage, der jedoch bald entschwunden ist. Dann kommt eine andere Zeit, welche teilweise dieselben Pflichten mit sich bringt, aber in einem höheren Grad. Da dürften der Hausvater und die Hausmutter schon alles aufbieten, daß sie ein guter Lehrer und eine gute Lehrerin seien für ihre Kinder. Bisher waren diese noch scheu und schüchtern und weilten mehr in der Nähe der Eltern und sahen hauptsächlich auf diese. Sobald aber das Kind mehr heranwächst, wird es wißbegieriger; es will mehr schauen, mehr hören und ausgedehnteren Verkehr haben. Da handelt es sich denn vor allem darum, mit aller Sorgfalt darauf zu achten, daß es nur Gutes höre und sehe und im Guten sich übe, vor allem bösen Umgang dagegen bewahrt werde.

In den angegebenen Jahren müssen die Eltern auch wohl überlegen, worin sie ihre Kinder unterrichten, was ihnen notwendig, was ihnen nützlich und was überflüssig ist. Das Notwendigste, was sie lernen müssen, ist ein einfacher Haushalt; zu diesem gehört vor allem Reinlichkeit, Einfachheit und Berücksichtigung des Nützlichen. Ganz verkehrt wäre es, wenn die Kinder lernten, das Nützliche und Notwendige außer acht zu lassen und Eitelkeit und Luxussachen vorzuziehen. Das Nähen, Flicken und Stricken muß ein Mädchen notwendig verstehen; dieses muß daher auch das erste sein, was es lernt. Wenn es aber anfängt mit Häkeln und Sticken, dann wird es später nicht flicken und nicht stricken wollen. Wie viel liegt doch an der Erlernung der häuslichen Arbeiten! Möchten ferner Reinlichkeit, Einfachheit und Genügsamkeit gut eingeschult werden! Ganz besonders aber soll die Besorgung der Küche von der weiblichen Jugend gut gelernt und dabei immer die Frage gestellt werden: Was ist am gesündesten, einfachsten und nahrhaftesten, und was gibt Kraft und Ausdauer? Alles, was hierzu nicht dient, soll man möglichst meiden. Wie gern schleicht die Genußsucht sich ein und verdrängt Einfachheit und Genügsamkeit und damit zugleich oft auch den Wohlstand! Die Eltern sollen nie vergessen, daß ihre Kinder wachsen bis zum 24. Jahre und deshalb während dieser Zeit eine nahrhafte, gute Kost brauchen, damit sie gut auswachsen können.

Auch das dümmste Mädchen kann ein Fräulein spielen; ein nobles Kleid und einige Phrasen reichen zur Not aus; aber damit ist in einem Haushalt nichts geleistet. Viele spazieren müßig umher und unterstützen ihr hoffärtiges Streben, vornehm zu erscheinen, noch mit hohen Absätzen unter den Schuhen. Sie kennen das Modejournal viel besser als ein praktisches Kochbuch und stehen in ihrer eigenen Meinung bei weitem höher als das gewöhnliche Volk. Halten sie sich auch nicht ganz einer Gräfin gleich, so haben sie doch wenigstens drei Viertel davon. Wenn sie aber ein schwarzes Stücklein Brot zu ihrem Unterhalt verdienen sollten, würde ihnen jede Gewandtheit abgehen. – Ich kannte eine Mutter, die hatte ihre Tochter für schön gehalten und glaubte, sie sei zu gut für das einfache Landleben; und natürlich glaubte auch Fräulein Tochter, das Landleben sei nichts für sie, sie sei vielmehr zu Höherem bestimmt. Das eingebildete Mädchen wollte in die Stadt, und die verblendete Mutter begleitete sie gern dahin, damit sie für etwas Höheres ausgebildet werde. Als es dann die Ferienzeit zu Hause zugebracht und nicht wenig aus sich machte, hat auch die blinde Mutter ihr Wohlgefallen daran gehabt und sich gefreut, daß die Tochter so herrlich herangebildet werde. Als aber die städtische Bildungsschule zu Ende ging und die Mutter ihr kleines Besitztum geopfert hatte und nun ein noch höheres Glück eintreten sollte, geschah leider das Gegenteil. Niemand wollte sich durch den Besitz ihrer Tochter glücklich machen, und so war sie genötigt, ihr Brot selbst zu verdienen. Sie hat öfters ihren Platz gewechselt und nie einen geeigneten gefunden, weil sie zu nichts taugte. Endlich zwang sie die Not, in eine Fabrik zu gehen. Nur wenige Jahre gingen vorbei, und sie kam wieder zurück in die Gemeinde, in der sie früher eine Zeitlang eine so vornehme Rolle gespielt hatte, und suchte um Unterstützung nach. Ehe die Mutter gestorben, konnte sie die Früchte ihrer Erziehung sehen, und sicher haben Gram und Kummer früher, als es sonst geschehen wäre, ihr Grab geöffnet. Wer ist nun schuld an einem solchen unglücklichen Lebenslauf? Kommt aber nicht recht oft derartiges im kleinen oder größeren vor? Darum sollen die Eltern sich ihrer Aufgabe bei der Erziehung ihrer Kinder wohl bewußt sein. Es ist also am besten, von Anfang an den Unterricht in der Einfachheit, Sparsamkeit, Genügsamkeit und besonders in der Religion zu beginnen und ihn stets fortzusetzen. Die so aufgezogen sind, werden in jeder Lage ihres Lebens sich zu helfen wissen. Besonders wird ihnen die Religion, welche ihnen tief eingeprägt wurde, ein trostreicher Führer durch alle Schicksale sein, welche sie treffen.

Wahl des Berufes

Zu dem Wichtigsten im Leben des Menschen gehört ganz gewiß die Wahl des Berufes. Fällt diese gut aus, so wird er seine Aufgabe meistens gut lösen. Ist das aber nicht der Fall, dann ist leider häufig das menschliche Leben eine Kette von Elend. Mit Recht kann die Welt als eine Werkstätte betrachtet werden, in der es unzählige verschiedene Beschäftigungen gibt und jede Beschäftigung auch ihre Liebhaber findet. Vergeht die Kindheit wie ein schöner Morgen, so schwindet auch die Jugend rasch, ähnlich der Frühlingszeit. Wie aber nach dem Frühling der heiße Sommer kommt, so folgt auch auf die Jugend das ernste Berufsleben. Jeder Mensch soll in einem bestimmten Berufe wirken. Wer aber setzt für die einzelnen Menschen fest, welchem sie sich widmen sollen? Sollen etwa Vater und Mutter ihrem Kinde denselben anweisen? Die Antwort lautet: Wir gehören ganz und allein Gott, unserem Schöpfer, und er allein hat das Recht, den Beruf zu bestimmen. Die Eltern haben nur die Aufgabe, die Kinder für den Beruf vorzubereiten, und sie sollen sich recht Mühe geben, daß der von Gott bestimmte Beruf gefunden wird. In Wirklichkeit, wenn ein Kind gut erzogen wird, so wird sich auch Neigung und Fähigkeit für irgendeinen Beruf bei ihm zeigen; und wenn dann ein vernünftiges Vater- oder Mutterwort hinzukommt, so wird der ihm von Gott bestimmte Beruf ermittelt werden. Die Eltern sollen aber in dieser Sache den Kindern einen wohlüberlegten Rat geben und vor allem andern darauf ihr Augenmerk richten, daß der Wille Gottes an ihnen erfüllt werde. Sie sollen das Berufsleben nur als ein Mittel auffassen, um Gott möglichst vollkommen zu dienen. In dieser Beziehung werden aber sehr häufig von den Eltern Fehler begangen. Sie lassen nur das ihre Sorge sein, daß die Kinder zu einem größeren Besitztum und Reichtum kommen oder auch zu Ehre und Ansehen. Aber gerade hierdurch werden viele Tausende ihrem wahren Berufe entführt. Daher kann man manche reiche Leute treffen und manche in hohen Ehrenstellen, die doch, wenn sie sich aufrichtig aussprechen wollten, gestehen würden, daß sie sehr unglücklich sind. *Nicht Reichtümer, nicht Besitz, nicht Ehre machen glücklich, sondern allein die Zufriedenheit; diese aber wird nur dann erreicht, wenn man zu seinem wahren Berufe gekommen ist und die Pflichten desselben treu erfüllt!*

Ich bereitete einst eine sehr bejahrte Dienstmagd zum Tode vor; und als ich ihr sagte, Gott werde ihr gut sein, denn sie habe ein hartes Berufsleben gehabt, gab sie zur Antwort: »Ich habe keinen schweren Beruf gehabt; ich war immer recht zufrieden, und wenn ich nochmals auf die Welt käme, möchte ich wieder eine Dienstmagd werden.« Ein klarer Beweis, daß sie ihren Beruf gefunden und ihre Pflichten treu erfüllt hatte.

Es kam zu mir einst ein Hausvater und suchte Trost. Er erzählte mir folgendes: Einst habe er in einem Taschentüchlein seine ganze Habschaft in die Stadt gebracht, habe dann aber wegen seiner Arbeitsamkeit, seines Fleißes und guten Verhaltens eine reiche Partie gemacht und so ein großes Vermögen erhalten. Er sei jetzt aber ebenso unglücklich, wie er einst als Geselle glücklich gewesen. Und auf die Frage: »Warum haben Sie denn diese Heirat gemacht?« gab er zur Antwort: »Ich wollte der Armut entkommen und glaubte, ich werde im Besitz von Hab und Gut mein übriges Glück auch bewahren können. Jetzt bin ich eines andern belehrt, kann es aber nicht mehr ändern. Ich bin unglücklich und werde kaum je mehr mein altes Glück wiederfinden können.« Gibt es nicht viele, denen es ähnlich ergeht? Daran wird keiner zweifeln, der sich schon einmal in der Welt recht umgesehen hat. Darum heißt es vorsichtig sein, daß man nicht den verkehrten Stand erwählt. Jeder suche mit Hilfe Gottes unter Berücksichtigung der angeborenen Neigungen und Fähigkeiten den richtigen zu finden.

Es herrscht vielfach die Meinung, man solle nur das allein gut lernen, was zum künftigen Berufe notwendig sei, das übrige aber beiseite lassen. Ich bin ganz anderer Ansicht, denn man erhält auf diese Weise nur einseitige, unerfahrene Leute, die in ihrem Berufe lange gar nicht oder nicht vollständig zurechtkommen. Zu letzterem ist eine umfassendere Kenntnis des Lebens überhaupt erforderlich. Ich war bis zum 21. Jahre Weber und Arbeiter in der Landwirtschaft; aber es hat mich noch nie gereut, meine Jugendjahre mit diesen Beschäftigungen zugebracht zu haben. Es ist doch ein großer Unterschied, ob man von verschiedenen Berufstätigkeiten bloß gelesen und gehört oder diese selbst mitgemacht hat. Ich kenne mehrere Priester, die auch Landwirtschaft, Gewerbe usw. betrieben haben. Niemand aber wird ihnen den Vorwurf machen, daß dieses ihre Leistungen im priesterlichen Berufsleben beeinträchtigt habe. Gewiß ist auch, daß der, welcher durch eigene Erfahrung das Berufsleben anderer gekostet hat, mehr Teilnahme an deren Schicksal hat und leichter ein guter Ratgeber sein kann, als wenn er dasselbe nur durch bloßes Anschauen kennengelernt hat. Solche Nebenschulen sind ein großer Vorteil für das eigene Berufsleben. Es kann jemand, wenn er von Jugend auf nur das für seinen späteren Beruf Notwendige erlernt hat, leicht ein einseitiger Mensch werden.

Geradeso wie auf den menschlichen Geist wirkt es auch auf den menschlichen Körper vorteilhaft, wenn einer nicht ausschließlich das erlernt, was zu seinem Berufe gehört. Landwirtschaftliche Beschäftigungen wie ein großer Teil der Gewerbe wirken günstig auf Entwicklung und Vermehrung der Körperkräfte. Ich kenne einen Beamten, der in seinen jungen Jahren Landwirtschaft getrieben, später studiert, zwei Jahr mit Theologie sich beschäftigt hat und dann der juristischen Laufbahn sich widmete. Er wurde mit der Zeit ein allgemein beliebter Beamter, zu dem man gern gegangen ist. Man wußte, er konnte Rat geben; er schätzte auch die Religion sehr hoch, weil er durch Studium sie genauer kennengelernt hatte. Gerade die Vielseitigkeit seines Wissens ist der Grund, daß er sich, wie wenige, seines Berufes freut.

Eine Hausfrau war als Kind in ein höheres Bildungsinstitut gekommen, hatte aber recht sichtbar alle Anlagen für den bürgerlichen Stand. Nur mit großer Mühe lernte sie die Aufgaben im Institut, aber im einfachen häuslichen Leben wurde sie nicht unterwiesen. Sie hat auch wirklich eine Stellung, entsprechend der Vorbildung, bekommen. Sie fühlt sich aber unglücklich, eignet sich nicht für ihre Lebensstellung und wird mithin ihren Berufspflichten in keiner Weise vollständig genügen können.

Ein Mädchen mit etwas beschränktem Talent, welches ich selbst kannte, besaß viel Sinn für Religion und Arbeit. Es hätte sich für einen gewöhnlichen Stand vortrefflich geeignet. Es hat aber mit großer Mühe ein wenig Französisch gelernt, auch etwas Zeichnen, d. h. Striche machen, und mußte außerdem fleißig das Komplimentierbuch studieren und auswendig lernen. Es hat sich dabei recht mühsam abgeplagt. Vater und Mutter glaubten, mit diesem Kinde recht glücklich zu werden, weil sie viel auf dessen Ausbildung verwendet hatten. Da es 80000 Gulden von den Eltern als Aussteuer bekam, so hat das Mädchen auch einen Bräutigam aus einem höheren Stande bekommen. Ich kenne aber keine unglücklichere Person als diese Frau. Das Eingelernte half nicht weit, sie konnte es nicht verwerten; und wo die Anlagen fehlen, wird nie etwas Tüchtiges zustande gebracht werden können. Ich bin der Überzeugung, sie hätte in einem gewöhnlichen Stande bei entsprechender Auswahl ihres Berufes das gerade Gegenteil, nämlich recht glücklich, werden können. Möchte man doch ja nicht übersehen, daß der Spatz niemals eine Nachtigall wird! Diese bedauernswerte Person ist aber nicht bloß unglücklich für sich, sondern ein Grund des Schmerzes für ihre Eltern, für Verwandte und Bekannte. Es ist daher auch sehr erklärlich, daß ihr beständiger Kummer und ihr Elend sie früher, als es sonst geschehen wäre, ins Grab gebracht hat, welches sie einem Leben vorzog, von welchem sie gern erlöst sein wollte. Den Eltern aber mußte das besonders großen Schmerz bereiten, daß sie an sich nicht genug die Frage gestellt hatten: In welchem Beruf taugt unsere Tochter nach Anlage und Fähigkeiten des Körpers und Geistes?

Ein anderes Mädchen war bresthaft und hatte zudem noch einen zu kurzen Fuß, aber ein großes Vermögen. Dieses Mädchen wollte einen Bräutigam haben. Die Eltern waren in dieser Sache die Ratgeber und Auswähler. Es hieß: Um so viel ein Fuß kürzer ist als der andere, um so viel mehr Krontaler bekommt unsere Tochter, so daß das fehlende Stück durch Silber ergänzt wird, und die bresthaften Vertiefungen im Körper werden mit Gold ausgefüllt. Es kam auch wirklich ein flotter Bräutigam, der Liebe und Treue sicher versprochen und sie deshalb auch bekommen hat. Nach drei Jahren schon war ihr aber, bildlich gesprochen, die Haut zu drei Vierteln abgezogen; im vierten Jahre ging's an den letzten Teil, und zuletzt war es noch ein Trost für sie, von diesem Ehemann, den die eigenen Eltern ihr angeraten, durch den Tod befreit zu werden.

Es lassen sich unzählige Beispiele anführen, bei denen Ähnliches, wenn auch in geringerem Grade, stattgefunden hat. Die Ursache des Übels liegt in der Unerfahrenheit des Kindes und der unglücklichen Leitung und Beratung durch die Eltern. Wer Augen hat zum Sehen, der schaue nur um sich, und er wird meine Aussagen hinreichend bestätigt finden.

Ist ein großer Teil der Menschen unglücklich, weil sie entweder den richtigen Beruf nicht gewählt haben oder weil die gehörige Vorbereitung gefehlt hat, so gibt es auch eine große Anzahl, die sich in ihrer Jugendzeit in irgendein Laster verirrt hat und aus diesem Grunde die Standespflichten nicht erfüllt. Wie viele Jünglinge ergeben sich der Trunksucht! Diese werden später ihren Berufspflichten auf die Dauer nicht nachkommen können. Es wird fehlen am Wohlstand, am häuslichen Frieden, am rechten Betriebe des Geschäftes, kurz, das ganze Berufsleben wird ein verfehltes sein. Sie werden weder die Pflichten gegen sich noch die des übernommenen Berufes gehörig erfüllen, und leider treffen die traurigen Folgen auch die Nachkommen.

Es war mir ein Jüngling bekannt, der in seiner Jugendzeit über alle seinesgleichen in seinem großen Heimatdorf durch Talent und

Fähigkeiten weit hervorragte; leider aber hatte er sich das Trinken angewöhnt. Anfangs trank er sich ungefähr alle Monate einen Rausch an, doch seine Leidenschaft machte immer größere Fortschritte. Er heiratete ein recht vernünftiges Mädchen, welches hoffte, er werde sein ihr gegebenes Versprechen halten und von der Trunksucht abstehen. Es war aber das Gegenteil der Fall. Mit seiner Trunksucht verband sich auch noch die Spielsucht, und nachdem er 16 Jahre unglücklich gewirtschaftet hatte, war er ein Opfer seiner Leidenschaft geworden. Der Hof kam in fremde Hände, und der Mutter mit ihren sechs Kindern blieb nur ein kleines Häuschen. Die Mutter mußte darben, die Kinder waren genötigt, durch Ausdienen ihr Brot zu verdienen. Jedes hätte leicht ein schönes Heiratsgut bekommen können, wenn der Hausvater arbeitsam und genügsam gewesen wäre und statt zu trinken die Pflichten seines Standes erfüllt hätte. Gibt es nicht viele solcher oder ähnlicher Beispiele in jedem Stande? Was aber ist vielfach Ursache an solchen Übeln? Ein unglückliche Jugendschule im Vaterhause.

Wie glücklich sind doch Kinder, welche einen strengen Vater und eine recht strenge Mutter haben, die gute Wächter und Beschützer ihrer Kinder sind und durch Wort und Beispiel sie zum Guten anleiten!

Noch nachteiliger als Bier und Wein wirkt der *Schnaps.* Wer möchte die Beispiele alle zusammenzählen, wo durch das Laster des Schnapstrinkens der Säufer selbst und seine ganze Familie zugrunde gerichtet werden! Darum sollen die Eltern ernstlich besorgt sein, von diesem verderblichen Getränke die Kinder fernzuhalten, damit sie nicht dem Schnapse zum Opfer fallen. Bei geistigen Getränken sind folgende Grundsätze festzuhalten: Genieße nur wenig davon und gewöhne dich nie so daran, daß du ein Bedürfnis danach fühlst, sonst bist du schon auf dem verderblichen Wege, von dem du nur schwer wieder abzubringen bist! Viel besser aber bist du noch daran, wenn du dich ganz von derartigen Getränken fernhältst, dann bleibt die Natur unverdorben und in gutem Stande. Den besten Schutz vor der Trunksucht gewährt die Religion; wird diese in Wahrheit hochgeschätzt und lebt man nach ihren Vorschriften, dann wird dieses Laster gewiß nicht Eingang finden.

Ein schreckliches Laster, in das sich so viele verirren, ist die *Unzucht.* Sie rafft viele Opfer dahin und hat für das Berufsleben die allertraurigsten Folgen. Auch hier heißt es: Was du aussäest, das wirst du ernten. Gegen kein anders Laster sollen die Eltern ihre Kinder mehr schützen als gegen dieses. Leicht können dieselben sich in dieses Laster verirren, wenn Vater und Mutter kein wachsames Auge haben. Hat sich aber ein Jüngling oder eine Jungfrau demselben einmal hingegeben, so wird Vater- und Mutterwort kaum vermögen, die Unglücklichen noch zurückzuhalten und zu bessern. Wie vielen Tausenden wird in den schönsten Jahren dieses Laster schon ein Totengräber! Am allertraurigsten aber ist es, wenn mit der Unzucht sich die Trunksucht verbindet. Wer mit zwei Mördern es zu tun hat, wie soll der noch entkommen können? Glücklich also, wer in der Lebensschule durch seiner Lehrer Unterricht und Beispiel von solchen Unholden ferngehalten wird!

Außer diesen zwei angeführten Lastern könnten noch mehrere andere genannt werden, die recht verderblich wirken. Fällt es auch nicht so grell in die Augen, so wirken sie doch im stillen wie ein verborgener Krebsschaden. Was aber schützt vor allen diesen Übeln? Einzig und allein dieses: die ewige Bestimmung des Menschen recht erfassen.

Wäre es doch möglich, allen Vätern, allen Müttern, allen Erziehern und Erzieherinnen zuzurufen: Fasset doch die hohe Würde und den Wert des Menschen recht auf, und wollt ihr in eurem Beruf euch und andere glücklich machen, so leget eine feste religiöse Grundlage in die Herzen der euch anvertrauten Kinder und lehret sie die Tugend üben! Schützt sie vor jeglichem Laster dadurch, daß ihr sie ihre Religion schätzen lehrt!

In dieser Lebensschule, in der man für sein künftiges Glück sich vorbereitet, soll aber, wie für die Gesundheit des Geistes, so auch für körperliche Gesundheit recht gesorgt werden. Wie man in einem baufälligen Hause nicht gut und sorgenfrei wohnen kann, so ist es auch für den Geist eine Plage, wenn er im späteren Berufsleben nicht in einem gesunden Körper wohnt. Es ist somit für Eltern und Erzieher eine heilige Pflicht, nach der Sorge für den Geist auch dafür Sorge zu tragen, daß die ihnen zur Erziehung Übergebenen nicht bloß von Lastern freigehalten und mit Tugenden geschmückt werden, sondern daß bei ihnen die gesunde Seele auch in einem gesunden Körper wohne. Soll aber dieser kräftig und ausdauernd sein, dann muß er gute, nahrhafte Kost erhalten, und es muß alles vermieden werden, was der Natur schädlich sein könnte. Auch das Wasser ist ein vorzügliches Mittel, um die Gesundheit zu erhalten und zu befestigen, und sollte in seiner Wirksamkeit für die Jugend erkannt und fleißig benutzt werden. Ich bin gar nicht dafür, daß jeder Hydropath werden soll, es ist dieses gar nicht notwendig; aber das Wasser zu benützen als Reinigungs- und Stärkungsmittel des Körpers und vor allem als Schutzmittel gegen die Krankheiten, das sollte niemand verabsäumen. Wenn jemand seinen Rock nie reinigt, so wird er bald vom Schmutze und Staube verdorben sein; deshalb ist aber nicht gesagt, daß jeder zwei- oder viermal des Tages seinen Rock ausstäuben und ausbürsten soll. Ich bin der vollsten Überzeugung, daß der größere Teil der Menschheit viel gesünder, glücklicher und zufriedener leben würde, wenn man eine vernünftige Wasserkur gebrauchen würde. Wenn die gegenwärtige Generation nicht noch armseliger werden soll, so muß schon bei den Kindern angefangen werden. Die Jugend soll nur den Versuch machen, was das Wasser für eine Wirkung hat, und recht bald wird sie zur Überzeugung kommen, daß Geist und Körper durch dessen Gebrauch in einen besseren Stand kommen.

Man verwendet im allgemeinen für das menschliche Leben recht vieles und hat allerlei nützliche Einrichtungen getroffen. Man hat Armen- und Krankenhäuser, Wasserleitungen, Feuerwehren usw. Aber wo findet man auf dem Lande eine einfache Einrichtung, damit von Zeit zu Zeit jeder ein Bad nehmen könnte? *Ich glaube nicht, daß in einer Gemeinde ein größeres Werk der Barmherzigkeit für die Menschheit geübt werden könnte, als wenn einem jeden Gemeindemitgliede Gelegenheit geboten würde, häufig ein Bad zu nehmen.* Wenn junge Leute dieses Buch lesen, mögen sie sich diesen Rat daraus recht merken: Nehmt in jeder Woche ein- oder zweimal ein Halbbad während der Frühlings-, Sommers- und Herbstzeit, aber höchstens eine halbe Minute lang, und ihr werdet finden, wie wohl das euch tut. Wenn ihr aber die Sache recht gut machen wollt, so müßt ihr vor dem Bade entweder etwas strenge arbeiten oder gehen, so daß ihr in Schweiß kommt; je stärker der Schweiß, um so besser. Geht dann ins Wasser bis an die Magengegend und wascht den oberen Körperteil ab! In längstens einer Minute muß alles fertig sein. Ich will damit nicht nur die Mannspersonen gemeint haben, ich möchte gerade noch mehr die weibliche Jugend auffordern: Gebrauchet eine gelinde Wasserkur! Geht ihr z. B. an einem Bache im Sommer vorbei, so tretet ein paar Minuten in diesen Bach hinein, das härtet den Körper ungemein ab. Ist zur Sommerszeit für die Landleute das mühsame Tagewerk vollbracht, so mögen sie eine Minute im Wasser stehen, das zieht einen großen Teil der Müdigkeit aus dem Körper. Ein Halbbad ist noch wirksamer. Ein Knieguß ist auch sehr heilsam. Macht den Versuch, und die Wahrheit meiner Worte werdet ihr durch eure eigene Erfahrung bestätigt finden.

Eine Dienstmagd kam einst ganz niedergeschlagen zu mir und sagte, daß sie ihren Dienst nicht mehr versehen könnte, er sei ihr zu schwer. Im übrigen glaube sie, es fehle ihr nichts; sie sei nur zu schwächlich. Ich riet ihr, sie solle jeden Abend vor dem Schlafengehen eine viertel bis eine halbe Stunde lang barfuß gehen und in der Woche zwei bis drei Halbbäder nehmen, wenn sie Gelegenheit habe, auch ein paarmal wöchentlich bis an die Knie im Wasser stehen oder umhergehen. Sie befolgte diesen Rat, und nach sechs Wochen teilte sie mir mit, sie könne jetzt ihre Arbeit wieder vollkommen verrichten. Ihre Herrschaft hat ihr auch erlaubt, daß sie im Hause Bäder nehmen könne.

Ein Bauernknecht beklagte sich bei mir, daß er genötigt sei, das Dienen aufzugeben; er habe schon zweimal die Gliedersucht gehabt und sei seit dieser Zeit nie mehr zu rechter Kraft gekommen. Was sollte er nun anfangen? Sein Herr hatte keinen Knecht, wenn er ging, und er selbst wußte nicht, wohin. Ich gab ihm den Rat, er solle sich dreimal in der Woche einen Ober- und Knieguß geben lassen und zweimal in der Woche ein Halbbad nehmen, eine halbe Minute lang. In dieser Weise solle er drei Wochen verfahren. Nach diesen drei Wochen solle er bloß zwei- bis dreimal in der Woche ein Halbbad nehmen, und wenn er noch weiteres tun wolle, so solle er mehrere Tage hindurch täglich eine Tasse Zinnkrauttee trinken. Dieser Knecht befolgte den Rat, und es war gar nicht notwendig, daß er seinen Platz verließ, sondern er konnte ihn bald hinreichend ausfüllen. Sein Hausherr hat ihm auch recht gern Gelegenheit verschafft, seine Bäder zu nehmen.

Eine Familie hatte drei Töchter, die außerordentlich schwächlich waren, aber einen recht guten Willen und herrliche Anlagen hatten. Wie die Eltern öfter dachten, was sie wohl mit ihren Schwächlingen anfangen sollten, so bangte auch den Töchtern vor dem Gedanken, welchen Beruf sie einst ergreifen sollten; denn sie fühlten ihre Gebrechlichkeit. Ich gab ihnen den Rat, jeden Morgen und jeden Abend eine Kraftsuppe zu essen, zur Mittagszeit eine kräftige Hausmannskost zu genießen und in der Woche drei bis vier Halbbäder zu nehmen, außerdem die oft genannten Abhärtungsmittel zu gebrauchen. Nach einem halben Jahre stellten sich diese drei Schwestern bei mir vor und waren überaus glücklich und in heiterster Stimmung. Sie hatten ein ganz gesundes Aussehen, und die Wasseranwendungen waren ihnen fast zur Leidenschaft geworden. Wie viele sollten doch diese drei Schwestern nachahmen! Eine von diesen erzählte mir, sie habe eine Bekannte, die ebenso elend gewe-

sen sei wie sie. Diese habe dieselben Anwendungen gemacht und sei nun auch gesund und glücklich.
Ein Hausvater brachte mir seinen 16jährigen Sohn und erzählte, daß dieser für die Landwirtschaft zu schwächlich sei; er habe vor acht Jahren eine Krankheit gehabt, und seit der Zeit sei sein Körper nicht mehr recht fest. Der Vater fragte mich, ob er nicht studieren solle, damit er später eine leichtere Beschäftigung haben könne. Ich gab ihm zur Antwort: Lasset täglich euren Sohn zur Frühlings-, Sommers- und Herbstzeit zehn Minuten im Wasser gehen, in jeder Woche zwei- bis dreimal einen Oberguß nehmen und ein- oder zweimal in der Woche ein Halbbad! Laßt ihn dies fünf Wochen lang so machen! Nach dieser Zeit soll er zwei- bis dreimal wöchentlich Halbbäder nehmen. Nach ungefähr zwölf Wochen kam der Vater mit seinem Sohne wieder, verwundert und hocherfreut über die große Veränderung, die mit demselben vorgegangen war. Der Sohn hatte jetzt Freude und Lust an den Arbeiten, konnte selbe auch ohne Beschwer verrichten, und er war recht froh, daß er für die Landwirtschaft brauchbar geworden war. Wenn mein wohlgemeinter Rat bei der mir stets teuren Jugend Aufnahme findet, und wenn Eltern und Vorgesetzte dazu beitragen, daß er vollzogen wird, dann bin ich überzeugt, daß es mit der Jugend künftig viel besser gehen wird.

ZWEITER TEIL

Wie kann geheilt werden nach den Regeln meiner Erfahrung?

V. ABSCHNITT

Vorbemerkung

Den Anleitungen zur naturgemäßen Behandlung schickt Kneipp einen kurzen Abriß über die Wirkung der Wasseranwendungen voraus. Die genauen Einzelheiten sind in seinem Buche »Meine Wasserkur« nachzulesen. Vielleicht werden manche kritische Leser bei den Begriffen der Ausleitung über die Haut, Öffnung der Poren, Aufweichung und Verteilung, Herausziehen des Krankheitsstoffes, deren sich Kneipp zur leichteren Verständigung bedient, geringschätzig über eine solche fast bäuerische Ausdrucksweise denken. Sie sollen sich aber die praktische Wirkung der Behandlung klarmachen. Der Erfolg ist immer entscheidend. Überdies entbehren die Begriffe nicht der wissenschaftlichen Begründung für den, der einigermaßen im wissenschaftlichen Schrifttum, in den Forschungen über die Hauttätigkeit, über Hautstoffwechsel, Beziehungen des Hautstoffwechsels zum Gesamtstoffwechsel, Beziehungen zwischen Haut und inneren Organen, über die Wirkungen des Schwitzbades, über die Beeinflußbarkeit der Gewebsspeicherfunktionen durch Wasseranwendungen bewandert ist. In der Hyperämie-(Blutanreicherungs-)Lehre Biers kann man einen bezeichnenden Beitrag zur biologischen Medizin erblicken. Die Forschungen über den Hautreiz als Mittel zur Beeinflussung von Geweben und Organen, des Mineralstoffwechsels und damit im Zusammenhang des vegetativen (nicht dem Willen unterstellten Eingeweide-) Nervensystems haben uns in dem letzten Jahrzehnt eine Fülle von neuen Erkenntnissen gebracht, die neben anderen auch eine Bestätigung für die Wirkungsweise von Wasseranwendungen ergaben.

Von der Wirkung des Wassers

1. Waschungen

Wenn der Frühling kommt, der Tag länger wird, die Sonnenstrahlen wirksamer werden und die ganze Atmosphäre dadurch erwärmt wird, bringen die Hausfrauen ihre den Winter hindurch verfertigte rohe Leinwand in die Bleiche oder spannen dieselbe in ihren Gärten aus, um eine weiße Leinwand zu bekommen. Diese ausgespannte rohe Leinwand wird täglich drei- bis fünfmal mit Wasser durchnäßt; dieses Wasser lockert die Rohstoffe in der Leinwand, Licht und Sonnenwärme oder überhaupt jede warme Temperatur lassen das aufgegossene Wasser wieder verdunsten. Hierbei entsteht eine bestimmte Sauerstoffverbindung (H_2O_2), das Gewebe wird lufthaltiger und bleicht. Wenn man so einige Zeit diese Leinwand fleißig näßt, verschwindet recht sichtbar Tag für Tag die graue Farbe, und die weiße Farbe tritt immer kräftiger hervor, bis endlich die Leinwand vollständig weiß ist.

Wenn jemand stirbt, werden gewöhnlich Bettzeug und Kleider allererst gewaschen und dann auf die Bleiche gebracht. Man ist der Überzeugung, daß durch das Begießen und die Sonnenwärme jeder eingedrungene Krankheitsstoff am allersichersten und einfachsten aufgelöst und ausgeleitet wird.

Das Gesagte ist ein getreues Bild von der Wirkung des Wassers. Wenn ein Körper gewaschen und ordentlich bedeckt wird, wenn das Wasser durch die Poren eingedrungen ist und, soweit es eingedrungen, auch rohe, unbrauchbare, ausgenützte Stoffe auflöst und durch die entwickelte höhere Wärme ausleitet, so kann ein Kranker durch öfteres Waschen und durch wiederholte Vermehrung der Wärme immer tiefer in die Natur einwirken, auflösen und ausleiten, und es geht der Natur wie der rohen Leinwand; sie wird immer freier von krankhaften Stoffen und dadurch auch gesünder, und man kann sagen: Wie die rauheste und roheste Leinwand nach und nach ganz rein gewaschen werden kann durch Begießen und Sonnenwärme, so können auch viele Krankheiten durch Waschen, verbunden mit erforderlicher Wärme, ausgeheilt werden.

Diese einfache Anwendung des Wassers durch Waschungen paßt am allerbesten für die *Kinder*. Welches Kind kann nicht gewaschen werden? Wie wird durch das Waschen mit kaltem Wasser das Kind in eine höhere Wärme gebracht, wie werden durch diese auch die schädlichen und ausgenützten Stoffe ausgeleitet? Die Hausfrauen nehmen zu ihrer Bleiche nur kaltes Wasser; es ist wirksamer, und so wirkt auch das kalte Wasser mehr in der Natur des Menschen als das warme; es ist deshalb recht zu empfehlen, daß die Hausmütter bei ihren Kindern, wenn sie gesund und kräftig sein sollen, recht früh anfangen, mit kaltem Wasser die Kinder abzuwaschen, aber nicht abreiben und am Schluß nicht abtrocknen, weil das Nichtabtrocknen viel mehr Wärme entwickelt und deshalb auch eine kräftigere Ausleitung erreicht wird.

Wie für die Kinder, so paßt das Waschen für *schwache Leute*, die wenig Naturwärme haben, deshalb vor einem kalten Bad zurückschaudern und selbes nicht leicht aushalten würden. Eine Waschung am ganzen Körper kann jeder geradeso leicht ertragen, wie er es erträgt, daß er sein Gesicht täglich mit kaltem Wasser wäscht und davon weder krank wird noch stirbt. Durch diese einfache Waschung, beharrlich fortgesetzt, können die größten Krankheiten ausgewaschen werden, gerade wie die feinste Leinwand durch Wasser und Sonnenwärme gebleicht wird. Wie oft fehlt schwächlichen Leuten die volle Naturwärme! Der Kopf ist heiß, die Füße sind eiskalt. Wird der ganze Körper schnell gewaschen, ordentlich, aber nicht zu stark zugedeckt, so bringt dies ganz rasch eine recht angenehme, über den ganzen Körper sich verbreitende Wärme, aber wohlgemerkt nur, wenn der gewaschene Körper nicht abgetrocknet wird. Das Wasser auf dem Körper entwickelt einen angenehmen, warmen Dunst, der Krankhaftes aus dem Körper herauslockt und eine gleichmäßige Wärme über den ganzen Körper verbreitet. Wird der Körper abgetrocknet und abgerieben, so wird diese Wärme nicht in gleicher Weise eintreten, somit auch nicht die gute Wirkung. Wie für schwache Leute in jedem Alter die Waschungen taugen zur Vermehrung der Naturwärme und zur Reinigung der Natur von krankhaften Stoffen, so ist selbst *für das hohe und höchste Alter* eine Waschung mit kaltem Wasser von einer höchst günstigen Wirkung. Gerade den Alten fehlt gewöhnlich die Naturwärme; diese wird durch die Kaltwaschung vermehrt. Es fehlt auch gewöhnlich den Hochbetagten die Transpiration, weil im hohen Alter keine erhöhte Tätigkeit mehr vorhanden ist. Durch Waschen aber wird die Wärme vermehrt, so auch die Transpiration erhöht und deshalb die getrocknete Haut bei geringster Tätigkeit wieder angeregt. Dem hohen Alter fehlt gewöhnlich eine geregelte Blutzirkulation; das Wasser aber befördert auch diese und leitet das Blut nach allen Richtungen hin. Wenn Marasmus, Altersschwäche, gewöhnlich an den Extremitäten zunächst fühlbar wird, weil dorthin kein Blut mehr kommt und der Tod dort am allerehesten Eingang findet, so wird durch das Waschen mit kaltem Wasser das Blut fortwährend in die äußeren Teile geleitet und dadurch auch das Lebensalter günstig beeinflußt.

Es ist also das Waschen mit kaltem Wasser ein Mittel für die *Kinder*, um sie gesund und frisch zu erhalten oder gesund und frisch zu machen; es ist ein sicheres Hilfsmittel für alle *Schwächlinge*, die größere Anwendungen nicht ertragen können, sowie für alle *Schwerkranken;* denn wie jedem Kranken Gesicht und Hände gewaschen werden können, so kann dem Schwerkranken – freilich rasch und mit aller Vorsicht – nur zu seinem Nutzen der ganze Körper gewaschen werden, und zwar mit denselben Wirkungen, wie oben bezeichnet, wovon keine schädlich sein kann; es geschehe aber ohne Reibung und ohne Abtrocknung.

Geradeso ist es auch von großem Werte für das *höchste Alter*. Das

Schicksal der Hochbetagten wäre durch die Waschungen sicher stets ein erträglicheres, und alle Lebensmühseligkeiten wären leichter hinzunehmen. Die Waschungen wirken nicht auf den Körper allein, sondern ganz besonders auf den Geist. Ist der Körper die Hütte des Geistes, so darf man doch auch annehmen, daß es dem Geiste viel leichter und wohler ist, wenn seine Hütte fleißig gereinigt, krankhafte Stoffe ferngehalten oder ausgeleitet werden. Vergleiche man ein recht armseliges, durch Kost und Kleidung verweichlichtes Kind mit einem durch Waschungen abgehärteten Kinde, das frisch aussieht, hüpfend springt und den herrlichsten Appetit für jede Kost entwickelt! Wie bei dem Kinde, so ist es in jedem Alter.

Viele hundert und tausend Gemütsleiden, Niedergeschlagenheit, Gedrücktheit, halbe Verzweiflung, Mutlosigkeit, Verstimmung würden nicht stattfinden, wenn man durch das frische Wasser die Hütte des Geistes fleißig säubern würde. Scheue und fürchte niemand die Waschungen mit kaltem Wasser; suche im Gegenteil jeder bei diesem einfachen Mittel seine Hilfe!

Man glaube ja nicht, daß man alle Tage sich öfter waschen oder immer am Brunnen und bei der Badewanne sein müsse; es reicht ja aus, wenn man den Körper ein- bis dreimal in der Woche wäscht, was längstens in einer Minute geschehen ist; und so, wie man in der Frühe Gesicht und Hände wäscht, kann man ja auch in einer halben Minute den ganzen Körper waschen, und man erreicht schon dadurch vieles, oft auch alles. Die Waschungen der Kranken werden bestimmt bei den Krankheitsfällen. Es hat somit das Waschen des Körpers in allen Beziehungen das Dreifache meines Systems: kranke Stoffe auflösen, die aufgelösten ausleiten und die Natur stärken.

2. *Wickelungen*

Wenn die Hausmütter ihre rohe Leinwand bleichen, wie oben gesagt wurde, so machen sie von Zeit zu Zeit eine Lauge. Es wird siedendes Wasser über Asche gegossen, und weil das siedende Wasser zersetzt, gibt es eine ätzende Lauge. Man legt die Tücher mehrere Stunden in diese Lauge, damit dadurch die rohesten Stoffe, die das Wasser nicht leicht oder nur langsam aufzulösen vermag, rascher aufgelöst werden. Nachher kommt die Leinwand wieder an das Sonnenlicht, damit das durch die Lauge Aufgelöste nicht bloß ausgewaschen, sondern durch die *Wärme* und Lichteinstrahlung ausgeleitet wird. Die Hausfrauen machen es ja bei der Wäsche auch so. Die eine macht sich eine Lauge aus Asche, eine andere nimmt Soda oder andere scharfe Mittel, und dadurch erreichen sie schnell, was durch das Wasser nur recht hart und langsam gehen würde, vielleicht auch gar nicht. Dieses Verfahren ist wieder ein Bild für den Hydropathen. Denken wir uns recht in einen kranken Körper hinein. Er hat ganz kalte Füße, also fast kein Blut darin, aber einen ganz heißen Kopf, also zu viel Blut, oder er hat einen Druck auf das Herz, weil dorthin alles Blut strömt; somit ist das Blut nicht richtig verteilt; es sind Anstauungen vorhanden. Es können aber kleine oder größere Blutanstauungen an allen Teilen des Körpers sein; es kann beim Blutlauf gehen, wie wenn ein Bächlein durchs Tal läuft. Da kommen die Kinder hin und häufen Steine im Bächlein auf; dann gibt es einen kleinen Weiher, eine Anstauung, und das Wasser ist dadurch in seinem Laufe gestört, sucht rechts und links einen Ausweg; das Bächlein fließt nur mehr spärlich, zeitweilig gar nicht. Das Wasser aber hat sich Nebenauswege gesucht, hält sich dort auf und findet sogar eine bleibende Niederlage. Geradeso geht es beim Blutlauf; es kann das Blut in vielen Teilen des Körpers keinen Ausweg gefunden haben, kann im Kopf sich anstauen oder auf dem Rücken, mit einem Worte, es kann überall eine Anstauung stattfinden, und deshalb können die Störungen des Blutlaufes vielfach vorhanden sein. Das Blut, das Nebenwege gefunden hat, wird teilweise ausgeschwitzt, teilweise wird es eine festere Masse, wie man es ja auch beim Fleisch, das wir essen, oft sehen kann, daß Blutanstauungen in den Muskeln eine gründliche, feste Masse bilden. Es können sich einzelne Muskeln außerordentlich erweitern und wie Geschwüre sich anhäufen. Nehmen wir z. B. einen dicken Hals oder Kropf; solche Anhäufungen im kleinen oder größeren kann es viele am ganzen Körper geben. Durch diese Anstauungen wird natürlich der Blutlauf gewaltig beeinträchtigt und gestört. Wie oft überfällt einen ganz gesunden Menschen ein Schlaganfall! Es kann irgendwo eine Blutstörung sein, so daß das Blut seinen Weg nicht gehen kann; es dringt dann gewaltsam dem Kopfe zu, und in dem Augenblick ist der Schlaganfall da. Wie das Blut dem Kopfe zudringen kann, so kann es auch dem Herzen zueilen, und der Herzschlag ist eingetreten. Wer will eine Medizin bestimmen, die solche Störungen, Anstauungen, Geschwülste auflöst und durch die Auflösung dem Blut wieder den rechten Weg zeigt? Der eine Arzt sporni die Herztätigkeit stark an, der andere dagegen bannt sie durch irgendein Mittel. Dadurch aber sind die Blutstörungen nicht in ihrer Ursache beseitigt, ja, wie ich glaube, häufig noch unterstützt, weil gerade der Blutlauf dadurch schwächer geht oder der Trieb auf die Stauungen noch stärker wird. Früher hat man Blut aus der Ader herausgelassen

(Aderlaß), damit der arme Kranke mit weniger Blut zurechtkäme. (Anm. d. H.: Kneipp war angesichts der damaligen Unsitte, in allen nur möglichen Fällen, auch wo keine Anzeige bestand, zur Ader zu lassen, mit Recht Gegner. Die wechselnde Beurteilung des Wertes des Aderlasses hat sich heute bei der besseren Erkenntnis seiner Wirkung bis zu dem Standpunkt entwickelt, daß der Aderlaß ein vorzügliches Mittel bei der Beherrschung bestimmter Kreislaufstörungen, ferner bei Gasvergiftung sei, wie man heute überhaupt dem Aderlaß eine entgiftende Wirkung zuerkennt. Nach angewandtem Aderlaß strömt Gewebsflüssigkeit in die Blutbahn ein, da die Flüssigkeitsmenge in der Blutbahn vom Körper immer gleichgehalten wird. Es wird dabei eine gewisse Starre im Austausch zwischen Gewebe und Blutbahn gelöst. Schlacken werden mit in die Blutbahn eingeschwemmt und können so leichter ausgeschieden werden. Insofern der Aderlaß aber mehr eine Augenblicksmaßnahme darstellt, dürfen die folgenden Ausführungen Kneipps unsere Aufmerksamkeit beanspruchen.) Um Blutanstauungen und andere Anstauungen zu heben und dem Blute wieder den rechten Weg zu bahnen, hat der Wasserfreund günstige Mittel, wovon ein hauptsächliches der *Wickel* ist. Die Wickel können eingeteilt werden in Kopfwickel, Halswickel, kurze Wickel, ganze Wickel, Fußwickel usw. Diese Wickel werden angewendet, wo irgendwo eine Anstauung sich bildet. Wenn ein Kind von einer Biene gestochen wird und die Stelle stark anschwillt, so nimmt es ein Tüchlein, taucht's ins Wasser ein, umbindet es und wiederholt dies öfters. Das Kind hat Verständnis genug, um einzusehen, daß wiederholte Einwicklung die Geschwulst wegnimmt. Wenn eine solche Wirkung beim Handwickel sichtbar ist und dieser auch angewendet wird, warum sollen nicht Wickel auf den ganzen Körper oder auf einzelne Teile, wo Anstauungen sind, angewendet werden zur Auflösung, zur Ausleitung und zur Wiederherstellung des normalen Zustandes? Ein Arzt, der einige geheilte Gichtkranke gesehen und gesprochen, sagte: »Nun haben wir auch ein Mittel, bisher hatten wir keines, mit dem man die Gicht wirklich heilen kann.« Nimmt die Hausfrau zum Bleichen ihrer Leinwand von Zeit zu Zeit eine Lauge, und nimmt man beim Waschen Soda, so kann man auch bei den Wickeln zu dem Wasser auflösenden Stoff mischen. Ein Absud von Haferstroh löst ganz vorzüglich den Gichtstoff auf; die Heublumen geben auch eine Lauge, die bei manchen Leuten das Haferstrohwasser übertrifft. Wie Gichtanstauungen aufgelöst werden, so können auch Blutstauungen und andere Anstauungen behoben werden; und wer Kenntnis von den Anstauungen hat, der wendet den Wickel auch an den einzelnen Teilen, wo sie vorhanden sind, an und plagt nicht den ganzen Körper. Wenn einer einen gewaltigen Bauch herumträgt und hat in diesem allerlei Anstauungen, so wäre es gewiß eine Torheit, die Füße einzuwickeln, weil fast kein Blut mehr heruntergekommen ist. Ich behaupte: *Wer gesund machen will, der soll die höchste Aufmerksamkeit dem Blutlaufe zuwenden.* Kommt er mit diesem zurecht, dann wird er auch den ganzen Körper zurechtbringen, wenn überhaupt gesundes Blut vorhanden ist. Wie diese Wickel angewendet werden, ist bei den Krankheiten hinlänglich auseinandergesetzt.

3. Güsse

Wenn ein Bedienter seinem Herrn die Kleider reinigt, so nimmt er nicht Wasser zum Waschen, sondern ein spanisches Rohr und erst dann eine Bürste. Er klopft mit dem Meerrohr die Kleider fest aus, damit aller tief eingedrungene Staub und Schmutz losgeklopft wird und so nach und nach auf die Oberfläche kommt; erst dann nimmt er eine weiche Bürste und bürstet noch auf der Oberfläche ab, was nicht durch die Luft davongegangen ist. Wenn also sich Staub oder Schmutz gar zu tief eingenistet hat und gleichsam zu einer Staubkruste geworden ist, so wird auf obige Weise jede Staubanstauung zerstört. Auf diese Weise wird der Rock rein gemacht, und bei aller Klopferei wird doch der Rock am schonendsten behandelt. Wie er den Rock behandelt, so macht er es auch bei den Beinkleidern und anderen Wollkleidern.

Dieses einfache praktische Bild zeigt uns das Verfahren bei der Wasserheilkunde. Wenn man die Anstauungen, die unzählig sein können, kleinere, mittlere und größere, die in einem Körper herrschen, sehen könnte, so würde man staunen ob der vielen Gebrechen und sich fragen: Wie kann ich wohl alle beseitigen? Den einen hat ein Schlag getroffen, eine Blutstauung ist schuldig; er kann auch nicht gesund werden, weil die Blutstauungen noch vorhanden sind. Ein anderer hat einen halb lahmen Fuß; derselbe ist viel dünner, nicht gehörig genährt, deshalb verkümmert; es ist eine Blutstauung im Leibe, die keine Medizin aufzulösen vermag. Ein dritter hat ein fürchterliches Kopfweh; es ist im Kopfe eine Blutstauung; wieder ein anderer hat den Hexenschuß; es ist ihm eine Masse Blut eingedrungen. So und ähnlich klagen Unzählige. Für solche Zustände hat gewöhnlich die Medizin keine Hilfsmittel; meine Wasserheilkunde hat hierfür einen großen Vorrat, schwächere und stärkere, für Kinder und Erwachsene, auch die Hochbetagten nicht ausgenommen. Es ist ganz unglaublich, was die Güsse mit Wasser vermögen. So sieht man öfters Beispiele von Heilungen, die manchem fast unglaublich scheinen, weil für solche Leiden sonst keine Mittel vorhanden sind. Ein Mädchen war daran, sich aus der Nase totzubluten, so heftig drang das Blut dem Kopfe und der Nase zu; eine Gartengießkanne voll Wasser auf Nacken und Kopf machte der Blutung augenblicklich ein Ende.

Die verschiedenen Gießungen können eingeteilt werden in: Halsgießungen, Obergüsse, weil sie den oberen Teil des Körpers betreffen, in Armgießungen (wenn z. B. eine Blutanstauung sich am Arme gebildet hat, die durch andere Mittel nicht entfernt werden kann, so treiben eine oder zwei Kannen Wasser, öfter wiederholt, solche Anstauungen weg) und Rückenguß, der den ganzen Rücken erfaßt und auf alle Anstauungen einwirkt, sie mögen von Blut oder Säften herkommen. Wenn der Blutlauf zu schlaff und untätig ist, so ist der Rückenguß einer Geißel gleich, die das faule Pferd treibt. Wie leicht können Anstauungen des Blutes, wie im Rücken der Hexenschuß, im Schenkel vorkommen! Wer will das eingedrungene Blut, das stillesteht, nicht vorwärts und rückwärts kann, weil zu schlaff, in Bewegung bringen? Beim Rückenguß heißt es, das Blut gehe seine Wege, damit es in allen Adern an Ort und Stelle komme und das ausgenützte Blut nicht an verschiedenen Stellen herumlungere, sondern wieder zum Herzen zurückkomme. Wie viel haben endlich die Füße zu leiden durch Kälte, durch Wärme, durch Tragen, durch Gehen! Es ist kein Wunder, wenn verschiedene Stauungen von Blut und dergleichen vorkommen; die Schenkel- und Kniegüsse bewirken hier, was der Rückenguß auf dem Rücken erreicht. Es schwellen jemandem die Knie auf; sie werden ganz entzündet, die Schmerzen sind groß. Wer will leugnen, daß sich da viel Blut angelagert habe und die Blutanstauung oft die einzige Ursache ist? Der Knieguß klopft und klopft wiederholt und abermals, bis auch diese Stauung behoben ist. So können oft die größten Geschwülste mit den empfindlichsten Schmerzen einfach durch Gießungen behoben werden, wenn man es versteht, kunstfertig die Güsse anzuwenden, wie der Bediente den Rock auszuklopfen weiß. – Christian hat nach Aussage der Ärzte Lungenemphysem, herrührend von einer vorausgegangenen Lungenentzündung. Hier ist doch klar, daß bei Heilung viel Schleim zurückgeblieben ist, der noch an den inneren Organen angeklebt hängt und nicht weitergebracht werden kann. Sechs Obergüsse und Brustgüsse haben alles losgemacht; eine Masse Schleim hat sich gelöst, und der Kranke atmet jetzt ganz gesund. Freilich könnte mancher sagen, man läßt über den Körper eine Dusche, einen Regenstrom. Ich aber verwerfe dieses, weil solch ein Regen der Natur zuviel Wärme entzieht und auch die schuldlosesten Teile mißhandelt. Es kommt mir vor, wie wenn der Kleiderputzer einen großen Rutenstrauch nimmt und auf die Kleider, die er zu putzen hat, insgesamt einhaut. Wer das Gießen versteht, ist ein Künstler in der Heilkunde. Wer es nicht glaubt oder verachtet, der geht von dannen und weiß dem Kranken nicht zu helfen. Die Verschiedenheit der Güsse und ihre Anwendungen sind in einzelnen Beispielen auseinandergesetzt.

4. Bäder

Wie es verschiedene Arten des Gießens gibt, durch die man auf einzelne Teile wie auf den ganzen Körper einwirkt, so gibt es auch verschiedene Bäder, die wieder auf einzelne kranke Stellen wie auch auf den ganzen Leib wirken. Wie häufig nehmen die Leute beim Kopfweh ein warmes Fußbad mit Asche und Salz, leiten das Blut aus dem Kopfe abwärts und entfernen auf diese Weise ihren Kopfschmerz! Wie es Fußbäder gibt, so können auch Knie- und Schenkelbäder, Halbbäder und ganze Bäder genommen werden, warme und kalte. Die Wirkung geht dann wieder auf einzelne Teile des Körpers oder auf den ganzen Körper, je nachdem es der Zustand erfordert. Die warmen Bäder werden nur gewählt, wo die Wärme fehlt und deshalb die Natur unterstützt wird, oder wenn bei Verhärtungen wie Gicht und ähnlichen Leiden kräftige Auflösungen eintreten müssen, daß man mit stärkeren kalten Anwendungen weiter einwirken kann, was wiederum in den einzelnen Beispielen hinreichend auseinandergesetzt ist. Es sind da verschiedene Gattungen von Bädern bezeichnet: Fußbäder, Kniebäder, Schenkelbäder, Ganzbäder, Handbäder, Augenbäder usw. Hinsichtlich der Dauer der kalten Bäder beachte man: Kaltes Sitzbad: 6–10 Sekunden; kaltes Halbbad: 6–10 Sekunden; kaltes Armbad: 10–30 Sekunden; kaltes Fußbad: 10–30 Sekunden; kaltes Vollbad: 3–8 Sekunden; im Wasser gehen (Wassertreten): $^1/_4$–$^1/_2$–1 Minute lang. Taulaufen: $^1/_2$–1–5 Minuten lang, evtl. auch länger. Gehen auf genäßten Steinen: 1–5–20 Minuten lang. Wechselbäder, z. B. Wechselfußbad: 6–10 Minuten warm, 6–10 Sekunden kalt, mit warm beginnen, mit kalt aufhören; 2–3mal wechseln. Vor jeder kalten Anwendung muß der Körper warm sein; nach der Anwendung verschaffe man sich durch Bewegung oder Bettruhe Wärme. Die genauere Anleitung bei der Anwendung geben die einzelnen Fälle.

Wasseranwendungen im Alter

Zum Schluß will ich noch die Frage beantworten, ob auch das Greisenalter Wasseranwendungen machen könne. Wenn ein Haus lange steht und viel ausgenützt worden ist, wird es nach und nach teilweise oder im ganzen baufällig. Deshalb wird aber das Haus nicht gleich eingerissen, sondern die Schäden werden ausgebessert, und so kann es noch eine geraume Zeit stehen und bewohnt werden. In ähnlicher Weise wird auch der Mensch hinfällig und schwach, wenn das Alter herankommt. Diesem Übelstande muß man vorzubeugen und den Verfall der Kräfte möglichst zu verhindern suchen. Hiezu dient ganz besonders wiederum das Wasser. Von dessen Gebrauch ist kein Alter ausgeschlossen. Wie schon das kleine Kind dasselbe mit Nutzen gebraucht, so kann es der Mensch auch im Alter noch mit Vorteil anwenden. Wäscht dieser ja auch seine Hände und sein Gesicht noch und wird dadurch aufgefrischt und gekräftigt, warum sollte eine ähnliche Wohltat nicht auch dem übrigen Körper durch das Wasser zuteil werden können?

Ich kenne einen Herrn von 90 Jahren, der ganz gesund an Geist und Körper ist. Derselbe wäscht jeden Tag den ganzen Körper mit kaltem Wasser. – Es können also auch im hohen Alter noch Abhärtungen vorgenommen werden. Ganzwaschungen und selbst Halbbäder von fünf bis sechs Sekunden werden auch dem Hochbetagten noch gut bekommen. Nicht bloß äußerlich, auch innerlich kann das Wasser recht viel nützen. Ich mache aber hier ganz besonders darauf aufmerksam, daß man nicht viel auf einmal nehmen soll. Es kann nicht genug empfohlen werden, vier- bis fünfmal täglich nur einen einzigen Löffel voll Wasser zu nehmen oder, wenn man etwas unwohl ist, stündlich einen Löffel voll.

Man soll aber der Schwäche des Alters nicht bloß durch Anwendung einer gelinden Wasserkur zu Hilfe kommen, sondern auch durch eine recht einfache Kost, die nicht viel Reiz übt, aber recht viel Nährstoff enthält. – Ich habe eine große Anzahl hochbetagter Leute ausgefragt, wie sie gelebt haben, und gewöhnlich hieß es: Ich habe nie viel auf Bier und Wein gehalten, lebte recht mäßig und genoß recht einfache Kost. Viele derselben hatten zum großen Teil von gekochter Brotsuppe gelebt. Diese ist sehr nahrhaft, kann genossen werden ohne Zähne, und die Natur, welche während des früheren Lebens an diese Kost gewöhnt ist, kann sie auch am leichtesten ertragen. Ich will noch bemerken, daß man in späteren Jahren die Natur noch an manches gewöhnen kann, was ihr früher fremd gewesen ist. Nur muß man vorsichtig verfahren und die Angewöhnung nicht zu rasch vornehmen. Wer z. B. keinen Teller voll von irgendeiner Suppe zu verdauen imstande ist, kann oft ein bis zwei Löffel voll leicht ertragen und bekommt auf diese Weise Nährstoffe genug für eine Zeitlang; nach Verlauf derselben nehme er von neuem eine solche Portion. – Was dem Alter gewöhnlich abgeht und viele Gebrechen nach sich zieht, ist der Mangel an gehöriger Naturwärme. Diese aber wird am leichtesten und sichersten vermehrt und erhalten durch Anwendungen mit Wasser.

Darum möge jeder Mensch von der Wiege bis zum Sarge das Wasser in Ehren halten, dem Schöpfer für diese Gabe dankbar sein und sie vernünftig gebrauchen! Dann wird sich der Mensch unter einem besonderen Schutze des Allerhöchsten zur vollsten Kraft und Stärke entwickeln und seine Gesundheit erhalten können. Dann wird er vielen Krankheiten und Miseren entgehen, und viel Elend und Jammer wird aus der ohnehin schon mühevollen Welt verbannt werden. Dann wird die Last des Lebens erleichtert, und selbst die Gebrechen des Alters werden erträglicher gemacht.

VI. ABSCHNITT

Vorbemerkung

Man pflegt eine Behandlungsweise nach der Zahl ihrer günstigen und ungünstigen Ergebnisse zu beurteilen. Mit der Kneippschen Behandlung ist es hiernach recht gut bestellt, sonst würde es nicht so viele Anhänger unter Ärzten und Patienten geben.
Als Hauptfehlerquellen für eine jede Behandlungsart möchte ich folgende hervorheben:

1. Fehler von seiten einer mangelhaften Erkenntnis des Krankheitszustandes,
2. Fehler von seiten einer unrichtigen Anwendungsweise der Behandlungsart.

Um die Fehler von Punkt 1 zu vermeiden, behandle man sich nicht nach eigener Auslegung der Krankheitsanzeichen, sondern ziehe vorher den Arzt seines Vertrauens zu Rate. Ohne Befragung des Arztes soll man lieber nichts unternehmen, sonst werden Mißerfolge einer Methode zur Last gelegt, die es nicht verdient. Man möge daher die Lesung mehr als einen Kursus der Einführung in das Kneippsche Heilverfahren und die Kneippsche Lebenslehre bewerten und sich in der naturgerechten Beobachtung üben. Die Kneippsche Behandlung stellt an den Willen zur Mitarbeit des Patienten mehr Anforderungen als eine sonstige Behandlung, deshalb scheint mir auch im Hinblick auf Punkt 2 eine gründliche Beachtung der richtunggebenden Anweisungen Kneipps wertvoll. Da nicht jedes für alle passen kann, so ist es das beste, sich einem kundigen Arzt anzuvertrauen. Kneipp schrieb die folgenden Beispiele im Jahre 1889. Seitdem hat sich in der Heilkunde vieles geändert und auch die Kneipp-Lehre hat Fortschritte gemacht. Diese Tatsache sollte jeder Leser der folgenden Beispiele berücksichtigen.

Beispiele

Asthma

Ein Herr von Stand gibt an: »Ich habe immer schweren Atem, in der Nacht aber oft solche Atemnot, daß ich recht oft in der Nacht rasch aus dem Bette springen muß, um Atem zu holen, und weiß mir dann nicht zu helfen außer dadurch, daß ich frische Luft einatme. Ich fühle mich auf der Brust so enge, wie wenn alles zerplatzen wollte. Appetit habe ich gar keinen, und was ich esse, vermehrt mir mein Leiden. Schlafen kann ich gar nicht, weil ich nicht ruhig sein kann. Es fröstelt mich auch im Innern recht viel; es ist mir, als wenn ein Fieber in mir wäre und nicht zum Ausbruch käme. Zum Stuhlgang brauche ich Nachhilfe; was man mir gegeben, schien mir anfangs Erleichterung zu bringen, aber bald war alles wieder beim alten. Wenn es noch schlimmer wird, werde ich es nicht mehr lange aushalten. So geht es schon seit mehreren Wochen, aber im Zunehmen.«

Anwendungen: Zuerst durch zwei Tage täglich zweimal Ober- und Knieguß, dann jeden Tag am Morgen einen kurzen Wickel, $1^1/_2$ Stunden lang, das Tuch in heißes Wasser getaucht, jeden Nachmittag ein sechsfaches Tuch, in Wasser und Essig getaucht, ganz warm auf Brust und Unterleib legen und mit einer wollenen Decke umwinden. So acht Tage lang. – Die *Wirkung* war: Schon nach dem ersten Wickel wurde der Urin so trüb und dick, wie wenn im Inneren Geschwüre aufgebrochen und Blut und Materie mit dem Urin abgegangen wären. Es sei noch hiezu bemerkt, daß vorher ganz wenig Urin abging. Tag für Tag ging mehr und noch dichterer und schmutzigerer Urin ab. Nach vier Tagen trat zeitweilige bedeutende Erleichterung im Atmen ein, das innere kalte Fiebergefühl hatte sehr abgenommen, und der Appetit stellte sich mehr ein. Vier weitere Tage mit denselben Anwendungen hatten die Atemnot vollständig behoben, doch blieb der Atem noch etwas schwer. Die weiteren Anwendungen waren: Jeden Tag einen Oberguß und Knieguß, jeden Nachmittag ein mehrfaches Tuch, in heißes Wasser und Essig getaucht, auf den Oberleib zwei Stunden lang. So zehn Tage lang, und der ganze Organismus war wiederhergestellt. Wo hat es hier gefehlt? Dieser kranke Herr war von unten bis oben voll ungesunder Stoffe. Es mußte aus dem ganzen Körper der Krankheitsstoff aufgelöst und ausgeleitet werden. Die ersteren Übergießungen wirkten schneidend ein auf alle Organe, die Wickel und Auflagen lösten nach allen Richtungen hin auf; wie jedes Fieberzeichen verschwunden war, war auch angezeigt, daß der Krankheitsstoff sich ausgeschieden hatte; und da der Atem leicht, der Appetit vorhanden war, erschien auch die Natur als gereinigt.

Atmungsbeschwerden

Jemand macht folgende Angaben: »Ich bin gut gebaut, war stets gesund und kräftig; doch seit dreiviertel Jahren bin ich so verschleimt, daß ich recht viel Atemnot habe; und wenn der Husten kommt und die Atemnot, glaube ich, ich müsse ersticken. Ich hatte

eine vorzügliche, klangvolle Stimme, und jetzt kann ich mich kaum mehr verständlich machen; auch werde ich so müde, daß ich fast nicht zu gehen vermag. Mehrere konsultierte Ärzte erklären es teils als Luftröhrenkatarrh, teils als Lungenkatarrh.«
Anwendungen[1]*:* Täglich dreimal, auch viermal einen Oberguß und täglich zweimal bis über die Waden im Wasser gehen; so vier Tage lang. Nach diesen vier Tagen täglich zwei Obergüsse, einen Rückenguß und ein Halbbad. Zudem täglich noch im Wasser gehen; so fünf Tage lang; dreimal wöchentlich einen Schal. Nach diesen fünf Tagen täglich ein Halbbad, einen Rückenguß, einen Oberguß und einen Knieguß. Nach kurzer Zeit war die ganze Kur vorbei. Es hat sich bei diesem Herrn eine ganz unglaubliche Masse Schleim abgesondert. Tag für Tag wurde das Aussehen besser, der Atem leichter, die Stimme reiner, die Gemütsstimmung heiterer. Nachteilig waren für ihn früher die zu warme Bekleidung und Mangel an Bewegung.

Das Auge

Sind auch alle Teile des Körpers von hoher Bedeutung, so ist doch sicher das Auge einer der wichtigsten Teile. Darum heißt es auch im Sprichwort: »Blind ist elend.« Wie die Augen im Kopfe ihren Sitz haben, so kommt auch meistenteils ihre Kraft oder ihre Schwäche vom Kopfe her. Wer einen gesunden, kräftigen Körper hat, hat auch gewöhnlich ein gutes und kräftiges Auge. Hat das Auge große Schwäche, so liegt die Ursache sicher im Körper, wenn dies auch nicht gefühlt wird. Ist das Auge krank, so ist oft ein kranker Stoff im Körper die Ursache, der das Auge krank gemacht hat.

Ein Kind, vier Jahre alt, hat einen angeschwollenen Kopf, ganz entzündete Augen und kann keinen Augenblick die Tageshelle ertragen. Wie ist dies zu heilen? Das Kind hat ungesundes Blut und ungesunde Säfte, die sich in Kopf und Körper aufstauen. Daher der angeschwollene Kopf. Ist diese ungesunde Flüssigkeit entfernt, der ganze Körper und der Kopf gestärkt und gesund geworden, dann wird auch das Auge gesund sein und die Tageshelle ertragen können.

[1] Diese Anwendungen darf sich nicht jeder zu machen erlauben, der an Atembeschwerden leidet; sie könnten manchem zu stark sein. Im allgemeinen warne ich vor zu vielen Anwendungen. Man muß sich nach der Gesamtverfassung richten.

Anwendungen: Das Kind soll 1. täglich mit frischem Wasser gewaschen werden und 2. jeden Tag ein Hemd anbekommen, in Wasser getaucht, in welchem Heublumen gesotten wurden, so 12 Tage lang. Darauf soll das Kind 3. täglich zweimal gewaschen werden und jeden zweiten Tag das Hemd wie oben anlegen. So wieder 10 Tage. – Nach 22 Tagen war das Kind ganz frisch und gesund. Die Augen waren spiegelhell und hatten ihre volle Sehkraft. Es war weiter nichts mehr notwendig, als daß das Kind noch einige Zeit hindurch täglich einmal gewaschen wurde. Die kalten Waschungen nahmen die Hitze und stärkten die ganze Natur. Das Hemd öffnete die Poren und saugte die schlechten Stoffe auf; und als so die Natur gereinigt war, wurde das ganze Kind gesund. Mit dem Körpergebrechen verschwand auch das Augenleiden. Die Augen wurden täglich ausgewaschen mit Wasser, in welchem etwas Aloe aufgelöst wurde. Dies Wasser bewirkte Reinigung der Augen von der Flüssigkeit, die aus dem Körper kam.

Anton, neun Jahre alt, hatte durch mehrere Wochen fast beständig rote Augen. Am Morgen, wenn er aufwachte, waren die Augen wie zugeklebt. Erst nachdem er die Kruste entfernte, konnte er die Augen öffnen. Besonders schmerzlich waren die Augen nicht. Er hatte viele Mittel gebraucht, sei es, daß etwas über die Augen gebunden oder dieselben ausgewaschen werden mußten. Ein Arzt hatte ihm täglich dreimal scharfe Tropfen eingeträufelt, die gebrannt haben wie Feuer. Doch die Augen wurden nicht besser. Es bildete sich auf jedem Auge eine Wolke, und ein Arzt erklärte, er müsse operiert werden. Weil die Operation von den Eltern gefürchtet wurde, wollten sie durch das Wasser Hilfe finden, was auch geschah.

Wie klar ist hier, daß ungesunde Stoffe sich im Körper gesammelt haben! Daß die Augen nicht auffallend gerötet waren und nicht so gebrannt haben, liegt daran, daß die Krankheit mehr chronisch war. Was ausgedrungen ist, war zäh und verdichtete sich durch Vertrocknung. Hier ist also wieder notwendig, auf den ganzen Körper auflösend und ausleitend einzuwirken.

Anwendungen: 1. Jeden Tag ein Halbbad in frischem Wasser und den Oberkörper während dieser Zeit gut waschen. 2. Täglich ein Hemd anziehen, in Salzwasser getaucht, 1½ Stunden lang. 3. Täglich zweimal in jedes Auge eine kleine Messerspitze voll Zucker einblasen oder auch einstreuen. Der Zucker aber muß nicht gar zu fein gerieben sein und auf das Auge selbst kommen. – Nach 14 Tagen waren die Augen gesund, und der Kranke erklärte, er fühle sich jetzt viel wohler als früher, was das gute Aussehen auch bestätigte.

Wirkungen: Die Halbbäder und Waschungen kräftigten den Körper, so daß die schlechten Stoffe ausgeleitet wurden. Das Hemd, in Salzwasser getaucht, übte großen Reiz auf die Haut und öffnete die Poren, so daß alles Krankhafte nach allen Richtungen einen Ausweg bekommen konnte. Der Zucker enthält bekanntlich ätzende Kraft; durch das Zucken der Augenlider wurden diese gleichsam ein Fegwisch und lösten die krankhaften Stoffe auf den Augen los. Der Zukker löste sich dann auf, und es floß eine weiße Masse aus den Augen. Selbst die Wolken sind auf diese Weise aufgelöst und ausgeschieden worden. Als diese kranken Stoffe alle entfernt waren, was das frische Aussehen bezeugte, wurden die Augen gereinigt und bekamen die gehörige Helle und Frische und Kraft wie der Körper selber.

Ein Mädchen, neun Jahre alt, hatte vor zwei Jahren Scharlachfieber. Seit dieser Zeit ist dasselbe nie mehr recht gesund gewesen. Es bekam öfters entzündete Augen oder einzelne Flecken (Ausschlag) am Körper. Das Kind sah selten gut aus, wurde von Monat zu Monat schwächer, und besonders fehlte der Appetit. Kurz, das Kind war durchaus nicht gesund. Auch das Augenlicht hatte bedeutend abgenommen.

Hier ist sicher das Kind vom Scharlachfieber nicht ganz geheilt worden, und der Rest, der in der Natur geblieben, verdarb fortwährend Blut und Säfte. Der Krankheitsstoff suchte bald da, bald dort einen Ausweg, so auch durch die Nase; denn diese war bei dem Mädchen öfters wund. Hier ist ganz klar, daß noch ein Rest von der Krankheit im Körper haust, der aufgelöst und ausgeleitet werden muß. Erst dann kann das Kind seine volle Gesundheit wieder erhalten. – Das Kind wurde täglich mit kaltem Wasser, vermischt mit etwas Essig, gewaschen. Den einen Tag bekam es ein Halbbad, den anderen Tag ein in warmes Heublumenwasser getauchtes Hemd angelegt. Nach 14 Tagen war aller Ausschlag verschwunden, die Augen waren ganz hell, und das Kind bekam das frischeste Aussehen. Damit aber die volle Kraft nach und nach eintrete, mußte es noch längere Zeit in der Woche zwei Halbbäder nehmen. Diese Halbbäder wirkten stärkend, erwärmend, auflösend auf den ganzen Körper. Die Ganzwaschungen wirkten stärkend und reinigend. Das angelegte Hemd saugte auf. Die Augen wurden während der Kur mit Fenchelwasser täglich zwei- bis dreimal ausgewaschen. Dieses Wasser reinigt die Augen und stärkt die Sehkraft.

Ein Mann erzählt: »Im vorigen Jahre fiel mir ein Stück Holz an den Kopf auf der rechten Seite. Ich wurde ganz betäubt. Der Kopf wurde wohl geheilt, aber seit dieser Zeit habe ich immer auf dieser Seite von Zeit zu Zeit große Schmerzen, und es fließt auch viel Unreinigkeit aus dem rechten Auge. Dieses selbst ist schwach, ich sehe nur ein klein wenig. Auf dem Auge ist eine trübe Wolke. Ich habe mehrere Augenärzte gehabt; man hat mir viel in das Auge geträufelt, aber es wurde immer schlimmer statt besser. Zuletzt hat der Doktor gesagt, das Auge müsse operiert werden, aber es sei jetzt noch zu früh; ich solle mich nach drei Monaten wieder zeigen.«
Es werden viele Wunden geheilt, und in einem großen Teil der Geheilten bleiben doch noch Krankheitsstoffe zurück. Daher kommt es auch, daß Narben von Zeit zu Zeit schmerzen. So ein zurückgebliebener kranker Stoff dehnt sich immer weiter und weiter aus, wird auch immer giftiger. Dieses ist auch hier der Fall. Zur Heilung ist also notwendig, auflösend und ausleitend einzuwirken und die verletzte Stelle gesund zu machen, was hier durch folgende Anwendungen geschah:
1. In der Woche einmal einen Kopfdampf. Dieser öffnete die Poren, und durch den starken Schweiß wurde viel ausgeleitet. 2. Der Kranke bekam täglich einen Oberguß. Dieser wirkte stärkend auf den oberen Körper, und durch die größere Tätigkeit in diesem trat auch größere Ausscheidung ein; denn die Natur ist ja bemüht, alle schlechten Stoffe abzustoßen, wenn es ihr nur möglich ist. 3. Jeden zweiten Tag, später jeden vierten Tag ein Halbbad, so daß der ganze Körper kräftiger wurde; denn es tut selten gut, bloß auf einen Teil des Körpers einzuwirken. Für die Augen reichte es aus, dieselben jeden Tag zweimal mit Fenchelwasser auszuwaschen, welches dieselben reinigte und die Sehkraft vermehrte. Nach 14 Tagen war nicht bloß die kranke Stelle gesund, auch der ganze Körper hatte eine Verbesserung erfahren.

Ein Bauer, 31 Jahre alt, erzählt: »Ich habe im vorigen Jahre eine Lungenentzündung gehabt und vor zwei Jahren eine Bauchfellentzündung. Ich bin wohl geheilt worden, habe aber seit dieser Zeit gar so wenig Kraft; aber noch ärger ist mir, daß ich fast nicht mehr sehe; wenn es so fortgeht, werde ich noch blind. Alle Ärzte sagen, den Augen fehle nichts, sie seien bloß recht schwach.«
Hier ist Körperschwäche auch Ursache der Augenschwäche; deshalb muß auch der ganze Körper gekräftigt werden; die Augen werden alsdann ihre Kraft von der Körperkraft bekommen.

Anwendungen: Dieser Bauer bekam acht Tage hindurch täglich zwei Obergüsse und zwei Kniegüsse. Diese wirkten stärkend auf den Oberkörper und die unteren Teile des Körpers. Nach acht Tagen bekam er täglich ein Halbbad, das viel stärker wirkte auf den ganzen Körper, zudem täglich einen kräftigen Oberguß, der wieder stärkend wirkte. Die Augen wurden bloß mit dünnem Alaunwasser täglich zweimal ausgewaschen. Dieses wirkte ätzend und reinigend. Nach drei Wochen war der ganze Körper in einen bessern Zustand gekommen, und als der Kranke noch längere Zeit wöchentlich ein bis zwei Halbbäder und einen Oberguß bekam, wurde die Sehkraft wie der ganze Körper in einen gesunden Zustand versetzt.

Allgemeine Bemerkungen über Augenschwäche und deren Behebung

Wie der ganze Körper durch das Wasser belebt, gekräftigt und widerstandsfähig gemacht werden kann, so kann man auch mit Wasser auf das Auge günstig einwirken, damit es gestärkt, die Sehkraft erhöht und ausdauernd gemacht werde. Es ist sonderbar, daß der ganze Körper im allgemeinen seine Pflege findet: Man wäscht Gesicht und Hände, nimmt Fußbäder usw., nur dem Auge kommt nichts zu. Die Augenlider sind so besorgt, daß womöglich nichts in das Auge komme; denn wenn ihm etwas naht, wird rasch die Türe zum Auge geschlossen. Es ist auch gewöhnlich die Meinung, ins Auge dürfe nicht einmal Wasser kommen, und doch ist das Gegenteil der Fall. Gerade das Wasser hält das Auge rein und gesund und stärkt dasselbe, damit weder Hitze noch Kälte ihm schaden können. Wie leicht kann dasselbe angewendet werden! Wäscht man sich in der Frühe, wie leicht kann man mit einer Handvoll Wasser auch die Augen etwas auswaschen! Wie man ein Halbbad für den Körper nehmen kann, so kann man ja auch den Augen ein Wasserbad geben. Man bringt Wasser in ein Geschirr, taucht die Stirne mit offenen Augen ins Wasser, läßt die geöffneten Augen anfangs ein bis zwei, dann drei bis vier Sekunden im frischen Wasser und zwinkert dabei mit den Augen; auf diese Weise wird mit den Augendeckeln das Auge gereinigt, wie wenn man mit der Hand das Gesicht wäscht. Dieses einfache Augenbad habe ich schon vielen geraten, die ganz schwache und empfindliche Augen hatten, und in kurzer Zeit wurden die Augen gekräftigt und das Sehvermögen gehoben. In einer halben Minute ist es geschehen.
Mir hat einst jemand geklagt, es sei ihm der Rat gegeben worden,

täglich dreimal mit lauwarmem Wasser die Augen auszuwaschen, weil täglich zähe Flüssigkeit aus denselben gekommen sei. Er habe es getan, aber schon nach einigen Tagen habe er gemerkt, daß die Augen schwächer geworden seien und die frische Luft nicht mehr ertragen konnten. Wie klar ist dadurch bewiesen, daß auch das Auge wie der Körper durch warmes Wasser nur schlechter wurde! Somit empfehle ich aufs dringendste jedem, der für gute Augen sorgen will, die angegebene kleine Mühe nicht zu scheuen und den Augen, dem edelsten Teil des Körpers, das Waschen und Baden nicht zu entziehen. Ich bin überzeugt, daß viele Tausende kein Augenglas brauchen würden, wenn sie von Jugend auf dieses einfache Mittel gebraucht hätten. Ich kannte einen Herrn, der 89 Jahre alt wurde und versicherte, er habe recht fleißig mit frischem Wasser seine Augen gewaschen. Er konnte mit 89 Jahren noch ohne Augenglas gut lesen und mußte seine Augen sehr viel zum Lesen und Schreiben gebrauchen. Es geht auch mit den Augen durchs ganze Leben wie mit dem Körper. Es gibt Zeiten, wo man eine auffallende Verminderung seiner Kräfte fühlt. Diese Schwäche dauert einige Zeit, und die Kraft kehrt wieder. So erleiden auch die Augen von Zeit zu Zeit eine Schwächung, und wenn man gleich zum Augenglas greift, gewöhnt man das Auge schnell an dieses; die Schwäche bleibt, und das Auge wird nie seine volle Kraft wieder erlangen. Unterstützt man aber das Auge mit dem angeratenen Mittel, dann wird es auch sich bald wieder erholen, und die Sehkraft wird sich wieder vollkommen einstellen.

Es kommt mir ganz sonderbar vor, wie man heutzutage von der Jugend an bis ins hohe Alter soviel Augengläser trägt – ein Beweis für die Schwäche der Leute in unserer Zeit.

Es kommt ein Vater, ungefähr 50 Jahre alt, bringt seinen Sohn mit gewaltigen Augengläsern und jammert: »Mein Sohn sieht fast gar nichts mehr, die Augen werden von Woche zu Woche schwächer, und er kann kaum noch mit dem Augenglase den rechten Weg finden. Der Knabe ist auch sonst nie gesund, hat nie guten Appetit, kann keine kräftigen Speisen essen; am liebsten trinkt er Kaffee. Kraft hat er fast keine. Die Augengläser hat ihm der Arzt gegeben, damit das Auge geschützt und geschont werde.«

Wo fehlt es hier?

Dieser Knabe ist körperlich verkümmert, wenn auch gut gebaut, hat ganz wenig Naturwärme, wenig Blut, die Haut ist ganz trocken und spröde, daher: wie die Augen, so der Körper. Was kann hier helfen?

1. Zuallererst muß die Naturwärme erhöht werden; die Untätigkeit und Schlaffheit der Organe müssen aufgehoben werden, damit der Knabe eine gute Kost vertrage, bessere Blutbildung eintrete, mit einem Wort die ganze Maschine in neue Tätigkeit gebracht werde. Die Augengläser müssen entfernt werden, auf daß Licht und Luft die Augen abhärten und stärken; sonst bleiben die Augen den Pflanzen gleich, die unter dem Baum im Schatten wachsen und nur welk sind, schwach und verkümmert.
2. Täglich müssen die Augen mit Fenchelwasser ausgewaschen werden, zwei- bis dreimal, wodurch sie gereinigt und gestärkt werden. Das Waschen muß aber nicht bloß äußerlich geschehen, sondern das Auge selbst muß gewaschen werden.
3. Täglich muß der Knabe mit ganz kaltem Wasser ganz gewaschen werden.
4. Täglich ein Halbbad nehmen, gleichfalls in kaltem Wasser. – Nach drei Wochen sah der Knabe schon ganz gut, die Augen kräftigten sich von Tag zu Tag. Das Aussehen wurde frischer, die Kräfte nahmen zu und die jugendliche Lebendigkeit und Heiterkeit wuchsen mit jedem Tage.

Weitere Anwendungen:
1. jeden Tag ein Halbbad;
2. in der Woche eine Waschung mit Wasser und Essig;
3. fleißig barfuß gehen;
4. die Augen sollen täglich mit Fenchelwasser einmal gewaschen werden.

In sechs bis sieben Wochen war die ganze Natur und auch das Augenlicht wie umgewandelt.

Ein Studierender, 21 Jahre alt, erzählt: »Ich bin etwas schwächlich gebaut, habe zudem noch recht wenig Kraft und nie guten Appetit. Ich bin auch etwas weichlich erzogen, aber mein größtes Leiden ist, daß ich trotz einer Doppelbrille stets wachsende Abnahme des Augenlichts verspüre. Ich fürchte, wenn es noch ein Jahr so fortgeht, könnte ich erblinden. Was dann? Im Elend leben ohne Beruf. Ich habe die größte Begeisterung für mein künftiges Berufsleben und möchte daher gerne Hilfe. Ich habe eine große Anzahl Augenärzte zu Rate gezogen. Es wurde Jahre hindurch viel an den Augen getan. Ich habe die schärfsten Gifte bekommen, große Schmerzen ausgestanden – doch alles ohne Erfolg.«
Schaute man den jungen Mann so an, hörte man den Jammer, so drang sich das Urteil von selbst auf: die Augen sind wie der Körper

und dieser wie die Augen, beide sind vollständig verkümmert. Derselbe ist schlecht genährt worden, er wurde ganz verweichlicht durch die Kleidung, und durch Meidung jeder Abhärtung steigerte sich die Verkümmerung. Wie können doch oft Eltern so töricht gegen ihre Kinder handeln!

Zur Heilung geschah folgendes:

1. Jede Nacht vom Bette aus ganz waschen, damit sich die Naturwärme steigere, Leben und Tätigkeit eingeleitet werde.
2. Jeden Tag einen Knie- und Oberguß, die stärkend, belebend und erwärmend einwirken.
3. Jeden Morgen und Abend eine kleine Portion Kraftsuppe, weil die Natur eine größere nicht ertragen konnte.
4. Alle geistigen Getränke wurden strengstens verboten, dafür nahrhafte Kost empfohlen.

In der angegebenen Weise wurde drei Wochen lang angewendet. Dann wurde den einen Tag Ober- und Schenkelguß, den andern Tag ein Halbbad verordnet. Das wurde vier Wochen fortgesetzt. Die Augen wurden täglich während der ganzen Kur mit Honigwasser gewaschen zur Reinigung und Stärkung. (Eine Messerspitze voll Honig wird in einem Viertelliter Wasser drei Minuten lang gesotten.)

Nach sieben Wochen sah der junge Mensch ganz anders aus. Die Augen waren schon ziemlich kräftig. Er glaubte, noch nie besser gesehen zu haben. Das ganze Aussehen war wie umgewandelt. Die erfrischten Geisteskräfte und das heitere Gemüt machten den jungen Menschen lebensfroh. Er sagte ausdrücklich: »Ich habe gar nicht gewußt, daß einem so wohl werden kann, wie es mir jetzt ist.« Möchten doch Eltern und Erzieher nicht bloß den Geist, sondern auch den Körper ins Auge fassen! Wie dankbar würden dann die glücklichen jungen Leute ihnen sein!

Ein Schüler, 13 Jahre alt, kommt, von seiner Mutter begleitet, wegen Augenleiden und klagt: »Ich habe fast beständig Kopfschmerzen, selten bin ich einige Stunden ganz frei davon, je stärker die Kopfschmerzen, um so weher tun mir die Augen. Wie seit Wochen das Kopfleiden zunimmt, nimmt auch das Augenlicht ab. Ohne Augenglas kann ich gar nicht mehr lesen, mit Augenglas nur kurze Zeit. Wenn es nicht besser wird, muß ich das Studieren einstellen.« Hier ist sicher zu starker Blutandrang in den Kopf, wodurch ein Druck auf die Augen ausgeübt wird. Wie Hände und Füße verkümmert sind und das Blut mehr in den oberen Körper eindringt, wird die Blutarmut immer größer und auch die Verkümmerung. Es ist also hier die Aufgabe, das Blut in alle Teile des Körpers zu leiten, die ganze Natur in höheres Leben und größere Tätigkeit zu bringen, damit sie kräftige Nahrung ertrage und dadurch der ganze Körper gestärkt werde. Hört der Drang des Blutes in den Kopf auf und nimmt die Kraft des Körpers zu, dann werden auch die Augen die gehörige Sehkraft und Ausdauer bekommen. Außer dem Kopf, der durch den Blutandrang frisch aussah, war der ganze übrige Körper verkümmert. Weil nur an den Augen kuriert wurde, denen doch nichts fehlte, und nicht am Körper, so wurde von dem einen Arzt erklärt, es sei allgemeine Augenschwäche da, von dem andern, es werde sich mit der Zeit ein Star bilden, und von einem dritten wieder etwas anderes.

Anwendungen: Der Student mußte 1. jeden zweiten Tag ein Hemd anziehen, in kaltes Salzwasser getaucht, eine Stunde lang, 2. jeden Tag den ganzen Körper waschen mit Wasser und etwas Essig darin, 3. jeden zweiten Tag ein Halbbad nehmen, aber nicht an den Tagen, wo das Hemd angezogen wurde. Für die Augen wurde nichts gebraucht. So drei Wochen lang.

Am dritten Tag konnte der Student die Brille ablegen, somit Helle und Luft schon ertragen. Nach sechs Tagen merkte er schon eine kleine Zunahme der Sehkraft. Es verbesserte sich der Zustand des ganzen Körpers mehr und mehr.

Nach drei Wochen waren die Augen schon ziemlich gut. Noch besser aber erging es dem ganzen Körper. Der Appetit wuchs von Tag zu Tag. Der Student konnte die kräftigste Kost vertragen. Aller Trübsinn verschwand, und er lebte, wie junge Leute leben sollen. Die weiteren Anwendungen waren bloß Halbbäder, in der Woche zwei bis vier.

Wirkung: Das Hemd, in Salzwasser getaucht, öffnete die Poren, entwickelte mehr Naturwärme und kräftigte und vermehrte die Hauttätigkeit. Die Waschungen wirkten auf den ganzen Körper stärkend, anregend, abhärtend; das Halbbad wirkte in derselben Weise in noch höherem Grade.

Eine Mutter bringt ihre Tochter, 6 Jahre alt; diese hat Augengläser, deren sich ein altes Mütterchen nicht hätte zu schämen brauchen. Diese Brille war von einem Augenarzt empfohlen. Das Kind war ganz schwächlich, hatte gerötete Augen, aufgedunsenen Kopf und ganz schwächliche Hände und Füße, mit einem Wort, das Kind war ganz verkümmert. Es bekam täglich zweimal Kaffee, auch

Bier, und der Arzt hatte befohlen, man solle dem Kinde täglich starken Wein in kleinen Portionen geben.
Hier ist das Kind mit schwächlicher Anlage noch verkümmert zum größten Elend durch die unglückliche Nährweise. Da heißt es: entweder – oder: zugrunde gehen oder eine andere Lebensweise führen. Die Mutter weinte bitterlich ob dieser Mitteilung und glaubte, das schwache Kind könne keine andere Nahrung ertragen, und sie könne nicht so unbarmherzig sein und dem Kinde etwas versagen, wozu es Neigung habe, und demselben etwas aufdrängen, wozu es nicht Lust habe und woran es nicht gewöhnt sei. Doch es war nicht zu ändern. Das Kind mußte 8 Tage hindurch täglich zweimal mit kaltem Wasser und etwas Essig darin gewaschen werden, täglich womöglich im Freien barfuß gehen, jeden zweiten Tag ein Halbbad nehmen und täglich zweimal Kraftsuppe essen. Jede kräftige Kost war außerdem erlaubt. An den Tagen, wo das Halbbad genommen wurde, durfte nur eine Waschung geschehen. Nach wenigen Tagen hatte das Kind den besten Appetit, aß seine Kraftsuppe ganz gerne, auch andere Kost. Das Augenglas konnte das Kind die ersten zwei Tage nicht entbehren. Am vierten Tag wurde es entfernt. Nach drei Tagen bekam das Kind den einen Tag ein Halbbad, den andern Tag zwei Waschungen des ganzen Körpers mit Wasser und Essig. Die Augen werden jeden Tag zweimal mit schwachem Alaunwasser ausgewaschen. (Eine Messerspitze voll Alaun wird in $^1/_4$ Liter warmen Wassers aufgelöst.) Es müssen aber nicht bloß die Augenlider gewaschen werden, sondern es muß das Wasser auf das Auge selbst kommen.
Nach sechs Wochen war die Hauptkur zu Ende. Das Augenlicht war schon ziemlich gut. Das Auge konnte Helle und Luft gut ertragen. Wie der ganze Körper gesünder wurde, so verbesserte sich auch das Auge mehr und mehr. Somit ist auch hier wahr: Ein gesunder Körper hat auch ein gesundes Auge. Fehlt es an den Augen, so fehlt es auch am Körper.

Beschwerden nach Bauchfellentzündungen

Ein Bauernsohn, 21 Jahre alt, hatte zweimal in einem Jahr Bauchfellentzündung; er wurde zwar geheilt, wie er glaubte, hatte aber von Zeit zu Zeit Beschwerden beim Wassermachen und gewöhnlich bedeutende Schmerzen, besonders bei ungünstiger Witterung oder wenn er keine entsprechende Kost für seinen geschwächten Unterleib bekam. Jede schwere Kost brachte ihm Schmerzen, besonders fehlte gehörige Stuhlentleerung. Das ganze Aussehen sagte: Der Mensch ist krank.

Was heilt diesen Rest von der Krankheit, der selbst eine Krankheit ist?

Hier ist sicher anzunehmen, daß die kranken Stoffe von der Entzündung nicht alle ausgeschieden sind, daß der ganze Unterleib recht geschwächt ist und große Untätigkeit herrscht. Dieses zu heben, diente folgende Anwendung:

1. In der ersten Woche drei kurze Wickel, das Tuch in Wasser getaucht, in welchem Haferstroh $^1/_2$ Stunde lang gesotten wurde.
2. Jeden Tag ein Sitzbad in kaltem Wasser.
3. Den ganzen Körper täglich waschen mit kaltem Wasser und etwas Essig daran.
4. Jeden Morgen und Abend Kraftsuppe; am Mittag recht nahrhafte, aber leicht verdauliche Kost; vom Frühstück bis Mittag jede Stunde einen Löffel voll Milch; von mittags bis abends alle Stunde einen Löffel frischen Wassers.

In 14 Tagen war dieser Kranke gesund, und weiter war nichts mehr notwendig als ein bis zwei Halbbäder.

Die *Wickel* lösten die faulen Stoffe auf und reinigten die Natur. Die *Ganzwaschung* belebte und stärkte den ganzen Organismus. Die *Milch* bewirkte Vermehrung des Blutes. *Wasser* sorgte für den Stuhlgang. Die *Halbbäder* am Schluß vollendeten die Heilung und verhalfen zur vollen Körperkraft.

Ein Vater erzählt: »Mein Sohn, 13 Jahre alt, hatte Bauchfellentzündung. Von dieser befreit, wie der Arzt sagte, hatte er 20 Wochen hindurch so viele Schmerzen am ganzen Leibe, daß er immer im Bett liegen mußte. Er hat oft solche Unterleibsschmerzen, daß er schreit, daß man es beim Nachbarn hören kann. Anfangs waren die Schmerzen mehr im Unterleib, von da ist nach und nach der Schmerz in alle Glieder gekommen. Jetzt klagt er besonders über Schmerz unter den Nägeln. Er kann nicht sterben und gedeiht doch auch nicht. Er hat recht viel eingenommen, aber alles war umsonst.«

Für diesen Fall folgende *Anwendungen:*

1. Den einen Tag ein Hemd anziehen, in Wasser getaucht, in welchem Heublumen gesotten wurden. Dasselbe ist warm anzuziehen und der Knabe dann in eine Wolldecke einzuwickeln und $1^1/_2$ Stunden lang darin zu belassen.
2. Den andern Tag angeschwellte Heublumen in einem Tuch warm auf den Unterleib binden und 1 bis $1^1/_2$ Stunden darauf zu lassen.

So 12 Tage lang. Nach diesen 12 Tagen in der Woche zweimal Heublumen auf den Leib binden und in der beschriebenen Weise einmal ganz waschen und einmal ein Hemd anziehen, wie oben angegeben. In vier Wochen war der Knabe vollständig geheilt.
In diesem Falle waren durch die Unterleibsentzündung die Säfte aufgezehrt; und weil der Knabe nicht genährt werden konnte, ist der Kleine verkümmert.
Wirkungen: Die Heublumen brachten Wärme und frisches Blut in den Unterleib, kräftigten die inneren Teile und stärkten den ganzen Unterleib. Alle Teile des Körpers aber wurden gestärkt durch das Hemd. Die Waschungen bewirkten Kräftigung, gleiche Naturwärme und geregelten Blutlauf. Hiernach wurde gebraucht in der einen Stunde ein Löffel Milch, in der anderen Stunde ein Löffel Wasser, in welches ein Tropfen Wermuttinktur gemischt war. Die letzten Anwendungen waren nur gelinde Fortsetzung der ersteren.

Beinfraß (Knochenfraß, Knochentuberkulose und andere Ursachen)

Daß von Zeit zu Zeit am Körper Geschwüre entstehen, aufbrechen und vereitern, ist jedem bekannt; und wenn sie einen günstigen Verlauf nehmen und sich rasch entwickeln, wird viel ungesunder Stoff ausgeleitet, und die ganze Natur wird um so gesünder. Die Natur hat dann, wie man sagt, sich selbst geholfen und die Lumpen hinausgeworfen. Es scheidet sich aber nicht immer aller Krankheitsstoff aus. Es kann das Blut verunreinigt sein, ebenso die Säfte, und es entwickelt sich doch keine Ausscheidung. Ist so ein Krankheitsstoff tief im Innern bis auf dem Knochen, dann greift er selbst diesen an, macht ihn morsch und greift um sich, so daß oft mehrere kleinere Knochenstücke herauskommen. Ich kannte eine Person, welche längere Zeit Zahngeschwür hatte. Weil es nicht aufgebrochen ist, hat dieser ungesunde Stoff das Kieferbein zerfressen, und die Unglückliche mußte sterben. Wie dieser Kieferknochen zerfressen wurde, so geht es auch mit anderen Gebeinen; es bleibt auch nicht bei einer Stelle des Körpers, sondern wie Geschwüre an mehreren Stellen sich bilden können, so kann auch der Beinfraß an zwei oder drei Stellen sich bilden.

Ich kannte eine Dienstmagd, die den Fuß übertreten und verstaucht hatte. Man hielt es für eine Kleinigkeit. Sie hat auch noch einige Tage gearbeitet. Die Fußknochen und Gelenke entzündeten sich. Der Knochen wurde angefressen – der Fuß wurde abgenommen,

aber an einer anderen Stelle begann der Beinfraß aufs neue, und das Mädchen mußte endlich nach vielen Leiden sterben. Kommt man früh genug zu Hilfe, so ist der Beinfraß leicht zu heilen. Härter geht es, wenn das Blut schon länger verdorben ist und schlechtes Blut sich gebildet hat; dann ist das Blut unverbesserlich und der Beinfraß unheilbar.
Mir wurde ein Mädchen gebracht, das vom Knie bis zum Knöchel an einem Fuß vier Löcher hatte, und zwar schon seit zwei Jahren. Aus jeder Öffnung sind schon Knochensplitter gekommen. Das Kind hat viele Mittel angewendet, aber vergebens.
Wie kann hier geholfen werden? Allererst muß für gesunde, leicht verdauliche Nahrung gesorgt werden, damit das Blut verbessert wird.
1. Täglich sechs bis acht Wacholderbeeren wirken günstig auf den Magen.
2. Täglich dreimal eine kleine Tasse Tee von Spitzwegerich, Salbei und Wermut; sie reinigen das Blut und dienen zur Verdauung.
3. Den einen Tag den Körper ganz waschen, bewirkt eine bessere Naturwärme und stärkt. Noch wirksamer ist die Einwirkung, wenn
4. täglich ein Oberguß und Knieguß oder ein Halbbad genommen wird.
Was die schadhaften Stellen betrifft, so wirkt ganz besonders günstig das Zinnkraut durch Überschläge und Aufschläge von angebrühtem oder gekochtem Zinnkraut selbst.
Es ist auffallend, wie schnell sich auf diese Anwendungen die Gesichtsfarbe änderte, guter Appetit kam und die Wunden anfingen zu heilen. In vier Wochen war der bezeichnete Beinfraß vollständig geheilt.

Anna, 33 Jahre alt, hat durch Zugluft einen starken Rheumatismus auf der linken Schulter bekommen. Sie hat verschiedene Einreibungen gemacht und wegen unerträglicher Schmerzen auch schmerzstillende Einspritzungen. Von der Schulter hat sich der Schmerz auch in den Schenkel verbreitet, der unter den Knien stark geschwollen und brennend rot ist; es floß täglich immer reichlicher eine brennende Flüssigkeit heraus. Alles, was sie gebrauchte, war umsonst.
Hier wurde die Transpiration vollends gestört. Die Entzündung hat kranke Stoffe gebildet. Das Blut wurde verdorben, und jetzt hat sich der kranke Stoff einen Ausweg gesucht.
Zur *Heilung* folgendes:

1. In der Woche zwei Wickel von unter den Armen ganz hinunter, in Wasser getaucht, in welchem Haferstroh gesotten wurde. Diese warmen Wickel öffnen die Poren, lösen die Geschwulst auf und leiten die Krankheitsstoffe aus.
2. In der Woche zweimal ein Hemd anziehen, ebenfalls in warmes Haferstrohwasser getaucht, bewirkt im Oberkörper, was der Wikkel im Unterkörper.
3. Jeden Tag einen Oberguß und Schenkelguß. Diese Anwendungen kräftigen die Natur, härten sie ab und lösen nach innen die Krankheitsstoffe auf. So drei Wochen lang. Dann
4. in der Woche drei Halbbäder und drei Obergüsse und in jeder zweiten Nacht eine Ganzwaschung mit kaltem Wasser. Diese erhält und vermehrt die Naturwärme, die Bäder kräftigen den Körper. So 14 Tage lang, und die Kur war beendet, die Geschwulst verschwunden.

Nach *innen* bekam die Kranke alle Tage eine Tasse Tee von sechs grünen Holderblättern, klein zerschnitten und 10 Minuten lang gesotten; dies nimmt alle innere Hitze und bewirkt Stuhlgang, wirkt auch reinigend auf die Nieren.

Johann bekommt unter heftigen Schmerzen eine große Geschwulst am Arm. Es entwickelt sich aber nicht ein Geschwür, sondern die Geschwulst war recht schmerzlich und ganz hart. Ärzte hatten mehrere Monate lang verschiedenes angewendet. Es wurde auch von zwei Seiten eine Öffnung gemacht und etwas eingegossen, er weiß nicht was. Der Arm wurde immer schlimmer, und nach vielen Wochen kam der Beinfraß zum Vorschein. Es gingen einzelne Knochensplitter heraus, und weil die Verschlimmerung immer zunahm, wollte der Kranke andere Mittel gebrauchen und nahm die Zuflucht zum Wasser. Das ganze Aussehen sagte, dieser Mensch habe nicht bloß einen kranken Arm, sondern sei überhaupt krank, sei blutarm, habe kein gutes Blut und keine guten Säfte. Mache man zuerst den Körper gesund, und dann wird der Arm auch gesunden!
1. Jeden Tag wurde der ganze Körper gewaschen, dadurch die Natur erfrischt, gekräftigt, und es begann wieder die erforderliche Transpiration.
2. Der Kranke nahm jeden Tag ein Halbbad. Dieses wirkte stärkend und auflösend (die kranken Stoffe), brachte Appetit und gutes Aussehen.

Nach *innen* wurden gebraucht:
Täglich drei kleine Tassen Tee von Salbei zur Verbesserung der

Säfte, etwas Wermut zu besserer Verdauung und Wacholderbeeren zur Kräftigung des Magens und zur Reinigung der Nieren.
Die Hand wurde alle Tage vier Stunden lang eingewickelt in angeschwellte Heublumen. Nach zwei Stunden wurde der Wickel erneuert, jedesmal angenehm warm.
Über Nacht wurde ein Lappen über den Schaden gebunden, in Wasser getaucht, in welchem Zinnkraut gesotten worden war.
Nach einigen Tagen änderte sich das ganze Aussehen, das Geschwür löste sich auf, der Beinfraß hörte auf, und der Arm wurde wieder gesund.
Bemerkt sei noch, daß nach drei Tagen der Arm täglich einmal und später zweimal in kaltes Wasser getaucht wurde, zwei bis vier Minuten lang.

Ein Mädchen, 23 Jahre alt, bekam eine Geschwulst unterhalb der Waden, recht heiß und schmerzhaft, ganz hart. Da sie anfangs sich nicht viel daraus gemacht und später erst Hilfe gesucht hatte, war das Bein schon angegriffen. Viele Wochen lang gebrauchte sie vergebens verschiedene Mittel. Sie las mein Buch, wendete Heublumenwickel an, legte auf die Wunde Zinnkraut, nahm Ganzwaschungen und später Halbbäder und machte sich innerhalb vier Wochen gesund.

Ein Hausvater, 56 Jahre alt, hatte etwas enge Stiefel. Die Zehen taten ihm wehe. Doch konnte er in seinem Geschäft fortarbeiten, deshalb schenkte er diesem Schaden wenig Beachtung. Nach einiger Zeit entzündete sich die erste und zweite Zehe am rechten Fuß. Er machte sich nicht viel daraus. Endlich konnte er nicht mehr gehen und beobachtete jetzt mehr Schonung. Eine Zehe war stark entzündet, die andere war am Aufbrechen. Der Arzt entfernte beide Zehen und glaubte, geheilt zu haben. Doch es liefen immer braune Stoffe heraus, ein Beweis, daß der Beinfraß schon tiefer eingedrungen. Sonst war der Mann gesund. Als er sich verloren glaubte und ihm auch nicht viel Besserung bereitet werden konnte, nahm er seine Zuflucht zum Wasser. Es wurden:
1. täglich beide Füße bis an die Waden in angeschwellte Heublumen zwei Stunden lang eingewickelt und mit einer Wolldecke gut zugedeckt. Nach den ersten zwei Stunden wurden die Heublumen wieder ins warme Wasser getaucht und der Umschlag erneuert. Sonst wurde
2. der ganze Körper täglich mit kaltem Wasser gewaschen.

3. Während der Nacht wurde ein Tuch in Zinnkrautabsud getaucht und der Fuß bis über den Knöchel gut eingewickelt; während derselben Nacht wurde der Umschlag erneuert.
Wie am ganzen Leib die Waschung kräftigend und ausscheidend wirkte, so wirkten in viel höherem Grade die Einwicklungen an den Füßen. In wenigen Tagen war alle Gefahr beseitigt und in vier Wochen der Beinfraß geheilt. Es kamen noch einige kleine Splitterchen heraus. Bemerkt muß noch werden, daß der kranke Fuß täglich mit zwei Gießkannen voll kalten Wassers abgegossen wurde; die einschneidende Kälte trennte den kranken Stoff vom Bein, und so ward auch eine gänzliche Heilung erzielt. Nach innen wurde täglich eine Tasse Tee getrunken von Schafgarbe, Johanniskraut und Spitzwegerich. Dieser Tee wirkte auf Reinigung des Blutes.

Ein Kind von neun Jahren hatte schon längere Zeit einen geschwollenen Finger, der ganz heiß war, aber nicht besonders schmerzte. Nach einiger Zeit entzündete er sich heftiger, und es floß ein wenig braune Flüssigkeit heraus. Dieses dauerte einige Tage, dann löste sich das erste Glied zur Hälfte ab – also *Beinfraß*.
Anwendung:
1. Zinnkraut wurde abgesotten und die Hand eine halbe Stunde in diesem warmen Zinnkraut gebadet. Dann wurde
2. der Finger und die Hand eingewickelt mit einem Tuch, eingetaucht in Zinnkrautabsud;
3. zweimal während des Tages die Hand in das kälteste Wasser getaucht und gleich wieder eingebunden;
4. täglich der ganze Körper gewaschen.
In 12 Tagen war der Finger geheilt, und zwar so, daß derselbe ganz brauchbar wurde.
Die Ganzwaschung wirkte auf den ganzen Körper, das Zinnkraut heilend und ausleitend, das kalte Handbad wirkte ableitend.

Ein Mädchen, 18 Jahre alt, hatte häufig Ausschläge am Körper, bald da, bald dort, und es floß öfters ätzende Flüssigkeit aus. Es trat eine Geschwulst auf oberhalb des Knies, welche sich entzündete. Das Mädchen verbarg den Schaden, solang es gehen konnte. Die Geschwulst entzündete sich aufs heftigste, brach von selber auf, und es kamen zwei Knochensplitter heraus, also *Beinfraß*.
Anwendung: 1. Der ganze Schenkel bis unter die Knie wurde täglich in Heublumenabsud acht Stunden, je vier am Morgen und

am Nachmittag, warm eingewickelt; nach je zwei Stunden wurde der Umschlag erneuert.
2. Über das Geschwür selbst wurde beständig ein Fleck, in Zinnkrautwasser getaucht, gelegt, alle zwei Stunden frisch eingetaucht. Die Geschwulst löste sich nach und nach auf, bis der Fuß ganz normal war.
3. Jeden Tag wurde die Kranke ganz eingewickelt, das Tuch in Heublumenabsud getaucht. Dieser Wickel war hier notwendig, weil durch den vielen Ausschlag der Beweis gegeben war, daß viel kranker Stoff im Blut war, der dadurch ausgeleitet wurde. In zwölf Tagen war die Heilung vollendet.
Wie der Wickel die ganze Natur reinigte, so leiteten die übrigen Wickel die kranke Masse aus. So wurde dieses Mädchen, dank ihrem Schöpfer, dem Wasser und Zinnkraut, vollständig gesund.

Ein Mädchen, das stets frisch und gesund ausgesehen, bekam am dritten Finger der rechten Hand den sogenannten Wurm. Der Finger war dreimal so dick, als er hätte sein sollen, und schmerzte sehr. Der Arm tat ihm wehe bis unter die Schulter; es war ohne allen Appetit und am ganzen Körper glühend heiß. Nach zehn Tagen brach der Finger auf, und es floß mehrere Tage lang ziemlich viel Eiter heraus. Endlich löste sich das erste Glied ganz ab; es war vom Beinfraß zerfressen.
Anwendung: 1. Täglich mußte das Mädchen ein Hemd anziehen, in warmen Heublumenabsud getaucht, $1^1/_2$ Stunden lang.
2. Täglich wurde die Hand und der Arm bis zum Ellenbogen sechs Stunden lang in angeschwellte Heublumen recht warm eingewickelt und dieses nach je zwei Stunden erneuert. Diese Heublumen zogen wie ein Zugpflaster an Arm und Hand.
3. Die Hand wurde zweimal während des Tages mit einer Gießkanne voll kalten Wassers übergossen. Die Wunde heilte wieder zu, der Finger war gesund, nur das erste Glied fehlte.

Bettnässen

Dieses Übel kommt bei der heranwachsenden Jugend beiderlei Geschlechtes häufig vor. Auch gibt es viele Erwachsene, die bis in die zwanziger Jahre und noch länger daran leiden. Man findet in Zeitungen allerlei Mittel ausgeschrieben und angepriesen; gewöhnlich ist's nur Schwindel. Bedauerlich, daß diese oft sehr schädlichen Mittel angewendet und solche unglücklichen Kinder noch mit Rute und Stock gezüchtigt und verhöhnt werden, was doch gewiß nicht helfen, sondern das Übel nur ärger machen kann! Mir wurde von einer Anstalt erzählt, daß die betreffenden Kinder jedesmal vor dem Schlafengehen bestraft wurden. Die armen Geschöpfe können vor Angst und Furcht nicht sogleich einschlafen, geraten dann um so tiefer in Schlaf, und um so sicherer behauptet das Übel die Herrschaft. Der Grund des Leidens liegt in der Schwäche der Natur; wird diese gekräftigt, so muß jenes in Bälde weichen.

Sechs Kindern von acht bis dreizehn Jahren riet ich, sie sollten täglich in einer Badewanne mit so viel Wasser, daß es bis an die Waden reicht, drei bis fünf Minuten lang hin und her gehen, dann im Zimmer oder im Freien rasche Bewegung machen, damit die Naturwärme schnell wiederkehre. Nach fünf Tagen passierte nur noch zwei Kindern das Unglück; in wenigen weiteren Tagen waren auch diese geheilt.
Eine zweite Anwendung bestand darin, daß sie nach dem Gehen im Wasser auch die Arme zwei Minuten in kaltes Wasser hielten, was sichtlich nicht bloß gegen fraglichen Fehler wirkte, sondern den zuvor krank aussehenden Kindern eine gesunde Gesichtsfarbe verlieh.

Auch bei Erwachsenen kann das angegebene Mittel ausreichen. Nur wenn durch Schwäche auch die Säfte mit dem Blute sehr heruntergekommen sind, empfiehlt es sich, täglich eine Tasse Schafgarbentee zu trinken, die eine Hälfte am Morgen, die andere am Abend.
Bemerkt sei hier, daß das kälteste Wasser am wirksamsten ist. Ich machte bei solchen Kindern den Versuch mit warmen Bädern und erreichte das Gegenteil.

Blasenkatarrh

Ein Herr berichtet: »Ich bin dreißig Jahre alt, leide nun schon drei Jahre an Blasenkatarrh und habe mir dieses Leiden infolge von Überanstrengung im Beruf und besonders durch allzu langes Aufhalten des Harns zugezogen. Im Anfange verrichtete ich noch zwei Monate lang die mir obliegenden Arbeiten unter großen Schmerzen, bis ich bei Tische plötzlich einmal vor Schwäche und Schmerz zusammenbrach. Vier Monate lang bin ich krank im Bette gelegen und so elend geworden, daß mein Körper einem Totengerippe gleich war – mein Körpergewicht betrug bloß mehr zweiundachtzig Pfund. Der

Arzt verordnete mir nun Wildunger Wasser, wovon ich etwa hundert Flaschen getrunken habe, und warme Sitzbäder. Ich bekam zudem noch einen sehr heftigen Magen- und Darmkatarrh. Nach vier Monaten, als es Frühling wurde, ging es besser. Im Sommer sodann ging es mir erträglich, wiewohl ich immer noch zeitweise große Schmerzen verspürte und der Urin sehr oft, ja beinahe täglich noch trübe war. Der Winter aber brachte mir wieder ein ganzes Heer von Schmerzen; erst der folgende Frühling und besonders der Sommer halfen mir wieder auf die Beine. Aber im Winter 1887 steigerten sich die Blasenschmerzen wiederum mit jedem Tage; der Urin floß immer spärlicher, ward trüber, und ich mußte drei Wochen das Bett hüten. Meine körperlichen Kräfte schwanden immer mehr, so daß man glaubte, eine Art Abzehrung habe sich eingestellt. Am Unterkörper war ich zumeist kalt und konnte mich trotz des geheizten Zimmers, der fünf Unterbeinkleider und der drei Paar Strümpfe nicht erwärmen; es ging abwärts mit mir. Der Arzt sagte, ich solle mich nur recht warmhalten, und gegen das Blasenleiden verordnete er teils Wildunger, teils Kronenquell-Wasser, wovon ich etwa hundertfünfzig Flaschen leerte. Auf vielseitiges Anraten entschloß ich mich, sobald die Witterung es erlaubte, nach Wörishofen zu gehen.«

Der Patient sah sehr abgemagert und elend aus, hustete aber nicht. Ich gab ihm gute Hoffnung auf Wiederherstellung. Schon am dritten Tage bekam er eine bessere Gesichtsfarbe, die Schmerzen nahmen von Tag zu Tag ab, der Urin floß reichlicher und heller, und nach vier Wochen erklärte er: »Nun bin ich wieder der frohe, heitere, gesunde Mensch wie ehedem – dies hat das Wasser getan.« Der Erfolg war ein außerordentlich günstiger. Ein Arzt, der sich speziell mit Blasenleiden beschäftigt, erklärte den Herrn für vollständig hergestellt und war ganz erstaunt über den Heilerfolg.

Die Anwendungen waren: Anfangs einigemal Leibstuhldampf mit Zinnkrautabsud; ferner drei Wochen lang vor- und nachmittags Oberguß und Wassertreten; später Sitzbäder und Oberguß, täglich abwechselnd; außerdem anfangs Tee von Zinnkraut und Wacholderbeeren.

Blasenleiden, nervöses

Ein Lehrer berichtet: »Meine Krankheit wird von den Ärzten als ›nervöser Reizzustand der Blase und des Unterleibes‹ bezeichnet. Seit ungefähr fünfzehn Jahren leide ich an Urinbeschwerden, bald mehr, bald weniger. Mit Beginn dieses Frühjahres stellte sich das Leiden wieder in besonders hohem Grade ein. Oft mußte ich in einer Nacht fünfzehn- bis zwanzigmal unter heftigem Drang den Harn lassen. In dem reichlichen Niederschlag fanden sich viele Salzkristalle, später auch Schleim. Dabei litt ich an hartnäckiger Stuhlverstopfung, Blähungen, oftmals, besonders nachts, an heftigem Erzittern des Körpers, hauptsächlich des Unterleibes, verbunden mit Kältegefühl, zuweilen auch an nervösen Zuckungen in den Beinen. Vollständige Appetitlosigkeit und Schlaflosigkeit haben mich sehr geschwächt.«

Die Anwendungen waren folgende:
1. in jeder Nacht Ganzwaschung;
2. den einen Tag einen kurzen Wickel, den anderen ein in warmes Salzwasser getauchtes Hemd anziehen;
3. täglich eine Tasse Zinnkrauttee, worin 20 zerstoßene Wacholderbeeren mit abgesotten waren, trinken; so drei Wochen lang.

In kurzer Zeit stellten sich Schlaf und Appetit ein, und *eine* Krankheitserscheinung schwand nach der anderen. Nur blieben noch Mattigkeit und Schmerz in den Beinen zurück. Dagegen folgendes:
1. früh ein Oberguß;
2. nachmittags ein Knieguß;
3. manchmal ein Halbbad.

Die letzten Reste der Krankheit waren bald verschwunden.

Blut

Wichtigkeit einer geregelten Blutzirkulation im menschlichen Körper

Bei der menschlichen Natur ist das wichtigste, um gesund und ausdauernd zu sein, daß der Blutumlauf im ganzen Körper in Ordnung ist. Man kann sagen: Der wird wohl zu den Glücklichsten gehören, bei dem keine Blutstörungen stattfinden. Es wird aber auch kein Unglück für den Menschen geben, das größer sein kann, als wenn der Blutumlauf in große Unordnung gerät. Vom Blute *lebt*, wie der ganze Körper, so auch jeder einzelne Teil desselben. Darum muß das Blut nach allen Richtungen hin dringen, und dies geschieht durch kleine Kanäle, Adern genannt, auf daß jedes, auch das kleinste Körperteilchen seine Nahrung bekommt. Das Blut *erwärmt* auch den Körper, und wo Blut fehlt, tritt Kälte ein. Wo Mangel an Wärme, dort fehlt es an Blut. Die Wärme sagt uns, wo das Blut

ist und wieviel Blut man hat. Wo die Wärme fehlt, fehlt also Blut, und daher kommen dann die größten Störungen. Es gibt Leute mit so schwachen Füßen, daß diese den Körper nicht mehr tragen. Fragen wir solche Leute, ob die Füße warm seien, dann heißt es gewöhnlich: »Meistens kalt, selten warm.« Also müssen die Füße Hunger leiden, sie werden nicht gehörig genährt. Es kommt oft vor, daß eine Hand oder ein Fuß anfängt zu schwinden, wie man sagt. Woher kommt dies? Der Arm bekommt fast kein Blut mehr. Er muß aushungern. Darum, lieber Leser, wirst du es auch für wichtig halten und Sorge dafür tragen, daß dein Blut den besten Lauf habe, überall hindringe und alle Körperteile gut nähre.
Wenn das Blut sich an verschiedenen Stellen anstaut, so wird es nicht besser, sondern schlechter, ebenso wie das Quellwasser am frischesten ist, während es fließt, aber schlecht wird, sobald ein Teil davon stehenbleibt. So wird auch durch die Blutanstauung das Blut verschlechtert, und dieselbe mag auch öfters mit Ursache sein, wenn bei mancher Kleinigkeit gerne Blutvergiftung eintritt. Bei Blutanstauungen kann einer lange Zeit gesund sein oder wenigstens sich für gesund halten. Aber regelmäßig haben sie doch nicht gute, meistens die schlimmsten Folgen. Ganz sicher haben die meisten Schlaganfälle ihre Ursache in den Blutstauungen. Wem also an seiner Gesundheit liegt, wer sein Leben liebhat und lang leben will, der muß sorgen, daß er einen recht geregelten, gleichmäßigen Blutlauf habe. Dann bleibt das Blut im besten Zustand, der ganze Körper wird gleichmäßig genährt, und es ist auch für das Gehirn besser, das gerade durch Blutanstauungen und Blutarmut zu leiden hat. Hierfür ist das Wasser das sicherste und beste Heilmittel. Eine gute Mühle geht zugrunde, wenn nicht die Kraft des Wassers alles in gutem Gang erhält. So wird auch das Wasser das einzige Mittel sein, das solche Übel zu heben imstande ist und den traurigsten Folgen vorzubeugen vermag. Beispiele werden die Sache noch klarer machen.

Blutbrechen (aus dem Magen)

Ein Bursche, 26 Jahre alt, erzählt: »Ich habe im vorigen Jahre ziemlich starkes *Blutbrechen* gehabt und mehr als einen Liter Blut gebrochen; seit dieser Zeit bin ich nie mehr recht zur Kraft gekommen. Vor zwölf Tagen habe ich in derselben Weise Blut gebrochen, zwar nicht mehr so viel; aber ich glaube, es kommt nach allen Vorzeichen bald wieder so etwas.«

Ist die Blutung wirklich aus dem Magen, worüber kein Zweifel bestehen kann, so muß dagegen gewirkt werden nach innen und außen. Deshalb: 1. Acht Tage lang jede Stunde zwei Löffel voll Zinnkraut- oder auch Misteltee trinken. 2. Nach diesen acht Tagen jeden Tag eine Tasse solchen Tees, auf Morgen, Mittag und Abend verteilt. 3. Eine kräftige, einfache Nahrung, wenig oder kein Bier und Wein.
Von *außen:* 1. In der Woche zweimal einen Ober- und zweimal einen Unteraufschläger, jeder drei Viertelstunden lang. 2. In der Woche zwei Halbbäder und einmal einen Oberguß und einen Knieguß.
Nach sechs Wochen war der Kranke vollständig geheilt. Um künftigem Übel vorzubeugen, ist es gut, in der Woche eine Tasse solchen Tees und ein Halbbad zu nehmen.
Zinnkrauttee wirkt zusammenziehend, reinigend und kräftigend. *Ober- und Unteraufschläger* wirken stärkend auf den Leib; der *Oberguß* und das *Halbbad* ebenfalls stärkend auf den ganzen Körper.

Blutkreislaufstörungen, Blutarmut

Ein Gastwirt erzählt: »Ich habe seit mehreren Monaten eine zunehmende Schwäche in den Beinen bekommen. Ich vermag oft fast gar nicht mehr längere Zeit zu gehen; die Füße schwellen mir, besonders der rechte, steif an. Sie gehen dann wohl etwas nieder, aber vollständig niemals. Ich habe ein gewaltiges Brennen in den Füßen. Auf der Rückseite, oberhalb der Schenkel, habe ich stets Schmerzen, oft recht große. Das Atmen geht mir oft sehr schwer. Appetit ist wohl da, aber nicht besonders; geht's noch länger so fort, dann kann ich meinem Beruf nicht mehr nachkommen. Seit einiger Zeit trinke ich wenig Bier, vielleicht zwei Glas täglich, muß aber gestehen, daß ich früher acht bis zehn Glas, mitunter auch noch mehr getrunken habe.«
Hier hat sicher das Bier als Hauptnahrung dieses Übel zur Folge gehabt. Der Kranke ist blutarm und noch dazu sehr blutschwach. In den Nieren liegt allem Anscheine nach eine Masse ungesunder Stoffe. Der schwere Atem und der ungeregelte Herzschlag beweisen eine Kreislaufstörung, ebenso die große Abnahme der Kräfte. Hier ist allererst notwendig, den Oberkörper und dessen innere Organe in einen besseren Zustand zu bringen, sodann den Unterleib in Verbindung mit den Füßen. Weiter muß eine gute Kost ein besseres Blut bereiten. So muß die Natur verbessert und alle Teile des

Körpers müssen in größere Tätigkeit gebracht werden. Die krankhaften Stoffe müssen entfernt und durch bessere Nahrung muß besseres Blut verschafft werden. Zu diesem Zwecke muß der Kranke jede Nacht den ganzen Körper mit Wasser und etwas Essig darin waschen. Dadurch wird der ganze Körper gestärkt. Die Poren werden geöffnet, damit die krankhaften Säfte einen Ausweg bekommen. Dann bekommt der Kranke täglich einen Ober- und einen Schenkelguß. Der Oberguß wirkt kräftigend auf den ganzen Oberkörper und bringt alle inneren Teile in größere Tätigkeit. Das Atmen wie der Blutlauf werden dadurch mehr angeregt und so die ganze obere Maschine in größere Tätigkeit gebracht. Die Schenkelgüsse wirken auf Kräftigung des unteren Leibes, ziehen die Muskeln mehr zusammen, hindern dadurch das Anschwellen der Füße, bringen mehr Leben und Tätigkeit in alle Teile und wirken zugleich auf den Unterleib, so daß ein geregelter Stuhlgang eintritt, der Urin fleißig abgeht und die begonnene Geschwulst am Unterleib mit der Geschwulst der Füße abnimmt. Diese Anwendungen wurden 12 Tage gebraucht. Die Füße wurden dadurch viel dünner, der Atem wurde leichter. Die Kraft hat ziemlich zugenommen; kurz, der Kranke fühlte bedeutende Besserung. Nach diesen 12 Tagen folgten nachstehende Anwendungen:
Täglich ein starker Oberguß und ein Halbbad; der verstärkte Oberguß wirkt wieder kräftigend ein, scheidet alle krankhaften Stoffe aus und bringt die inneren Organe in größere Tätigkeit. Das Halbbad wirkt auf den ganzen Körper ein. Es ist doppelt wichtig, wenn durch die vorausgehenden Anwendungen alle Organe in Ordnung gekommen sind. Diese Anwendungen, drei Wochen so fortgesetzt, haben den Unglücklichen wieder in die beste Lage gebracht. Die Kraft ist wiedergekehrt, der Atem leicht, die Geschwulst entfernt, der Appetit und Schlaf gut. Es ist nur noch notwendig in der Woche drei- bis viermal ein Halbbad, um die Gesundheit zu erhalten.
Nach *innen* wurde gebraucht anfangs täglich eine Tasse Tee von Zinnkraut und Wacholderbeeren zur Ausleitung durch den Urin und zur Reinigung des Magens; später Wermuttee, täglich eine Tasse, zur Verbesserung der Säfte und zur Unterstützung der Verdauung.

Eine Frau erzählt: »Ich bin 34 Jahre alt; mein jüngstes Kind ist acht Wochen alt. Ich bin so schwach, daß ich oft, besonders in der Frühe, nicht mehr zu gehen vermag. Mein Kopf ist so eingenommen, daß ich oft ganz schwindlig bin. Ich habe fast gar keinen Appetit und bin unfähig, meinem Berufe nachzukommen. Ich habe in der

Frühe guten Kaffee getrunken, nachmittags auch, manchmal selbst am Abend. Ich trinke Bier und recht guten Wein, den mir der Arzt besonders empfohlen hat. Dessenungeachtet werde ich jeden Tag armseliger.«

Wo fehlt es hier, und was ist zu tun? Hier ist Blutarmut vorhanden, herrührend von schlechter Nahrung. Der Kaffee enthält keine Nährstoffe und geht mit Milch und Brot aus dem Magen; also hat die arme Frau in ihrem Berufe für den Körper keine Nahrung. Am Mittag treibt der Kaffee die Nährstoffe, soviel er vermag, aus dem Magen, und die Natur ist dadurch wieder stiefmütterlich behandelt. Bier gibt wohl Nahrung, aber nur wenig, und enthält kein Eiweiß, gibt also weder viel noch gutes Blut. Der Wein enthält ebenfalls keine Nährstoffe. Und somit ist die arme Frau verkümmert dem Leibe nach und mutlos dem Geiste nach. Was hilft hier? Allererst muß die schläfrige, geschwächte Natur geweckt, angeregt und wieder in Tätigkeit gebracht werden. Dieses geschieht, wenn sie täglich einen Oberguß und Schenkelguß nimmt. Wie der Oberguß alle oberen Teile des Körpers kräftigt und in größere Tätigkeit bringt, so leitet der Schenkelguß das Blut in die Füße und kräftigt zugleich die unteren Teile des Körpers. Durch die tägliche Waschung des ganzen Körpers werden die bezeichneten Einwirkungen miteinander verbunden und so der ganze Körper gekräftigt und die menschliche Maschine in Tätigkeit gebracht. Die Kranke muß, nach innen wirkend, täglich des Morgens und des Abends Kraftsuppe essen, des Mittags eine gesunde, kräftige Mittagskost, Bier und Wein meiden, besonders aber den Kaffee.

Nach drei Wochen war diese Kranke körperlich vollständig gesund. Die Kraftsuppe konnte sie recht gut essen; auch andere Speisen, die sie sonst nicht essen konnte, schmeckten ihr gut. Die Kraft hatte außerordentlich gewonnen, und besonders war die Naturwärme sehr vermehrt und somit alles vorhanden, um wieder vollständig gesund zu werden. Nachdem die Kranke drei Tage lang täglich einen Oberguß und einen Schenkelguß erhalten hatte, bekam sie jeden Tag ein Halbbad, einen Rückenguß und einen Oberguß, und in kurzer Zeit erfreute sie sich der besten Gesundheit. Für weiter zu sorgen ist noch gut, in der Woche ein bis drei Halbbäder zu nehmen.

Martha kommt zu mir und jammert: »Ich habe so viele Kopfschmerzen und solche Hitze im Kopf, daß ich oft meine, der Kopf zerplatze mir, habe aber beständig kalte Füße, und auch meine

Hände sind selten warm; wenn ich mich noch so gut ankleide, friere ich doch, bin ohne Kraft und Lebenslust, obgleich erst 24 Jahre alt.«
Martha hat zuviel Blut im Kopf. Ärzte haben schon Blutegel gesetzt, um Blut herauszulassen. Martha aber ist höchst blutarm, und die besten Körperteile sind viel zuwenig genährt. Das Blut muß aus dem Kopf in die Füße und Hände und in den ganzen Körper geleitet werden, die untätige Maschine muß in Gang kommen, dann wird der Appetit schon kommen, die Verdauung sich bessern und die Blutarmut sich heben. Und dies geschieht wie folgt:
1. täglich einmal im Wasser gehen;
2. täglich einmal Knieguß, noch besser einen Schenkelguß;
3. jede Nacht vom Bett aus ganz waschen, nicht abtrocknen, gleich wieder ins Bett;
4. jeden Morgen und jeden Abend eine Kraftsuppe;
5. vom Frühstück bis Mittag jede Stunde einen Löffel voll Milch; von Mittag bis Abend alle Stunde einen Löffel voll Wasser. So 10 bis 12 Tage lang. Weiterhin
6. den einen Tag einen Oberguß und Knieguß, den andern Tag ein Halbbad, den dritten Tag ein Sitzbad. So 14 Tage lang.
Hier ist Überfluß des Blutes im Kopf, in Händen und Füßen jedoch Blutarmut, was die vorherrschende Kälte beweist; das Blut muß deshalb nach allen Richtungen hin geleitet werden. Dieses bewirken *Ober- und Kniegüsse.*
Die *Kraftsuppe* und *Milch* bewirken eine bessere Blutbildung, das *Wasser* bewirkt weichen Stuhlgang; die *Halbbäder* im Wechsel mit den *Güssen* kräftigen den ganzen Körper. – In fünf Wochen war diese Kranke hergestellt.
Zur weiteren Erholung reichen aus in der Woche zwei Ober- und Schenkelgüsse und ein Halbbad, später nur das Halbbad in der Woche ein- bis zweimal.

Ein Mädchen, 19 Jahre alt, hat Drücken auf der Brust und viel Kopfleiden. Hände und Füße sind kalt; Appetit ganz wenig, das Aussehen feurig, Schlaf ganz wenig.
Hier hält sich das Blut mehr auf der Brust und im Kopf auf. Die übrigen Teile des Körpers sind blutarm.
1. Täglich zweimal im Wasser gehen und zweimal die Hände ins Wasser legen, leitet das Blut vom Herzen und Kopf nach außen;
2. in der Nacht eine Ganzwaschung mit Wasser und Essig bringt mehr Wärme, verteilt das Blut gleichmäßig. So acht Tage lang. Dann
3. jeden Tag ein Halbbad und jeden zweiten Tag ein Oberguß

und Wassergehen bewirken Kräftigung und erhalten das Blut in Ordnung. – Nach vier Wochen war die Heilung erzielt.

Ein Student war unfähig, weiter zu studieren, und wurde deshalb aus der Schule entlassen. Früher hatte derselbe ganz gute Fortschritte gemacht und Liebe zum Studieren gezeigt. Darum war seine Entlassung um so auffallender und schmerzlicher. Die Ärzte wußten keine Hilfe. Der Junge sah recht krank und abgemagert aus, war zu matt schon zum Gehen, ohne Appetit. Die Haut war so trocken, daß, wenn man mit der Hand fest über den Arm streifte, der Staub davonflog. Mir kam es vor, als ob man diesen Menschen in der freien Luft austrocknen wollte. Auffallend waren die Augen, weil die Augendeckel gefüllt waren wie bei Wassersüchtigen. Auch die Wangen waren im Verhältnis zu anderen Gesichtsteilen zu voll. Dieser Student hatte kein gutes Blut mehr und nur dünnes; der Herzschlag ist kaum vernehmbar. Die Haut ist so eingetrocknet, weil keine Säfte vorhanden sind und die innere Tätigkeit bereits eingestellt ist. Dieser Knabe bekommt:

1. täglich einen Oberguß und Knieguß, und zwar am Morgen und Nachmittag, vier Tage lang; später
2. jeden Tag ein Halbbad, drei bis vier Sekunden lang;
3. täglich einen Oberguß. Endlich
4. die meiste Zeit des Tages Barfußgehen.

Der *Wein*, den die Ärzte streng befohlen, wurde ihm verboten, ebenso das Bier; dafür durfte er *Milch in kleineren Portionen* nehmen, soviel er wollte, und gute Hausmannskost genießen.

In drei Wochen war der Junge hergestellt; er bekam eine ungewöhnliche Heiterkeit, hüpfte und sprang. Auch die Lust, seine Studien fortzusetzen, lebte wieder in ihm auf. – Zur Nachkur brauchte derselbe nur noch

1. in der Woche drei bis fünf Halbbäder zu nehmen;
2. Abhärtung zu üben durch Barfußgehen usw. und bei einfacher Kost zu bleiben.

Der *Ober- und Knieguß* trieben die Maschine in Gang, weichten die vertrocknete Haut auf und regten die Transpiration an. Die *Hausmannskost* brachte gutes Blut, und so ward der junge Mensch wiederhergestellt.

Eine Mutter bringt drei Töchter, Berta, Aloisa und Martha, alle drei krank. Die älteste Tochter, 14 Jahre alt, sieht blaß aus, fast wie der Tod, und ist so mager, als ob sie fast nichts zu essen bekomme. Wie die Jugendfarbe verschwunden ist, so auch alle Heiterkeit; sie ist ohne Kraft und ohne Appetit. Am liebsten trinkt sie Kaffee, etwas Bier und ein wenig Wein, was ihr besonders vom Arzt verordnet wurde, um Blut zu bekommen. – Sie trägt auf dem Leib Wollkleider, ist überhaupt weichlich angezogen und doch voll Frost. – Die Mutter selbst ist ziemlich groß und stark, auf dem Lande erzogen und hat sich in einer Stadt verheiratet.

Wo fehlt es ihr? Die Nahrung reicht zur Entwicklung des Körpers nicht aus. Die hitzigen Getränke erzeugen scharfes Blut. Die Wollkleidung verweichlicht die Natur und macht diese jedem Elend zugänglich. Der Kaffee, welcher als ein Abführmittel zu betrachten ist, geht halbverdaut mit Milch und Brot aus dem Magen. Wie kann da ein Kind gedeihen, wenn ihm so schonungslos die Nahrung entzogen wird? Wein gibt gar kein Blut; er ist bloß ein Feuer im Körper.

Berta soll gebrauchen:

1. Jede Nacht vom Bett aus ganz waschen, dann wieder ins Bett;
2. jeden Tag drei- bis viermal Barfußgehen, eine halbe Stunde lang (es war nämlich Frühlingszeit);
3. jeden zweiten Tag ein Halbbad.

So 14 Tage lang, dann

1. in der Woche zweimal in der Nacht waschen mit Wasser und Essig;
2. in der Woche zweimal ein Halbbad;
3. in der Woche zweimal einen Oberguß und Knieguß;
4. täglich Barfußgehen.

Nach weiteren 14 Tagen

1. in der Woche zwei bis drei Halbbäder;
2. in der Woche zweimal Oberguß und Schenkelguß.

Die *Kost* betreffend mußte die Kranke jeden Morgen und Abend Kraftsuppe essen; vom Frühstück an bis Mittag jede Stunde einen Löffel Milch, von Mittag bis Abend jede Stunde einen Löffel frischen Wassers trinken. Das Mittag- und Abendessen war gewöhnliche Hausmannskost.

Die *Kleidung* mußte geändert werden; statt des Wollhemdes ein leinenes Hemd; im übrigen eine einfache Kleidung, Hals und Kopf ziemlich frei.

In sechs Wochen war Berta wie umgewandelt, bekam eine kräftige Stimme, frisches Aussehen, und die einfache Kost schmeckte ihr vorzüglich.

Die *Ganzwaschungen* bewirkten Belebung, Kräftigung und Abhärtung des ganzen Körpers. Das *Halbbad* vermehrte die Kräftigung und machte den Körper widerstandsfähiger gegen Erkältung und Verweichlichung. Das *Barfußgehen* bewirkte Abhärtung und Ableitung des Blutes vom Kopf in die äußeren Teile und wirkte besonders auf ein heiteres Gemüt und vorzüglich auf die Sprachorgane. (Durch Barfußgehen allein schon kann man seine Stimme um vieles verbessern.) Die *Kraftsuppe* wollte anfangs nicht munden, weil die Natur an derartiges nicht gewöhnt war. Mit der Zeit gewöhnte diese sich jedoch so daran, daß die Kraftsuppe eine Lieblingsspeise wurde. Der *Löffel voll Milch* nach dem Frühstück ist ganz besonders günstig zur Blutbildung. Recht schwache Leute können nicht viel Milch essen. Dieselbe stockt oder wird sauer im Magen. Ein Löffel voll dagegen wird ertragen und gibt Nahrung. Der *Löffel voll Wasser* wirkt günstig auf geregelten Stuhlgang, nimmt alle innere Hitze und verdünnt die Säfte zur Verdauung. Alle Stunden nur ein Löffel voll Wasser ist besser als ein Glas voll. Ähnlich wie Berta wurden auch die übrigen Schwestern behandelt. Nun aber die Frage: Warum sind die Töchter einer kräftigen und gesunden Mutter so armselig? Die Mutter ist auf dem Lande geboren, genoß nur einfache ländliche Kost ohne starke Gewürze und geistige Getränke; sie wurde gekräftigt durch schwere Landarbeit, trug ländliche Kleidung und genoß frische Luft. Weil sie talentvoll und fürs Hauswesen gut herangebildet war, wurde sie, deren große Aussteuer besonders anzog, für ein Stadtgeschäft ausgesucht, dem sie auch gut vorstand. Nun änderte sich aber die ganze Lebensweise: In der Frühe und mittags den besten Kaffee, das beste Bier und teuren Wein – statt Wasser und Milch. Statt einfacher ländlicher Mehlspeisen – einen feinen Tisch. So wurde die Natur, statt erhalten, nur verkümmert durch den Wechsel der Kleidung, der Speisen und Getränke und der Luft, und das mußten die armen Kinder büßen.

Ein Fräulein, 18 Jahre alt, ziemlich groß, gut gewachsen, aber so schwächlich, daß sie nur kurze Strecken gehen kann, klagt über zeitweiliges starkes Kopfweh, Kältegefühl, Mangel an Appetit. Kaffee sagt ihr noch am besten zu, weniger Bier und Wein.
Hier ist große Blutarmut vorherrschend, die Kräfte sind heruntergekommen, große Untätigkeit ist im ganzen Körper, eine kleine Mühle ohne treibendes Wasser; sonst sind die Organe gesund.
Die *Anwendungen* sind folgende: 1. jeden Tag zweimal Oberguß und zweimal Knieguß, so sechs Tage hindurch; dann 2. täglich

einen Oberguß und Knieguß und täglich ein Halbbad, natürlich auch täglich Barfußgehen. Diese Anwendungen 10 Tage lang;
3. dazu diese 10 Tage täglich Rückenguß und Halbbad.
Nach *innen:* Täglich dreimal, jedesmal zwei Löffel voll, Wermuttee; täglich 6–8 Wacholderbeeren; gewöhnliche Hausmannskost essen.
Wirkungen: Die Ober- und Kniegüsse wirken auf Kräftigung des ganzen Körpers. Der Wermuttee bewirkt gute Verdauung. Die Wacholderbeeren kräftigen den Magen. Die Halbbäder heben die Kräfte noch mehr und vermehren auch die Naturwärme.
Nach sechs Wochen schaute die Person ganz blühend aus und war vollkommen gesund. Im Anfang der Kur wurde das Mädchen allerdings vier Tage hindurch außerordentlich geschwächt, doch ließ die Schwäche bald nach. Das Kopfweh kehrte öfters wieder, aber immer schwächer und nicht andauernd; besonders traten öfters Verstopfungen ein. Die Kranke bekam aber hiergegen nichts weiter als jede Stunde einen Löffel voll Wasser.

Ein Mädchen, 19 Jahre alt, erzählt: »Ich habe vor dreiviertel Jahren so stark aus der Nase geblutet, daß man glaubte, ich würde sterben. Das Bluten habe ich seitdem nur von Zeit zu Zeit und immer nur wenig; gewöhnlich habe ich, bevor das Bluten kommt, starkes Kopfweh. Früher war ich ganz gesund, jetzt bin ich armselig und gebrechlich, kraftlos, leicht fröstelnd und appetitlos. Auch kann ich wenig ertragen, bin leicht mißgestimmt und zum Weinen geneigt.«
Durch das Bluten ist Blutarmut eingetreten; wenn auch das Blut rasch wieder ersetzt wurde, so ist dasselbe doch nur schwach und dünn. Deshalb fehlt dem Körper die gehörige Wärme, die gehörige Ernährung und somit auch die volle Kraft.
Anwendungen:
1. Täglich zweimal einen Knieguß oder einen Schenkelguß und eine halbe Stunde Barfußgehen;
2. jeden zweiten Tag einen Oberguß;
3. in der Woche zwei bis drei Halbbäder;
4. womöglich vom Frühstück bis Mittag stündlich einen Löffel voll Milch, von Mittag bis Abend fünf Löffel voll Wermuttee. Im übrigen einfache, nahrhafte Kost.
Dieses Mädchen hat durch den Blutverlust sich eine große Schwäche zugezogen. Blut bildet sich schnell, und in ganz kurzer Zeit ist das verlorene Blut wieder ersetzt; aber das neue Blut ist nur schwach

und kann nur nach und nach zu gutem Blut werden, oft gar nicht mehr. Bei jedem Blutverlust geht Blutbildungs*stoff* verloren, und je öfter Blutverlust eintritt, um so geringer und schwächer wird der Blutbildungsstoff. Deshalb muß vor allem auf die Kräftigung des Körpers durch recht *gute Nahrung* gewirkt werden. Der *Knieguß* leitet das Blut in die Füße, damit diese nicht blutleer werden: deshalb der Knieguß so oft. Der *Oberguß* stärkt und kräftigt den Oberkörper und bewirkt Tätigkeit im Atmen usw. Das *Halbbad* wirkt stärkend und erwärmend auf den ganzen Körper, es macht den welken Körper kräftig. Die *Milch* in kleinen Portionen ist vorzüglich zur Blutvermehrung. Der *Wermuttee* dient zur Verbesserung der Magensäfte, damit die Kost leichter verdaut werden kann.
Diese Anwendungen, fünf Wochen fortgesetzt, hatten die besten Folgen. Es war weiter nichts mehr notwendig, als den Körper zu unterstützen durch drei bis fünf Halbbäder in der Woche.

Ein Bauernsohn, 23 Jahre alt, macht folgende Angaben: »Vor zwei Jahren habe ich eine Magenblutung gehabt, bei der ich nahezu zwei Liter Blut verlor. Seit dieser Zeit bin ich so kraftlos, daß ich fast gar nichts arbeiten kann. Appetit habe ich höchst selten und nur zu solchen Sachen, welche mir keine Kraft geben. Man hat mir schon so oft gesagt, ich werde wohl noch die Auszehrung bekommen.«
Hier ist sicher die *Blutarmut* das Hauptleiden, alle anderen Gebrechen rühren davon her; die Schwäche der Organe und deren geringe Tätigkeit lassen wohl keine Blutbildung zu. Es ist eine Mühle, auf die wieder Wasser gelangen muß.
1. Der Kranke soll jeden Tag einen Oberguß und einen Knieguß nehmen, damit in die oberen und unteren Teile Leben und Kraft komme:
2. jede Nacht ein Sitzbad, so drei Tage;
3. täglich Oberguß und Schenkelguß;
4. jeden zweiten Tag ein Halbbad;
5. in der Woche zweimal Ober- und Unteraufschläger, drei Viertelstunden lang.

Nach *innen:* 1. Täglich dreimal, jedesmal zwei Löffel voll, Wermuttee, acht Tage lang; dann 2. zehn Wacholderbeeren zerstoßen, mit etwas Zinnkraut, zehn Minuten lang gesotten, in drei Portionen trinken.
Zum Frühstück und am Abend eine gut verkochte Brotsuppe. Sonst eine recht einfache Kost, weder Kaffee noch Bier oder Wein.

In sechs Wochen war der Kranke vollständig genesen. Kräftiges, gutes Aussehen und Appetit und recht heiteres Gemüt stellten sich ein. Wie die Güsse auf Ober- und Unterkörper wirken, so wirkt das Sitzbad stärkend auf den Unterkörper. Der Tee wirkt auf den Magen und kräftigt die inneren Körperteile.

Ein armer Taglöhnerssohn bekam so starkes Nasenbluten, daß man befürchtete, er möchte sich verbluten. Was angewendet wurde, hat zwar das Blut gestillt; aber es blieb eine große Schwäche zurück, und sooft der junge Mensch etwas aufgeregt wurde, zeigten sich Spuren von Nasenbluten.

Hier ist wieder der Beweis, wie sich das Blut unverhältnismäßig im oberen Stock aufhalten kann und wie dann der ganze Körper herunterkommt, wenn er nicht gehörig genährt wird. Deshalb ist auch wieder die erste Einwirkung, das Blut abwärts zu leiten und den ganzen Körper zu kräftigen, was durch folgende Anwendungen geschah:

1. Der Oberguß, der täglich vorgenommen ward, mußte den ganzen oberen Stock kräftigen;
2. der Schenkelguß, wieder alle Tage, das Blut abwärts leiten;
3. jeden zweiten Tag ein Halbbad kräftigte und belebte den ganzen Körper;
4. täglich mußte der Kranke Absud von Zinnkraut durch die Nase so hinaufziehen, daß wenigstens ein Teil beim Mund herauskam.

Zinnkraut zieht zusammen, stärkt und reinigt; die Kost war einfache Naturkost, und es trat bald großer Appetit ein. Nach vier Wochen hatte der Kranke nur den Wunsch, daß es so bleiben möge.

Eine Hausmutter, 48 Jahre alt, hatte so heftige Blutflüsse, daß man innerhalb vier Jahren öfters das Ende erwartete. Alles, was sie angewendet, half nichts, die vielen Medizinen so wenig wie der Gebrauch vieler Bäder. Wenn auch die Blutungen geheilt wurden, so traten sie in Bälde wieder ein. Die Frau suchte zuletzt, was sie am meisten gescheut, beim *Wasser* Hilfe. Das so sehr geschwächte Weib nahm

1. den ersten Tag einen Unter-, den anderen Tag einen Oberaufschläger, jeden drei Viertelstunden lang mit ganz kaltem Wasser;
2. nach innen täglich viermal, jedesmal drei Löffel voll, Zinnkrauttee. Statt Bier und Wein, was sie vorher viel trinken sollte, um, wie man sagte, Blut und Kraft zu bekommen, genoß sie Milch in ganz kleinen Portionen; sonst einfache Hausmannskost.

Nach 14 Tagen bekam sie den ersten Tag Oberguß und Schenkelguß, den andern ein Halbbad. In sechs Wochen war die Fau gesund.

Ein Priester, 56 Jahre alt, klagt über starken Blutandrang zum Kopfe; er merke recht gut, wie das Blut aufwärts dringe, einen starken Druck auf das Gehirn übe und zeitweilig Schwindel verursache. Die Geisteskräfte nehmen immer mehr ab, besonders das Gedächtnis, und das ganze Gemüt habe sehr gelitten. Wenn er auch die Füße noch so warm zu halten sich bemühe, so seien sie doch regelmäßig kalt. Der Schlaf sei gut, aber er stärke nicht.
Hier ist sicher der Andrang des Blutes nicht der Beweis, daß Blutreichtum vorhanden; der Puls deutet vielmehr auf *Blutarmut,* ebenso die kalten Füße. Bemerkt muß noch werden, daß die Füße auffallend dünn waren im Vergleich zum ganzen Körper. Um einem Schlaganfall vorzubeugen, war es notwendig, folgende Anwendungen vorzunehmen:

1. Das Wassergehen leitete das Blut abwärts und vermehrte die Blutwärme;
2. ein täglicher Oberguß erfrischte, belebte und kräftigte den Oberkörper;
3. täglich ein Sitzbad leitete wieder das Blut abwärts;
4. jeden zweiten Tag ein Rückenguß stärkte den ganzen Körper.

Nach *innen:* Täglich eine Tasse Tee von Schafgarbe, Johanniskraut und Wacholderbeeren bewirkte gute Verdauung und Ausscheidung verdorbener Stoffe.
Nach 14 Tagen begann die zweite Kur:

1. jeden Tag einen Oberguß und Schenkelguß;
2. jeden zweiten Tag ein Halbbad.

Der Erfolg war, daß nach sechs Wochen der ganze Körper umgewandelt war; alle Steifheit war entfernt, guter Appetit vorhanden, die Geisteskräfte wieder in Ordnung. Die Angst vor Schlaganfall war beseitigt, und das Berufsleben wurde aufs neue fortgesetzt.

Ein Mädchen, 22 Jahre alt, hat solch starken Blutandrang nach dem Kopf, daß es oft fast besinnungslos wird. Sie hat fast immer mehr oder weniger heftige Kopfschmerzen, hat beständig kalte Füße und von Zeit zu Zeit solche Leibschmerzen, daß sie gewöhnlich sechs bis acht Tage im Bett liegen muß. Sie hat eine schöne Summe Geld an Ärzte und Apotheker ausgegeben, aber das Leiden blieb.
In diesem Falle ist klar, daß die *Blutarmut* groß ist und das Blut zu sehr in den Kopf dringt. Daher die allseitigen Schmerzen, bald

da, bald dort. Dieses Übel wird am leichtesten dadurch behoben, daß die ganze menschliche Maschine aus dieser Schwäche herauskomme und gestärkt werde.
1. Täglich einmal einen Schenkelguß und einmal einen Knieguß;
2. jeden Tag einen Oberguß;
3. jede zweite Nacht ein Sitzbad;
4. jeden Morgen und Abend statt des bisherigen Kaffees eine Kraftsuppe;
5. täglich dreimal, jedesmal zwei Löffel voll, Wermuttee. So drei Wochen lang. Dann weiter:
1. täglich ein Halbbad und Oberguß;
2. täglich eine Tasse Tee von Johanniskraut, Schafgarbe und Salbei.

Nach sechs Wochen war diese Krankheit geheilt, der ganze Körper hatte seine Naturwärme, die großen Schmerzen waren verschwunden, die Kraftsuppe war liebgewonnen. Die Natur konnte wieder kräftige Kost ertragen. Mit einem Wort: die Kranke war gesund.
Die große Verweichlichung wurde behoben durch die Begießungen, wodurch auch der ganze Körper gestärkt wurde. Das Blut wurde abgeleitet von oben nach unten; und wie sich Appetit einstellte durch Wermut, konnte auch bessere Kost ertragen werden. Die Bäder stärkten den Gesamtkörper, und so wurden diese verschiedenen Krankheitszustände entfernt und das trübselige Leben in ein fröhliches umgewandelt.

Blutstauungen

Eine Hausfrau, 52 Jahre alt, erzählt: »Seit vier Jahren werde ich ganz auffallend stark. Ich glaube oft, mit Grund fürchten zu müssen, mich treffe in Bälde ein Schlag. Auch hat der Arzt gesagt, zweimal habe eine Berührung von Schlag stattgefunden. Mir steigt von Zeit zu Zeit auf der linken Seite das Blut so stark in den Kopf, daß mir ganz schwindlig wird und ich kaum mehr weiß, was ich tue. Ich habe dann solche Hitze im Kopfe, daß mir der Schweiß von der Stirne rinnt. Darauf geht aber alles Blut und alle Hitze vom Kopf in den Unterleib, und nicht selten schießt es mir in den linken Fuß wie ein Pfeil, und ich bin dann arbeitsunfähig. Dagegen ist mir der rechte Fuß und die ganze Seite immer kalt, und ich kann oft zwei bis drei Stunden im Bett liegen, ohne erwärmt zu werden. Was ich dagegen gebraucht habe, hat mir höchstens eine Linderung auf kurze Zeit gebracht, immer blieb das alte Übel. Wenn ich den Schmerz recht im Unterleib habe, habe ich starken Reiz zum Erbrechen; zum wirklichen Erbrechen kommt es jedoch selten. Wenn ich nicht bald Hilfe bekomme, bin ich verloren und möchte doch noch recht gern auf längere Zeit mein Hauswesen leiten.«

Anwendungen: 1. In der Woche zweimal 1½ bis 2 Stunden lang einen Wickel von unter den Armen ganz hinunter, das Tuch in warmes Wasser getaucht, in welchem Heublumen gesotten wurden. 2. Jede Woche 1½ Stunden lang zwei kurze Wickel, ebenfalls in warmes Heublumenwasser getaucht. 3. Jede Woche zwei- bis dreimal den ganzen Körper waschen (drei Teile Wasser und ein Teil Essig gemischt), am besten nachts vom Bette aus, und dann gleich wieder ins Bett. 4. Täglich eine Tasse Tee trinken von zehn zerstoßenen Wacholderbeeren und Zinnkraut, zehn Minuten lang gesotten. Derselbe ist in drei Portionen während des Tages zu trinken.

Nach drei Wochen erzählte die Frau: »Mir ging es recht gut, mein aufgetriebener Leib ist ganz zusammengefallen, das Blut stieg mir nie mehr so in den Kopf; ich habe seit dieser Zeit nur selten Kopfschmerzen gehabt, und diese waren nicht stark. Meine Füße sind warm, und ich freue mich, wieder meine Berufsarbeiten verrichten zu können.« Nun die Frage: Wo hat es hier gefehlt? Antwort: Vor allem am geregelten Blutlauf. Weil die rechte Seite kalt war, ist auf Blutstörung zu schließen und auf Anstauungen im Unterleib. Daher Schmerzen bald im Kopf, bald im Unterleib usw. Die Anwendungen wirkten wie folgt: Die Wickel lösten die Anstauungen im Unterleib und verschafften dem Blute geregelten Gang. Die Waschungen belebten und kräftigten die ganze Natur, der Tee reinigte den Magen und die Nieren; und was sich dort Verlegenes und Ungesundes aufhielt, wurde entfernt. Um die Natur in dieser Ordnung zu erhalten, ist notwendig, in der Woche zwei Halbbäder, einen Oberguß und Knieguß und zweimal eine Tasse genannten Tees zu nehmen.

Ein Mädchen von 38 Jahren suchte Hilfe für folgende Leiden: »Von Zeit zu Zeit«, so sagte sie, »wird mir ein Fuß ganz unempfindlich kraftlos; ich bekomme dann oberhalb des Knies eine ziemlich große Geschwulst, die bald kleiner, bald größer wird. Im Halse bekomme ich öfters ein Geschwür, das gewöhnlich aufbricht. Geradeso kommt mir zeitweilig Blut aus der Nase ohne jegliche Veranlassung. Dann werde ich seit einigen Monaten auffallend stark. Ich habe einen schweren Atem und fühle mich meistens recht kraftlos. Was soll ich tun?«

Anwendungen: 1. Jeden Tag einen Oberguß und Schenkelguß. 2. Jeden zweiten Tag einen kurzen Wickel nehmen. So zwölf Tage lang. Darnach in der Woche drei Halbbäder und zwei Obergüsse. Diese Anwendungen, vier Wochen gebraucht, machten die Unglückliche gesund. Willst du, lieber Leser, erfahren, wie hier die Anwendungen wirkten, so wisse: Hier waren Blutstauungen vorhanden. Die Geschwulst oberhalb des Knies enthielt eine solche Blutstauung, und es war viel Blut durch Erweiterung der Adern dort vorhanden. Das zeitweilige Geschwür und das Nasenbluten kamen gleichfalls von Blutstauung her. Das Blut mußte somit besser in Gang gebracht werden. Die Wickel lösten auf, die Gießungen brachten das Blut in Gang und stärkten die Gefäße wie auch die ganze Natur, hinderten zugleich durch Kräftigung, daß sich neue Blutstauungen bilden konnten.

»Vor acht Monaten«, so erzählte jemand, »befiel mich ein heftiger, mit starkem Fieber verbundener Gelenkrheumatismus, der ein Glied nach dem anderen ergriff. Zu dessen Heilung wurde viel Salizylpulver von den Ärzten angewendet. Auf diese Anwendungen bekam ich häufig starken Schweiß. Nach einigen Wochen trat eine Entzündung der großen Venen des rechten Beines ein mit Blutandrang nach den Lungen, welche Erscheinungen vom Arzte als äußerst gefährlich bezeichnet wurden. Bei Beobachtung äußerster Ruhe und hoher Lage des Beines wurde das dick angeschwollene Bein nach drei bis vier Wochen allmählich etwas dünner, und es begann, wie der Arzt sagte, das Blut sich wieder zu verteilen. Nach Monaten konnte ich wieder mittels eines Stockes mühsam gehen; weil aber eine weitere Besserung nicht mehr eingetreten, möchte ich Hilfe beim Wasser suchen.«
Die Anwendungen waren folgende: Jeden Morgen einen Schenkel- und Oberguß, jeden Nachmittag einen Rückenguß, am Abend Knieguß; so eine Woche lang. In der zweiten Woche jeden Morgen einen Oberguß und Wassergehen, jeden Nachmittag ein Halbbad. Jeden zweiten Tag statt Oberguß in der Frühe einen Rückenguß. Nachdem so 14 Tage fortgemacht war, hatte sich aller Rheumatismus verloren, die Geschwulst ebenfalls, und der ganze Körper war im besten Zustand.
Hier waren nach dem Rheumatismus mehrere Blutanstauungen geblieben, die sich da und dort gebildet hatten und einen Schmerz verursachten, wie wenn einer den Hexenschuß bekommt. Die genannten Anwendungen zusammen behoben sämtliche Blutanstau-

ungen, indem sie teils auf einzelne Teile des Körpers, teils auf den ganzen Körper einwirkten. Die Obergüsse behoben die Anstauungen auf den Schultern und in den Armen, die Schenkelgüsse die in den Beinen, der Rückenguß und das Halbbad behoben die Stauungen im ganzen Körper und kräftigten denselben.

Ein Herr, zirka 48 Jahre alt, hatte oft Kopfschmerzen, so daß er glaubte, er werde wahnsinnig. Alle Ärzte hielten es für Blutandrang zum Kopf. Weil er Hilfe weder durch Medikamente noch durch Bäder gefunden hatte, suchte er Hilfe durch Wasser. Bei den ersten Anwendungen zeigte sich alsbald, daß eine Seite lange nicht dieselbe Wärme hatte wie die andere, auch nicht die gleiche Kraft wie die andere, und es stellte sich dann wirklich heraus, daß Blutanstauungen vorhanden waren und das Blut nicht gleichmäßig in alle Teile des Körpers dringen konnte.
Wer möchte aber diese Anstauungen immer finden? Sie können auf den Schultern sein, im Unterleib, in den Gelenken. Man könnte vielleicht sagen: Man muß aufs Geratewohl hineinwirken. Das mögen andere sagen; der Hydropath sagt: Ich treibe alle Lumpen aus dem Körper, seien sie, wo sie wollen. Das vermag eben das Wasser, wie es sich an diesem Kranken bewiesen hat.
1. Täglich bekam der Kranke zwei kräftige Obergüsse, ebenso zwei kräftige Schenkelgüsse; so vier Tage lang.
2. Dann jeden Tag einen Rückenguß und ein Halbbad.
Nach 14 Tagen war der gestörte Puls in Ordnung gebracht, das Kopfweh beseitigt, alle Unbehaglichkeit entfernt.

Ein Herr von Stand hatte Jahre hindurch am linken Oberschenkel von Zeit zu Zeit Schmerzen, die nicht besonders lästig waren; daß aber der linke Fuß nicht recht war, merkte er gut. Man glaubte, es sei Rheumatismus, und hatte noch mehrere Ursachen angegeben, woher dieses Leiden kommen könne. Der Herr war ziemlich korpulent, im übrigen hatte er in seinem Leben nie eine Medizin eingenommen. Er zählte 60 Jahre und konnte mit Leichtigkeit seinen Berufspflichten nachkommen. Eines Tages, kurz nachdem er sein Berufsgeschäft vollendet, traf ihn ein Schlaganfall mit Lähmung der einen Körperhälfte; er erholte sich indes wieder vollständig. Mit diesem Schlaganfall verschwand auch das kleinste Unbehagen in dem leidenden Fuß, und dadurch war auch der klarste Beweis gegeben, daß in demselben nichts anderes als eine *Blutstauung* war. Nachdem der Schlag geheilt und durch die Kur das

Blut in den rechten Gang geleitet war, hat sich auch das Fußübel nicht mehr eingestellt.
Wenn solche Fälle öfter vorkommen, so soll man so ein allerdings leicht erträgliches Unbehagen ja nicht gleichgültig hinnehmen. Denn Blutstauungen können die übelsten Folgen haben. Es kam mir noch ein zweiter Fall vor wie der beschriebene.
Der betreffende Herr wurde mit folgenden Anwendungen geheilt:
1. Jede Nacht oder wenigstens jede zweite Nacht vom Bett aus ganz waschen, damit eine gleiche Wärme im ganzen Körper erzielt, der Blutlauf angeregt und der Schlaffheit vorgebeugt werde.
2. In der Woche zwei Halbbäder; durch diese wurde der ganze Körper gestärkt und abgehärtet, und so war das Übel in kurzer Zeit behoben.

Ein Mädchen, 23 Jahre alt, ist durch starken Regen durchnäßt worden und kam in einen großen Frost. Es mußte einige Wochen im Bette zubringen und bekam heftigen Blutandrang in den Kopf, dadurch beständige Kopfschmerzen, so daß es oft fast besinnungslos wurde. Immer hatte es kalte Füße, keinen Appetit und Schmerzen im Unterleib oder auf der Brust. Die weitere Folge war, daß Gemütsleiden eintrat und Kleinmut und Verzagtheit statt Heiterkeit und Fröhlichkeit. Es suchte mehrfach ärztliche Hilfe, aber gänzlich ohne Erfolg.
Folgende Anwendungen wurden gemacht: 1. Täglich eine Tasse Tee von Johanniskraut in drei Portionen. 2. Jeden Abend ein warmes Fußbad mit Asche und Salz. 3. Jede Nacht vom Bett aus ganz waschen und ohne abzutrocknen wieder ins Bett. So 14 Tage lang. Dann jeden Tag einen Knieguß, jeden zweiten Tag einen Oberguß, jeden dritten Tag eine Tasse Tee von Schafgarbe und etwas Wermut. So drei Wochen lang. Nach fünf Wochen war das Mädchen gesund. Das Kopfweh war verschwunden, der Blutlauf wieder in Ordnung, die Unterleibsschmerzen waren weg. Das Mädchen fühlte wieder eine heitere Stimmung.
Wirkungen: Die Fußbäder leiteten das Blut vom Kopf abwärts und brachten dadurch den Füßen Wärme. Die Waschungen brachten das Blut in geregelten Umlauf. Der Tee von Johanniskraut regelte aufs beste die Störungen im Blutlauf. Der Knieguß und Oberguß kräftigten den Blutlauf. Die Ganzwaschungen brachten gleichmäßige Wärme und Kräftigung. Der Tee von Schafgarbe und Wermut bewirkte gute Verdauung und Verbesserung der Säfte.

»Vor sechs Jahren«, so erzählte jemand, »habe ich durch einen Sturz einen Fall erlitten, so daß man glaubte, ich sei verloren. Seit dieser Zeit habe ich auf einer Seite ganz wenig Kraft; oft will mich mein Fuß gar nicht tragen. Ich merke, daß die Schwäche immer mehr die ganze Seite einnimmt. Es bleibt mir an dieser Stelle der Fuß oft die ganze Nacht kalt.« – Der Unglücksfall hat hier sicher eine starke Störung im Blutlauf bewirkt, die behoben werden muß.
Der Kranke muß dazu
1. jede Nacht vom Bett aus sich ganz waschen, aber nur vier Tage lang, dann jeden dritten Tag. Dies bewirkt Anregung des Blutlaufes, Vermehrung der Wärme und Kräftigung.
2. Die ersten vier Tage einen Oberguß und Schenkelguß; dies wirkt stärkend und erzeugt eine kräftigere Verteilung des Blutes.
Nach acht Tagen
3. jeden Tag einen Rückenguß und ein Halbbad. Diese bewirken die stärkste Verteilung des Blutes und kräftigen den Körper.
Nach vier Wochen hatte der Körper eine allgemeine gleiche Wärme, mithin war der Blutlauf in Ordnung. Die schwache Seite war um vieles gekräftigt. Um die volle Kraft und Vermehrung des Blutes zu erlangen, reichten in der Woche zwei Obergüsse und Schenkelgüsse und ein- bis zweimal ein Halbbad aus. Dazu war notwendig gesunde, kräftige Kost.

Blutsturz (Lungenbluten)

»Vor 2½ Jahren«, so klagt ein Leidender, »hatte ich Blutbrechen, bin drei Wochen lang im Bett gelegen und habe viel gehustet. Seit dieser Zeit habe ich von Zeit zu Zeit Husten, öfter Fieber und Schweiß. Die Ärzte nannten mein Leiden Lungenkatarrh. Der letzte Arzt gab mir Kreosot-Pillen und sagte, wenn diese nicht helfen, werde mir kaum mehr zu helfen sein. Auch diese haben nichts geholfen. Jetzt möchte ich es mit Wasser versuchen.«
Dieser Kranke bekam 1. jeden Tag zweimal Oberguß und zweimal Knieguß; 2. täglich eine Tasse Tee von zwei Messerspitzen foenum graecum und einer Messerspitze Fenchel. Vier Wochen machte der Kranke mit diesen Anwendungen fort. Er mußte viel Schleim auspeien, durch Urin ging viel ungesunder Stoff ab, und so wurde er wieder gesund.
Weil hier eine allgemeine Verschleimung vorlag, die inneren Teile aber noch nicht zu sehr angegriffen waren, wurden durch die Gießungen die Organe gestärkt, der Schleim gelöst, die Naturwärme

erhöht. Durch den Tee wurde das Innere gereinigt, und so kam die Maschine wieder in den rechten Zustand.

Ein Mann, 27 Jahre alt, erzählt: »Ich habe seit mehreren Jahren Husten; derselbe tut mir nicht besonders weh, ist nur mehr lästig. Vor drei Jahren hatte ich *Blutbrechen* und bin zwei Monate lang recht krank gewesen. Vor einem Jahr hatte ich wieder *Blutbrechen* und vor 14 Tagen wieder, aber nur ganz wenig. Ich konnte meinem Beruf immer vorstehen; aber jetzt will es nicht mehr recht gehen. Wenn ich nur so weit hergestellt würde, daß ich mein Hauswesen besorgen könnte; ich wollte mich dann gerne schonen!«

Hier ist das Blutbrechen sicher durch krampfhaften Hustenreiz verursacht. Die Lunge ist noch nicht besonders angegriffen, könnte aber auch bald unterliegen. Deshalb muß auf Kräftigung nach innen und außen gewirkt werden.

Nach *innen* ist am besten: 1. Täglich eine Tasse Tee von Zinnkraut und Wacholderbeeren (zehn Wacholderbeeren werden etwas zerquetscht und einiges Zinnkraut mit diesen Beeren zehn Minuten lang gesotten) in drei Portionen. 2. Es ist recht gut, während des Tages zweimal einen halben Löffel voll feines Öl (Salat- oder Provenceröl) einzunehmen. 3. Die Kost sei ganz gewöhnlich und einfach mit wenig oder keinem Bier und Wein.

Nach *außen:* 1. Hier ist der Oberguß ganz am Platz. Deshalb täglich einmal, auch zweimal. 2. Jeden zweiten Tag ein Sitzbad. 3. Täglich Wassergehen oder Knieguß. So vier Wochen lang. Die weiteren Anwendungen sind Oberguß und Knieguß im Wechsel mit Halbbad, d. h. den einen Tag Ober- und Knieguß, den andern ein Halbbad; am dritten Tag aber aussetzen.

Wacholderbeeren und *Zinnkraut* bewirken Zusammenziehung der Blutgefäße, sie reinigen und stärken. Die *Obergüsse* kräftigen und fördern Schleimlösung. Die Kräftigung am übrigen Körper geschieht durch den *Knieguß;* das *Sitzbad* wirkt gegen Krampfhusten und stärkend auf den Unterleib.

Nach sieben Wochen erfreute sich dieser Kranke seiner vollen Gesundheit und erklärte sich bereit, in jeder Woche ein oder zwei Halbbäder zur Erhaltung seiner Gesundheit zu nehmen.

Blutvergiftung

Wer das gesündeste Blut hat, hat auch die besten Aussichten, gesund zu bleiben und das Leben lange zu fristen. Je krankhafter das Blut wird, um so gebrechlicher wird auch der Körper und um so mehr werden sich dann schadhafte Stellen bilden. Herrscht heutzutage allgemein Klage über große Blutarmut, so wird ebenso häufig auch geklagt über Blutvergiftung, die viele Menschenleben dahinrafft. Es ist sonderbar, daß die Blutvergiftung vor 40 bis 50 Jahren so selten vorkam; dagegen heutzutage so oft. An der Lebensweise fehlt es unstreitig. Besonders gebe ich eine große Schuld der Kleidung, die im Vergleich zu früher großenteils verändert ist; geradeso auch den kraftlosen Nährmitteln, die einst viel besser waren, wie im Kapitel von der Nahrung beschrieben ist. Manche Leute erschrecken schon, wenn sie einen kleinen Schnitt am Finger bekommen, weil so viele Fälle vorkommen, in denen eine kleine Verletzung den Tod gebracht. Das beste Mittel gegen Blutvergiftung ist sicher eine recht vernünftige Lebensweise, eine einfache, gute, nahrhafte Kost und einfache, gesunde Kleidung; ferner daß man, wie man täglich Gesicht und Hände wäscht, so in der Woche ein oder zwei Halbbäder nimmt. Sicher würde dann das Blut viel besser werden und die Vergiftung nicht so zu fürchten sein. Ist aber wirklich Gefahr vorhanden, so soll schleunigste Hilfe gebracht werden.

Ein Mädchen, 19 Jahre alt, bekam oberhalb an der Hand hinter den Fingern eine Geschwulst. Es glaubte, nur ein kleines Geschwür zu bekommen, durch das sich krankhafte Stoffe ausscheiden. Diese Geschwulst dauerte mehrere Tage, reifte nicht zum Aufbrechen und fing an, blau und schwarz zu werden. Der Appetit verschwand, der Schmerz verbreitete sich nicht bloß über die Hand, sondern auch über den ganzen Oberkörper. Der Arzt erklärte, es sei Blutvergiftung und es werde schwer Hilfe zu bringen sein.
Auf folgende Weise wurde Hilfe gebracht: Es wurden erstens Heublumen angeschwellt und die Hand in dieselben eingewickelt, so warm, als es die Hand ertragen konnte. So wurde acht Stunden fortgemacht, aber nach je zwei Stunden wurden die Wickel erneuert. Nach zwei Stunden hatte der größte Schmerz nachgelassen. Nach sechs Stunden war am ganzen Arm der Schmerz verschwunden und die Gefahr beseitigt. Zur weiteren Ausheilung hatte das Mädchen zwei Tage lang jeden Tag zweimal ein Hemd angezogen, in heißes Salzwasser getaucht, sich dann in eine Decke eingewickelt.

Ein Bauer bekam während der Arbeit, er wußte nicht wie, einen kleinen Splitter in den Finger. Weil es ihm nicht besonders weh getan, hatte es ihn nicht weiter bekümmert. Nach vier Tagen fing

die ganze Hand zu schwellen an, verursachte fast unausstehliche Schmerzen, und die ziemlich große Geschwulst fing an, ganz blau zu werden. Da, wo der Schmerz begonnen, wurde geöffnet, und es wurde nur ein ganz kleiner Holzsplitter gefunden. Das Blut war ganz schwarz und dick, und es war kein Zweifel, daß Blutvergiftung eingetreten.
Der Arm wurde schleunigst in heiße Heublumen eingewickelt und die Hand in warmes Heublumenwasser gesteckt, so heiß, als es der Kranke ertragen konnte. In zwei Stunden ließ der Schmerz nach. Nach sechs Stunden brach die Geschwulst zusammen. Zwei Tage hindurch wurde der Arm zwei Stunden lang in warme Heublumen gewickelt und so die Blutvergiftung behoben.

Ein Knabe von zehn Jahren, der meistens leidend war und ein krankes, blasses Aussehen hatte, scherzte etwas unzart mit einer Katze. Diese verwundete ihn mit einer Kralle. Der Knabe machte sich nichts daraus. Nach zwei Tagen schwoll die Hand, besonders der Finger, gewaltig auf. Die Hand wurde blau, der Finger schwarz. Jetzt wußte man, daß es Blutvergiftung sei.
Dem Knaben wurde schnell ein Hemd angezogen, in Heublumenabsud getaucht, und die Hand sechs Stunden lang in Heublumen gewickelt, was nach zwei Stunden erneuert wurde. Die blaue Farbe verschwand; die Hand wurde rot und nach und nach auch der Finger wieder gesund. Der Knabe wurde 14 Tage lang täglich zweimal mit Wasser und Essig kalt gewaschen, bekam guten Appetit, gutes Aussehen, und somit war die Natur wie das Blut von dem ungesunden Stoff gereinigt. Der Knabe lebte frisch auf. Würden so schlecht aussehende Kinder mit ihrer Totenfarbe durch Hemden und Waschungen behandelt, so würden viele Kinder von ihrem Elend befreit werden.

Blutverlust, Folgen desselben

Ein Hausvater, 32 Jahre alt, erzählt: »Vor 15 Jahren fiel mir ein großes Messer auf den rechten Fuß neben den Knöchel. Ich erlitt eine solche Blutung, daß ich äußerst schwach wurde und mehrere Wochen im Bett liegen mußte. Seit dieser Zeit bin ich nie mehr gesund. Die ganze Seite ist geschwächt und hat nur wenig und keine ausdauernde Kraft. Das Ärgste ist das Kopfweh auf der rechten Seite. Gewöhnlich ist mein Kopf glühend heiß. Die Schmerzen im Rückgrat sind häufig so arg, daß ich unfähig zum Arbeiten bin.

Der ganze Fuß ist im Sommer und Winter kalt, nur selten auf kurze Zeit etwas erwärmt. Wenn ich nicht besser werde, bleibe ich unbrauchbar für jeden Beruf.«

Wie muß dieser Fall aufgefaßt werden? Da dieser Mann auf einmal zuviel Blut verloren hat, so sind sicher die Adern zusammengefallen und, weil sie keine Nachhilfe bekommen haben, eingeschrumpft. Da infolgedessen die neue Blutbildung zu schwach war, so wurde seine rechte Seite zu wenig genährt; daher die Schwäche und Kälte. Der Schmerz im Kopf kommt teils vom Mangel an Blut im ganzen Körper, teils aus Überfülle des Blutes im Kopfe, weil zeitweilig bei Blutarmen alles Blut dem Kopfe zuströmt.

Wie kann hier geholfen werden? Durch Herstellung richtiger Naturwärme, ferner durch gute Kost zur Blutbildung, endlich durch allgemeine Kräftigung, damit die schwächere Seite der anderen gleichkomme und durch richtige Zirkulation des Blutes auch allgemeine Kraft erzielt werde.

Folgende *Anwendungen* bewirken dies:

1. Täglich zweimal Oberguß und zweimal Knieguß.
2. Den einen Tag ein Rückenguß, den anderen Tag ein Halbbad, zudem fleißig Barfußgehen im Freien und auf nassen Steinen. Nach *innen:* Wermut- und Wacholderbeertee täglich eine Tasse trinken.

Die *Wirkung:* Mit jedem Tag vermehrte sich eine allgemeine Naturwärme am ganzen Körper, und die Kälte schwand. Am fünften Tag bekam er, wie er behauptete, nach vielen Monaten wieder am rechten Bein ein warmes Knie. Nach sieben Tagen war eine gleiche Blutzirkulation hergestellt, auch eine gleiche Wärme und ein außerordentlicher Appetit; der Kopfschmerz war besiegt, und guter Humor trat ein. Die weiteren *Anwendungen:* In der Woche drei Halbbäder und drei Obergüsse und von Zeit zu Zeit barfuß gehen.

»Drei Jahre hindurch«, erzählte eine Frau, »bin ich nie mehr gesund. Ich habe einmal einen recht starken Blutverlust erlitten. In der Brust habe ich oft eine solche Hitze und ein so arges Drücken, daß ich meine, sie zerspringe mir. Dann dringt mir oft das Blut stark in den Kopf und verursacht arge Kopfschmerzen. Wenn dieses kommt, habe ich eiskalte Füße, auch fühle ich dann eine große Kälte im Unterleib.«

Hier ist Blutarmut für den einen Teil deutlich dargestellt, ebenso Ansammlung des Blutes auf der Brust und im Kopfe. Die besten *Anwendungen* sind:

1. Jeden zweiten Tag ein vierfaches Tuch, in Wasser und $^1/_3$ Essig getaucht, ganz warm auf den Unterleib binden, vier Tage lang; dies leitet das Blut durch Bildung erhöhter Wärme in den Unterleib.
2. Den einen Tag ein Halbbad, den anderen Tag einen Ober- und Knieguß. Das Halbbad wirkt stärkend und erwärmend; dasselbe bewirken Ober- und Knieguß.
3. Nach *innen:* Täglich eine Tasse Tee von Schafgarbe, Salbei und Wermut in drei Portionen; wirkt auf gute Verdauung, gesundes Blut und frische Säfte. In fünf Wochen war die Kranke gesund.

Brustfellentzündung, Folgen derselben

Eine Hausmutter klagt: »Vor einem Jahr habe ich Brustfellentzündung gehabt; dazu kam noch Bauchfellentzündung. Ich bin jetzt nur noch zu leichteren Arbeiten fähig und nie ohne Brust- und Leibschmerzen. Mein Körper ist meistens aufgedunsen; zeitweilig habe ich starkes Abweichen, dann kommt wieder Verstopfung; ich habe schon viel gebraucht, aber ohne Erfolg.«
Hier ist sicher große Schwäche noch von der Krankheit her vorhanden. Die Natur ist vom Krankheitsstoff nicht gereinigt; deshalb sind einzelne Teile im Körper verkümmert, und wirkliche Gesundheit wird nur eintreten, wenn alles Schadhafte entfernt und die Natur wieder gekräftigt ist; dies geschieht durch folgende *Anwendungen:*
1. In der Woche zwei kurze Wickel, das Tuch in Wasser getaucht, in welchem Haferstroh gesotten wurde.
2. In der Woche zweimal Ober- und Unteraufschläger ganz kalt, $^3/_4$ Stunden lang.
3. In der Woche zweimal einen Oberguß.
4. Jeden Tag einen Knieguß oder Wassergehen. So zwölf Tage lang.
Dann:
1. Jeden zweiten Tag ein Halbbad.
2. In der Woche dreimal Oberguß und Schenkelguß.
Nach *innen:* 1. Täglich eine Tasse Tee von Schafgarbe, Johanniskraut und etwas Wermut, in drei Portionen getrunken.
2. Täglich sechs bis acht Wacholderbeeren essen.
3. Morgens und abends eine Kraftsuppe, im übrigen kräftige, einfache Kost. Nach sechs Wochen war diese Person vollständig hergestellt.
Die Wirkung der *Anwendung* ist folgende:
Der *kurze Wickel* löst die Krankheitsstoffe auf und saugt sie aus.

Ober- und Unteraufschläger wirken auflösend und stärkend. Dasselbe bewirken *Oberguß und Knieguß* am oberen und unteren Körper; *Schafgarbe und Johanniskraut* wirken auf Regelung des Blutlaufes und Verbesserung der Säfte; *Wermut* dient dem Magen. *Wacholderbeeren* verbessern den Magen, stärken und leiten die Gase aus und wirken besonders günstig auf die Nieren.

Brustleiden

»Ich habe«, klagt ein Patient, »drei Jahre hindurch ein schweres Brustleiden, recht oft Atemnot, besonders in der Nacht. Der Stuhlgang ist sehr hart, und ich fühle mich oft recht übel. Häufig stößt mir Luft aus dem Magen auf. Dann wird es etwas leichter.«
Anwendungen: 1. Jeden Morgen einen Schenkelguß, zwei Stunden später einen Oberguß, nachmittags 2 Uhr Rückenguß, abends 5 Uhr Wassergehen. 2. Täglich eine Tasse Tee trinken von Schafgarbe, Johanniskraut und Zinnkraut. In drei Wochen war der Kranke durch diese Anwendungen gesund.
Der Hauptsitz der Krankheit lag im Unterleib. Von da drangen die Blähungen nach oben und übten einen Druck auf die Organe im Oberkörper. Oberguß und Knieguß wirkten stärkend auf den Körper, Rückenguß wirkte kräftig auf den Leib und leitete die Gase ab. Das Wassergehen wirkte ebenfalls stärkend, besonders auf die Nieren. Der Tee wirkte im Inneren reinigend, besonders auf die Nieren.

Darmkatarrh (Abweichen, Diarrhöe)

Es gibt Leute, welche scheinbar ohne besondere Veranlassung Diarrhöe bekommen. Die Wiederholung kann *regelmäßig*, zum Beispiel zu gewissen Zeiten, ein- bis zweimal im Jahre, oder *unregelmäßig* stattfinden. Die Betroffenen fühlen sich vor und nach den Anfällen wohl und gut. Die regelmäßigen Diarrhöen rühren daher, daß die kräftige Natur all die gesammelten überflüssigen Stoffe auswirft. Wie ruhig arbeitet man, wenn an einem Dampfkessel ein Sicherheitsventil angebracht ist! Wie ruhig darf man sein, wenn die Natur gleich diesem Kessel das »Zuviel und Ungesund« ausspeit!
Gegen derlei Diarrhöe habe ich durchaus nichts zu verordnen; ich warne sogar, dagegen etwas zu tun. *Meistens* kommen diese Ausscheidungen im *Herbst oder Frühjahr* vor, und uns scheint, daß die Luft, die Temperatur gut einwirken und mithelfen.
Beachtenswerter sind die *unregelmäßigen Diarrhöen*, die *mit* oder

ohne Schmerzen auftreten können. Es sind Mahnungen für solche Leute, daß in ihrem Körper sich krankhafte Stoffe angesammelt haben, die, wenn sie nicht entfernt werden, häufig Verderben anrichten. Man macht in der Tat die Erfahrungen, daß bei derart Heimgesuchten meistens das eine oder andere Organ krank ist und daß solche Kranke sehr oft früh sterben oder wenigstens nicht besonders alt werden. Oft sind die Diarrhöen *Vorboten von schweren Krankheiten. Bei der Heilung muß vor allem auf den Unterleib gewirkt* werden, doch stets *im Wechsel mit Anwendungen auf den ganzen Körper. Plötzliche Stillung* der Diarrhöe ist *nie zu empfehlen* (keine Betäubungsmittel!); es sollen die faulen Stoffe allmählich entfernt und die inneren Organe so gekräftigt werden, daß die Natur solch faule Stoffe gar nicht aufkommen läßt oder sie zur rechten Zeit ausscheidet.

Nach innen wende man *Tee an von Wermut* mit *Salbei, von Tausendguldenkraut* mit *Salbei, von Schafgarbe* mit *Johanniskraut,* täglich eine bis zwei kleine Tassen; oder man nehme täglich sechs bis zehn *Wacholderbeeren.* Alle diese Mittel fördern die Verdauung, unterstützen die Magensäfte und enthalten zugleich Nährstoffe.

Sollte die Diarrhöe *stark* sein und schon länger dauern, so werden *zweimal täglich ein halber Löffel voll Heidelbeergeist* (in warmem Wasser) eingenommen oder getrocknete Heidelbeeren.

Als *äußerliche Anwendungen* genügen im Anfange wöchentlich drei bis vier *Aufschläge auf den Unterleib* von je eineinhalb Stunden (ein vierfach zusammengelegtes Tuch werde zu diesem Zweck in Wasser mit Essig oder in einen Absud von Fichtenreisern getaucht und auf den Unterleib gelegt oder gebunden), ebenfalls wöchentlich *ein kurzer Wickel.* So fahre man vierzehn Tage fort! Nach vierzehn Tagen können zur Kräftigung in der Woche *ein bis zwei Halbbäder* folgen mit Waschung des Oberkörpers und gleichfalls wöchentlich *ein bis zwei Ganzwaschungen* nachts vom Bette aus. Dieses für die folgenden drei bis vier Wochen. Wenn es *dann* zur Regel würde, *keine Woche ohne* wenigstens eine *Ganzwaschung* oder ein *kaltes Halbbad* mit Waschung des Oberkörpers vorübergehen zu lassen, müßte der ganze Organismus kräftiger und gesünder werden und der berührte Ausnahmezustand (wenn er nicht tiefer liegende Ursachen hat) aufhören.

Ein Herr, 48 Jahre alt, erzählt: »Seit vielen Jahren habe ich mit wenig Unterbrechung *Abweichen,* ich mag essen, was ich will; habe von den Ärzten recht viel eingenommen, auch manche Hausmittel gebraucht, wurde in mehrere Bäder geschickt, doch – alles vergebens. Besonders stark ist das Abweichen, wenn ich trinke, sei es Wasser, Bier oder Wein. Recht trockene Kost ist mir am zuträglichsten. Weil mir alles zu rasch und zu wenig verdaut abgeht, bin ich nie bei Kraft; und bin ich auch nicht ganz abgemagert, so sind doch meine Muskeln nur welk.«

Die Anwendungen waren folgende:
1. täglich zweimal Oberguß,
2. täglich einmal im Wasser gehen und
3. einmal Knieguß.

In der zweiten Woche:
den einen Tag Oberguß und im Wasser gehen,
den anderen Tag Halbbad.

Nach diesen zwei Wochen fühlte sich der Kranke frischer, kräftiger und wohler, aber das Abweichen blieb.

In der dritten Woche bekam er:
1. täglich ein vierfach zusammengelegtes Tuch, in Wasser und etwas Essig getaucht, auf den Unterleib, eineinhalb bis zwei Stunden lang,
2. den einen Tag Oberguß und Schenkelguß,
3. den andern Tag Halbbad und Oberguß.

Nach dieser Woche hatte sich der Stuhlgang vollständig geändert.

Eine weitere Woche:
1. jeden Tag ein Halbbad,
2. jeden zweiten Tag ein Tuch auf den Unterleib wie oben.

Zur weiteren Erhaltung der Kraft und Gesundheit reichten aus:
in der Woche zwei Halbbäder und
ein- bis zweimal ein wie oben beschriebener nasser Umschlag auf den Unterleib.

Zum innerlichen Gebrauch wurden verwendet:
a) Wermuttropfen,
b) Wacholderbeeren, im Wechsel.

Es könnte mancher fragen, warum gerade diese Reihenfolge in den Anwendungen eingehalten wurde.

Darauf ist zu erwidern:
Die Anwendungen in der ersten Woche suchten den Körper, oben und unten angefangen, zu kräftigen;
die der zweiten Woche stärkten, wie den Körper im allgemeinen, so die Organe im Innern;
die der dritten Woche wirkten hauptsächlich auf die Kräftigung des Magens und der Gedärme.

Auf diese Weise wurde der *ganze* Körper ausgebessert. Die Anwendungen der vierten Woche umfaßten den ganzen Organismus in allen seinen Teilen, und so ist die Ausheilung auch bei diesem Körper gelungen. – Was innerlich gebraucht wurde, ist teils zur Aufbesserung der Verdauung, teils zur Kräftigung der inneren Organe geschehen.

Emphysem der Lunge

Es kommt sehr häufig vor, daß Leute, welche noch im schönsten Alter stehen, sehr an Atembeschwerden leiden und nicht selten in die peinlichste Lage und Angst kommen, ersticken zu müssen.
Gewöhnlich sind solche Leute *ziemlich korpulent,* und die Lebensweise hilft auch noch als Nebenursache dazu, den Zustand ärger zu machen. *Hauptgrund des Übels* ist gewöhnlich, daß der *Organismus an allgemeiner Schwäche* leidet, matt und schlaff ist, wenig Blut hat und infolge der Untätigkeit und Schlaffheit die Blutvermehrung nicht so stattfindet, wie sie für den Körper notwendig wäre. Ich möchte solche Leute mit einer Maschine vergleichen, an der Rad zu Rad paßt, die gut in Ordnung, aber zu schwach ist für die Forderungen, die an sie gestellt werden. Ein *weiterer Grund* sind fast regelmäßig die Gase, welche sich im Unterleib anhäufen und einen Druck auf die Organe des Oberkörpers ausüben. Dadurch werden diese mehr angestrengt, als sonst ihre Aufgabe es erheischt. Sie leiden unter diesem Drucke, und es tritt allseitige Beengung ein. *Das Übel wird behoben* einmal dadurch, daß die *Gase aus dem Körper verbannt* werden, und dadurch, daß der *ganze Körper abgehärtet* und durch Auswahl einer einfachen, guten, nahrhaften Kost gekräftigt wird. Meine mehr als 35jährige Erfahrung belehrte mich, daß gerade bei diesem Leiden die Brightsche Nierenkrankheit leicht die Oberhand gewinnt, das ist, daß der ohnehin schon geschwächte Körper durch diese Krankheit aufgerieben wird.

Ein Herr, ziemlich korpulent, noch nicht 40 Jahre alt, bekommt von Zeit zu Zeit solche Erstickungsanfälle, daß er der Überzeugung lebt – der Arzt bestätigt ihm dieselbe –, er werde, wenn der Anfall noch zweimal wiederkehre, unterliegen. Die Atemnot war so groß, daß der Kranke resp. sein Nach-Atem-Ringen im unteren Stockwerke des Hauses gehört wurde. Oft meinte er, wie er sagte, er müsse vor Schmerzen und Todesangst an den Wänden hinauf.

Diese Atemnot dauerte bei jedem Anfalle ziemlich lange und erschöpfte den Körper also, daß er sich jedesmal darnach ganz krank fühlte. Hatte er sich in kurzem wieder erholt, so fühlte er sich gesund und frisch. Die Anfälle blieben oft einige Tage aus, um so mehr aber steigerte sich ihre Heftigkeit.

Der genannte Herr besaß die größte Wasserscheu und konnte sich zur Wasserkur erst dann entschließen, als ihm keine andere Hilfe mehr blühte. Sechs Wochen hindurch gebrauchte er verschiedene Anwendungen. Die Heilung war eine so vollständige, daß die Anfälle niemals wiederkehrten und der Herr sich stets der besten Gesundheit erfreute.

Der Patient nahm *mehrere Tage hindurch einen Tee von Dornschlehblüten,* der einen recht gelinden, aber ergiebigen Stuhlgang förderte; dann gebrauchte er den *kurzen Wickel, Ober-* und *Unteraufschläger* und zuletzt *Halb-,* auch *Ganzbäder.* Unter den Anwendungen tat auch der *spanische Mantel* gute Dienste. Am wirksamsten erwiesen sie sich in folgender Ordnung:

Erst der *kurze Wickel;* er beginnt die Gase auszutreiben und die Ursache der Gase zu lösen;

sodann der *Ober- und Unteraufschläger,* eine Fortsetzung der ersten Anwendung, zugleich auf Kräftigung abzielend;

im weiteren der *spanische Mantel;* dieser leitet die verlegenen Stoffe aus der Haut;

endlich *Halbbäder,* welche den Organismus stärken.

Entzündungen (Lungen-, Brustfell-, Unterleibsentzündung)

Margareta liegt zu Bett, sie hat heftigen, trockenen Husten, verbunden mit viel Brechreiz – und von Stunde zu Stunde nimmt die Hitze zu. Gewaltiges Stechen und Brennen peinigen die Brust und die eine Seite. Der Arzt erklärt, es sei eine *Lungenentzündung* im Anzug. Wie kann der Kranken geholfen werden? Jedes Kind weiß, daß ein Schwamm ungemein viel Wasser einsaugen und behalten kann. Sollte es nicht auch Mittel geben, welche, wie der Schwamm das Wasser, die Hitze an sich ziehen, gleichsam einsaugen und behalten? Ja, es gibt solche Mittel, und sie liegen nicht ferne. Jede Bauersfrau bei uns auf dem Lande kennt den *Topfenkäse* (Quark). Anderwärts nennt man ihn Zieger; er wird gewonnen aus der geronnenen (gestockten) Milch. Solchen Topfenkäse rührt man mit Topfenwasser zu einer feinen Salbe an, streicht ihn etwas mehr als messerdick auf Leinwand und legt das Pflaster auf die stechende oder brennende Stelle, an der das Feuer der Lungenentzündung um sich greifen will. Ich kenne kein Mittel, welches mehr Hitze an- und einzuziehen imstande ist. Die stärksten Hitzen habe ich so dämmen und ganz auslöschen sehen, wenn man *täglich* zwei- bis viermal, je nach dem Grade der Hitze, so ein Pflaster auflegte. Viele kenne ich, die hauptsächlich bei Lungenentzündung ihr Leben allein dieser so einfachen Auflage verdanken.

Innerlich soll der Kranke jeden Tag einen *Löffel voll Salatöl* einnehmen.

Reichen diese zwei Mittel nicht aus, das heißt, sollte die Hitze noch groß bleiben, so können *Wasseranwendungen* folgen. Man wickle den ganzen Körper des Kranken von unter den Armen an in ein naßkaltes Tuch ein (Unterwickel) und wiederhole dieses täglich zweimal! Von der jedesmal notwendigen Umhüllung spreche ich nicht mehr. Man sehe vorn nach bei der Beschreibung der Anwendungen! Oder man *umbinde beide Füße bis über die Knöchel* mit in Wasser (eine kleine Beimischung von Essig kann nur gut sein) getauchten Tüchern und erneuere das Eintauchen so oft, als die Tücher recht heiß werden! Statt der Tücher kann man auch *nasse* Socken anziehen, darüber als Umhüllung trockene.

Wendet die kranke Margareta drei bis fünf Tage das Pflaster an, gleich beim Beginn der Krankheit, so kann sie in sechs bis sieben Tagen, längstens in neun bis zehn Tagen, wieder gesund sein.

Wie die Lunge sich entzündet, ebenso können auch andere edle Teile des Körpers entzündet werden. Wir sprechen von Brustfell-, Bauchfell-, Unterleibs- und anderen Entzündungen. Bei allen gelten dieselben eben berührten allgemeinen Grundsätze und dasselbe Heilverfahren: Verteilung, das ist Ableitung des Blutes, Kühlung der entzündeten Stelle, das heißt Entziehung der Hitze durch Einwirken von Kälte.

Mitternachts wurde ich einst zu einem Kranken gerufen. Er konnte kaum mehr atmen. *Husten* und Brechreiz waren groß. In der Brust, besonders auf der einen Seite – so klagte er –, gehe es zu, wie wenn man sie mit Messern durchsteche; der ganze Körper glühe schrecklich. Ich providierte den Kranken nicht, wie die Angehörigen baten, und bereitete ihn nicht zum Tode vor. Aber ich ließ ihn von unter den Armen an in nasse Tücher einwickeln (Unterwickel) und auf die schmerzende Stelle ein Topfenpflaster auflegen. Zum Einnehmen erhielt er einen Löffel Salatöl. Das tat wohl. Sechs Tage wurde so fortgefahren, und der Todkranke war außer Gefahr.

Martin, ein schöner, starker Mann, bekommt heftiges Fieber. Zuerst schüttelt ihn entsetzlicher Frost. Dann quält ihn brennende Hitze. Der Kopf ist so heiß, daß der Arzt auf eine Gehirnentzündung schließt. Das ganze Innere steht in Flammen; diese schlagen durch den glühenden Atem gleichsam zum Munde heraus oder besser: Wie die innere Glut den Holzhaufen verbrennt, so arbeitet die Glühhitze schrecklich, die inneren Organe in raschem Tempo zu verkohlen. Die Vorboten des Übels waren Kopfweh, Abgeschlagenheit, Mattigkeit und Frost. Außer dem Fieber aber fühlt der Kranke jetzt an keiner einzelnen Stelle besonderen Schmerz. Nach zehn Tagen war der Mann eine Leiche, und beim Sezieren stellte es sich heraus, daß das Gehirn intakt, unverletzt, daß der Arme vielmehr an einer Lungenentzündung gestorben war.
»Wie hätten Sie diesen Fall behandelt?« fragte man mich.
Dem Kranken hätte ich *während drei bis vier Stunden jede halbe Stunde Rücken, Brust* und *Unterleib* waschen lassen. Die Wut des Feuers wäre so um vieles gedämpft worden. Dann hätte ich weiter gelöscht mit *Ober- und Unteraufschlägern* – die Unteraufschläger zum Darauf liegen recht dick (mehrfach zusammengelegt) – und mit *nassen Socken* oder Tüchern bis über die Knöchel, letztere nach jeder Stunde neu eintauchend. Hatte der Kranke sonst gesunde Lungen – und mir scheint solches der Fall zu sein, wenn er im höchsten Stadium der Lungenentzündung keine Schmerzen fühlt –, so sollte er, menschlich gesprochen, das heißt, wenn Gott in seinen ewigen Ratschlüssen nicht anderes bestimmt hat, gerettet werden.

Fettsucht

Ein Herr, 54 Jahre alt, ein halber Riese, ist ungewöhnlich stark, recht gut gebaut und jammert: »Ich weiß fast nicht mehr zu atmen, eine Treppe kann ich kaum steigen; Appetit hätte ich; wenn ich aber esse, wird der Atem noch schwerer. Die Füße sind stark geschwollen und sind mir bleischwer. Die Ärzte sagen, ich hätte hochgradige Herzverfettung. Medikamente und die vorgeschriebene Diät haben mir nichts geholfen. Wenn mir keine andere Hilfe gebracht wird, bin ich nahe beim Gottesacker. Was ist hier zu tun?«
Die ganze Natur in ihrem schwammigen und schlaffen Zustand ist zuerst zu kräftigen und dann zusammenzuziehen, damit alle überflüssige Korpulenz beseitigt, die inneren Organe des Körpers mehr geschmeidig gemacht und in eine günstige und bequeme Lage gebracht werden.

Wie geschieht dieses? Zuerst muß

1. der Oberkörper in Angriff genommen, beim unteren Teil des Körpers schwächer eingewirkt werden, bis der ganze Körper an Kraft gewonnen hat.
2. Am besten wäre wohl der Oberguß, und zwar durch sechs Tage steigernd, anzuwenden. Doch der Kranke kann sich nicht bücken. Dafür wird täglich zweimal der Oberkörper bloß gewaschen, daß die Hauptporen geöffnet werden, um die Transpiration zu vermehren. Es wird dann fortgefahren mit den Rückengüssen, und der Kranke erhält eine Woche lang täglich zwei Rückengüsse, gesteigert von vier bis acht Kannen voll Wasser.
3. Täglich werden zwei Schenkelgüsse vorgenommen, um die unteren Teile des Körpers zu kräftigen.

In der dritten Woche kam am ersten Tag ein Halbbad, am andern ein Rückenguß und dann jeden Tag ein kurzer Wickel von eineinhalb Stunden zur Anwendung.

Wie das Halbbad und der Rückenguß stärkend wirkten, so bewirkte der kurze Wickel in bezug auf die inneren Organe, daß alles überflüssig Angehäufte ausgeleitet wurde, teils durch Auflösen und Aufsaugen, teils durch Urin und Stuhlgang.

Nach innen wurden Mittel gebraucht zur Ausleitung der schlechten Stoffe und zur Verbesserung der Verdauung. Anfangs Wermut-, Salbei- und Rosmarintee; später Zinnkraut-, Wacholder- und Dornschlehblütentee. Beide Sorten wirkten günstig. Der Kranke blieb bei seinen bisherigen Speisen und Getränken, kurz bei der alten Lebensweise.

Ich halte es für sehr gewagt, sogar für sehr gefährlich, eine angewohnte, durch Jahre geübte Lebensweise zu ändern, um mit einigen wenigen Nahrungsmitteln, einem rigorosen Abzug, den Körper hungrig abzufüttern.

Wie die Organe des Körpers zahlreich sind und jedes Organ des Körpers anderen Zwecken dient und andere Nahrung braucht, so ist auch Mannigfaltigkeit in den Nahrungsmitteln nicht zu verwerfen, im Gegenteil nur zu empfehlen.

Das ist allerdings anzuraten, daß solche Leute sich einen kleinen Abbruch tun, weil man doch in der Regel mehr ißt und trinkt, als zum Lebensunterhalt notwendig ist.

Flechten (Ekzeme)

Sehr *bedenklich und gefährlich ist's,* diese unsauberen Ausschläge mit *scharfen Mitteln* anzugreifen. Gar leicht können die Flechten verdrängt werden; aber bei zurückgedrängten Flechten sind die letzten Dinge viel ärger als die ersten, ganz abgesehen von Zerstörungen, welche scharfe, ätzende Mittel an und in der Haut anrichten.

Als *Regeln für die Heilung* stelle ich folgende auf:

Äußerlich darf *gar nichts* angewendet werden *als lauwarmes Wasser,* um den Schmutz wegzuwaschen. Alles übrige ist vom und zum Übel.

Speise und *Trank* für solche Kranke seien leicht verdaulich, einfach, nicht wählerisch, aber so, daß sie gute Säfte abgeben und die vorhandenen verbessern. Alles Saure, scharf Gesalzene und Gewürzte, alle geistigen Getränke werden so viel wie möglich vermieden. Es sind wahrlich der Schärfen genug im Blute. Die *eigentliche Wasserbehandlung* sei folgende: Man lasse den Kranken am ersten Tage einen *Kopfdampf* nehmen und den *spanischen Mantel* anziehen, am zweiten Tage den *Fußdampf* und einen *Unterwickel,* am dritten Tage früh neuerdings den *spanischen Mantel,* nachmittags den *kurzen Wickel!* Am vierten Tage sei Ruhetag. Den fünften Tag hüte er das Bett und *wasche nach je zwei Stunden den ganzen Körper schnell kalt ab!* Im Verhinderungsfalle soll er außer Bett die Waschung morgens, mittags und abends vornehmen und sich darauf Bewegung machen oder an eine Handarbeit schreiten. *Die Anwendungen lassen in dem Grade und in der Zahl nach,* als die Flechtenbildung, das ist das Ausschwitzen und Ausströmen der unreinen Säfte von innen nach außen, aufhört und die Neubildung der Haut fortschreitet.

Noch eine Bemerkung finde hier ihre Stelle:

Die Unterscheidung der *Flechten in nasse* und *trockene* hat auf deren Behandlung bzw. auf das Heilverfahren keinen Einfluß. Ich denke mir: Beide Bezeichnungen werden ein und dasselbe Ding ausdrücken. Die trockenen Flechten sind jene, die weniger stark fließen, so daß die Flüssigkeit auf der Oberfläche der Haut sofort als Kruste vertrocknet. Die nassen Flechten sind die stark fließenden, deshalb lästiger, gefährlicher und schwerer zu heilen.

Ein Mädchen, 25 Jahre alt, erzählt: »Ich habe am ganzen Kopfe einen starken Ausschlag, viele kleine Geschwüre unter den Haaren, meine Ohren sind voll großer Schuppen, und wenn sie von Zeit zu Zeit wegfallen, dann hat das Ohr keine Haut mehr. Kopfweh habe ich von Zeit zu Zeit stark, manchmal gar nicht. Die Augen brennen wie Feuer, und meistens läuft schmieriges Wasser heraus. Durch die Nase kann ich schon längere Zeit gar nicht mehr atmen. An meinem ganzen Körper habe ich ein so heftiges Beißen und Brennen, daß es mich im Schlafe oft aufweckt.«

Anwendung: 1. In der Woche zwei warme Bäder von gesottenem Haferstroh, 38 Grad Celsius, mit zweimaligem Wechsel; zuerst fünfzehn Minuten ins warme Bad, dann ins kalte oder doch ganz mit kaltem Wasser waschen. 2. In der Woche zwei Kopfdämpfe. 20–25 Minuten. 3. Zweimal in der Woche ganz waschen. 4. Täglich zweimal jedesmal 25 Wermuttropfen in acht bis zehn Löffel voll Wasser einnehmen.

In vier Wochen waren die Flechten und die ungesunden Stoffe im ganzen Körper so ziemlich beseitigt, und zur weiteren Ausscheidung und Kräftigung reichte aus, noch vierzehn Tage lang dieselben Anwendungen halb so oft vorzunehmen.

Ein ziemlich gut beleibter Gewerbsmann, zirka 40 Jahre alt, erzählt:

»Ich habe an den Vorderarmen und Händen, die Finger ausgenommen, seit zwei Jahren starke Flechten, auch an den Schenkeln sowie Flecken auf Rücken und Brust und kann deshalb oft Nächte hindurch höchstens eine bis zwei Stunden schlafen. Sonst habe ich guten Appetit und Kraft.«

Die Anwendungen sind folgende: 1. In jeder Nacht ganz waschen. In der Woche zwei warme Bäder von Haferstrohabsud, eine halbe Stunde lang, 35 Grad Celsius, nach je vierzehn Minuten ganz waschen und auch am Schluß des Bades. 2. Jeden Tag ein Oberguß und unmittelbar darauf ein Knieguß; dazu täglich zwei Messerspitzen voll weißes Pulver.

Nach vier Wochen kam der Mann vollkommen gesund zurück; um aber vorzubeugen, daß das Übel nicht mit der Zeit wiederkehren würde, mußte er in jeder Woche sich zweimal in der Nacht ganz waschen und in jedem Monate ein obengenanntes Bad nehmen. Dazu erklärte er: »Wenn diese Anwendungen auch nicht notwendig sind, so werde ich sie doch vornehmen, um bei meiner dadurch gewonnenen Kraft und Frische zu bleiben.«

Furunkulose

Auf der Heimreise von einer Fastenpredigt besuchte ich einen *Pfarrer.* Ich hatte auf dem Wege zufällig erfahren, daß man sein baldiges Ende erwarte. Ich trat ein. Der geistliche Herr saß im Lehnstuhl und erzählte: »Ich habe fünfundzwanzig Löcher und Wunden am Leibe. Sie sehen hier im Gesicht fünf Pflästerchen. Deren habe ich zwanzig am Leibe. Ganz schnell entstehen kleine Geschwüre mit brauner Flüssigkeit. Setze ich ein Pflästerchen auf, so hält es einen Tag; beim Wegnehmen bleibt gewöhnlich etwas abgestandenes, faules Fleisch hängen. So leide und dulde ich schon seit Monaten, und Hilfe bekomme ich keine mehr. Quälender noch als die Wunden am Körper empfinde ich den entsetzlichen Ekel im Gaumen, den ich niemandem beschreiben kann. Teurer geistlicher Mitbruder, wissen Sie einen guten Rat für einen Armen, dann geben Sie ihn bald! – Mir scheint es höchste Zeit.« Ich riet dem Bedauernswerten, er solle *täglich alle zwei Stunden* vier bis sechs Löffel *Tee von Salbei und Wermut* nehmen, daß ihm der Ekel aus dem Gaumen schwinde. Dann verließ ich ihn auf Wiedersehen in der Ewigkeit.
Nach fünf Tagen kam wirklich ein Bote, doch nicht mit der erwarteten Todesnachricht, sondern mit der Freudenkunde, der *Ekel* sei aus dem Gaumen entfernt, und der Kranke spüre schon Verlangen nach Speise. Der erste Rat habe so vortrefflich gewirkt; ich möchte bald einen zweiten geben. Ich ließ ihm melden, er solle *während vierzehn Tagen täglich* mit frischem Wasser *Ganzwaschungen* vornehmen oder vornehmen lassen, die einzelnen Waschungen so kurz wie möglich. Von neuem kam die Meldung, der Zustand mache sich, der Appetit sei im Steigen. Ich verordnete als weitere Anwendungen durch einige Wochen abwechselnd den einen Tag den *spanischen Mantel*, den anderen eine *Ganzwaschung*. Nach vierzehn Tagen konnte der Pfarrer wieder in seinem Amte tätig sein. Es folgten noch *wöchentlich je 1 Kräuterbad* zu 35 Grad Celsius, aus *Heublumen* bereitet, am Schlusse mit kalter Abwaschung, und *kalte Halbbäder* (mit Waschen des Oberkörpers) im Wechsel mit Ganzwaschungen, den einen Tag die erste, den anderen die zweite Anwendung. Der geistliche Mitbruder genas vollkommen und waltete noch 24 Jahre, bis zum Ende seines Lebens, berufsfreudig seines Amtes als Pfarrer.

Fußleiden

Ein Herr aus Unterfranken kam so armselig, daß er nicht selbst aus dem Wagen steigen konnte; mühsam und langsam schleppte er sich mit zwei Stöcken fort. Er erzählte: »Vor sechs Jahren überfiel mich ein Schmerz in meinem rechten Fuß. Das Knie war etwas geschwollen, der Schmerz steigerte sich von Woche zu Woche; die Kraft in demselben ließ auch nach, und es kam mir vor, als ob der ganze Fuß absterbe. Wenn ich in der Nacht aufwachte und mit dem linken Fuß an den rechten kam, so war er eiskalt und schien mir wie tot zu sein. Ich habe einen berühmten Arzt in einer Hauptstadt aufgesucht; es wurde verschiedenes geraten und angewendet: Gift und nicht Gift; ich habe mehrere Ärzte befragt, und einer elektrisierte meinen Fuß siebzigmal, doch alles vergebens. Auch der rechte Arm und die ganze rechte Seite wurden schwächer, und ich hatte keine andere Aussicht mehr, als daß die ganze Seite lahm würde. Ich bin erst 29 Jahre alt.« Wo fehlte es wohl hier? Ganz einfach: Es staute sich das Blut im Schenkel und im Knie, der regelmäßige Blutumlauf war gestört. Es drang nicht mehr so viel Blut in den Fuß, als nötig war, zuletzt fast keines mehr, deshalb auch keine Wärme, und so mußte natürlich der ganze Fuß verkümmern. Mit der Zeit stellten sich auf dieser Seite weitere Störungen im Blutlauf ein, und das Übel vergrößerte sich. Die Aufgabe der Heilung besteht also darin, daß der rechte Blutumlauf wiederhergestellt wird, daß alle Teile des Körpers gleichmäßig genährt und erwärmt werden und somit auch der ganze Leib gleichmäßig gekräftigt werde. Zu diesem Zwecke folgende Behandlung: 1. Jeden Tag zwei Obergüsse und zwei Schenkelgüsse; 2. jeden Tag zweimal im nassen Grase barfuß gehen, weil es Frühling war; 3. jeden Tag eine Tasse Tee von Wacholderbeeren und Wermut, in drei Portionen getrunken (morgens, mittags und abends). Die Wirkung war ganz auffallend: Nach 16 Tagen war aller Schmerz verschwunden, der Blutlauf vollständig hergestellt, und der Wiedergenesene wanderte mit Jubel umher wie andere Gesunde. Bei der Kur hob er ganz besonders hervor, daß er gemerkt habe, wie nach dem zweiten Schenkelguß das Blut von oben nach unten in den Fuß gedrungen sei und denselben ganz rasch erwärmt habe.

Die Schenkelgüsse bewirkten, daß das Blut in einen raschen Gang kam und die Anstauungen des Blutes beseitigt wurden. Die Obergüsse bewirkten dasselbe im oberen Körper, wo auch der Arm schon geschwächt, weil nicht hinlänglich genährt war, während die übrigen Teile des Körpers gesund waren. Der Tee aber bewirkte eine gute Verdauung, und so trat eine rasche Kräftigung des ganzen Körpers ein.

Ein Hausvater erzählt: »Ich habe schon drei Jahre lang einen offenen Fuß, der aber nur von Zeit zu Zeit offen ist und vorübergehend wieder zuheilt. Anfangs machte ich mir nicht viel daraus, aber jetzt ist er mir so beschwerlich, daß ich überzeugt bin, in kurzer Zeit meinem Beruf nicht mehr nachkommen zu können.« Der Mann sah ziemlich gut aus, war auch gut genährt; doch hatte er eingestanden, daß er etwas mehr Bier getrunken habe als notwendig gewesen wäre, und meinte, dadurch könnte auch sein Blut etwas verdorben worden sein. Auf jeden Fall ist hier das Blut nicht am besten, und viele flüssige Stoffe im Körper haben im Fuß einen Ausweg gefunden. Wie die flüssigen Stoffe sich *vermehrten*, so hat das Blut *abgenommen* an Güte und Menge, was besonders gern bei Trinkern geschieht. Die ganze Natur ist mehr schwammig und welk als kräftig und ausdauernd. Zur Heilung ist notwendig, daß der ganze Körper gekräftigt und das Schwammige verdrängt werde. Die vielen wässerigen Stoffe müssen aus dem Körper ausgeleitet, und durch kräftige Nahrung muß gesundes Blut bereitet werden. Wie kann dies geschehen? 1. In der Woche zweimal den spanischen Mantel anziehen, in kaltes Wasser getaucht, eineinhalb Stunden lang; 2. jeden Tag einen Oberguß und Schenkelguß; 3. jeden dritten Tag ein Halbbad. So zehn Tage lang. Dann jeden Tag ein Halbbad und jeden Tag einen kräftigen Oberguß. Nach innen wurde täglich eine Tasse Tee aus Zinnkraut, zehn zerstoßenen Wacholderbeeren und etwas Wermut, zehn Minuten lang gesotten, in täglich drei Portionen genommen. In vier Wochen war der ganze Körper wie umgewandelt: Das Aussehen war ganz frisch, der ganze Körper geschmeidig, der Appetit sehr gut, der Ausfluß aus dem Fuße ohne Bedeutung; und um den Körper noch mehr zu kräftigen und jedem Rückfall vorzubeugen, brauchte der Wiedergenesene bloß in der Woche zwei bis vier Halbbäder zu nehmen und jedes Übermaß an Bier zu meiden.
Die *Wirkung* der Anwendung: Der spanische Mantel öffnete die Poren, damit die übermäßige Flüssigkeit nach allen Richtungen ausgeleitet wurde und nicht mehr in den Fuß dringen konnte. Die Güsse wie die Bäder trieben die ganze Natur zusammen und kräftigten sie, so daß sie von selbst die schlechten Stoffe auszuscheiden vermochte. Der Tee diente zur Reinigung und Verbesserung des

Blutes und zu guter Verdauung. Dem Kranken ist während der Kur ganz besonders aufgefallen, daß so außerordentlich viel Urin abging, besonders nach den Güssen.

Fußschweiß

Ein junger Herr, 18 Jahre alt, klagt sein Elend: »Von Jugend auf hatte ich beständig starken Fußschweiß. Man machte sich nichts daraus, weil ich im ganzen gesund, wenn auch immer etwas schwächlich war. Vor zwei Jahren hörte der Fußschweiß von selbst auf, und von da an stellte sich bald schwaches Kopfweh ein. Dasselbe steigerte sich so sehr, daß ich meine Studien nicht weiter fortsetzen konnte; weil ich nun bei Ärzten keine Hilfe gefunden, möchte ich den Versuch mit der Wasserkur machen.«
Wie ist dieser Fall zu beurteilen, und wie kann hier geholfen werden?
Von Jugend auf hatte das Kind keine guten Säfte, mithin auch kein gutes Blut. Daß sich durch Jahre der ganze Zustand immer mehr verschlimmerte, ist begreiflich. Es müssen somit die schlechten Säfte ausgeleitet und besseres Blut bereitet werden. Dazu ist hauptsächlich nötig, daß der ganze Körper und alle seine Teile gekräftigt werden. Der Student bekommt 1. jeden Tag zweimal einen Oberguß und zweimal einen Knieguß, 2. täglich sechs bis acht Wacholderbeeren zu essen. So acht Tage lang; dann 3. jeden Tag ein Halbbad und täglich zweimal einen Oberguß; die Wacholderbeerenkur wird fortgesetzt in gleicher Weise. In drei Wochen war das ganze Aussehen frisch und gesund, die abgestandene, graue Gesichtsfarbe verschwunden, das Kopfweh hatte gänzlich aufgehört. Während der Kur hat der Student besonders geklagt über den schlechten Geschmack, den er immer im Gaumen habe. Er sei so schlecht und übelriechend wie der Fußschweiß gewesen; er hat auch recht viel ekelhaften Schleim ausspucken müssen – ein Beweis, daß die faulen Stoffe aufgelöst und ausgeleitet wurden. Um den jungen Körper zu festigen und vor dem alten Übel zu bewahren, war weiter notwendig, in der Woche drei und später zwei Halbbäder zu nehmen, was auch die beste Wirkung hervorgebracht hat. Die Aufgießungen kräftigten den ganzen Körper und brachten mehr Wärme, so daß durch die Poren alles Schlechte ausströmen konnte. Die Wacholderbeeren bewirkten eine bessere Verdauung, Verbesserung des Blutes und der Säfte, und so wurde mit Hilfe des noch kräftiger wirkenden Halbbades die verlorene Gesundheit wiederhergestellt. Anstatt der Wacholderbeeren

hätte in diesem Fall auch ausgereicht täglich eine Tasse Tee aus einer Mischung von Wermut, Salbei und Fenchel.

Ein Hausvater, 48 Jahre alt, erzählt: »Ich bin schon mehrere Wochen, ja Monate nicht mehr gesund, habe häufig Schwindel, fühle bald Enge in der Brust, bald ist der Unterleib so aufgetrieben, daß alle meine Kraft wie verschwindet. Öfters Appetitlosigkeit und manchmal wieder auf einige Zeit großer Hunger; kurz, ich weiß nicht, wo es mir fehlt. Früher hatte ich mehrere Jahre lang starken Fußschweiß. Dieser ist ausgeblieben, und ich glaube, daß dort mein Übel angefangen hat.« Was ist hier zu tun?
Es ist kein Zweifel, daß der *Fußschweiß* die Ursache der Krankheit ist und sich im Innern an verschiedenen Stellen Anstauungen gebildet haben; deshalb ist zuerst die Natur zu unterstützen, daß sie kräftiger wird und die faulen Stoffe auszustoßen beginnt; ebenso muß auf das Innere gewirkt werden. Deshalb

1. täglich einen Oberguß und Schenkelguß;
2. den einen Tag einen Rückenguß, den anderen ein Halbbad und
3. jeden Tag zweimal im Wasser gehen.

Nach *innen:* Täglich eine Tasse von Schafgarbe, Salbei und Johanniskraut in drei Portionen zur Verbesserung des Blutes. So 14 Tage lang.
Diese Anwendungen wirkten sehr günstig, aller Schwindel war beseitigt, der Appetit gut. Nach zwölf Tagen ist der alte Fußschweiß wieder eingetreten, obwohl der Kranke täglich barfuß im Gras gegangen ist.
Wieder ein Beweis, wie krank zurückgetretener Fußschweiß machen kann; welche Macht aber andererseits das Wasser auf den Körper ausübt bei entsprechender Anwendung. Zur Winterszeit hätte die Kur natürlich anders beschaffen sein müssen. Zur weiteren Kräftigung reichten aus in der Woche zwei bis drei Halbbäder und die eine oder andere Abhärtung.

Ein Beamter litt an lästigem Fußschweiß, der ihm durch eine Verkältung ausblieb. Schon nach wenigen Tagen fühlte er den Unterleib stark aufgetrieben; auch auf der Brust wurde es ihm eng, im Kopf fühlte er Schwindel und Eingenommenheit.
Dieser Fall, weil es Winterszeit ist, kann geheilt werden wie folgt:

1. In der Woche zweimal den spanischen Mantel, durch den die faulen Stoffe aufgelöst und aufgesaugt werden.
2. Zweimal in der Woche eine Ganzwaschung vom Bett aus, dann

wieder ins Bett, zur kräftigen Transpiration und Widerstandsfähigmachung der Haut.
3. In der Woche ein Halbbad, wodurch der ganze Körper gekräftigt und auf gute Transpiration hingewirkt wird.
In drei Wochen war der Kranke vollständig gesund, und es stellte sich während der Kur wieder schwacher Fußschweiß ein.
Weil aber der Fußschweiß auch eine Krankheit genannt werden kann, so ist auch diese zu beheben, und zwar durch folgende Anwendungen:
1. In der Woche einmal den kurzen Wickel und
2. zwei- bis dreimal in der Woche ein Halbbad.

Gehörleiden

Sind die Augen wohl der wichtigste Teil am Körper, so haben die Ohren nicht viel weniger Wert. Ist Blindheit Elend, so Taubheit Armseligkeit. Das beweisen am klarsten die Taubstummen, welche wohl die Sprachorgane haben, aber nicht sprechen können. Angeborene Gehörlosigkeit kommt nicht gar oft vor, dagegen aber verlieren gar viele ihr Gehör durch Krankheit. Wie viele Kinder habe ich kennengelernt, die durch Scharlachfieber oder durch einen anderen Ausschlag oder Blattern ihr Gehör vollständig verloren haben!
Dieser einzige Grund würde jedem zur Pflicht machen, solche Krankheiten durchs Wasser zu heilen. Denn ich kann nicht glauben, daß, wenn das Wasser vernünftig angewendet wird, bei solchen Krankheiten das Gehör verlorengehen kann. Aber nicht bloß bei Kindern, auch bei Erwachsenen kommt es so häufig vor, daß durch dieselben Krankheiten das Gehör teilweise oder ganz verlorengeht. Ich bin der Überzeugung, daß keiner, der durch meine Wasserkur von seiner Krankheit geheilt worden, sein Gehör einbüßt. Wohl aber kamen mir schon Beispiele vor, daß durch starke Sturzbäder in Wasseranstalten Schwerhörigkeit oder gar Verlust des Gehörs eingetreten war.
Das Gehör kann aber geschwächt werden oder verlorengehen durch Fallen, Schlagen usw., was zu den Unglücksfällen gerechnet werden muß. Daß für Schwerhörigkeit, ja sogar bei Gehörlosigkeit am besten mit Wasser eingewirkt werden kann, haben mir viele Beispiele getreu nachgewiesen. Weil gerade das Wasser die schwachen Organe kräftigt, die starren elastisch macht, kurz, kranken Stoff in jedem Teile des Körpers auflöst, ausleitet und stärkend einwirkt, eben

deshalb ist eine Heilung möglich, und so wird sie auch nicht ausbleiben.

Anna ist neun Jahre alt, hat vor zwei Jahren Scharlachfieber gehabt; man hielt das Kind für verloren. Es wurde zwar wieder gesund, aber das Gehör war so schwach, daß es nur mühsam einige laute Töne vernehmen konnte. Weil das Wasser unschädlich ist, wenn es recht angewendet wird, so wurde der Versuch mit Wasser gemacht. Nach 14tägiger Anwendung merkte man eine ganz kleine Besserung, und nach sechs ferneren Wochen konnte das Mädchen so ziemlich mit jedem sprechen, der deutlich redete.

Die Anwendungen gingen teils auf den Körper, teils auf das Gehör. Hat das Gehör gelitten durch dieses Fieber, so darf man annehmen, daß auch andere Teile des Körpers mehr oder weniger Schaden gelitten haben, und deshalb ist es auch notwendig, auf den ganzen Körper einzuwirken. Solche Krankheiten lassen gern Störungen im Blutlauf zurück, die wieder durch das Wasser am leichtesten behoben werden. Und daß solche Krankheiten auf längere Zeit, oft auf Jahre, Schwächen zurücklassen, braucht nicht aufs neue nachgewiesen zu werden. Also ist das beste, auf den ganzen Körper einzuwirken und denselben auf einen besseren Gesundheitszustand zu bringen. Dieses geschah: Erstens wurde täglich der ganze Körper gewaschen mit Wasser und etwas Essig, höchstens eine Minute lang, ohne zu reiben oder abzutrocknen. Durch diese Anwendung kam der Blutlauf in bessere Ordnung, und die Blutstauungen wurden behoben. Zweitens bekam das Kind täglich einen Oberguß mit Ohrenguß. Der Oberguß wurde gemacht wie gewöhnlich, nebenbei aber wurden ganz besonders die Stellen hinter den Ohren und überhaupt um die Ohren herum kräftig begossen. Durch das wiederholte Aufgießen wurden alle Verhärtungen aufgelöst, und waren Blutstauungen vorhanden, so wurden diese beseitigt; nebenzu wurden auch diese Teile gestärkt durch die Kälte des Wassers und so vor- und nachher die Ursachen beseitigt, die das Kind hinderten, zu hören.

Weil die Ärzte erklärten, es fehle am Ohre nicht, wurden den einen Tag in das eine, den anderen Tag in das andere Ohr ungefähr drei bis fünf Tropfen süßes Mandelöl geträufelt. Dieses Öl nimmt alle innere Hitze, macht die inneren Teile weich und geschmeidig und hat mit einem Worte eine recht gute Wirkung.

Ein Knabe von 15 Jahren erzählt: »Ich bin vor zwei Jahren ziemlich hoch vom Dachboden gefallen, und seit dieser Zeit nimmt von Woche zu Woche mein Gehör ab. Ich habe schon sehr viel dafür gebraucht; aber mein Doktor hat jetzt gesagt, ich solle es nur gehen lassen, es helfe nichts.« Hinter dem Ohre war eine kleine Erhöhung. Bemerkt sei noch, daß das Gehör zeitweise besser, dann wieder schlechter war. Weil der Kranke durch einen Fall sein Gehörleiden bekommen, so ist anzunehmen, daß der übrige Teil des Körpers gesund ist und deshalb keiner Einwirkung bedarf. Doch die Sache verhält sich anders. Die Einwirkung auf den ganzen Körper übt auch eine Wirkung auf den leidenden Teil aus; wie leicht kann eine Blutstauung sich gebildet haben, die, wenn sie auch hinter dem Ohre ist, am leichtesten behoben wird durch eine allgemeine Einwirkung auf den Blutlauf. Und geradeso ist es mit der Ausdünstung des ganzen Körpers und des einzelnen leidenden Teiles. Mithin sind auch hier Anwendungen auf den ganzen Körper wirksam fürs Gehör: Erstens in der Woche zweimal eine kalte Ganzwaschung; zweitens einmal ein Halbbad. Diese Anwendungen stärken den ganzen Körper und bringen auch eine allgemeine größere Tätigkeit. Auf das Gehör wird täglich zweimal eingewirkt: einmal durch Wikkel um den Hals und zugleich um die Stellen hinter dem Ohre, zwei Stunden lang, nach der ersten Stunde aber den Wickel frisch eintauchen; das Eintauchen ist notwendig, damit sich nicht zu viel Hitze entwickelt, die am Ende das Blut noch mehr hinleitet. Außer der Auflösung durch den Wickel ist noch eine Kraft notwendig zum Zerteilen, die angehäuften Stoffe zu zerstören, daß sie ausgeleitet werden können, wozu hauptsächlich die schwächeren oder stärkeren Gießungen taugen, die jeden Tag ein-, auch zweimal vorgenommen wurden. In das Ohr selbst wurde ein Absud von Holunderblättern gegossen, welcher kühlt und auflöst, und so wurde nach fünf Wochen das Gehör so ziemlich wiederhergestellt.

Ein Mann, 40 Jahre alt, klagt, daß seit drei Monaten sein Gehör von Woche zu Woche abnehme, und wenn es noch ein Vierteljahr so fortgehe, werde er gar nichts mehr hören. Er habe sich im Winter bei großer Kälte dieses Übel zugezogen. Nach dieser Erkältung habe er Fieber bekommen und Kopfweh; er wäre jetzt aber von allem geheilt mit Ausnahme seines Gehöres. Bei der Abnahme des Gehöres sei auch noch besonders lästig ein fortwährendes Ohrensausen. Rührt die Abnahme des Gehöres von Erkältung her, so sind sicher die Folgen der Erkältung nicht nur im Gehör, sondern auch im Kopf vielleicht noch weiter ausgedehnt, wenn sie auch nicht gefühlt werden. Mithin soll die Einwirkung auf den Körper, Kopf und Gehör gehen. Somit mußte der Leidende folgendes tun:

Erstens täglich einmal bis über die Waden im Wasser gehen; dieses wirkt kräftigend, abhärtend und auflösend. Gerade dieses Gehen im Wasser wirkt häufig sehr günstig auf das Gehör. Zweitens täglich zweimal kräftigen Oberguß und nebenzu eine Gießkanne voll Wasser auf die Umgebung des Ohres zu gießen. Drittens täglich einmal süßes Mandelöl in beide Ohren träufeln; dieses wirkt kühlend, auflösend und stärkend. Die Begießungen mit Wasser wirken auflösend auf alle Anstauungen und Verhärtungen. Nach 14 Tagen war das Gehör wiederhergestellt. Weiterhin war nichts mehr notwendig als jeden dritten oder vierten Tag ein kräftiger Oberguß mit Ohrenguß und wöchentlich zweimal ein Halbbad, welches die ganze Natur kräftig und gesund erhielt.

Ein Dienstmädchen hörte so schlecht, daß nur selten eine kräftige Stimme für sie vernehmbar war. Dieses Ohrenleiden hatte sie seit fünf Jahren, und es hatte sich seither immer gesteigert. Das Mädchen wurde viel magnetisiert, elektrisiert und hatte alle möglichen Mittel gebraucht, doch vergebens. Es war ihr auch die Versicherung von Ärzten gegeben worden, es helfe gar nichts mehr.
Ich wollte dem armen Dienstmädchen, das sonst ein ganz frisches, gesundes und kräftiges Aussehen hatte, doch zu Hilfe kommen.
Ich urteilte, daß das kräftige Mädchen Blutanstauungen im Kopf und auch im Körper haben werde und diese Stauungen auch die Ursache der Gehörlosigkeit seien. Das Wasser wurde in folgender Weise angewendet: Täglich zwei-, auch dreimal Oberguß, besonders stark um die Ohren herum; täglich eine Anwendung auf den ganzen Körper abwechselnd mit Halbbad, Rückenguß oder Schenkelguß. 14 Tage lang merkte man keine Spur von Besserung. Dem Dienstmädchen blieb ihr frisches Aussehen, ihre Kraft; nur schien sie magerer zu werden. In der dritten Woche wurde der Oberguß verstärkt, täglich drei- bis viermal vorgenommen, zudem täglich vier Tropfen in die Ohren. In dieser Woche besserte sich das Gehör, und nach drei ferneren Wochen hatte das Mädchen sein Gehör wiedererlangt und ging mit Freuden in ihren Dienst. Dieser Erfolg ist mir ein Beweis, daß die Gehörlosigkeit nur eine scheinbare war, und ich kann nicht zweifeln, daß in den meisten derartigen Fällen das Gehör wiederzuerlangen sei; aber es gehört Mut und Ausdauer dazu.

Eine Hausfrau, 50 Jahre alt, klagt, daß sie seit einem halben Jahre eine starke Abnahme ihres Gehöres merke. Sie könne nur mit weni-

gen Leuten noch reden. Seit das Gehör abnehme, habe sie immer einen recht eingenommenen Kopf, häufig auch Schwindel. Manchmal, wenn das Kopfweh besser sei, habe sie recht starkes Drücken auf der Brust. Das Aussehen war frisch, die Gesichtsfarbe ziemlich rot.
Hier ist sicher starker Blutandrang in den Kopf, und die Aufgedunsenheit des ganzen Kopfes brachte mich auf den Gedanken, daß Anstauungen vorhanden seien. Dieser Hausfrau wurde Anleitung gegeben, sie solle jede Woche zwei Kopfdämpfe nehmen, je 20 Minuten lang; jeden Tag einmal, öfters auch zweimal, einen kräftigen Oberguß mit Ohrenguß, jeden zweiten Tag ein Halbbad oder statt dessen in der Nacht eine Ganzwaschung vom Bett aus; ferner täglich eine Tasse Tee von Johanniskraut, Schafgarbe und Zinnkraut. Diese Anwendungen bewirkten, daß nach drei Wochen das Gehör nahezu hergestellt war, und noch eine zeitweilige, halb so oft erfolgende Fortsetzung dieser Anwendung stellte das Gehör vollkommen wieder her. Sie fühlte sich aber nicht weniger glücklich über den Gesundheitszustand des ganzen Körpers, der, wie sie behauptete, um vieles sich gebessert habe.

Gelbsucht

Die Gallenblase liegt an der Leber und ist eine Art Sammelbehälter für die aus den Lebergängen herausfließende Galle. In den innerhalb der Leber gelegenen Gängen oder in der Gallenblase können sich Verhärtungen der Galle bilden, Gallensteine genannt, die entweder in der Leber oder bei der Weiterwanderung in dem Gallengange die Entleerung der Galle hindern. Dann entsteht die Gelbsucht. Sie entsteht auch gerne nach schweren Krankheiten, wie Typhus, starkem Fieber usw. Es kann aber auch die Leber krank sein und infolgedessen das Blut krankhaft oder gar nach und nach vergiftet werden. Kommt die Gelbsucht nur von Störungen her oder auch von anderen Krankheiten, so hat dies meistens wenig Bedeutung; kommt aber die Gelbsucht von einer Krankheit der Leber her, so bringt sie gerne den Tod. Die ersten Zeichen der Gelbsucht erblickt man im Weißen des Auges, dann in der Haut selber, im Stuhlgang und Urin; der Appetit läßt gewöhnlich nach, und auch der Geschmack ändert sich meistens. Ist die Leber gut, so hat diese Krankheit im Heilen keine Schwierigkeit. Nach innen ist besonders zu empfehlen: Täglich drei- bis viermal, jedesmal drei bis vier Löffel voll, Wermuttee oder dreimal eine Messerspitze voll Wer-

mutpulver in sechs bis zehn Löffeln voll warmen Wassers einnehmen. Salbei mit Wermut-Tee tut treffliche Dienste.
Täglich sechs Pfefferkörner, mit der Speise verschluckt, ist ebenfalls ein Mittel zu guter Verdauung. Im Essen und Trinken mäßig sein ist zu empfehlen. Die Milch als Nahrungsmittel ist vorzüglich.
Die besten Anwendungen mit Wasser sind: In der Woche zwei- bis dreimal ein kurzer Wickel und eine Waschung zur Nachtzeit vom Bett aus und gleich wieder ins Bett. Die gelbe Farbe bleibt oft Wochen hindurch, hat aber durchaus keine Gefahr. Wie man aus einem Stoffe nicht schnell eine Farbe herausbringt, so geht es auch bei der Gelbsucht.

Geschwüre

Ein Knabe von fünf Jahren hat am Kopf drei Geschwüre, die zwar nicht offen, aber ganz hart sind; an der rechten Hand ein großes Geschwür, fast eigroß; am Fuß ein offenes Geschwür, aus dem täglich ungesunde Stoffe auslaufen. Das ganze Aussehen ist selbstverständlich erbarmungswürdig. Der Appetit ist sehr schlecht wie auch der Humor.
Daß dieses Kind schlechtes Blut und schlechte Säfte hat, ist klar. Die Geschwüre sind der Beweis, daß die Natur nicht mehr recht ausscheidet. Es müssen somit die Geschwüre aufgelöst und alle schädlichen Stoffe aus dem Körper ausgeleitet werden.
Die besten Anwendungen sind folgende:
1. täglich ein Heublumenbad, auf folgende Weise bereitet: Heublumen werden mit siedendem Wasser begossen und ordentlich zugedeckt. Wenn das Wasser auf 30–32 Grad Celsius abgekühlt ist, soll das Kind 15–18 Minuten lang hineingesetzt werden. Nach dieser Zeit soll es aus dem Bad genommen und sofort mit kaltem Wasser rasch abgewaschen werden;
2. täglich eine Ganzwaschung mit kaltem Wasser;
3. täglich zweimal eine Kraftsuppe und täglich zwei Pfefferkörner, die ganz, also unzerbissen, geschluckt werden. – Im übrigen einfache, kräftige Kost.
Nach zehn Tagen soll das Kind
1. an jedem 3. Tag eingewickelt werden in Absud von Haferstroh;
2. den einen Tag gewaschen, den andern in kaltes Wasser getaucht werden, zwei Sekunden lang.
Das *Heublumenbad* löst die Verhärtungen am kräftigsten auf. Je mehr Heublumen im Bad, desto besser. Die *Waschungen* kräftigen

und beleben. Die *Kraftsuppe* gibt viel und gutes Blut. Die *Pfefferkörner* erwärmen den Magen. Das Ganze brachte in seiner Gesamtwirkung den armen Schelm dahin, daß er lebensfroh wie andere Kinder herumhüpfte.

Geschwulst (am Knie)

Ein Expeditor bringt seine Berta, ein Mädchen von neun Jahren, und erzählt: »Vor zwei Jahren bekam dieses Kind ein geschwollenes Knie. Ich ließ alsbald den Arzt kommen, und dieser behandelte das Knie durch längere Zeit ohne Erfolg. Ich mußte das Kind in die Klinik tun, und dort wurde ein Schnitt auf der linken Seite am Knie gemacht. Nach sechs Wochen bekam ich das Kind zurück mit einem Gipsverband. Nach vier Wochen wurde der Gipsverband abgenommen, und das Kind konnte nicht einmal den Fuß auf den Boden setzen. Nach einiger Zeit wurde ein zweiter Schnitt an der rechten Seite des Knies gemacht, und man tröstete mich, der Fuß werde wieder recht. Doch es kam das Gegenteil. Das Knie wurde immer noch dicker, noch schmerzlicher, und vom Knie auf- und abwärts magerte der Fuß so ab, daß er kaum mehr den dritten Teil der angemessenen Dicke hatte. Das traurigste aber war, daß das Kind gar nicht auf dem Fuße stehen konnte. So armselig der Fuß war, so krank war auch das Aussehen, und besonders hatte das arme Kind gar keinen Appetit mehr.«
Anwendungen: 1. Das Kind wurde täglich einmal mit Wasser und Essig gewaschen, aber nicht abgetrocknet. 2. Täglich zweimal, jedesmal vier Stunden lang, mit angeschwellten Heublumen umwunden, ganz warm. Nach zwei Stunden wurden die Heublumen wieder ins Wasser getan und von neuem aufgelegt. 3. Nach innen bekam es vier bis sechs Wacholderbeeren täglich und womöglich vom Frühstück bis Mittag einen Löffel voll Milch. Nach ungefähr vier Wochen sah das Mädchen ganz frisch und gesund aus und hatte guten Appetit; der Fuß war wohl noch steif, doch konnte ihn das Kind schon einwärtsbiegen und so gehen, daß man kaum sehen konnte, daß ein Fuß etwas steif war. Das kranke Knie selber war noch etwas dicker als das andere.
Weitere Anwendungen: 1. Täglich Knie und Schenkel zweimal mit kaltem Wasser übergießen; 2. jeden Tag einmal einen Heublumenwickel, zwei Stunden lang, wie oben angegeben; 3. über Nacht mit einem Lappen das Knie umwinden, welcher mit weichem foenum graecum überstrichen ist; 4. die Wacholderbeeren werden weiter ge-

braucht. Nach weiteren drei Wochen war die Kur vorbei und der Fuß vollständig geheilt.
Wo hat es hier gefehlt? Die Kniegeschwulst hinderte, daß genügend Blut in den Unterschenkel kam, somit wurde dieser nicht mehr genährt und magerte ab, zumal er nicht in Bewegung kam und überdies verkümmert war durch den ungeregelten Blutlauf und die vielen Schmerzen des übrigen Körpers. Die Heublumen lösten die Geschwulst auf. Die Waschungen bewirkten Kräftigung und einen geregelten Blutlauf. Der Knie- und Schenkelguß bewirkten Kräftigung, Zusammenziehung und gleichen Blutlauf. Die weiteren Anwendungen sind in der Woche eine Waschung und zwei Halbbäder. Die Wacholderbeeren bewirkten gute Verdauung, Reinigung und Ausleitung durch Urin.

Ein Vater teilte mit: »Mein Sohn, acht Jahre alt, hat an einem Bein oberhalb des Knies eine Geschwulst. Das Knie wird von Woche zu Woche dicker. Dieses selbst tut nicht weh, schmerzlich aber ist die Geschwulst oberhalb des Knies. Es ist so fest anzufühlen wie ein harter Knochen. Der Fuß unterhalb desselben ist bedeutend dünner und tat manchmal recht weh. Gehen kann der Knabe noch, aber das Bein nur wenig biegen.«
Anwendungen: Der Knabe soll 1. täglich zweimal, jedesmal zwei Stunden lang, um das Knie und den geschwollenen Oberschenkel warme Heublumen winden. Dabei soll er im Bett liegen. 2. Jede Nacht gekochtes foenum graecum um das Knie winden, dicht um die Geschwulst. So drei Wochen fortmachen. Nach diesen drei Wochen 1. täglich zweimal Wasser auf das kranke Knie und den Schenkel gießen; 2. täglich einmal zwei Stunden lang Heublumen herumbinden, wie oben; 3. in der Nacht foenum graecum herumbinden, wie oben. So drei Wochen lang. Nach sechs Wochen war der Fuß wieder ganz in Ordnung.
Wirkungen: Die Heublumen weichten auf und sogen aus. Das foenum graecum wirkte in derselben Weise, nur noch stärker, auf die Knochengeschwulst. Die Gießungen bewirkten besseren Blutlauf und Kräftigung des Fußes. Das Wasser auf Knie und Schenkel bewirkt Kräftigung und Erwärmung.

Gichtleiden

Es ist ein großes Glück, wenn in einer zahlreichen Familie eine ganz entsprechende Küche vorhanden ist, und wenn eine tüchtige Hausfrau, die das Kochen gut versteht und alles hat, was für die Kost erforderlich ist, darin waltet; wenn, sage ich, eine so geordnete Küche vorhanden ist, geht es allen Bewohnern des Hauses recht gut. Sie werden alle ohne Ausnahme gut genährt und dadurch auch gut erhalten sein, und für die Kräfte und Gesundheit der einzelnen ist am allerbesten gesorgt. Wenn aber eine Küche nicht gut ist, die Köchin das Kochen nicht versteht und auch die Lebensmittel nicht viel nutz sind, dann wird es den Hausbewohnern nicht gerade am besten ergehen. Sie würden weder gut genährt sein noch die volle Kraft besitzen, und es würden viele Klagen entstehen, bei dem einen über dieses, bei dem anderen über ein anderes Körperleiden. Dieses Bild taugt mir ganz gut für die Gichtleidenden. Allererst trägt bei diesen Leidenden ganz sicher die Schuld, daß der Magen nicht im besten Zustand ist; es fehlt also an einer guten Küche. Die Kost wird in einem solchen Magen für die Natur nicht hinreichend *verarbeitet*, oder man kann auch sagen: *gekocht*. Es geht, wie wenn die Hausmutter kocht, aber dazu kein gutes Brennmaterial hat und so ein *Durcheinander* zusammenbringt, wo alle Kost nur teilweise aufgelöst wird und nicht die reinen Nährstoffe von der Natur aufgenommen werden können, somit recht viel blutlose oder schädliche Stoffe in die Natur kommen. Dies ist ganz besonders der Fall, wenn solche Nährstoffe in den Magen kommen, die schon an und für sich nicht zu den besten gehören – Nährstoffe, zu denen gerade Gichtleidende Vorliebe haben. Viele Gewürze verderben den Magen; starke Weine verbessern den Magen auch nicht. Viel Salz und überhaupt die feinere üppige Kost scheint die Magenküche zu verderben. Was die Natur braucht, kommt allererst vom Magen und Darm ausgeschieden ins Blut; vom Blute aber wird die ganze Natur genährt. Wenn nun das Blut recht viele nichtstaugende, ja sogar ungesunde Stoffe aufnimmt und mit diesem die Natur genährt wird, dann darf man sich nicht wundern, wenn an verschiedenen Stellen des Leibes sich solche Stoffe lagern, die im Magen nicht genug gekocht wurden, im Körper deshalb liegenblieben und sich mehr oder weniger an einzelnen Stellen anhäufen und verhärten. Die Nahrung hat somit statt Muskelbildung – Fleischmasse – Wulste gebildet, die nach und nach verhärten. Mir kommt so ein Gichtleidender vor wie eine Wiese, an deren Oberfläche die Maulwürfe lauter Maulwurfshügel bilden. Je länger solche Anstauungen im Körper sind, um so härter werden sie, und um so schwerer werden sie auch geheilt; gewöhnlich aber werden dieselben nicht geheilt. Solche Anstauungen entzünden sich von Zeit zu Zeit im Inneren, gerade wie sich oft an der Oberfläche der Haut Geschwüre bilden und durch diese der Krankheitsstoff aus dem menschlichen Körper einen Ausweg findet. Bei den Gichtanstauungen ist aber eine solche Ausscheidung nicht vorhanden. Sie entzünden sich, bringen große, oft fast unausstehliche Schmerzen, und dieser innere Brand verkohlt gleichsam die Anstauungen, gleichwie man aus Holz Kohle brennt. Hat eine solche Entzündung die Gichtanstauung zersetzt, dann wird die zersetzte Gichtmasse ausgeschwitzt. Meistens wird jedoch nur ein Teil der Gichtanstauung ausgeleitet; die große Masse oder doch ein Teil derselben bleibt regelmäßig im Körper stecken, und somit, weil weder in der Küche noch in der Kost eine Änderung getroffen wird, wiederholt sich das alte Trauerspiel. Zuerst der Genuß der nicht entsprechenden Speisen, durch welche die Anstauungen entstehen, dann die Entzündung und das Aushalten der Schmerzen oft wochen- und monatelang, dann die teilweise Ausschwitzung, und so – Drama zu Drama. Mir haben drei Ärzte versichert, Heilmittel gegen die Gicht gebe es nicht, so lehre die Wissenschaft. Ich jedoch versichere: »Wie man die Maulwurfshügel auf einer Wiese beseitigen kann, so kann man auch die Gicht heilen, d. h. die Gichtknoten auflösen.« Es geht mitunter sogar leicht, wenn nämlich die Gicht noch nicht zu alt ist, in den meisten Fällen aber recht schwer. Gichtknoten sind doch keine Knochen und deshalb noch immer auflösbar. Werden bei diesen großen Leiden die Schmerzen bloß genommen durch Gifte, so werden die Leiden wohl gemildert, aber Heilung ist nicht möglich. Habe ich eine gute Küche als Beispiel genommen, so wiederhole ich, daß zu einer guten Küche vor allen Dingen notwendig ist ein gutes Material, aus dem die Speisen bereitet werden. Für den Magen muß gesorgt werden, daß er gut verdaue, und für die Natur, daß sie gehörig transpiriere, die schlechten Stoffe ausscheide. Auf diese Weise muß die Natur vor Rückfällen beschützt werden. Zur Heilung ist aber notwendig: 1. Aufweichung, Auflösung des Giftstoffes; 2. die aufgelösten Giftstoffe ausleiten; 3. keine Schlaffheit in der Natur aufkommen lassen, nämlich dafür sorgen, daß die ganze Maschine in voller Tätigkeit arbeite, um das Nutzlose aus dem Körper zu entfernen. Auf diese Grundsätze gestützt, können die Gichtkranken geheilt werden.

Ein Priester ist vor 20 Jahren zwölf Wochen lang an der Gicht mit unsäglichen Schmerzen gelegen; die Ärzte haben ihn auch sorgfältigst gewarnt vor Vernässung und frischer Luft. Es fürchtet auch keine Klasse von Kranken das Wasser und dessen Anwendungen mehr als die Gichtleidenden, teils weil sie sich schon verdorben haben durch irgendeine Vernässung, sodann aber auch, weil sie viel zuviel gewarnt werden vor diesem einzigen Heilmittel. Dieser Priester glaubte, es könne ihm nicht schlechter gehen bei den Wasseranwendungen, und hatte sich entschlossen, ganz entsprechend seiner Gicht, auch die stärksten Anwendungen vorzunehmen. Nach sechs Wochen war er geheilt, empfindet keine Spur mehr von dieser Krankheit und ist bis jetzt gesund geblieben. Dieses ist doch gewiß ein Beweis von der Heilbarkeit der Gicht.

Die Auflösung des Giftstoffes muß geschehen: 1. durch Waschungen mit Wasser; 2. durch Wickel; 3. durch Aufgießungen; 4. durch Bäder. Wer das Wasser in allen diesen Wirkungen wirklich versteht, der heilt auch den Gichtkranken. Man muß aber nicht vergessen, daß ein Körper, in welchem die Gicht viele Jahre die Herrschaft geführt und den armen Menschen Jahre hindurch gequält hat, nicht in wenigen Tagen geheilt sein kann. Wie die Heilung vor sich geht und die Anwendungen aufeinanderfolgen, ist bei einzelnen Fällen dargestellt. Ich behaupte also: Gibt es nach dem Urteile der Ärzte kein Heilmittel für die Gicht, so ist und bleibt das Wasser ein Heilmittel für dieselbe.

Der Krankheitsbericht einer Frau lautete folgendermaßen: »Ich leide schon seit vielen Jahren unsägliche Schmerzen durch Gicht. Oft habe ich schon mehrere Wochen lang im Bette gelegen und habe mir in meinen Schmerzen gewünscht, daß ich sterben könnte. Eine große Anzahl Ärzte haben mit mir viel versucht. Ich verbrauchte schon eine große Summe Geldes, besuchte mehrere Bäder und habe die schärfsten Sachen zum Einnehmen bekommen. Ich habe schon längst alle Hoffnung auf Besserung aufgegeben und hätte keinen Versuch mehr gemacht, wenn nicht ein durch die Wasserkur Geheilter mich dazu beredet hätte und meine Steifheit mir nicht die Aussicht geben würde, daß ich in kurzer Zeit nicht mehr werde gehen können. Wie ich gewissenhaft alle Vorschriften der Ärzte erfüllte, so fürchte ich auch durchaus das kalte Wasser nicht. Wenn selbst eine Kälte von acht bis zehn Grad herrscht, so will ich bereitwillig die kältesten Anwendungen aushalten.«

14 Tage hindurch wurden bei einer Winter-Temperatur von acht bis elf Grad folgende Anwendungen gemacht: Jeden Morgen im Wasser gehen oder Knieguß, zwei Stunden später ein Oberguß, jeden Nachmittag ein Halbbad und jeden Abend ein Schenkelguß. Mitunter wurde auch ein Sitzbad genommen. Die Wirkung war, daß diese Frau nach 14 Tagen erklärte: »Mir fehlt gar nichts mehr;

ich fühle mich so wohl und glücklich wie seit vielen Jahren nicht mehr. Hatte ich früher immer Frost, so bin ich jetzt durch und durch warm. Ich habe besten Appetit und schlafe die ganze Nacht.«
Wie wirkten hier die Anwendungen?
Die Anwendungen an den Füßen leiteten das Blut in diese, verschafften ihnen Naturwärme und Kraft. Die Obergüsse bewirkten dasselbe im Oberkörper. Die Halbbäder stärkten den ganzen Körper und bewirkten eine allgemeine Naturwärme. Die Sitzbäder wirkten besonders stärkend auf die Nieren und Unterleibsorgane.

Ein Bauernbursche, 24 Jahre alt, sucht Hilfe und erzählt: »Meine Hände haben große Beulen, die ganz fest sind. Sie tun meistens recht weh, besonders zur Nachtzeit; die Knie, besonders das rechte, sind stark geschwollen, so daß ich ganz steif bin. Ich kann mich oft gar nicht bücken; besonders stark ist der Schmerz bei Witterungswechsel. Was ich bisher getan durch Einreiben, Einschmieren und Einnehmen, war ohne Erfolg.« Der Kranke sah auch wirklich recht leidend aus.
Folgende Anwendungen wurden vorgeschrieben: 1. In der Woche zwei warme Bäder, 38–40 Grad Celsius, von gesottenem Haferstroh mit drei Wechseln, und zwar jedesmal 10 Minuten lang in das warme und 6–8 Sekunden ins kalte Wasser, so dreimal, statt dessen manchmal eine Ganzabwaschung; 2. in der Woche zweimal ein Hemd anziehen, ebenfalls in warmes Haferstrohwasser getaucht, eineinhalb bis zwei Stunden lang; 3. die Geschwülste an Händen und Füßen wurden täglich zwei bis vier Stunden lang in angeschwellte Heublumen eingewickelt. Nach zwei Stunden aber mußten die Heublumen erneuert werden. Zum Einnehmen bekam der Kranke täglich eine Tasse Tee von zwölf zerstoßenen Wacholderbeeren und etwas Wermut, zehn Minuten lang gesotten und in kleinen Portionen, während des Tages zu trinken. Nach 16 Tagen zeigte sich der Kranke, die Geschwülste waren bereits niedergegangen, die Steifheit hatte aufgehört, das Aussehen war wie umgewandelt. Dieser Kranke bekam dann weiter folgende Anwendungen: 1. In der Woche einmal ein in Haferstrohwasser getauchtes Hemd anziehen und eineinhalb Stunden lang in demselben bleiben; 2. in der Woche einen Unterwickel von den Armen ganz hinunter, eineinhalb Stunden lang, in Haferstrohwasser getaucht; 3. die Wacholderbeerkur. Nach 14 Tagen erklärte sich der Kranke für ganz gesund und bekam als weiteren Rat, in der Woche zwei Halbbäder zu nehmen, um die ganze Natur zu kräftigen.

Die *Wirkung* der Anwendungen ist diese: Die *warmen Bäder* greifen am tiefsten ein zur Auflösung der Giftstoffe; der *Wechsel* zwischen warm und kalt ist notwendig, damit die Hitze nicht zu groß und die Natur nicht zu sehr verweichlicht wird, wirkt aber besonders stärkend auf die Natur. Die *Hemden* wirkten langsam auflösend und nebenzu ausleitend. Was die Bäder auf den ganzen Körper wirkten, das erreichten bei der Geschwulst in erhöhtem Maße die angeschwellten *Heublumen.* Der *Tee* tat das Seinige im Innern zur Auflösung und Reinigung. Die zweiten Anwendungen waren eine gelinde Fortsetzung der ersten.

Von weiter Ferne kommt ein Schmiedemeister, 31 Jahre alt, und erzählt: »Ich bin gänzlich arbeitsunfähig, bin recht arm und kann für meine Familie den Unterhalt nicht verdienen. Meine Schultern sind zeitweilig geschwollen, auch die Knie; dann habe ich auch Schmerzen am ganzen Leibe, daß ich Nächte hindurch nicht schlafen kann; Appetit selten. So leide ich vier Jahre, und es steigerte sich jetzt das Übel so, daß ich nichts mehr tun kann. Ich mußte Bäder besuchen; die Ärzte haben mir zum Einnehmen verschrieben, ich habe aber keine Hilfe gefunden.«

Hier ist Gichtleiden und Rheumatismus ganz sicher. Zur Heilung folgende Anwendung: 1. Acht Tage lang täglich zwei Obergüsse und zwei Schenkelgüsse mit täglich zunehmender Stärke; 2. jeden dritten Tag ein Halbbad; 3. täglich eine Tasse Tee von Zinnkraut, Wacholderbeeren und etwas Wermut. Nach acht Tagen weitere Anwendungen: 1. Jeden Tag ein Halbbad; 2. jeden Tag einen Rückenguß und starken Oberguß. Nach 14 Tagen war der Schmiedemeister so weit hergestellt, daß aller Rheumatismus verschwunden, jede Geschwulst beseitigt, guter Schlaf und Appetit eingetreten waren und der Mann gesund und Gott dankend zu den Seinigen zurückkehrte.

Die *Obergüsse* und *Schenkelgüsse* wirkten erwärmend; ebenso lösten die Güsse die vagierenden Geschwülste. Die *Halbbäder* wirkten stärkend auf den ganzen Körper, und der eingenommene *Tee* entfernte im Innern alle ungesunden Stoffe. Um noch mehr Kraft zu erhalten und die Natur vor Rückfall zu schützen, reichten zwei bis drei Halbbäder in der Woche aus.

Eine Frau, 42 Jahre alt, hatte viele Jahre hindurch Gichtleiden und, wie sie erzählte, Unsägliches ausgestanden; aber alles, was sie gebraucht, habe ihr nicht geholfen. Ganze Nächte, ja Wochen hindurch habe sie nicht eine Stunde ordentlich geschlafen. Geschwülste hatten sich nie gebildet.

Diese Frau bekam 1. innerhalb drei Wochen jeden Tag Ober- und Knieguß, 2. dreimal in der Woche ein Halbbad und zweimal in der Woche Ganzwaschung. Eingenommen hatte sie täglich eine Tasse Tee in drei Portionen von Johanniskraut und Schafgarbe mit ein wenig Wermut. Nach drei Wochen hatte sie mehr als guten Appetit, konnte jede Nacht sieben bis acht Stunden schlafen, und alle Schmerzen waren verschwunden.

Hier war die Gicht mehr in den Muskeln als in den Gelenken; deshalb wurde stärkend auf den ganzen Körper eingewirkt durch die *Gießungen*. Diese bewirkten größere Wärme und somit auch größere Ausdünstung. Sie wurden noch unterstützt durch die Waschungen, die ebenfalls erwärmend und kräftigend wirkten. Der *Tee* wirkte auf gute Säfte und ganz besonders auf Regelung des Blutlaufes, woran es fehlte.

Eine Witwe bekam alle vier Wochen ein so schmerzliches Kopfweh, daß sie wahnsinnig zu werden fürchtete und gewöhnlich zwei bis vier Tage im Bette liegen mußte. Sie hatte früher an Gicht gelitten; die Gicht ruhte jetzt im Körper und brach nicht in der früheren Weise aus; um so gebrechlicher und berufsunfähiger hatte sie die ganze Person gemacht.

Hier ist angezeigt, daß eine allgemeine Auflösung der Gicht und alles dessen, was sich damit verbunden hat, eingeleitet und daß der ganze Körper innen und außen gereinigt werde. Denn gerade bei Gicht und den mit ihr verbundenen Anstauungen ist nicht bloß das Blut verdorben, sondern das Blut wird in seinem Gange gestört. Die besten Anwendungen für diesen Fall sind:

1. Jeden Tag muß der ganze Körper gewaschen werden mit Wasser und etwas Essig, daß die unterbrochene Ausdünstung sich wieder einstellt;

2. muß der ganze Körper in der Woche dreimal gewickelt werden; das Tuch in Haferstrohwasser getaucht. – So 14 Tage lang, dann kommen die Halbbäder jeden Nachmittag und der Oberguß jeden Morgen. Diese wirken auflösend und ausleitend.

Nach innen wirkt am besten Tee von Schlehblüten mit Holunderblüten, täglich zwei Tassen in kleinen Portionen zu trinken. Nach drei Wochen war die Krankheit geheilt und die Hausfrau wieder gesund.

Gliederkrankheit (Gelenkrheumatismus)

Ein Mädchen von 14 Jahren hat die Gliederkrankheit; die Füße und Schultern waren geschwollen, auch die Hände. Es war auch voll Fieberhitze und täglich längere Zeit im stärksten Schweiß, hatte zudem keinen Appetit und Schlaf.

Anwendungen: 1. Jeden Tag ein Hemd anziehen, in warmen Heublumenabsud getaucht; 2. jeden Tag ganz waschen, und wenn die Hitze groß ist, zweimal; 3. jeden zweiten Tag Ober- und Knieguß; 4. täglich eine Tasse Tee von Schafgarbe, Holunderblüten und Wacholderbeeren. In drei Wochen war die Kur vorüber. Das Hemd bewirkte Auflösung und Ausleitung, die *Waschungen* Kräftigung, der *Tee* Reinigung in den Nieren; überdies wirkte letzterer schweißtreibend.

Weitere Anwendungen: in der Woche zwei Halbbäder und die Wacholderbeerkur.

Ein Mädchen, 27 Jahre alt, hatte schon fünfmal Gliedersucht, jedesmal mußte es acht bis zehn Wochen im Bette liegen und große Schmerzen ausstehen; dabei waren aller Appetit und Schlaf verschwunden.

Die Anwendungen waren folgende: 1. In der Woche zweimal von unter den Armen ganz hinunter einwickeln, das Tuch in Wasser getaucht, in dem Haferstroh eine halbe Stunde lang gesotten wurde, eineinhalb bis zwei Stunden darin liegen; 2. zweimal in der Woche ein Hemd anziehen, ebenfalls in warmes Haferstrohwasser getaucht, eineinhalb Stunden lang; 3. zweimal in der Woche den ganzen Körper mit Wasser und Essig waschen vom Bett aus und dann wieder ins Bett; täglich eine Tasse Tee trinken von Johanniskraut, Salbei und Wermut. Diese Kur dauerte vier Wochen. Dann war die ganze Natur im besten Zustand, die volle Kraft, guter Appetit und Schlaf vorhanden. Für weiter wird gut sein, in der Woche ein Hemd anziehen, in warmes Haferstrohwasser getaucht, und ein Halbbad in kaltem Wasser. Nach sechs Wochen kann auch das Hemd wegbleiben und sind nur mehr ein oder zwei Halbbäder in der Woche zu nehmen.

Wirkungen: Das *Hemd* und die *Wickel* bewirkten Auflösung, die *Waschung* Kräftigung. Der *Tee* wirkt auf Regelung des Blutlaufes und gute Verdauung.

Die weiteren Anwendungen schützen die Natur vor Rückfällen und erhalten den Körper in seiner Kraft.

Grieß- und Steinleiden

Gar oft kommt es vor, daß in der *Blase* und in den *Nieren* Grieß und Stein sich bilden. Wer je einen solchen Leidenden gesehen oder solche Leiden selbst erduldet hat, kennt *diese fürchterlichen Schmerzen.* Die Heilung mit Wasser ist sicher und schmerzlos.

Obenan stehen hier die *Haferstrohbäder.* Es wird Haferstroh (wer dieses nicht zur Hand hat, nehme *Zinnkraut* oder *saures Pferdeheu)* gesotten, gegen eine halbe Stunde lang, und der Absud zu einem warmen Bad bereitet von ungefähr 37–38 Grad Celsius. In dem Bade bleibt der Kranke eine Stunde[1] und wäscht sich, damit das warme Bad ihn nicht zu welk mache, unmittelbar nach dem Aussteigen aus der Wanne mit frischem Wasser kräftig ab. Solche Bäder können *in der Woche* drei genommen werden. Nebenbei dienen vortrefflich in der Woche *zwei bis drei kurze Wickel oder* statt derselben *nasse Auflagen über die schmerzlichen Teile* (ein Linnentuch, vier- bis sechsfach zusammengelegt, darüber die gewöhnliche, luftabschließende Umhüllung). Beide Anwendungen sind selbstverständlich stets nur *im Bette* vorzunehmen. Sie leiten die Grießsteine in Blase und Nieren aus. Doch soll gerade bei diesen Leiden der Tee nicht vergessen werden. Obenan steht der *Hafertee*[2]. *Hafer* wird eine halbe Stunde lang gesotten, und von dem Absud werden täglich zwei Tassen getrunken. Stärker noch als Hafertee wirkt Tee von *Haferstroh,* der auf dieselbe Weise bereitet wird. *Zinnkrauttee* ist kaum von einem anderen übertroffen. Noch nenne ich die *Hagebutten,* die gesotten gleichfalls einen recht heilsam wirkenden Tee abgeben; nur muß er längere Zeit hindurch genommen werden. Die Erfahrung lehrte mich, daß er besonders vor weiterer Ausbildung solcher Steine schütze. Die obengenannten *Anwendungen sollen zwei bis drei Wochen* zur Hälfte vorgenommen werden. Das Leiden wird sich unter dem Segen des Arztes aller Ärzte sicher verlieren.

Ein Herr, der nach meiner Weisung verfuhr, erzählte mir, es seien bei ihm innerhalb einiger Wochen *viele hundert Steinchen* abgetrieben worden.

[1] Ähnlich wie das heute unter dem Namen »Schlenzbad« bekannt gewordene verlängerte Bad. Nur fehlt hier die nachfolgende Schwitzpackung. D. H.

[2] Ich gebe vier *Sorten* an, von denen zum mindesten *eine* jedermann zu Gebote steht.

Ein anderer Herr litt an Grieß und Steinen; gleichzeitig hatte er an den Beinen eine Unzahl kleiner Geschwüre. Mitunter quälte den ganzen Körper ein höchst unangenehmes Kitzeln und Beißen und Brennen. *30 Bäder* innerhalb eines Jahres, der *spanische Mantel*, wöchentlich ein paarmal angezogen, Tee von obigen Sorten entfernten das Leiden und seine peinlichen Folgen vollständig.

Zum Schlusse noch *ein Wort an die jüngere Generation*, die so gerne das Alte verwirft, weil es eben alt ist und auf Vorurteilen oder Ungewißheit oder Bigotterie beruht, wie sie meint, und die stets und mit Hast nach Neuem strebt und greift.

Für alle Leiden, die zahlreicher und schmerzhafter auftreten – und dazu gehört das eben Besprochene; denn die Zahl der Leidenden ist Legion, und die Schmerzen sind oft zum Rasendwerden –, *hat der Schöpfer liebevoll und weise vorgesorgt.* Auf der ganzen Erde läßt er die verschiedensten Pflanzen und Pflänzchen wachsen, welche die Schmerzen lindern, das Übel bessern und heilen. Die Menschen zwar haben – und das hat der Fortschritt gebracht (ob das Fortschritt ist?!) – diese Heilpflanzen vielfach, ja meistens aus den sogenannten Pharmakopöen, das ist den Büchern, welche sämtliche Heilmittel enthalten, als »unwissenschaftlich« und als »veraltet« ausgestrichen; der allweise Schöpfer aber führt alle, jedes mit Namen, jährlich im großen Buche der Natur wieder auf. Keines noch hat er gestrichen, keinen Strauch und kein Blatt am Strauch; des Menschen wegen sind sie da, zu seiner Freude, zu seiner Wohlfahrt. Wer hat recht?

Es ist merkwürdig! Jedes Tier, besonders jedes wilde Tier, entspricht, wenn auch naturnotwendig, den weisen Absichten seines Herrn und Schöpfers. Vom Instinkt, vom inneren Naturdrang getrieben, weiß es bei jedem Schmerz, bei jeder Wunde das heilende Kraut aufzufinden. Unsere Altvordern und mancher, der bald in die Grube steigt, dessen Ansichten mit ihm selbst längst aus der Mode gekommen, taten ebenso.

Ich lobe den Fortschritt in vielen Wissenschaften und freue mich desselben. Aber nicht alles ist auch in Wahrheit Fortschritt, was diese modern klingende Aufschrift trägt.

Bleibt ruhig bei euren unschuldigen Pflanzenmitteln! Ob dieselben innerlich oder äußerlich angewendet werden, ihr habt (selbst wenn sie in *einem* Falle nicht richtig gewählt werden) die Versicherung, daß sie euch nichts schaden können.

Das würde mich schmerzen, wenn auch ihr *Gottes* Gabe, die Heilpflänzchen, die der Herr vor eurem Hause, auf dem Acker, auf der Wiese wachsen läßt, mit Füßen treten würdet.

Halsleiden

Ein Beamter brachte seinen Sohn, der nicht reden konnte. Er war 14 Jahre alt und mußte das Studieren einstellen. Der Vater erzählt wie folgt: »Vor eineinhalb Jahren wurde mein Sohn heiser, bekam krampfhafte Zustände im Gesicht und Mund, so daß er zuletzt stumm wurde. Ein Arzt elektrisierte ihn längere Zeit hindurch ohne jeglichen Erfolg; er erklärte, es müßten die Mandeln ausgeschnitten werden, sonst komme die Sprache nie wieder. Siebenmal wurden die Mandeln ausgeschnitten. Es war wahrhaft ein Martyrium. Jedesmal wurde mir der Trost gemacht, nach der Operation werde die Sprache plötzlich eintreten; doch niemals trat sie ein. Da erklärte der Arzt, es liege noch eine Mandel tiefer, und es müsse nochmals eine Operation vorgenommen werden, die aber erst nach einigen Wochen vorgenommen werden könne, weil sich der Knabe mehr erholen müsse, da die Operation ihn schwach gemacht habe. Ich dankte schließlich für alles, bezahlte meine Schuld und gab zu verstehen, daß ich anderswo Hilfe suche.« Nun wurden Versuche mit Wasser gemacht:

1. Täglich bekam der Student zweimal einen Oberguß,
2. täglich einmal ein Halbbad, und
3. ging er jeden Tag den größten Teil der Zeit barfuß.

Nach drei Wochen besuchte der Beamte seinen Sohn, der von der Ankunft seines Vaters wußte und ihm entgegenging. Mit heller Stimme grüßte der Sohn seinen Vater. Die Stimme des Sohnes und das Aussehen desselben brachten dem Vater die Tränen in die Augen. Er fand den Sohn ganz frisch und gesund, und an der Stimme war keine Spur von Gebrechen, im Gegenteil, sie war klarer und stärker als je.

Hier war also keine Spur von veränderten Mandeln, die beseitigt werden mußten. Sicher hat der Knabe sich eine kleine Erkältung in Kopf und Hals zugezogen und war sein Leiden weiter nichts als neurotischer Natur. Die *Obergüsse* stärkten den ganzen Oberkörper, mithin auch die Sprachorgane. Die *Halbbäder* kräftigten den ganzen Körper; das *Barfußgehen* befestigte und härtete das Nervensystem ab, und somit war das Übel nicht bloß behoben, sondern auch der ganze Körper in besserem Zustand als vorher. Bei dieser Gelegenheit muß ich wieder ausrufen: »Wenn doch die

Jugend an Abhärtung gewöhnt würde! Wieviel Elend würde beseitigt bleiben!«
Der Junge selbst bemerkte: »Solange ich lebe, werde ich von Zeit zu Zeit barfuß gehen.«

Ein Fräulein, 21 Jahre alt, wurde heiser und verlor die Stimme, so daß sie keinen deutlichen Ton mehr geben konnte. Ein herbeigerufener Arzt verordnete »Inhalieren«. So wurde sechs Wochen inhaliert, doch ohne Erfolg. Ein zweiter Arzt hat wieder längere Zeit hindurch ausgepinselt und nebenbei auch elektrisiert; aber die Stimme kam nicht. So wurde dreiviertel Jahr fortgemacht ohne jeglichen Erfolg. Aus dieser Not sollte wieder das Wasser helfen. Fünf Tage hindurch bekam das Mädchen täglich zweimal, auch dreimal einen Oberguß und einen Schenkelguß, und zweimal mußte es im Wasser gehen. – Am fünften Tage kam, während der Oberguß angewendet wurde, plötzlich die Stimme, aber nur auf eine Viertelstunde, und blieb bis zum sechsten Tage aus. Während des Obergusses am sechsten Tage bekam sie die Stimme wieder, und diese blieb ohne Unterbrechung, so daß das Fräulein mit heller Stimme singen konnte, ohne den geringsten Nachteil zu fühlen. – Nach sechs Wochen bekam ich Nachricht, daß das Übel vollständig beseitigt sei.

Hämorrhoiden

Haben wir es mit *Hämorrhoidalknoten* allein zu tun, so merke man sich folgendes: *Von Stellen*, wo *zuviel Blut* hinströmt, muß dasselbe *abgeleitet* werden; Gefäße, die *zu sehr ausgedehnt wurden* und eben deshalb zu weit auseinandergehen, *sind zu verengen, Unreinigkeiten und verlegene Ware auszuscheiden.*
Für alle diese Zustände dient folgende Anwendung gut: Man bereite sich im Bette einen *Unteraufschläger*, das ist in unserem Falle ein recht dickes, vielfach zusammengelegtes, ins kälteste Wasser getauchtes Linnen, *so lang*, daß es den ganzen Rücken bedeckt und am unteren Ende bis über den After hinausreicht, *so breit*, daß es den Rücken deckt. Darauf lege man sich dreiviertel Stunden lang und wiederhole die Anwendung wöchentlich drei- bis viermal! Sollte das Tuch vor den verflossenen dreiviertel Stunden warm sein, so werde es entfernt und besser nochmals eingetaucht. Als *fernere Anwendung* tut es sehr gute Dienste, wenn solche Leidende in der Woche drei- bis viermal *ein Sitzbad* nehmen, kalt und kurz. Man kann

dasselbe an einem halben Tage oder auch *nachts* vom Bette aus zwei- bis dreimal wiederholen. Auch diese Anwendung wirkt wie die obige zugleich auf die vorhandenen Hämorrhoiden und deren Entstehungsursachen im Unterleibe.

Wer bei vorhandenen Hämorrhoiden *in jedem Vierteljahr innerhalb ein bis zwei Wochen eine der beschriebenen Kuren* durchmacht, darf sicher sein, daß das Übel ohne alle erheblichen Folgen bleibt und, wenn es nicht ganz verschwinden sollte, gewiß nie lästig wird. Wem solches zu anstrengend erscheint und zu schwer, dem weiß ich in Gottes Namen keinen Rat.

Bezüglich der *Nahrung* mache ich nur auf *einen Punkt* aufmerksam, der nach meinem Dafürhalten nicht genügend gewürdigt wird. Viele der Hämorrhoidarier haben angefangen, statt des modernen Hausbrotes *Kleienbrot* zu essen, und sie behaupten, seit dieser Zeit verspüren sie von dem Leiden durchaus keine erhebliche Belästigung mehr, wenn dasselbe auch nicht vollständig behoben sei. Dieses *Kleienbrot* möchte ich *sehr empfehlen*; es sollte eine Zukunft haben. Nicht bloß bei einzelnen, allgemeine Verbreitung sollte es finden (auch aus anderen Gründen) als gesundes, kräftiges Nahrungsmittel. Aber wohlgemerkt, nur das echte Kleienbrot, nicht das verfälschte oder nachgeäffte! Die strafbare Verfälschungssucht hat sich leider auch schon dieses Artikels bemächtigt. In einer Großstadt des Auslandes fand ich einst Kleienbrot (dasselbe ist bekanntlich sehr schwer) so leicht wie anderes Brot. Ich durchschnitt den Wecken. Inwendig war es Brot wie anderes Brot; nur über die Rinde her hatte der kluge Bäcker die Kleie gestreut, wie man sonst Kümmel oder Anis streut. Ich füge meiner Apotheke zum Schlusse das Rezept für Kleienbrotbereitung bei.

Harnbeschwerden

Ein Mann, 50 Jahre alt, erzählt, er habe große Beschwerden mit dem Wasserlassen; manchmal stehe es recht lang an, und dann kommen auch wieder Zeiten, wo er täglich recht oft Wasser lassen müsse. Schmerzen habe er nicht besonders viel, außer wenn Harnverhaltung eintrete.

Hier ist sicher Naturschwäche vorhanden, auf welche die kühle Luft wie die Wärme nachteilig einwirken kann. Es ist der ganze Körper zu kräftigen, mit großer Vorsicht auch für allgemeine Naturwärme zu sorgen. In diesem Fall ist am besten:

Zweimal jeden Tag ein Oberguß, einmal ein Knieguß und am

Abend ein warmes Fußbad mit Asche und Salz, 14 Minuten lang. So drei Tage lang; dann täglich Oberguß und Schenkelguß und jeden zweiten Tag ein Halbbad.
Nach *innen* ist am besten: Täglich eine Tasse Tee in kleinen Portionen von zwölf Wacholderbeeren, zerstoßen und mit etwas Zinnkraut zehn Minuten lang gesotten. – Nach zwölf Tagen war dieser Kranke gesund. – Um dem Übel für die Zukunft vorzubeugen, sind Knieguß und Halbbad, jedes in der Woche zweimal, das beste Mittel.

Ein Mann bringt vor: »Ich bin 46 Jahre alt und habe seit zwei Jahren, nachdem ich mich einmal vernäßt und erkältet habe, Harnbeschwerden. Sobald ich mich ein wenig erkälte, ist dies Übel da, und ich bekomme dann große Schmerzen. Wenn die Witterung recht warm ist, dann ist es manchmal ziemlich gut.«
Hier muß gesorgt werden, daß eine höhere Naturwärme erreicht wird, daß aller Krankheitsstoff, der sich ansetzt, aufgelöst und entfernt wird, und daß die Harnorgane, die dadurch gelitten haben, gestärkt werden.
Die Anwendungen sind folgende:
1. Jeden Tag zwei Obergüsse und zwei Schenkelgüsse;
2. den einen Tag ein warmes Sitzbad mit angeschwellten Heublumen und gesottenem Haferstroh 12–15 Minuten, den andern Tag ein kaltes Sitzbad.

So acht bis zehn Tage lang. Dann:
1. Jeden Tag einen Oberguß und ein Halbbad. Dazu gehört aber noch:
2. fleißig barfuß gehen.

Nach drei Wochen war der Kranke gesund; und um die Natur noch weiter zu stärken, waren notwendig:
in der Woche ein Sitzbad und zwei Halbbäder.
Während der ganzen Kur hat der Kranke täglich eine Tasse Tee von Zinnkraut, Dornschlehblüten und Wacholderbeeren, zehn Minuten lang gesotten, in drei Portionen während des Tages getrunken.
Die *Obergüsse, Knie- und Schenkelgüsse* wirken stärkend und erwärmend, rütteln das Krankhafte auf und beseitigen es. Das *kalte Sitzbad* greift stärkend und auflösend ein; das *warme Sitzbad* unterstützt die schwache Naturwärme, damit nicht die Kälte den Sieg davontrage. Der Tee von *Dornschlehblüten* ist schwach harntreibend, reinigend, besonders mit *Zinnkraut* verbunden, und in glei-

cher Weise auch die *Wacholderbeeren*, die noch besonders den Magen zu guter Verdauung stärken.

Ein Mädchen, 22 Jahre alt, wurde während eines Gewitters ganz durchnäßt, bekam bald darauf ein starkes Fieber und konnte nur unter großen Schmerzen Wasser machen. Weil dieses Übel noch nicht lange dauerte und durch die Verkältung eine Entzündung eingeleitet wurde, so kann leicht rasche Hilfe gebracht werden, indem schnell eine künstliche Wärme der unterlegenen Naturwärme zu Hilfe kommt und auf diese Weise die Kälte verdrängt.
Die Kranke sitze ungesäumt auf einem Leibstuhl, in welchem ein Gefäß mit heißem Wasser ist, in welches ein paar Hände voll Heublumen geworfen sind. Der aufsteigende Dampf kommt auf den bloßen, von oben gut bedeckten Leib, und innerhalb 18 bis 20 Minuten wird der Unterleib oder auch der ganze Leib schon in Schweiß sein. Die Kranke lege sich gleich darauf ins Bett und wird noch einige Zeit in gelindem Schweiße sein.
Nach *innen* nehme sie eine Tasse warmen Tee von Schafgarbe und Zinnkraut oder Johanniskraut. Durch diese Anwendung wird die Naturwärme stark unterstützt, die Kälte wird verdrängt. Im Innern wird ebenfalls durch den warmen Tee die eingedrungene Kälte verdrängt und die Harnausscheidung ermöglicht. – Nach sechs bis acht Stunden soll die Kranke sich ganz waschen mit kaltem Wasser. Dadurch wird wieder eine gleichmäßige Naturwärme hergestellt und von der Natur der aufgeregte Zustand entfernt.
Sollte eine einmalige Waschung nicht ausreichen, so kann am folgenden Tage noch eine zweite vorgenommen werden; zudem sollen täglich sechs bis acht Wacholderbeeren gegessen werden.

Hautausschläge und Geschwüre (Masern, Scharlach usw.)

Kaum hat der Frühling an den Bäumen die Blätter in herrlichem Grün hervorgebracht, so sieht man auch schon an einem größeren Teil der Bäume einzelne Blättchen, die gelb werden und abstehen, mithin schon jung krank geworden sind. Die Ursachen mögen verschieden sein, besonders wenn an einem Bäumchen alle Blätter verwelken. Ähnlich ist es auch in der menschlichen Natur. Die Kinder bekommen oft schon in den ersten Wochen, Monaten oder Jahren, wenn sie auch vorher gesund und kräftig waren, einem Baume im Frühling gleich, gerötete Flecken; man bezeichnet sie mit den Namen Masern, Scharlach, Nesseln, Flechten. Diese Kinderkrankheiten rauben in jedem Jahre vielen das Leben; ich bin jedoch der Überzeugung, daß, wenn eine Mutter recht vorsichtig ist, kein Kind sterben wird, falls es sonst gesunde Organe hat. Man findet diese Krankheiten aber nicht bloß bei den Kindern, sondern auch gerne bei den Erwachsenen, selbst bei den kräftigsten Naturen; die Gründe mögen verschieden sein. Eine ungesunde *Kost* wird nicht das beste Blut geben, ebenso ungesunde *Luft* in den Schlafzimmern, vor allem aber zu große *Verweichlichung*, die Schlaffheit bewirkt; und wo diese einmal Eingang gefunden hat, wird schwer mehr das Ungesunde ausgeschieden werden, und der Gesundheitszustand wird abnehmen. Beispiele machen dies klar.

Eine Mutter merkt, daß ihr zweijähriges Kind keine Ruhe hat, weint und schreit. Sie fühlt, daß die Kindesnatur eine ungewöhnliche Hitze hat. Auf einmal merkt sie, daß das Kind auf dem Rücken kleine Flecken (Ausschlag) bekommt. Sie hat das Zeichen, daß Ungesundes im Körper ist und aus demselben herausschaut, wie man zum Fenster hinausschaut. Die Mutter säume nicht, dem Kinde ein Hemd anzulegen, in warmes Wasser getaucht, in das etwas Salz geworfen ist, wickle es in eine Decke und lege es ins Bett; das Kind wird bald schlafen. Beim Aufwachen soll das Hemd abgenommen werden, und sie wird sehen, daß sich viele Flecken schon gebildet haben und somit kranker Stoff ausgeschieden ist. Wenn sie nach einigen Stunden merkt, daß das Kind wieder Fieber hat, so wasche sie dasselbe, aber nur ganz kurz, ohne abzutrocknen, mit frischem Wasser. So kann sie es im Tage zwei- oder dreimal tun, je nachdem die Hitze größer oder geringer ist. Auch das Hemd kann jeden Tag angelegt werden. Nach drei bis vier Tagen wird das Kind von diesem ungesunden Stoff gereinigt sein und wieder gedeihen.

Max, sechs Jahre alt, bekommt heftiges Fieber und Kopfschmerzen, kann nicht essen und hat großen Durst. Man befürchtet, es sei Scharlach, welcher gerade im Orte herrscht. Weil der Knabe doch nicht auf sein kann, so soll man ihn jede Stunde, wenn der Körper viel Hitze hat, ganz waschen und so einen bis zwei Tage fortmachen, bis die Hitze nachläßt; kommt sie aber wieder, dann soll er aufs neue gewaschen werden. Kommt dann Scharlach heraus, so ist dies ganz recht; nur fleißig fortwaschen. Kommt aber kein wirklicher Scharlachflecken heraus, so ist der Krankheitsstoff durch die Poren bereits ausgeleitet. In beiden Fällen ist geholfen.

Ein Mädchen, acht Jahre alt, klagt, ihm tue alles am Körper recht weh, es könne nicht mehr gehen und stehen und habe am rechten Fuße zwei große rote Flecken, die stark brennen. – Es sind hier ungesunde Stoffe vorhanden. Das Kind soll täglich einigemal ganz gewaschen werden, oder es soll ihm einigemal in der Woche ein nasses, grob-leinenes Hemd angezogen werden, in welchem es, gut eingewickelt, eineinhalb Stunden lang im Bett bleibt. Es soll der ganze Körper behandelt werden; je mehr Flecken sich zeigen, um so rascher folgt die Heilung. Nur nicht Angst haben, daß bei den Ausschlägen die Waschung schade! Der Beweis hierfür ist ja gegeben dadurch, daß durch die Anwendung der Ausschlag hervorgelockt wird.

Ein Mädchen, 26 Jahre alt, erzählt: »Vor zwei Jahren habe ich mich einmal stark vernäßt und großes Fieber bekommen. Seit dieser Zeit bin ich nie mehr gesund. Es fehlen mir der Appetit und Schlaf; ich bin so kraftlos, daß ich nur kleine Hausarbeiten verrichten kann; besonders habe ich alle vier Wochen viele Krämpfe und beständig Ausschlag, bald auf dem Rücken, dann an den Schenkeln oder andern Teilen des Körpers. Wenn der Ausschlag stark heraus ist, dann ist mir am wohlsten; wenn er bereits verschwunden ist, am schlimmsten.«
Diese Person hat sich also verdorben, und die ganze Natur hat eine große Störung erlitten. Sie hat ihre geregelte Transpiration verloren, und es hat sich dann Ungesundes im Körper gebildet, das bald da, bald dort einen Ausweg sucht. Dieser ungesunde Stoff muß ausgeleitet, die Unordnung im Blut beseitigt, die ganze Natur mehr belebt und gestärkt werden. Dies kann geschehen durch folgende Anwendungen:
1. Jeden zweiten Tag eine Ganzwaschung mit Wasser und Salz darin. Dadurch wird die Körperwärme erhöht und eine gleiche Ausdünstung befördert.
2. Jeden dritten Tag einen kurzen Wickel, der die kranken Stoffe auflöst und aussaugt, das Tuch in Heublumenwasser getaucht.
3. Jeden dritten Tag einen Oberguß und Schenkelguß zur Kräftigung und zu größerer Tätigkeit in allen Teilen.
4. Jeden zweiten Tag ein Halbbad; dies wirkt stärkend und ausscheidend auf die ganze Natur.
Nach *innen:* 1. Täglich eine Messerspitze voll weißen Pulvers zur Kräftigung der Natur, 2. täglich eine Tasse Tee von Johanniskraut, Salbei und Wermut. Dies wirkt auf guten Magen, gute Säfte und Regelung des Blutes.

In vier Wochen war der ganze Körper in Ordnung. Zur weiteren Befestigung und Erhaltung der Gesundheit in der Woche zwei bis drei Halbbäder. So armselig diese Person beim Beginn der Kur sich gefühlt, so glücklich war sie nachher.

Eine arme Frau zeigte mir ihre Hand, die ganz scharlachrot war. Ein beständiger Ausfluß aus der Hand hatte die Haut gleichsam zerfressen. Sie bat um Hilfe; sie habe das Leiden seit sechs Wochen, und was sie getan habe, sei ohne günstige Wirkung geblieben. Der Schaden greife immer weiter um sich. Der Anfang sei ein kleiner Rotlauf gewesen, und sie habe geglaubt, das habe nicht viel Bedeutung. Ich riet, täglich zweimal folgendes anzuwenden: Angeschwellte Heublumen werden um die Hand gebunden, daß der ganze Schaden überall mit Heublumen bedeckt ist. Die Heublumen sollen nicht heiß, sondern angenehm warm sein; zwei Stunden müssen dieselben liegenbleiben. Anfangs wurde der Schaden noch ärger; nach sechs Tagen besserte sich die Hand, und in zwölf Tagen war sie wieder geheilt. Dieses Weib war früher gesund und hatte nie solchen Ausschlag gehabt, und deshalb war es nur ein recht vergifteter Rotlauf. Daher hat auch eine rasche Ausleitung eine baldige Heilung zur Folge gehabt.

Ein Herr erzählt: »Ich habe einen Ausschlag auf dem Kopf unter den Haaren, besonders aber unter meinem starken Bart, desgleichen auf der Schulter. Im Gaumen und Rachen empfinde ich oft brennende Schmerzen. Vier Ärzte habe ich gebraucht; es wurden viele Salben eingerieben, mit verschiedenen Wassern wurde mein Kopf gewaschen, auch Mineralwasser habe ich gebraucht, aber alles vergebens. Der ganze Zustand wird eher schlimmer als besser. Wie kann ich von diesem Übel befreit werden?«

Antwort: 1. Jede Woche zwei Kopfdämpfe, 20 Minuten lang, darauf kräftig abwaschen. 2. In jeder Nacht den ganzen Körper waschen. 3. Täglich eine Tasse Tee von Zinnkraut und zehn bis zwölf Wacholderbeeren, zehn Minuten lang gesotten, in drei Portionen trinken. So drei Wochen lang. Dieser Ausschlag kommt von Ungesundheit im ganzen Körper. Durch Dampf werden die Poren geöffnet; die Ungesundheit wird aufgelöst und ausgeleitet. Die Waschungen stärken den Körper zur Ausscheidung. Der Tee wirkt reinigend und auflösend.

Herzleiden

Unzählig viele in unseren aufgeregten Zeiten lebende Menschen werden als nerven-, magen- und herzleidend bezeichnet. Das Herz, der Magen und die Nerven, das sind die Sündenböcke, die für gar vieles herhalten müssen. Wenn einer zwanzig, dreißig Jahre gesund war, wenn er bis dahin, ich möchte sagen, gar nie fühlte, wo sein Herz liegt, und er fängt zu kränkeln an, da soll's auf einmal ein Herzleiden sein, vielleicht gar noch ein organischer, unheilbarer Herzfehler. Wohlfeile Ausreden! Meine ganze bisherige Erfahrung – es sind mir unzählige solche Fälle vorgekommen – strafte die meisten dieser Herzfehler, ob sie nun an den Adern, an den Klappen oder anderswo liegen sollten, Lügen. Unter 100 Fällen, in denen die Betreffenden sich entweder selbst für herzleidend hielten oder dafür gehalten wurden, fanden sich ganz auffallend wenige mit wirklichen, ausgebildeten Herzleiden behaftete Patienten vor. Das Herz gehörte mit zu den gesündesten Organen; aber das ist wahr, es geschahen Einflüsse, Einwirkungen auf das Herz, die es für den Augenblick leidend machten.

Ein Mann, in den besten Jahren stehend, klagte mir, er habe nach Aussage der Ärzte ein Herzleiden; das Herz dehne sich zu sehr aus. Ich erkundigte mich genau, ob er je krank gewesen sei. Er verneinte dieses, fügte aber nach einigem Besinnen bei, das müsse er sagen, er habe an einem Fuß (Bein) unter der Kniebeuge einen *Ausschlag*. Das war mir genug. Die kräftige Mannesnatur selbst hatte sich in der wunden Stelle sozusagen den Kanal gegraben, durch welchen sie die ungesunden Säfte aus dem Körper ausschied. Meine Aufgabe bestand einzig darin, der sich selbst heilenden Natur Kanalreinigungsdienste zu tun, das heißt mitzuhelfen, daß ja aller kranke Stoff recht rasch und gründlich hinausgeworfen werde. Auf das Herz geschah nicht die geringste Einwirkung. Der Kranke bemerkte noch: *Sooft der Ausschlag stärker auftrete*, sei's ihm um die *Herzgegend herum ganz wohl*; wenn der Ausschlag aber ganz oder größtenteils verschwinde, dann stelle sich jedesmal ein *fürchterliches Herzklopfen* ein. Das war alles Wasser auf meine Mühle. Der Mann erhielt *in der Woche zwei kurze Wickel, einen Unterwickel, einen spanischen Mantel und einen Fußdampf*. Wurde durch den spanischen Mantel auf den ganzen Körper auflösend und ableitend eingewirkt, so durch den kurzen Wickel hauptsächlich auf den Unterleib. Der Unterwickel vollendete die Arbeit des kurzen

Wickels, und der Fußdampf zog den etwa noch vorhandenen Krankheitsstoff mit nachhaltiger Wirkung nach unten. In ungefähr drei Wochen schied der Körper überaus viel, ich hoffe, alles Ungesunde, aus. Das Herzleiden war spurlos verschwunden. Wenn demnach in früherer Zeit und auch nach Heilung des kranken Körpers kein Herzleiden da war, kann und darf ich da nicht mit Fug und Recht behaupten, daß überhaupt niemals und zu keiner Zeit ein solches vorhanden gewesen ist?

Nachts zehn Uhr wurde ich zu einer *Hausmutter* gerufen, die nicht mehr reden konnte des schweren, harten Atems wegen. *Der Herzschlag* war so stark, daß man seine Bewegung auf der Bettdecke ganz gut bemerkte und sein Hämmern selbst in einiger Entfernung deutlich hörte. Im Gaumen der Kranken schmeckte es ganz süß; sie selbst fürchtete, am Blutsturze zu sterben, woran auch ihre Mutter in demselben Jahre bereits gestorben war. Der behandelnde Arzt erklärte, es seien mehrere Leiden vorhanden, *in erster Linie aber ein Herzleiden.* Die Hände und die Füße waren ganz kalt, und fortwährend quälte ein Drang zum Husten.

Hände kalt, Füße kalt, ungewöhnlich starker Herzschlag! Was besagt dieses? Es muß wohl alles Blut von der Ferne (den Extremitäten) dem Herzen zugelaufen sein. Und es sucht wieder einen Ausweg. Daher das Klopfen und Hämmern, als wollte es gleichsam die Riegel (die Klappen) und die Herztore sprengen. Du hast ja schon gesehen, was für einen Spektakel es gibt, was für ein Brausen und Tosen, wenn bei starkem Regen das Wasser an einen Ort zusammenströmt und keinen Ausweg mehr findet. Mit Gewalt will es sich Bahn brechen.

Der *fürchterliche Herzschlag* der Frau wurde in fünf Minuten dadurch bedeutend vermindert, daß ein *doppelt zusammengelegtes nasses Handtuch auf den Unterleib gelegt* wurde, wohin das Blut, welches sich, gut behandelt, wie ein Kind an der Hand führen läßt, bald eine Ableitung fand. Nach zehn Minuten war der Herzschlag ruhig; dem Herzen, worin der Hauptfehler steckte, fehlte schon nichts mehr. Die Kranke nahm als *weitere Anwendungen* am ersten Tage im Bette *zwei Ganzwaschungen* vor; am zweiten Tag bekam sie den *spanischen Mantel*, am dritten *einen Kopfdampf*, am vierten *einen Fußdampf*. In dieser Reihenfolge setzte sie die Übungen eine Zeitlang fort. Der Leib (Gasstauung?), der am längsten nicht Vernunft annehmen wollte, war der *Hauptübeltäter* und bei dem heftigen Überfalle in der Nacht jedenfalls der Rädelsführer und

Anstifter gewesen. Das Wasser indessen kühlte zuletzt auch ihm das Mütchen, und alles war wieder gut, sehr gut auch das Herz, dem, soviel ich weiß, auch später nie mehr etwas gefehlt hat.

Ein Mädchen klagt: »Sooft ich schnell gehe oder über etwas erschrecke oder etwas fürchte, desgleichen sooft ein Unglück erzählt wird, fühle ich stets einen argen Druck in der Herzgegend, und das Herz klopft so heftig, daß ich Furcht bekomme, ich müsse plötzlich sterben. Dabei werden Hände und Füße kalt, und in das Herz kommt eine große Hitze. Ich habe eben, wie mir auch von zwei Ärzten gesagt worden ist, ein *Herzleiden.*« Ein Herzleiden natürlich, was könnte es denn anders sein?

Wie klar, wie sonnenklar liegt hier die Sache! Wenn ein Kind unter der Haustür sitzt, und es kommt ein großer Hund, da schreit es, springt auf und flieht erschreckt ins Haus hinein und ruft: »Mutter! Mutter!« Und wenn das arme Herz durch besondere Ereignisse erschreckt wird, dann schreit und springt es gleichsam auf in heftigem Pochen, und das Blut flieht von den Haustüren, den Ausgängen des Körpers, den Extremitäten, ins Haus, ins Herz hinein, und dieses klopft dann noch mehr und schreit, daß man es streckenweit hört. Was ist da Auffallendes? Wo ist da ein Herzleiden? Das Mädchen soll *zuallererst alle unnützen und schädlichen Einmummungen und Einhüllungen* usw. ablegen, dann mit *leichteren Abhärtungsmitteln* beginnen. Das zarte Wesen wird dann nicht mehr vor jedem Bellen eines Hundes, vor jedem Pfiff der Lokomotive scheu werden. *Täglich dreimal je eine Minute ins kalte Wasser stehen bis über die Waden*, ebensooft *die ganzen Arme ins kalte Wasser halten* – das sind vortreffliche Stärkungsmittel. Sollte es zu kalt dünken, so kann das naive Ding ja etwas auf das kalte Wasser blasen, es wärmend anhauchen. *Probatum est!* Diese Übungen währen eine Woche. Dann kann sich die Kranke *dreimal in der Woche nachts vom Bette* aus schnell *mit kaltem Wasser ganz abwaschen und einmal wöchentlich bis unter die Arme ins frische Wasser gehen*, nur zehn Sekunden lang, dabei den *Oberkörper kräftig abwaschen.* Diese Übungen füllen die zweite Woche. In der dritten und vierten Woche endlich soll die Kranke *täglich zwei Ober- und Untergüsse* sich geben lassen und darauf durch Bewegung oder Arbeit sich zu erwärmen trachten. In sechs Wochen war das Mädchen gesund, und alle Herzübelskrupel waren weggewaschen.

Hexenschuß

Agathe kommt und erzählt: »Mein Mann hat heute nacht, ich weiß nicht wie, schreckliche Schmerzen auf dem Rücken zwischen den Schulterblättern bekommen. Der Schmerz reicht bis an die rechte Schulter. Er schreit oft vor Schmerzen, wenn er sich bewegen will. Es ist ihm gar nicht möglich, aufzusitzen. Diesen Hexenschuß hat er schon öfters bekommen, aber noch nie so stark. Was soll er wohl tun?« Antwort: Wenn der ganze Rücken alle Stunden mit warmem Wasser und Essig gewaschen und ordentlich zugedeckt wird, so wird der Schmerz bald verschwinden. Es könnten auch warme Überschläge gemacht und nach jeder Stunde gewechselt werden. In drei bis vier Stunden ist gewöhnlich das Übel der Hauptsache nach behoben. Man kann noch zweimal mit warmem Wasser und Essig den Rücken waschen. (Statt warmer Überschläge Heusack noch zweckmäßiger. D. H.)

Der Hexenschuß ist häufiger auf dem sogenannten Kreuz und verursacht große Schmerzen. Auch hier hilft wieder am ehesten: auf ein warmes Tuch sich zu legen, das in heißes, mit Essig vermischtem Wasser getaucht ist. Es reicht auch hier gewöhnlich aus, die Unterlage zwei- bis dreimal, nach je einer Stunde, frisch einzutauchen.

Hüfte, verschobene

Mir wurde ein Mädchen aus einer großen Stadt gebracht, zehn Jahre alt; das Gesicht deutete auf die Blüte des Lebens. Doch jeder Fuß hatte eine eigene Maschine, in die er fest eingeschnallt war. Ein Fuß war ungefähr fünf Zentimeter kürzer als der andere; zudem stak auch der Oberleib in einer eigenen Maschine, die rechte Hüfte war ganz verschoben. Es ging dabei an zwei Krücken und war auch mit diesen nicht imstande, eine längere Strecke zu gehen. Über vier Monate schleppte sich das arme Kind mit diesen drei Maschinen herum, nachdem alle möglichen Versuche vorausgegangen waren. Durch die Maschinen sollten die Füße in Ordnung gebracht und das Rückgrat durch die Einzwängung steif werden. – So weit half die Wissenschaft!

Ich machte nun einen Versuch, ließ alle drei Maschinen entfernen und das Kind auf eine feste Matratze legen. Soweit es leicht möglich war, wurde die Ausbiegung an den Hüften eingeschoben, was in drei Sekunden gelang. Die Füße wurden nebeneinandergelegt, und so wurde das in Ordnung gelegte Kind mit einem Tuche umwunden, von unter den Armen bis an die Knie; das Tuch, das auf dem Leib lag, wurde in Heublumenwasser getaucht. Dieser Wickel dauerte täglich zwei Stunden.

Täglich bekam das Kind dreimal einen Schenkelguß mit zwei Gießern voll frischen Wassers. Nachdem so fünf Tage fortgemacht worden, konnte das Kind schon geradestehen; auch der Rücken blieb gerade.

Die Anwendungen wurden weiter fortgesetzt, und nach 14 Tagen konnte das Kind langsam, allein und ganz gerade gehen, natürlich nur kürzere Strecken.

Nach drei Wochen hatte das Kind schon bedeutende Fortschritte gemacht. Es ging so gerade wie andere Kinder. Beide Füße waren gleich lang, und außer einer weiteren Erholung fehlte ihm nichts mehr. Die volle Kraft erreichte das Kind nach sechs Wochen.

Das Auffallende dabei war, daß das Kind gut genährt war, ganz ungewöhnlich frisch und gesund aussah, kurz, ein stattliches Kind war. Am ganzen Körper konnte man nichts Unrechtes finden, bloß das linke Knie war etwas angeschwollen, schmerzhaft und steif. Dieser Fuß wurde aber für den gesunden gehalten, weil er der längere war. Ich führte zwei Ärzte zu diesem Kinde, um ihr Urteil zu hören. Der eine sagte: »Hier hat die Wissenschaft kein Wort; sie konnte deshalb wohl Maschinen anlegen, aber das Kind nicht heilen.« Der andere erklärte: »Hier kann die Wissenschaft nichts tun.«

Ich beurteile die Sache so: Das Kind hat am Knie des linken Fußes, wo der Schmerz und die Steifheit waren, einen kranken Stoff, sei es durch ausgetretenes Blut oder durch Reibung oder Schlag, bekommen. Durch eine innere dadurch entstandene Entzündung litt auch der Knochen; somit gab dieser Fuß nach, und die weichen Gebeine verschoben sich, wie wenn ein schwacher Balken seine Last nicht zu tragen vermag. Das Kind mußte somit durch die Ruhe und rechte Haltung sowie durch die Anwendungen gekräftigt, aber auch der Krankheitsstoff aus dem Knie geleitet werden, was in der Tat geschehen ist dadurch, daß das Knie täglich zwei bis vier Stunden mit geschwellten Heublumen umwunden wurde.

Hüftnervenentzündung (Ischias)

Ein Beamter litt über ein Vierteljahr an heftigen Schmerzen im linken Schenkel bis hinunter zu den Knöcheln. Er hatte alles mögliche angewendet; zuletzt wurde ihm empfohlen: Warmhalten und Ruhe – das seien die einzigen Mittel zur Heilung. So suchte der

Herr seine leidenden Stellen möglichst zu erwärmen durch warme Tücher, warme Platten, und zuletzt nahm er noch ganz warme Bäder, so warm er sie ertragen konnte.
Die Schmerzen jedoch steigerten sich, die Kräfte nahmen zusehends ab, das Körpergewicht verringerte sich um mehr als 25 Kilo, und er konnte selten eine Stunde schlafen.
Endlich faßte er Mut, das Mittel zu gebrauchen, das er am meisten gefürchtet hatte: das kalte Wasser.
Täglich bekam er zwei oder drei Anwendungen: 1. einen Rückenguß am Vormittag; 2. nachmittags Oberguß; am zweiten Tag: am Morgen Oberguß, nachmittags Rückenguß; jeden zweiten oder dritten Tag ein Halbbad; mitunter auch Barfußgehen, also Abhärtung.
Gleich nach dem ersten Guß konnte der Patient nachts vier Stunden schlafen; so gewann er Schlaf, besseres Aussehen, mehr Appetit. In vier Wochen hatte seine Krankheit kaum noch Bedeutung, und in sechs Wochen war er vollständig geheilt.

Ein Professor aus Ungarn leidet seit sieben Jahren an Hüftnervenschmerzen und besuchte deshalb verschiedene Bäder: Ofen, Teplitz, Heviz u. a., jedoch ohne Erfolg, gebrauchte auch Dampfbäder. Seit zwei Jahren leidet er an Schlaflosigkeit. Appetit ist gut, Stuhl stets angehalten, Blähungsbeschwerden, Kopf eingenommen, am meisten in der Frühe. Besonders klagt der Patient über außerordentliche Empfindlichkeit gegen Temperaturveränderung und anhaltendes Kältegefühl am ganzen Körper, obwohl er seit drei Jahren immerwährend *Jägersche* Wollkleidung trug. Ferner bestanden talgartige Ausscheidungen auf der Haut und unangenehme Feuchtigkeit der Hände.
Er bekam hier folgende Anwendungen: Jede Nacht Ganzwaschung; vormittags Oberguß; nachmittags Rückenguß; alle zwei Tage ein Halbbad; Kniegüsse; auch Sitzbäder gegen die Verstopfung.
Der Erfolg war ein vortrefflicher innerhalb 24 Tagen. Nach dem vierten Tage schon trat ruhiger, die ganze Nacht anhaltender Schlaf ein und blieb seitdem gut. *Das langwierige Ischiasleiden ist ganz gewichen.* Die Haut ist auch wieder normal. Der Herr ist überglücklich.
Über seine jetzige Bekleidung rühmt er: »Ich trage so leichte Kleidung, auch an kühlen, regnerischen Tagen, als jemand im Hochsommer haben kann: leinenes Hemd, leichte Socken, und fühle mich dabei so warm und bin gar nicht mehr empfindlich gegen Witterungseinflüsse; es kommt mir alles wie ein Wunder vor.«

Kinderkrankheiten

Eine Mutter erzählte: »Ich habe einen Knaben, der gesund und frisch zur Welt gekommen war und sechs Wochen hindurch gedieh. Nachher aber bekam er einen aufgedunsenen Körper, konnte nicht mehr gut schlafen, weinte viel und blieb jetzt zehn Wochen fast immer gleich.«
Was hat hier gefehlt? Dieses Kind hat zu früh zu schwere Nahrung bekommen, welche nicht ertragen und gehörig verwertet werden konnte. Es füllte sich deshalb der Körper zu stark, es entwickelten sich zu viele Gase, und so mußte die kleine Maschine in ihren Funktionen erliegen.
Dieser Knabe soll
1. täglich mit kaltem Wasser ganz flüchtig gewaschen, aber nicht abgetrocknet werden;
2. in der Woche zweimal und später einmal ganz eingewickelt werden von unter den Armen hinunter; so vier Wochen lang; dann soll er bloß jeden Tag einmal mit kaltem Wasser gewaschen werden;
3. täglich Eichelkaffee mit Milch in kleinen Portionen bekommen und allmählich an die einfachste Kost gewöhnt werden.
Nachdem diese Anwendungen acht Wochen hindurch gebraucht wurden, war der Knabe frisch und gesund.
Der *Eichelkaffee* mit Milch gibt dem Kinde kräftige Nahrung, die Gasfabrik hört somit auf, und es wird dem Kind leichter und wohler. Durch die *Waschungen* wird die Natur gekräftigt und so die verlorene Gesundheit wiederhergestellt. Die *Wickel* wirken auf den Körper auflösend und stärkend.

Ein Kind, dreiviertel Jahre alt, hat ganz trübe, angeschwollene Augen mit stark angelaufenen Lidern. Es kann unmöglich in die Helle sehen. Der ganze Kopf scheint viel zu groß, ist ganz aufgedunsen. Die Gesichtsfarbe ist totenblaß, der Leib um die Hüfte viel zu dick, Hände und Füße sind ganz abgemagert. Die meiste Zeit weint und jammert das Kind.
Dieses Kind hat ein unreines Blut und ist deshalb sehr geschwächt. Die Nahrung erzeugt kein gutes Blut; somit entstand allseitige Anstauung und konnten die Extremitäten nicht gehörig genährt werden. Das Kind soll
1. täglich, nur eine Minute lang, in ein warmes Bad von 30 Grad Celsius, gleich darauf, nur zwei bis drei Sekunden lang, ins kalte Wasser getaucht werden,

2. täglich einmal mit Wasser und Essig abgewaschen und unabgetrocknet wieder ins Bett gelegt werden,
3. jeden zweiten Tag und nach acht Tagen jeden dritten Tag eine Stunde lang in ein Tuch gewickelt werden, das vorher eingetaucht wurde in warmes Wasser, in welchem Heublumen oder Haferstroh gesotten wurden,
4. täglich dreimal, jedesmal vier bis fünf Löffel voll, schwarzen Malzkaffee, mit Zucker oder besser Honig versüßt, trinken. – Die übrige Kost soll ganz einfach sein, ohne alles Geistige und Gewürz.
In vier Wochen war das Kind gesund und kräftig. Das wiederhergestellte Kind soll weiter
5. täglich kalt und rasch abgewaschen, aber nicht abgetrocknet werden; oder noch besser, den einen Tag kalt gewaschen, den andern kalt gebadet, drei Sekunden lang; aber immer sollen nur Hände und Füße abgetrocknet werden.
Das *warme Bad* erhöht die Naturwärme des Kindes, damit das kalte Wasser besser wirken kann, da sonst die Naturwärme zu schwach wäre. Der *Malzkaffee* reinigt die Natur im Innern und erzeugt gute Stoffe für das Blut. Der *Wickel* zieht durch die Poren alle faulen Stoffe aus.

Ein Kind, fünf Jahre alt, ist mehr als zur Hälfte blind, hat rechts und links am Hals Drüsenerhöhungen wie eine Welschnuß; der Körper ist ungewöhnlich dick und aufgelaufen. Es hat keinen Appetit, nimmt fast keine Nahrung, am liebsten noch Bier und Wein.
Dieses Kind hatte von Geburt an krankhaftes Blut, oder letzteres wurde durch verkehrte Nahrung krankhaft gemacht. Infolgedessen fehlte die gehörige Ausdünstung; es entstand allseitige Anstauung im Kopf, Hals und Leib und dadurch ungeregelter Blutlauf.
Zur Heilung folgendes: Das Kind soll
1. täglich in Heublumen eingewickelt werden, warm – eine Stunde lang;
2. täglich mit ganz kaltem Wasser recht schnell abgewaschen werden;
3. täglich drei- bis fünfmal 4–5 Löffel voll Milch bekommen, in welcher etwas gemahlener Fenchel gesotten wurde. – So zwölf Tage lang.
Nach zwölf Tagen soll der Wickel nur jeden dritten Tag, die Waschung aber täglich zweimal vorgenommen werden. Ist dann das Kind ganz gesund, so soll es täglich kalt gewaschen werden oder 4–5 Sekunden lang ein kaltes Bad bekommen.

Die *Kost* soll recht einfach und nahrhaft sein und nur in kleinen Portionen, aber öfters gereicht werden.
Der *Heublumenwickel* wird alles Überflüssige auflösen und aufsaugen. Das *kalte Wasser* wird die Natur stärken und die Naturwärme vermehren. Die *Milch* gibt gute Nahrung; der *Fenchel* kräftigt den Magen und leitet die Gase aus.

Eine Mutter bringt ihre neunjährige Tochter und erzählt: »Meine Tochter hat schon mehrere Wochen den sogenannten blauen Husten. Wenn der Husten anfängt, steigert er sich und wird so heftig, daß sie ganz blau wird und man glaubt, sie müsse ersticken. Dann hat sie öfter geschwollene Hände und Füße. Der Herr Doktor hat gesagt, sie habe Nierenkatarrh. Alles, was angewendet wurde, hat nichts geholfen, wenigstens bleibt es immer beim alten. Es ist kein Appetit und kein Schlaf da. Was ist doch anzufangen?«
Folgendes: 1. Viermal in der Woche soll das Kind bis unter die Arme ganz eingewickelt werden. Das hierzu gebrauchte Tuch muß in warmes Wasser getaucht werden, in welchem Heublumen gesotten wurden. 2. Zweimal in der Woche ein Vollbad nehmen, so warm, wie von der Sonne im Sommer erwärmt, also ungefähr 19 Grad Celsius, $^1/_4$–$^1/_2$ Minute lang. 3. Täglich dreimal je 4–6 Löffel Tee trinken von Johanniskraut, Schafgarbe und Brennesseln. In 14 Tagen war das Kind geheilt. Der Husten war verschwunden, Arme und Füße waren frei von Geschwulst, der Urin war in Ordnung. Zur Kräftigung und Erhaltung der Gesundheit mußte das Mädchen noch einige Zeit in der Woche 1–2 Halbbäder nehmen. Die Anwendungen wirkten wie folgt: Die *Wickel* lösten auf und leiteten alle ungesunden Stoffe, alle Hitze und Entzündung aus und dämpften jeden Reiz zum Husten. Die *Bäder* kräftigten den ganzen Körper und die Natur. Der *Tee* wirkte im Inneren auf Ableitung aller verlegenen, schlechten Stoffe, und so wurde das arme Mädchen wieder gesund.

Kopfleiden

Augustin, 52 Jahre alt, klagt über folgendes: »Durch zwölf Jahre habe ich immer Kopfleiden. Anfangs machte ich mir nicht viel daraus, es steigerte sich aber so, daß ich berufsunfähig bin. Ich fühle beständig schmerzlichen Druck oben auf dem Kopfe; früher hatte ich keinen Schwindel, und jetzt steigert er sich von Monat zu Monat. Ich muß oft aufmerken, daß ich auf dem Wege zurechtkomme. Mein Unterleib ist auch nicht in Ordnung, ist regelmäßig stark aufgetrieben, und selten sind meine Füße warm. Mein Gewicht beträgt 206 Pfund. Gelebt habe ich ordentlich; denn wenn ich mich im Essen und Trinken nicht sehr in acht genommen hätte, so wäre ich schon längst arbeitsunfähig. Wer kann mir helfen? Ich werde jeder Anordnung Folge leisten. Ich habe schon mehrere Ärzte gehabt, bin allen Anordnungen nachgekommen, habe aber nie Hilfe, höchstens auf kurze Zeit Linderung bekommen.«

Die Anwendungen sind folgende: Täglich einmal Knieguß und barfuß im Wasser gehen. Jeden Morgen einen Oberguß, jeden Nachmittag einen Rückenguß. So zwölf Tage lang. Die Füße waren infolge dieser Anwendung fast immer warm, der Druck auf den Kopf hat zum größten Teil nachgelassen. Der Schlaf, der vorher sehr schlecht war, stellte sich immer mehr ein. Durch Urin wurde täglich recht viel kranker Stoff ausgeschieden. Das Aussehen war wie umgewandelt.

Die weiteren Anwendungen waren: Jeden Morgen einen Schenkelguß und Oberguß, jeden Nachmittag ein Halbbad. So 14 Tage hindurch. Während dieser Kur wurde zur Auflösung, Reinigung und Ausleitung nach innen im Wechsel gebraucht: Wermutextrakt, dann ferner Extrakte von Zinnkraut, Hagebutten und Wacholderbeeren. Augustin erklärte dann: »Mein Kopfweh ist weg, meine Füße sind ganz warm, Appetit und Schlaf gut. Das Gewicht hat sich um einige Pfund vermindert; der Umfang aber ist um vieles kleiner geworden.«

Was hat hier gefehlt? Das Blut drang zu sehr in den Kopf, daher die kalten Füße und Hände, in denen nur teilweise mehr Blut war. Im Unterleib waren größere Anstauungen, die viel Gase bewirkten. Die Kniegüsse leiteten das Blut abwärts. Die Obergüsse kräftigten den Oberkörper und preßten die schwammige Natur zusammen. Die Schenkelgüsse setzten fort, was der Knieguß begonnen. Die Halbbäder kräftigten den ganzen Körper und brachten mit dem Rückenguß den ganzen Blutlauf in größere Tätigkeit. Die Mittel nach innen wirkten auflösend, reinigend und bewirkten gute Verdauung. Auf diese Weise waren die Übelstände beseitigt, und der Körper mußte gesund werden.

Margareta, 28 Jahre alt, erzählt: »Ich bin nie ohne Kopfschmerzen, bloß sind sie den einen Tag etwas linder als den andern. Häufig sind sie so stark, daß ich schon oft gedacht habe, ich werde noch wahnsinnig. Meine Hände und Füße sind regelmäßig kalt, und alle vier Wochen habe ich regelmäßig Kopf- und Leibschmerzen, so daß ich gewöhnlich vier bis fünf Tage im Bett liegen muß. Sonst würde mir nichts fehlen.«

Anwendungen: 1. Jeden Tag zweimal im Wasser gehen bis an die Knie; 2. jeden Tag zweimal Oberguß, jeden zweiten Tag ein Sitzbad. So acht Tage lang. Nach diesen acht Tagen jeden Morgen Knie- und Oberguß, jeden Nachmittag Halbbad. Nach 14 Tagen war der Kopfschmerz gänzlich beseitigt, die Füße und Hände hatten die volle Wärme. Der Appetit war gut, und der verlorene Schlaf hatte sich wieder eingestellt. Nach *innen* wurde angewendet acht Tage lang täglich eine Tasse Tee von Johanniskraut und Schafgarbe, in der folgenden Woche von Johanniskraut und Wermut. Wie wirkte hier die Anwendung? Ganz einfach: Knie- und Oberguß wirkten stärkend auf den Oberleib und leiteten das Blut in die Füße. Die Halbbäder brachten mehr Tätigkeit in den Körper und stärkten den ganzen Körper. Das Sitzbad wirkte besonders stärkend auf den Unterleib. Der Tee in den ersten acht Tagen bewirkte Regelung des Blutlaufes, der Tee in der zweiten Woche noch nebenbei gute Verdauung. Hier war die Hauptkrankheit Störung im Blutlauf.

Ein Herr aus der Stadt, 58 Jahre alt, bringt vor: »Ich habe seit mehreren Jahren Kopfleiden. Durch sechs Jahre hat es immer zugenommen. Zeitweilig war es kaum merkbar, dann wieder recht heftig. Seit zwei Jahren hat es gar nicht mehr aufgehört. Dazu kam noch Schwindel, der anfangs auch nur gelinde war; aber jetzt muß ich aufmerken, daß ich auf dem Wege zurechtkomme. Zweimal bin ich schon umgefallen, und man glaubte, es werde ein vollständiger Schlag mich getroffen haben. Der Arzt aber sagte, es sei noch kein schwerer Schlag, aber doch sei Blut im Gehirn ausgetreten. Nachdem ich drei Tage geschlafen, wurde es wieder ordentlich. Kopfweh wäre jetzt manchmal nicht so stark, wenn nur nicht der Schwindel so arg wäre. Ich habe öfters Medizin gebraucht, auch mehrere Ärzte gehabt, aber es blieb beim alten. Mein letzter Arzt verordnete mir Karlsbader Salz, das ich täglich nehme. Ich fühle jedoch keine Besserung. Jetzt möchte ich versuchen, mit Wasser mich zu heilen. Welche Anwendungen soll ich gebrauchen? Bemerkt sei noch, daß ich sehr stark aufgetrieben bin und meine Füße fast immer kalt sind. Appetit wäre da, wenn ich nicht so voll wäre. Esse ich nach Appetit, dann wird mir gar so bang.«

Anwendungen: 1. In der Woche drei kurze Wickel, jeden 1½ Stunden lang, in kaltes Wasser getaucht. 2. Jeden Tag einen Oberguß und Knieguß; jede Nacht vom Bette aus ganz waschen und dann wieder ins Bett. 3. Täglich eine Tasse Tee trinken von zwölf Wacholderbeeren und etwas Zinnkraut, 10 Minuten lang gesotten und in drei Portionen trinken. So 14 Tage lang. Dazu: 1. den einen Tag Ober- und Knieguß, den andern Tag ein Halbbad; 2. jeden zweiten Tag eine Tasse Tee von Zinnkraut und Wermut, in drei Portionen getrunken. Dies wieder 14 Tage lang. Der Kranke war nach vier Wochen so weit hergestellt, daß Kopfweh und Schwindel verschwunden waren, der Appetit gut und, weil alle Gase beseitigt, auch der Unterleib in Ordnung war. Weiter waren nur noch notwendig in der Woche ein kurzer Wickel und ein Halbbad.

Die *Wirkungen der Anwendungen* waren wie folgt: Die Wickel leiteten die Gase aus und reinigten den Unterleib von schadhaften Stoffen. Der Ober- und Knieguß bewirkten Stärkung, größere Erwärmung und geregelten Blutumlauf. Der Tee reinigte im Inneren, besonders in den Nieren und den Gedärmen.

Ein Herr, 36 Jahre alt, erzählt: »Ich habe beständig Kopfweh, sehr häufig Augenweh; eine Flüssigkeit strömt oft aus den Augen, die recht brennt. Der Schmerz kommt auch öfter in die Ohren; Schlaf habe ich vor Schmerz oft die ganze Nacht nicht. Die Füße sind immer eiskalt. So lebe ich schon Jahre hindurch in Not und Elend und habe keinen Erlöser gefunden.«

Folgende *Anwendungen* halfen in 14 Tagen (es war Frühlingszeit): 1. Der Leidende ging jeden Tag zweimal barfuß auf einer Wiese oder auch im Tau; 2. bekam er jeden Tag zweimal einen Ober- und Knieguß; 3. jeden zweiten Tag ein Sitzbad im kalten Wasser. Nach 14 Tagen war der Kranke gesund. Hier war der Hauptfehler der Blutandrang in den Kopf, da der Kranke Hals und Kopf viel zu warm gehalten und dadurch das Blut mehr in den Kopf geleitet hatte.

Erklärung der Wirkungen: Nichts verweichlicht die Füße mehr, als wenn sie recht kalt sind, fast ohne Blut und deshalb nur spärlich genährt werden. Das Gehen auf nassem Boden bewirkte Abhärtung und leitete das Blut vom Kopfe ab. Noch stärker wirkte der Oberguß, abhärtend, zusammenziehend, stärkend. Die Sitzbäder wirken stärkend und erwärmend auf den Unterleib. So wurde in kurzer Zeit das Übel behoben. Um für den ganzen Körper Kraft zu gewinnen und die Gesundheit zu bewahren, wurde jede Woche ein Halbbad, ein Ober- und Knieguß verordnet.

Anna erzählt: »Ich habe beständiges Kopfleiden und bin immer voll Schnupfen. Meine Füße sind selten warm, oft die halbe Nacht eiskalt. So leide ich zwei Jahre, und alles, was ich angewendet habe, hat mir nicht geholfen. Seit einigen Wochen habe ich solche Schwermut, daß mir alles verleidet ist. Was ich schon angewendet habe, hat mir keine Hilfe gebracht. Was ist zu tun?«

1. In der Woche zwei kurze Wickel, jeden $1^1/_2$ Stunden lang; 2. den einen Tag einen Oberguß und Knieguß; 3. den andern Tag ein Halbbad. Nach drei Wochen war die Kranke geheilt. Eingenommen hat sie täglich eine Tasse Tee von Johanniskraut und Schafgarbe.

Die *Anwendungen* wirkten wie folgt:

Weil hier zu starker Blutandrang zum Kopf war und deshalb durch kalte Luft viel Schnupfen sich eingestellt hatte, weil ferner der innere Körper verschleimt war, wurden die Wickel genommen, die auflösten und ausleiteten. Durch Oberguß und Knieguß wurde aufgelöst, der Körper gekräftigt und durch das Halbbad allgemeine Kräftigung des ganzen Körpers erzielt. Der Tee bewirkte Auflösung im Innern und eine geregelte Zirkulation des Blutes, was besonders durch das Johanniskraut erzielt wird.

Krämpfe

Wie häufig kommt es doch vor, daß Leute in jungen Jahren wie im hohen Alter mit Krämpfen behaftet sind und bei jeder Kleinigkeit in Krämpfe verfallen! Eine große Freude ist imstande, die Krämpfe zu wecken; Ärger, Verdruß, Widerwillen, Abneigung gegen jemand oder etwas, Widerspruch des Eigensinnes und alle möglichen Kleinigkeiten können solche Menschen in die größte Aufregung bringen und Krämpfe erzeugen. Was ist in solchen Anfällen zu tun? Sind die Krämpfe auf der Brust, so daß die Personen oft nicht mehr reden können, so tauche man ein vierfaches Tuch in Wasser und Essig und lege es auf den Unterleib; nach einer Stunde frisch eintauchen. Ist der Kranke recht kalt, dann wird das Tuch in heißes Wasser mit Essig getaucht; hat er große Hitze, dann in kaltes Wasser mit Essig. Durch diese Anwendung tritt gewöhnlich alle Ruhe am ganzen Körper ein, und der Krampf hört auf. Hört er aber in zwei Stunden nicht auf, dann muß die bezeichnete Anwendung noch fortgesetzt werden. – Haben die Krämpfe aufgehört, dann können Ganzwaschungen vorgenommen werden mit Wasser und Essig, und zwar zwei- bis dreimal innerhalb eines Tages. Wie die warme Auflage eine allgemeine Wärme bewirkt, so bewirkt auch die Ganzwaschung mit Wasser und Essig die Erhaltung und Vermehrung der Naturwärme und bringt den Blutlauf in gehörige Ordnung, was am notwendigsten zur Heilung ist. – Noch besser tut man, wenn man zu den Waschungen täglich einmal ein Hemd anlegt, in Wasser und Essig getaucht. – Nach innen taugt am besten Anserinentee, in Wasser oder Milch gesotten, so warm, als der Kranke die Milch trinken kann. Auf diese Weise können krankhafte Zustände leicht behoben werden. Die Krämpfe kommen doch regelmäßig bei schwächlichen Naturen vor, bei Blutarmen, und sind eine Qual für viele Tausende – wieder ein Beweis, wie notwendig für Abhärtung und gute Nahrung gesorgt werden soll, um solche Krämpfe zu verhüten.

Darum kann nicht genug ermahnt werden, der Jugend eine gute Kost zu geben und scharfe Gewürze zu entziehen. Mit welchem Material ein Haus gebaut ist, so steht es da zur Ausdauer oder zum Einsturz. So notwendig die Nahrung ist und so viel auf sie ankommt, geradeso notwendig sind die Abhärtungen. Die Weichlinge werden verschwinden, wenn die Abhärtungen Fortschritte machen und gute Kost mit Abhärtung vereinigt wird. Wieviel Klagen, wieviel Jammer und Unzufriedenheit könnte leicht verhütet werden!

Leberleiden

Ein Fremdling erzählt: »Ich komme bei 220 Stunden weit her. Ich habe eine solche Enge auf der Brust, daß ich oft recht große Atemnot habe. Mein Unterleib ist oft so aufgetrieben, daß ich glaube, ich müsse zerplatzen. Ich habe keine Ruhe bei Tag und Nacht. Wie mein Aussehen gelb ist, so sagten auch mehrere Ärzte, ich sei brust- und leberkrank, und in den Nieren fehle es ebenfalls. Ich war schon in Karlsbad, habe auch andere Bäder besucht, aber immer ohne Erfolg. Ich habe 27 heiße Bäder genommen. Diese aber haben mir am meisten geschadet; denn seit dieser Zeit bin ich um und um voll Rheumatismus. Wenn mir das Wasser keine Hilfe bringt, bin ich gewiß verloren.«

Die *Anwendungen* waren folgende:

1. Täglich zwei Obergüsse, ein Rückenguß und ein Schenkelguß. So drei Tage hindurch.

Diese Anwendungen kräftigen den ganzen Körper, damit um so leichter alle inneren Zustände gebessert werden konnten unter Beihilfe der Natur.

Die weiteren *Anwendungen:*
2. Täglich einen Oberguß;
3. täglich ein Halbbad;
4. täglich einen Rückenguß.
So acht Tage lang. Die weiteren *Anwendungen*:
Dreimal täglich nacheinander einen kurzen Wickel 1½ Stunden lang, das Tuch in Wasser getaucht, in dem Heublumen gesotten wurden, dazu noch täglich ein Halbbad und einen Rückenguß. Die Wirkung war, daß bei den ersten Anwendungen auffallend viel Urin abging; später kam viel Grieß und Stein und soviel Unrat und Schleim im Urin, daß der Kranke glaubte, er könne nicht mehr gesund werden, wenn soviel Unrat in seinem Körper sei. Bemerkt sei hier, daß der Kranke täglich eine Tasse Tee eingenommen hat, im Anfang von Schlehblüten, Schafgarbe und Johanniskraut; später wurde Zinnkrauttee mit Wacholderbeeren und Wegtrittkraut getrunken. Dieser Tee hat die vielen Steine und den Grieß ausgetrieben. In der dritten Abteilung bekam der Kranke einen Tee von Schafgarbe, Salbei und Bitterklee zu guter Verdauung und Verbesserung des Blutes. Die ganze Kur dauerte sechs Wochen, und mit folgenden Worten verließ der Kranke mein Zimmer: »Mein Kopf ist leichter als je; in meiner Brust fühle ich nichts mehr. Mein Unterleib ist ganz in Ordnung, habe besten Appetit und Schlaf und freue mich, so glücklich in meine Heimat zurückkehren zu können.«

Lungenleiden (angehende Schwindsucht, Katarrh, Emphysem, Verschleimung usw.)

Ein Fräulein, 19 Jahre alt, erzählt: »Mir sind schon drei Geschwister an der Schwindsucht gestorben, und ich habe Sorge, daß ich dieser Krankheit auch zum Opfer falle. Ich huste zwar nicht, aber ich bin doch oft so müde, daß ich fast keine Arbeit verrichten kann. Auch mein Gemütszustand ist recht gedrückt. Selten habe ich Appetit und bin mit wenig ganz gesättigt; kräftige Kost kann ich nicht vertragen. Wenn ich keine Hilfe bekomme, werde ich sicher schwindsüchtig.«
Aus dieser Erzählung geht klar hervor, daß dieser Körper nicht heranwächst, um stark und kräftig zu werden, sondern schon während des Wachsens zu schwinden beginnt; und wenn kein Einhalt geschieht, tritt Siechtum ein, und das Wort Schwindsucht ist am rechten Platz.
Hier muß dahin gewirkt werden, daß der ganze Körper gekräftigt

wird, und zwar im Äußeren und Inneren. Ein solcher schwächlicher Körper ist nicht imstande, das Gute aus der Nahrung zu ziehen. Deshalb ist eine innere und äußere Einwirkung auf den ganzen Körper notwendig.

Anwendungen. Nach *außen*: 1. Täglich zweimal einen Oberguß, mit einer Kanne voll Wasser beginnen und nach und nach steigern bis zu 3–5 Kannen;

2. täglich einmal im Wasser gehen;
3. jede zweite Nacht ein Sitzbad.

Nach *innen:* Jeden Morgen und jeden Abend eine Kraftsuppe, nur wenig gesalzen, jeden Mittag eine einfache, nahrhafte Kost, vorherrschend Mehlspeise von einfachem Naturmehl. Während des Tages, wenn guter Appetit vorhanden, etwas Milch, aber nicht viel, und einfaches Brot dazu. So 14 Tage bis drei Wochen lang. Dann 1. jeden Tag ein Halbbad; 2. jeden Morgen im Wasser gehen bis an die Knie; 3. täglich zweimal einen Oberguß. Zur völligen Ausheilung war notwendig, daß einige Zeit hindurch wöchentlich noch zwei bis vier Halbbäder genommen wurden.

Der *Knieguß* und das Wassergehen beleben, kräftigen und beseitigen die faulen Stoffe. Die *Obergüsse* kräftigen und stärken ebenso den ganzen Oberkörper. Das *Sitzbad* wirkt kräftigend auf den Unterleib, das *Halbbad* auf den ganzen Körper. Nach sechs Wochen war diese Natur so umgewandelt, daß alle Zeichen der Schwindsucht verschwunden waren, Lust zum Leben und zur Arbeit eingetreten und sicher die Natur vor Siechtum geschützt war. Daß die Bäder längere Zeit fortgesetzt werden, in der Woche zwei bis vier, ist notwendig.

Ein Mädchen, 23 Jahre alt, erzählt: »Ich bin immer so müde, daß ich fast nichts mehr arbeiten kann. Voriges Jahr hatte ich vier Wochen lang einen ziemlich starken Husten, aber ohne Auswurf. Jetzt huste ich nicht, aber auf der linken Seite habe ich immer Schmerzen, bald schwächer, bald stärker. Appetit habe ich keinen, außer zu sauren und stark gesalzenen Sachen. Milch kann ich gar nicht nehmen. Im vorigen Jahr starb mein Bruder und vor sechs Jahren meine Schwester an der Schwindsucht. Bin ich auch verloren? Ich fürchte es.«

Daß hier die Schwindsucht begonnen hat, daran ist kein Zweifel, aber heilbar ist sie noch durch folgende *Anwendungen:*

1. In der Woche zwei kurze Wickel, in Wasser getaucht, in welchem Fichtenreiser gesotten wurden, warm umgelegt eine Stunde lang;

2. jeden Tag einen Oberguß, einmal im Wasser gehen und einmal Knieguß. So 14 Tage lang.
Nach diesen 14 Tagen 1. in der Woche zwei Ober- und zwei Unteraufschläger, jeden 3/4 Stunden lang; 2. in der Woche drei Halbbäder, täglich einmal im Wasser gehen und einen Oberguß. So 3–4 Wochen lang. Die Kranke soll täglich zweimal Kraftsuppe essen, alles Saure oder stark Gesalzene muß vermieden werden. Die einfachste Hausmannskost ist die beste. Täglich soll sie die Wacholderbeerkur gebrauchen, jeden Abend Salbeitee mit Wermut vermischt, vier Löffel voll, nehmen.
Salbei und Wermut bereiten dem Blut die besten Stoffe und sind Hauptmittel gegen Fäulnis. Leute, die Neigung zu solcher Krankheit haben, sollen fleißig Salbei und Wermut gebrauchen, aber immer nur in kleinen Portionen.

Martha erzählt: »Ich habe schon mehrere Wochen, wie die Ärzte sagen, einen Lungenspitzenkatarrh; ein Arzt hat gesagt, bei mir sei zu fürchten, daß Lungenschwindsucht eintrete. Ich huste viel, besonders zur Nachtzeit, und habe rechts und links auf den Schultern Schmerzen. Ich muß viel ausspucken, aber meistens nur Schleim. Der Appetit ist schlecht. Die Füße sind beständig kalt, die Kraft ist sehr gering; manchmal habe ich auch etwas Fieber. Ich habe immer Verstopfung, ohne Nachhilfe durch Pillen bekomme ich nie Stuhlgang.«
Diese Zeichen sind wirklich Vorboten, daß die Schwindsucht eintreten kann; doch kann dies beseitigt werden durch folgende *Anwendungen:*
1. Täglich zweimal Oberguß und zweimal Knieguß;
2. jede Woche zweimal ein Sitzbad;
3. jede Stunde von Mittag bis Abend einen Eßlöffel voll Wasser. Jeden Tag sechs bis acht Wacholderbeeren essen. So 10–12 Tage lang.
Weitere *Anwendungen:*
1. Täglich einen Oberguß mit 3–5 Kannen Wasser;
2. den einen Tag ein Halbbad, den anderen Tag einen Schenkelguß;
3. täglich im Wasser gehen oder auch barfuß im Freien. Zum Frühstück eine Kraftsuppe, überhaupt eine nahrhafte Kost genießen.
Die Obergüsse müssen fortgesetzt werden, bis der Schmerz vollständig aufgehört, und die Halbbäder ebenfalls, bis aller Schmerz beseitigt ist, in der Woche zwei- bis dreimal. – In sechs Wochen waren alle bedenklichen Zeichen beseitigt, und zur weiteren Kräf-

tigung reichten aus in der Woche einmal ein Halbbad und zweimal ein Oberguß und Schenkelguß.
Die *Obergüsse* lösen Schleim ab, heben die Entzündung und kräftigen die welken Organe. Die *Kniegüsse* leiten das zu sehr nach oben dringende Blut abwärts und kräftigen. Die *Halbbäder* wirken stärkend und belebend. Die *Wacholderbeeren* unterstützen den Magen im Verdauen und *Verbessern der Säfte*. Der *Löffel voll Wasser* behebt die Verstopfung meistens schon in wenigen Tagen.

Ein Bursche, 24 Jahre alt, klagt: »Ich habe gewaltige Verschleimung auf der Brust, muß alle Tage recht viel Schleim ausspucken und bin nie ohne Schmerz auf der Brust, habe schon recht viel eingenommen, und doch ist es nie besser geworden. Kürzlich hat mir der Arzt gesagt, es setze sich nach und nach die Schwindsucht an, was mir auch einleuchtet. Denn ich muß oft recht hart atmen, und meine Kraft hat viel nachgelassen. Ich kann nur noch leichte Arbeit verrichten, habe auch gar keinen Mut mehr. Appetit wäre schon da; aber wenn ich esse, tut es mir weh.«
Sind hier auch alle Zeichen der Schwindsucht, so wurde doch der so Geschilderte vollständig geheilt auf folgende Weise:
1. Täglich erhielt er einen Oberguß und Brustguß (man legt sich nämlich auf den Rücken und läßt die Brust begießen);
2. in der Woche zweimal nacheinander einen Ober- und Unteraufschläger, jeden 3/4 Stunden lang;
3. jeden Tag einmal im Wasser gehen;
4. täglich eine Tasse Tee trinken in drei Portionen von gekochtem foenum graecum.
Zum Frühstück eine Tasse Milch, in welcher ein Kaffeelöffel voll gemahlenem Fenchel drei Minuten lang gesotten wurde, ebenso am Abend. Die Kost sei die bisherige, wenn nur recht nahrhaft und einfach.
Nach vier Wochen war dieser Kranke geheilt. Es reichten für weiter in der Woche 2–3 Halbbäder aus.
Die *Obergüsse* bewirkten Kräftigung des Körpers und Abstoßung der Schleimmasse; der *Tee* wirkte auflösend und reinigend, der *Ober- und Unteraufschläger* wirkten kräftigend und auflösend. Die mit *Fenchel* gekochte *Milch* löste den Schleim auf und stärkte den Magen.

Ein Mann, 33 Jahre alt, klagt seine Not: »Ich hatte vor zwei Jahren eine starke Lungenentzündung. Man hielt mich für verloren.

Seit dieser Zeit bin ich nie ohne Husten, der mitunter recht stark auftritt. Ich habe beständig Katarrh; auf der rechten Seite habe ich oft große Schmerzen. Der Arzt hat gesagt, es werde mit der Zeit von selbst vergehen, es sei Lungenemphysem. Es nimmt aber mehr zu als ab; ich habe nie ordentlichen Appetit; die Kraft fehlt mir ganz, und wenn ich nur leichte Arbeiten verrichte, bin ich gleich im Schweiß. Alle Medikamente haben nach der Lungenentzündung nicht mehr gewirkt.«

Hier ist sicher noch ein Rest von der Lungenentzündung; und wo die Lungenentzündung am stärksten, ist auch der schadhafte Rest geblieben. Hier muß Kräftigung und Ausscheidung des kranken Stoffes erfolgen.

Anwendungen: 1. Täglich zweimal Oberguß und zweimal Knieguß.
2. Jeden Tag ein Sitzbad.

So sechs Tage lang. Dann
1. zweimal den Oberguß um ein bis zwei Gießkannen vermehrt;
2. täglich einmal einen Schenkelguß und einmal ein Halbbad. So drei Wochen lang.

Nach *innen:* Jeden Morgen und Abend eine Tasse Milch trinken, mit etwas Honig und Fenchel gesotten.

Ferner jeden Tag eine Tasse Tee trinken von foenum graecum in kleinen Portionen; im übrigen gute, kräftige Kost, aber keine geistigen Getränke.

Nach sieben Wochen war der Kranke vollständig gesund und bekam als Nachkur in der Woche zwei bis drei Halbbäder, einen Oberguß und einen Knieguß.

Die *Obergüsse* wirkten auflösend auf alle ungesunden Stoffe in der Brust und Lunge, zugleich den Oberkörper stärkend. Dasselbe bewirkten *Knieguß* und *Schenkelguß*. Was diese Anwendungen im einzelnen wirken, bewirkt das *Halbbad* im ganzen. Die *Milch* gibt gute Nahrung, verbessert den Magen und wirkt zugleich gegen den Husten. Foenum graecum nimmt die innere Hitze, löst die innere Verschleimung auf und leitet aus. Auf diese Weise kommt der ganze Organismus wieder in den richtigen Zustand.

Ein Bauernsohn, 26 Jahre alt, gibt an: »Ich habe schon mehr als ein halbes Jahr starken Husten und muß recht viel Schleim ausspucken. Die Leute sagen, ich habe die Lungensucht, und der Arzt glaubt, es stehe mit mir nicht am besten.« Die Gesichtszüge waren allerdings etwas gebrochen und das Aussehen krankhaft.

In diesem Falle wird die Brust und überhaupt der ganze obere

Körper vom Schleim gereinigt werden müssen, dann wird auch die Gesundheit eintreten. Der Kranke erhielt folgende Anwendungen:
1. Jeden Tag zweimal Oberguß, einmal Wassergehen und einmal Knieguß;
2. am dritten Tag einen Rückenguß und ein Halbbad;
3. am fünften Tag ein Vollbad.

Darauf erklärte der Kranke, er fühle sich so gut wie nie. Er habe eine Masse Schleim ausspucken müssen, und jetzt sei alles beseitigt.
Der *Oberguß* unterstützt die Natur, allen Unrat aus Luftröhre, Lunge und Brust hinauszuwerfen, was auch geschah. Die *Güsse auf die Knie* mußten verhüten, daß das Blut nicht zuviel dem Oberkörper zuströmte; dieselben Anwendungen sollten auch bewirken, daß die Füße mehr belebt und gekräftigt wurden. *Rückenguß, Halbbad* und *Vollbad* stärken den ganzen Körper und befördern die Ausscheidung der im Unterleib etwa befindlichen ungesunden Stoffe.

Ein Kandidat sieht nicht gut aus, klagt über Schmerz auf der linken Brust, oben. Die Ärzte erklären es als Lungenspitzenkatarrh und Emphysem, er sei blutarm und schwächlich.
Hier sind drei Punkte zu beobachten: 1. Der leidende Teil auf der Brust, 2. die Blutarmut und 3. allgemeine Schwäche.
Allererst muß auf den leidenden Teil eingewirkt werden zur Kräftigung desselben und zur Ausscheidung des sich da aufhaltenden kranken Stoffes. Dies geschieht durch den Oberguß, der den ganzen oberen Körper kräftigt, eine größere Tätigkeit in alle Teile des Oberkörpers bringt und zugleich auf kräftige Ausscheidung und Schleimabsonderung wirkt; deshalb sechs Tage jeden Tag zweimal *Oberguß*, der von Tag zu Tag etwas gesteigert wird.
Da aber der ganze Körper an Schwäche leidet und diese behoben werden muß, so ist die zweite Anwendung auf die Füße durch den *Schenkelguß* täglich, aber nur einmal, weil hier bloß Schwäche vorhanden. – Nach sechs Tagen hatte sich die Brust bedeutend erholt und auch der untere Körper schon gewonnen. Deshalb wird auf den Körper fortgesetzt eingewirkt zur Besserung des *Oberkörpers* durch den Oberguß, darum täglich *einen Oberguß*. Die Einwirkung auf den *ganzen* Körper zur allgemeinen Belebung geschieht durch den Rückenguß und Knieguß; deshalb täglich einen *Rückenguß* und *Knieguß*, bei warmer Witterung auch zweimal. Der Knieguß wirkt besonders zur Ableitung des Blutes und Beförderung des Stuhlganges. So zwölf Tage lang.

Auf den oberen Körper wird noch kräftiger eingewirkt durch *Oberguß* und *Brustguß*, damit dieser seine vollste Kraft erhält, nirgends mehr Krankhaftes sich ansetzen kann, und er so widerstandsfähig wird gegen Rückfälle.

Um den Leib zu stärken und zu größerer Tätigkeit zu bringen, wird den einen Tag *Rückenguß*, den anderen das *Halbbad* angewendet. Wie die erste Anwendung vorzüglich auf das Rückgrat wirkt, so bewirkt das Halbbad eine allgemeine Kräftigung des ganzen Körpers.

Mit diesen Anwendungen, einige Tage hindurch, wurde die Brust gereinigt und der ganze Körper zu voller Kraft gebracht, guter Appetit und Schlaf erreicht, der Husten entfernt.

Zur weiteren allgemeinen Kräftigung reichten auch in der Woche zwei bis vier Halbbäder.

Zur Auflösung und Ausleitung der kranken Stoffe gibt es hier eine große Anzahl von Mitteln: 1. Veilchenblätter in Milch gesotten, täglich zwei kleine Tassen; 2. foenum graecum, gesotten, ist vorzüglich zur Reinigung der verschleimten Brust.

Klara erzählt: »Vor einem halben Jahre wurde ich von einem plötzlichen Blutbrechen befallen; dasselbe wiederholte sich nach je drei bis vier Wochen. Ich mußte viel husten, konnte gar nicht mehr schlafen, hatte keinen Appetit, dagegen starken Auswurf, meistens Heiserkeit, oft große Atemnot und auf der linken Seite heftiges Stechen. Verschiedene Ärzte erklärten übereinstimmend, ich habe Lungenspitzenkatarrh, und mein linker Lungenflügel sei angegriffen.«

Die *Anwendungen* bei diesem Leiden waren folgende: 1. Jeden Tag zwei Obergüsse, Schenkelguß und Knieguß, so acht Tage lang; 2. dann täglich zwei Obergüsse, einen Schenkelguß und ein Halbbad, so wieder zehn Tage; 3. täglich zwei Halbbäder, zwei Obergüsse, vierzehn Tage. Die ganze Kur dauerte nicht ganz vier Wochen. Der Husten war verschwunden und der Appetit vollständig hergestellt; der Schlaf war vorzüglich. Während der Kur hatte sich viel mehr Schleim abgelöst als vorher; endlich verschwand er gänzlich, wie auch alles Stechen in der Seite aufhörte; kurz, die Kranke erklärte, es fehle ihr gar nichts mehr.

Was hat hier gefehlt? Diese Person war ganz verschleimt; der Schleim löste sich massenhaft ab, und darauf hörte auch das Stechen in der Seite bald auf, und es war gerade die höchste Zeit, um der Schwindsucht oder Lungenkrankheit vorzubeugen.

Die Obergüsse lösten alle Verschleimungen in der Brust, Luftröhre usw. auf und stärkten den oberen Körper. Die Schenkelgüsse stärkten die unteren Körperteile und bewirkten eine größere Wärme in diesen. Der Knieguß bewirkte dasselbe in geringerem Maße; vor allem aber leiteten beiderlei Güsse das Blut ab von oben nach unten. Die Halbbäder wirkten stärkend und abhärtend auf den ganzen Körper. – Als innerliches Mittel wurde täglich eine Tasse Tee in drei Portionen getrunken; derselbe war bereitet aus Johanniskraut und Schafgarbe. Diese Arznei bewirkte, daß die Schleimauflösung leichter vor sich ging, und wirkte auch auf Verbesserung des Blutes.

Magen- und Darmleiden (Abweichen = Diarrhöe, Verstopfung, Aufstoßen, Verdauungsleiden usw.)

Unter den unzähligen Leiden, die in der Menschheit herrschen, wird besonders viel geklagt über den Magen, Magenbeschwerden, Magenleiden.
Ich bin aber der festen Überzeugung, daß es lange nicht so viel Magenleiden gibt, als man Klagen führt über Magengebrechen, und daß ein großer Teil der geklagten Leiden nur von den Einwirkungen auf den Magen herkommt. Freilich wäre es auch kein Wunder, daß alle möglichen Magenleiden aufgezählt werden könnten, wenn man bedenkt, wie man mit dem Magen umgeht und was der Magen aufnehmen muß. Bald wird er belästigt durch Mangel, man gibt ihm nichts; noch mehr aber durch Überfüllung, Fraß und Völlerei. Wie viel muß er aufnehmen, was dem Gaumen behagt, dem Magen aber schadet! Wird Hilfe gesucht für Magenleiden oder andere Gebrechen, wie viel muß der Magen Gift aufnehmen, was ihm nur schadet!

Ein Mädchen, 20 Jahre alt, führt Klage über ihren Magen: »Ich habe viel Luftaufstoßen und Brennen im Magen; mein Magen verdaut nicht. Ich habe beständig kalte Füße, viel Kopfleiden, bin auch ganz matt und unfähig, viel zu arbeiten. So leide ich schon nahezu vier Jahre.«
Hier ist sicher gar kein Magenleiden vorhanden, was die gesunde Zunge bestätigt, die doch der Spiegel des Magens ist. Die ganze Natur ist verweichlicht, blutarm, völlig untätig. Bringe man hier den Körper in Ordnung, dann wird auch das Magenleiden verschwunden sein.

1. Das Wassergehen wird warme und kräftigere Füße schaffen.

2. Der Oberkörper werde täglich übergossen, und er wird aufwachen von seiner Schläfrigkeit und kräftiger werden.
3. Jeden zweiten Tag ein Sitzbad wird den Unterleib stärken.
4. Nach innen werden täglich zweimal, jedesmal drei Löffel voll, Salbei- und Wermuttee die Magensäfte unterstützen.
So 14 Tage lang. Dann
1. in der Woche einmal einen Ober- und Unteraufschläger. Diese wirken stärkend auf den kranken Teil.
2. Jeden zweiten Tag ein Halbbad, wirkt wieder stärkend und belebend auf den ganzen Körper.

Ein Hausvater, 33 Jahre alt, erzählt sein Magenleiden: »Seit fünf Jahren habe ich immer *Magenleiden,* recht oft heftiges Brennen, Aufstoßen, viel Säure, muß oft alle Kost erbrechen. Ich weiß meinem Beruf nicht nachzukommen, muß oft stundenlang im Bett liegen, bis endlich starkes Erbrechen kommt. Dieses Leiden habe ich mir zugezogen zur Winterszeit, wo ich mich oft erkältete.«
Der Mann ist sehr mager, das ganze Aussehen leidend.
Hier ist mit Sicherheit anzunehmen, daß die Naturwärme der oftmaligen Erkältung unterlegen ist und deshalb im Innern Störungen eingetreten sind, und es ist dem Gesundheitszustand ergangen, wie wenn eine Mauer einen Riß bekommt, der Jahre hindurch besteht, bis endlich ein Baumeister ihn ausbessert. Ist also der Ursprung in Erkältung zu suchen, so wird am besten sein, der frostigen Natur mit Wärme entgegenzukommen, deshalb
1. in der Woche zweimal, auch dreimal, angeschwellte Heublumen auf den Unterleib binden, ganz warm, 1½ Stunden lang. Diese Wärme tut der Natur wohl. Die Heublumen wirken günstig auf die Haut, und die Natur vermag dann auch, so gekräftigt, wieder zum Bessern zu kommen.
2. Täglich den ganzen Körper mit Wasser und Essig zweimal waschen; dies bewirkt Belebung und größere Tätigkeit.
3. Zweimal in der Woche ein Hemd anziehen, in heißes Salzwasser getaucht, 1½ Stunden lang, bewirkt Erhöhung der Naturwärme, reizt die Haut zu größerer Tätigkeit, so daß der vorhandene krankhafte Stoff auf die Oberfläche dringt und aufgesaugt wird.
Nach *innen* wirkt am besten recht einfache Kost, wenig oder gar nicht gewürzt, auch schwach gesalzen. Täglich dreimal zwei Löffel voll Wermuttee. Von morgens bis Mittag stündlich ein Löffel voll Milch; von Mittag bis Abend stündlich ein Löffel voll Wasser wegen des Stuhlganges.

Nach 14 Tagen hatte der Kranke guten Appetit, guten Schlaf und gesunde Farbe.
Die zweite Kur erhielt folgende Anwendungen:
1. Jeden Tag einen Oberguß und Knieguß;
2. jeden zweiten Tag ein Halbbad, eine halbe Minute lang;
3. jede Woche drei Sitzbäder, eine Minute lang.

Alle diese Anwendungen wirkten stärkend, erwärmend und brachten alle Teile des Körpers in Tätigkeit. Nach sechs Wochen war der Kranke gesund.

Eine Hausmutter, 36 Jahre alt, erzählt: »Ich habe einen ganz schlechten Magen. Was ich esse, bekommt mir nicht gut; ich habe immer dünnflüssigen Stuhlgang. Ich hätte guten Appetit; aber es ist kein Gedeihen. Es tut mir oft alles am ganzen Körper weh; ich verrichte nur noch zur Not meine Hausarbeit; mehr kann ich nicht mehr tun.«
Hier hat sicher die Kälte die Herrschaft gewonnen durch wiederholten Kampf mit der Wärme; dadurch ist auch eine Schwäche eingetreten, und weil nichts gehörig verdaut worden ist, sind auch die Magensäfte verdorben. Heruntergekommen ist die Küche und was gekocht wird. Das deutet auch die abgestorbene Farbe und der Gesamteindruck der Lebensmüdigkeit an. – Hier muß man es machen wie in einem Zimmer, in dem man friert, nämlich zuerst einheizen. Diese Kranke bekam dazu

1. acht Tage lang jeden zweiten, dann jeden dritten Tag einen kurzen warmen Wickel, das Tuch in heißes Wasser getaucht, in welchem Haferstroh gesotten wurde, $1^1/_2$ Stunden lang aufgelegt; dadurch wurde die Naturwärme erhöht und der Unterleib gekräftigt.
2. Jeden zweiten Tag wurde ein vierfaches Tuch, in je zur Hälfte Wasser und Essig getaucht, auf den Unterleib gebunden, $1^1/_2$ Stunden lang; dies wirkte wieder erwärmend und kräftigend.

Nach *innen:*
1. Jeden Tag zu vier verschiedenen Zeiten je ein Pfefferkorn verschlucken, ohne es zu zerbeißen; diese bewirken innere Wärme, sind ein kleines Feuer für den Magen und wirken mehr auf die genossene Kost.
2. Täglich zweimal Kraftsuppe und sonst nahrhafte Kost.

Nach 14 Tagen hat sich das Abweichen gehoben, die Speisen wurden gut verdaut, und ein frisches Aussehen war der klarste Beweis der Genesung. Nun folgten
1. Oberguß und Schenkelguß den einen Tag,

2. den andern Tag das Halbbad,
3. kräftige Kost und Wacholderbeerkur,

und die Kranke dankte ihrem Schöpfer und den Hausmitteln.

Ein armer Taglöhner, 42 Jahre alt, klagt: »Schon zehn Jahre habe ich *Magenleiden.* Ich habe freilich einfache Kost, viele Arbeit, muß mich viel plagen; aber noch ärger ist mein Magenleiden. Jetzt will's gar nicht mehr gehen. Ich habe gar nie Stuhlgang, ohne die stärkste Medizin zu nehmen, habe oft gräßliche Schmerzen und Auftreibung im Unterleib; wenn recht viel Luft nach oben abgeht, habe ich eine Zeitlang Erleichterung. Ich mag essen, was ich will, es tut nicht gut. Ich habe recht viel eingenommen von verschiedenen Ärzten, aber selten Hilfe bekommen und immer nur auf kurze Zeit.«

Hier hat unstreitig sich durch was immer für eine Veranlassung Krankheitsstoff gebildet, höchstwahrscheinlich durch eine leichte Entzündung, die nicht behoben wurde. Es muß somit auf die vorherrschende Hitze eingewirkt, die Schwäche und Untätigkeit behoben und das rechte Verhältnis zwischen Kälte und Wärme wiederhergestellt werden. Deshalb

1. in der Woche zwei Ober- und Unteraufschläger. Diese nehmen die überflüssige Hitze und verhelfen zur gehörigen Naturwärme.
2. täglich einen Oberguß und Knieguß. Diese wirken ebenfalls auf eine einheitliche Wärme am Ober- und Unterkörper, zugleich neues Leben und Kraft bringend.

So 14 Tage lang, und der Zustand hatte sich wesentlich gebessert.

Nach *innen* bekam der Kranke

1. zweimal im Tag Kraftsuppe;
2. jede Stunde einen Löffel voll Wasser zur Regelung des Stuhlganges;
3. täglich dreimal jedesmal drei Wacholderbeeren zur Verbesserung des Magens.

Die weiteren Anwendungen sind:

1. In der Woche dreimal ein Sitzbad,
2. den einen Tag einen Oberguß und Knieguß, den andern Tag ein Halbbad.

In vier Wochen war die Kur zu Ende, und der Kranke konnte seinem Beruf wieder nachkommen. Für längere Zeit jedoch mußte derselbe in der Woche zwei bis drei Halbbäder nehmen und die Wacholderbeerkur fortsetzen.

Eine Witwe, 54 Jahre alt, leidet seit einigen Jahren an *Magenbeschwerden,* sieht recht gebrochen aus, hat wenig Blut, ist ganz mager und kraftlos, hat wenig Appetit und beständig Druck auf dem Magen. Die Naturwärme ist sehr heruntergekommen. Die Frau ist ganz in Wolle gekleidet und friert dennoch fast immer.
Hier ist 1. eine große Verweichlichung durch zu warme Kleidung; 2. weil die gehörige Naturwärme nicht vorhanden, herrscht auch große Untätigkeit; mithin steht der ganze Körper nicht in der richtigen Tätigkeit, was die Haut beweist, die ganz trocken ist, als ob sie nur auf dem Körper aufliege, aber nicht angewachsen sei. – Allererst muß bei der Heilung Wärme, Leben und Tätigkeit gebracht werden. Das wird geschehen durch folgendes:
1. In der Woche zweimal ein Hemd anziehen, in heißes Salzwasser getaucht, 1½ Stunden lang; dies bringt Wärme, öffnet die Poren und befördert die Hauttätigkeit;
2. zweimal in der Woche von unter den Armen ganz hinunter den Körper einwickeln, das Tuch ebenfalls in heißes Salzwasser getaucht, 1½ Stunden lang; das bringt dieselbe Wirkung im Unterleib wie das Hemd im Oberkörper;
3. täglich eine Waschung vom Bett aus mit Wasser und Essig, dann wieder ins Bett.
Nach *innen:* 1. eine gute einfache Kost, besonders morgens und abends Kraftsuppe;
2. täglich sechs bis acht Wacholderbeeren und am Morgen und Abend vier Löffel voll Tee von Salbei, Wermut und Johanniskraut. Diese Mittel bewirken eine Besserung im Magen. – So zwölf Tage lang.
Der Zustand hat sich in dieser Zeit in jeder Beziehung gebessert.
Die weiteren *Anwendungen* sind:
1. Täglich Oberguß und Schenkelguß;
2. jeden zweiten Tag ein Sitzbad;
3. in der Woche zwei Halbbäder.
Das Sitzbad bewirkt Kräftigung und Wärme im Unterleib, das Halbbad Kräftigung des ganzen Körpers. Nach innen wirken die Wacholderbeeren und der Tee.
Nach fünf Wochen war die Haut wieder gut anliegend; der ganze Körper hatte gleiche Wärme. Das Aussehen war frisch und gesund, die ganze Natur wie umgewandelt.
Zur weiteren Befestigung reichten aus: in der Woche zwei bis drei Halbbäder, die das größte Wohlbehagen bewirkten, später nur ein bis zwei Halbbäder.

Eine Hausfrau klagt: »Ich leide, wie die Ärzte sagen, an *Magengeschwüren*, was glaubhaft ist, weil es im Gesicht zu erkennen ist. Auch zeigen sich von Zeit zu Zeit größere Flecken am ganzen Körper mit gewaltigem Beißen und Brennen, so daß ich meine, ich müsse alle Haut herunterkratzen. Wenn auch das Gesicht gerötet, so bin ich doch recht abgemagert.«
Hier herrscht sicher Unreinigkeit im Blut, mithin auch Unreinigkeit in den Säften. In diesem Falle muß auf Reinigung des Blutes und der Säfte gewirkt werden sowie auf Reinigung und größere Tätigkeit der Haut. Dieser Zustand kann geheilt werden wie folgt:
1. Jede Nacht den ganzen Körper waschen mit Wasser und Essig;
2. jeden Tag ein vierfaches Tuch in Wasser getaucht, in welchem Heublumen gesotten wurden, auf den Leib binden, 1½ Stunden lang, leitet Krankheitsstoffe aus und verbessert den ganzen Unterleib.
Nach *innen:* 1. Täglich eine Tasse Tee von Zinnkraut, zehn bis zwölf Wacholderbeeren zerstoßen, zehn Minuten lang gesotten, in drei Portionen trinken;
2. zum Frühstück Kraftsuppe und bis Mittag alle Stunden einen Löffel voll Milch; von Mittag bis Abend stündlich einen Löffel voll Wasser zur Regelung des Stuhles, der bisher ohne gewaltsame Mittel nie mehr eingetreten.
Diese vierzehntägigen Anwendungen hatten in jeder Beziehung den besten Erfolg. Die weiteren Verordnungen waren:
1. Jeden Tag einen Oberguß und Schenkelguß;
2. jeden dritten Tag ein Halbbad.
Nach fünf Wochen war die Person mit ihrem Befinden sehr zufrieden, nur sollte sie mehr Kraft bekommen. Diese kam auch, nachdem sie sich in der Woche zweimal in der Nacht gewaschen und drei Halbbäder genommen, drei Wochen lang. Für weiter reichten aus in der Woche zwei bis drei Halbbäder.
Der Ausschlag am Körper und Gesicht ist erloschen, die Haut, wie die Genesene behauptet, rein, der Stuhlgang in Ordnung und der Urin, der immer rot war, jetzt wie bei einem gesunden Menschen.

Ein Knecht sagt: »Ich habe vor vier Wochen etwas gegessen, das mir zu schwer im Magen liegenblieb; seit dieser Zeit hab' ich keinen Appetit, Ekel fast vor jeder Speise, von Zeit zu Zeit Blähungen und Aufgetriebensein, habe häufig Kopfweh und oft auch Fieber. Ich glaube, mein Magen ist verdorben«, woran auch nicht zu zweifeln ist. Deshalb soll der Kranke

1. vier Tage nacheinander täglich angeschwellte Heublumen warm auf Magen und Unterleib legen, mit einem Tuch gut aufbinden;
2. täglich einen Tee trinken von Tausendguldenkraut, Salbei und Wacholderbeeren. Nach vier Tagen waren die Beschwerden verschwunden; der Knecht konnte seinen Dienst wieder versehen.

»Ich habe in der Hitze ziemlich viel kaltes Wasser getrunken und bald darauf einen großen Schmerz empfunden; ich kann nun nichts mehr essen, es ekelt mir vor jeder Speise, habe auch häufig Fieber.«
Anwendungen:
1. Vier Tage nacheinander einen kurzen Wickel, welcher die durch das Wasser gebildete Kälte verdrängt und die Natur in größere Tätigkeit bringt;
2. täglich eine Tasse Tee, in drei Portionen getrunken, von Wermut und Tausendguldenkraut. Der Schaden war in vier Tagen gutgemacht. Um den Magen noch mehr zu stärken, waren die Wacholderbeeren das beste Mittel.

»Ich habe Schweinefleisch gegessen mit Speck, und zwar, da ich sehr hungrig war, zu rasch. Jetzt stößt mir immer das Fleisch auf, als ob es noch im Magen sei, obwohl es schon sechs Tage her ist. Wenn ich mich nur erbrechen könnte!« – Erbrechen ist nicht notwendig. Es reicht aus
1. vier bis fünf Tage jede Nacht ganz waschen und
2. täglich zwei Tassen Tee trinken am Morgen und Abend von Brennesselwurzeln. Diese leiten die kranken Stoffe aus und bringen der Natur Ruhe.

Es kommt im menschlichen Leben oft vor, daß durch großen Schrekken, Angst oder Furcht ein starker Durchfall eintritt und im Organismus große Störungen hervorgebracht werden. Weil diese Revolution im Magen und Darm beginnt und durch den ganzen Organismus wandert, so verliert nicht bloß die Natur viel, sondern die Organe werden auch geschwächt. Ißt dann der von der Diarrhöe Befallene seine gewöhnliche Kost, so tritt meistenteils rasch die härteste Verstopfung ein. Weil die Gedärme zu sehr angegriffen sind, tritt nachher Erschlaffung derselben ein. Ein anderes Übel: Durch den Durchfall ist auch ein großer Teil der Magensäfte mitgewandert und somit die Verdauung mangelhaft. Dadurch entstehen viele Gase, welche große Beschwerden verursachen. Wie diese *große* Revolution, so gibt es auch viele *kleinere* durch kalte Speisen,

Getränke, Einatmen zu kalter Luft. Wer könnte alle die verschiedenen Schädlichkeiten dieser Art aufzählen, die dann Durchfall bewirken und der Natur recht nachteilig sind, weil sie den natürlichen Gang so sehr stören!

So erzählt ein Herr: »Vor 25 Jahren hatte ich einmal einen recht großen Verdruß. Es stellte sich ganz kurz heftiges Abweichen ein; gleich darauf starke Verstopfung. Seit dieser Zeit nehme ich jeden Abend Abführmittel, weil ich sonst keinen Stuhlgang habe. Seit 22 Jahren fühle ich beim Gehen Stiche in der Brust und andere Beschwerden.«

Was hat hier also dieser Verdruß angerichtet? Allzu schnell entleerte die Natur zu viel Magensäfte. Dadurch traten die Anstauungen ein, weil die gehörige Verdauung nicht stattgefunden. Diese Anstauungen wirkten nach verschiedenen Richtungen bald stärker, bald schwächer.

Dazu kommen die vielen Abführmittel, die doch in der Regel zu stark angreifen, die Organe schwächen und zu ihrer Funktion immer untätiger machen. Die Folge mußte notwendig sein, daß der ganze Körper im allgemeinen weit zurückkam und einzelne Teile schadhaft wurden. Dies zu beheben, dazu dienten folgende Anwendungen:

1. Jede Nacht eine Ganzwaschung; diese bewirkte vermehrte Wärme.
2. In der Woche zwei bis drei Halbbäder; diese wirkten kräftigend auf den ganzen Körper und erhöhten die Naturwärme.
3. In jeder Stunde ein Löffel voll Wasser nebst guter Kost bewirkten Vermehrung der Magensäfte und gute Verdauung, so daß der ganze Körper genährt wurde.
4. Täglich sechs bis acht Wacholderbeeren bewirkten eine rasche Verbesserung des Magens, und so reichten fünf Wochen aus zur allgemeinen Kur. Zur vollständigen Kräftigung waren ausreichend in der Woche zweimal ein Halbbad oder einmal ein Oberguß und Knieguß und ein- oder zweimal ein Halbbad.

Zwei Kinder gingen in die Erdbeeren. Eines von diesen hatte im Walde etwas Unrechtes genossen, bekam dadurch Erbrechen und Durchfall, starkes Fieber, Frost im Wechsel mit großer Hitze. Dem Kind schwand aller Appetit und die Kraft; das ganze Aussehen war krankhaft.

Wie kann hier Hilfe gebracht werden?

1. Dreimal in der Woche ein zweifaches Tuch, in halb Wasser und

halb Essig getaucht, auf den Unterleib binden, $1^1/_2$ Stunden lang. Diese Auflagen stärkten, lösten auf und leiteten aus.
2. Täglich den Körper zweimal waschen mit Wasser und Essig. Dies bewirkte neues Leben, brachte alle Organe in größere Tätigkeit und förderte die Transpiration.
3. Jeden Tag dreimal, jedesmal zwei Löffel voll Wermuttee bewirkte gute Verdauung, leitete aber besonders Giftstoffe aus.
4. Womöglich jede Stunde einen Löffel voll Milch als gute Nahrung und zur Ausscheidung des Giftes.
In wenigen Tagen wurde das kranke Kind gesund.

Eine Dienstmagd, welche durch einen Regen ganz durchnäßt und erkältet war, wurde von einem Durchfall und Fieber überfallen, so daß die Speisen, wie sie dieselben gegessen, wieder abgingen; sie war nicht imstande, außer dem Bett zu sein; hatte große Hitze, dann wieder große Kälte, auch heftige Kopfschmerzen. Was ist hier zu tun? Das beste Mittel ist hier
1. ein warmer kurzer Wickel, in Heublumenwasser getaucht, eine Stunde lang. Dadurch wird die niedere Naturwärme erhöht und so die Kälte schon teilweise verdrängt.
2. Dreimal täglich eine Tasse ganz warme Milch, in welcher Fenchel gesotten wurde. Die Milch bringt gute Nahrung, und der Fenchel erwärmt und stärkt.
3. Zur Ausgleichung der Körperwärme und zur allgemeinen Tätigkeit täglich einmal den ganzen Körper waschen.
So war die Kranke bald gesund.

Einem Knaben, 16 Jahre alt, wurde ohne alle Vorbereitung die Nachricht gebracht, seine Mutter sei gestorben. Er brach zusammen, bekam heftige Leibschmerzen und Durchfall, was längere Zeit dauerte, ohne besonders berücksichtigt zu werden. Der Knabe wurde allmählich gemütsleidend und traurig, arbeitete nicht mehr und hielt sich für ganz verloren.
Der große Schrecken hatte nicht bloß den Knaben erschüttert, sondern durch den Durchfall, der nicht behoben wurde, bekam die Natur nichts mehr zur Kräftigung, und mithin kam sie sehr herunter. Das Gemütsleiden war Folge der Schwäche. Bei der Behandlung mußte also auf Kräftigung des ganzen Körpers hingearbeitet werden. Der Knabe mußte
1. täglich zweimal bis an die Knie im Wasser gehen, und
2. täglich einen Oberguß nehmen.

Nach *innen:*
1. Gute Kost; dazu täglich drei Pfefferkörner verschlucken, die den Magen erwärmen;
2. täglich zweimal Kraftsuppe essen;
3. täglich eine Tasse Tee von Wermut und Salbei (in drei Portionen), in halb Wein, halb Wasser gesotten, trinken; dies bewirkt innere Wärme und gute Verdauung, und so war nach drei Wochen der trostlose Junge wieder gesund.

Ein Hausvater, 29 Jahre alt, leidet seit drei Jahren an Diarrhöe, täglich drei- bis viermal. Derselbe weiß keine Ursache, außer, wenn er mehr Flüssiges ißt, ist auch der Durchfall stärker; sonst ist es gleich, welcherlei Speisen er genießt. Das Aussehen deutet auf Schwäche und Müdigkeit, wie auch alle gesunde Farbe erloschen ist. Die Gemütsstimmung ist mehr traurig als heiter, die Kräfte haben sehr abgenommen, der Appetit ist nicht schlecht, aber es fehlt am rechten Geschmack.
Hier ist vorherrschend große Schwäche wie nach einer Krankheit, nach der sich Krankheitsstoffe länger im Körper aufhalten und diese Schwäche bewirken: mithin ist auf dreifache Weise einzuwirken:
1. in der Woche drei Sitzbäder, stärken den Unterleib;
2. zwei Halbbäder in der Woche wirken stärkend auf den ganzen Leib;
3. jeden zweiten Tag ein zweifaches Tuch, in halb Wasser, halb Essig getaucht, $1^1/_2$ Stunden lang, wirkt stärkend auf den Unterleib.
Nach *innen:* 1. eine kräftige Hausmannskost; 2. täglich drei kleine Tassen Tee von Schafgarbe, Johanniskraut und Wermut, welche gute Säfte und gute Verdauung bewirken.
Nach drei Wochen war die Krankheit beseitigt, das Aussehen frisch, die Verdauung gut, der Appetit groß.
Für weiter waren gut: in der Woche ein bis zwei Sitzbäder und zwei Halbbäder.

Ein Mann, 36 Jahre alt, erzählt: »Ich habe schon seit vier Jahren mit Abweichen zu tun. Ich mag essen, was ich will, ich bekomme doch Durchfall, meistens mit großen Schmerzen – ganz ohne Schmerzen geht es nie ab. Wenn ich auch drei bis vier Tage Ruhe habe, dann tritt das Übel nur um so heftiger auf, habe auch recht viele Gase im Leib. Wenn diese nicht gehen, dann ist der Schmerz um so ärger. Es ist fast gleich, welche Kost ich genieße; manchmal glaubte ich, die rechte Speise getroffen zu haben; doch bald ist wieder der alte Zustand da. Gebraucht habe ich schon vieles von Ärzten und anderen; kleine Linderungen bekam ich, aber keine Hilfe.«

Folgende *Anwendungen* wurden verordnet: 1. Jeden Tag einen Oberguß und Knieguß; 2. jeden dritten Tag ein Halbbad; 3. jeden vierten Tag ein zweifaches Tuch, in halb Wasser und halb Essig getaucht, warm auf den Unterleib binden, 1½ Stunden lang. So 14 Tage. Zum Einnehmen täglich sechs bis acht Wacholderbeeren, auch 14 Tage hindurch. Das Abweichen hörte vollständig auf, der Appetit wurde gut, die Schmerzen verschwanden, und der Kranke fühlte sich gesund. Die weiteren Anwendungen waren: zweimal in der Woche ein Halbbad und die Wacholderbeerkur, mit vier Beeren anfangen, täglich eine mehr, bis 15, und dann wieder abwärts.

Wirkungen: Der Oberguß und Knieguß brachten mehr Wärme und Kraft für den ganzen Körper; der Essig auf den Unterleib bewirkte Wärme und Kräftigung im Unterleib; das Halbbad wirkte stärkend auf den ganzen Leib und vermehrte zugleich die Naturwärme; die Wacholderbeeren wirkten reinigend und stärkend auf Magen und Gedärme. Die weiteren Anwendungen unterstützten durch längere Zeit die Natur, damit das Übel nicht wiederkehre.

»Seit drei Jahren«, erzählt ein Mann, »habe ich täglich vier- bis sechsmal Stuhlgang, oft auch acht- bis zehnmal in einem Tage. Ich mag essen, was ich will, es ist nicht anders, und es bangt mir jedesmal, sooft ich esse, vor den Schmerzen, die wieder eintreten werden. Mich friert fast immer, und je ärger die Kälte, um so häufiger das Abweichen. Ärzte habe ich weit und breit viele aufgesucht, Hilfe nie gefunden. Wenn es noch länger so fortgeht, dann werde ich nicht mehr lange leben. Ich bin auch ganz kraftlos. Was ist zu tun?«

1. Acht Tage hindurch angeschwellte Heublumen in einem Tuch ganz warm auf den Unterleib binden, 1½ Stunden lang. 2. Jeden Tag einen Ober- und Knieguß. 3. Jeden Tag zweimal eine kleine Tasse ganz warme Milch trinken, in welcher Fenchel zehn Minuten lang gesotten wurde. Zudem täglich zweimal, jedesmal vier Löffel voll, Wermuttee trinken. So 14 Tage hindurch. Nach 14 Tagen den einen Tag einen Oberguß und Knieguß, den andern Tag ein Halbbad. Die Milch wurde beibehalten, und statt Tee wurden täglich sechs bis acht Wacholderbeeren gegessen. So wieder 14 Tage. Der Zustand änderte sich so sehr, daß der Kranke alle Speisen genießen konnte, täglich den gehörigen Stuhlgang hatte und erklärte, er sei

ganz gesund. Die weiteren Anwendungen waren in der Woche zweimal Oberguß und Knieguß und einmal ein Halbbad.
Hier hatte die Kälte die Herrschaft, so daß die volle Naturwärme nicht aufkommen konnte. Es war große Blutarmut vorhanden, wie es auch nicht anders sein konnte. Die Heublumen bewirkten eine künstliche Wärme, die sich über den ganzen Körper verbreitete. Die schlechten Stoffe wurden aufgesaugt. Ober- und Knieguß bewirkten am Körper, was die Heublumen am Unterleib bezweckten. Die Milch gab gute Nahrung, der Fenchel erwärmte und kräftigte den Magen, und auf diese Weise wurde die volle Naturwärme wiederhergestellt. In der zweiten Abteilung brachten die Güsse eine Fortsetzung der früheren Wirkung, und die Wacholderbeeren verbesserten im Innern. Das Halbbad wirkte in derselben Weise wie die Güsse, besonders aber auf den Unterleib. So wurde der ganze Organismus von allen ungesunden Stoffen befreit, erwärmt und gekräftigt und dadurch auch die Gesundheit wiedererlangt.

Eine Person, 26 Jahre alt, klagt: »Ich habe ein schweres Magenleiden; es geht kein Tag vorbei, an welchem ich nicht schmerzliches Drücken und Brennen im Magen habe. Es stoßen mir viele Gase aus dem Magen herauf, und dann nimmt der Schmerz zu, bis ich mich recht erbrechen muß; es kommt Wasser, Schleim und endlich die Kost. So leide ich schon drei Jahre, habe alles mögliche getan, aber nur mit geringer oder gar keiner Hilfe. Meine Kraft ist fast verschwunden, Appetit ist keiner da.«
Diese Kranke mußte folgendes anwenden: 1. Acht Tage lang jeden Tag ein vierfaches Tuch, in halb Wasser und halb Essig getaucht, warm auf den Unterleib binden; 2. jede zweite Nacht ein Sitzbad, eine Minute lang; 3. jeden Tag einen Ober- und Knieguß; 4. die eine Stunde einen Löffel voll Wasser, die andere einen Löffel voll Milch. So drei Wochen fortmachen. Nach drei Wochen 1. täglich Ober- und Knieguß; 2. jeden dritten Tag ein Halbbad, in der Woche zweimal ein Sitzbad und jeden Tag zweimal, jedesmal drei Löffel voll, Tee trinken von Wermut und Fenchel. So wieder drei Wochen. Nach sechs Wochen reichten aus in der Woche einmal Oberguß und einmal Halbbad.
Hier herrschten die Gase, dann geschwächte Naturwärme. Die Aufschläge bewirkten Wärme und Kräftigung. Dasselbe bewirkten Ober- und Knieguß. Milch und Wasser bewirkten gute Verdauung und Stuhlgang und gaben auch hinreichende Nährstoffe, und so wurde diese Kranke in sechs Wochen gesund.

Ein Herr, 48 Jahre alt, bringt folgendes vor: »Ich habe einen schwachen Magen, der besonders nur wenig Flüssigkeit ertragen kann. Die vielen Gase, welche sich sammeln, üben fortwährend einen Druck auf die Brust, besonders auf das Herz aus. Meistens habe ich schweren Atem und äußerst langsame Verdauung, und infolgedessen herrscht häufig trübe Stimmung. Geh' ich zu einem Arzt, so erhalte ich Salze, die stark abführen, und bald kommt das alte Leiden wieder. Ich habe recht viel gebraucht, aber nur wenig Hilfe bekommen. Was soll ich tun?«

Anwendungen: 1. Zweimal in der Woche angeschwellte Heublumen warm auf den Unterleib und die Magengegend binden, eine Stunde lang. 2. Jede zweite Nacht ein Sitzbad nehmen in kaltem Wasser. 3. Dreimal in der Woche den ganzen Körper mit kaltem Wasser waschen, woran etwas Salz gemischt ist. 4. täglich eine Tasse Tee trinken von Wermut, Salbei und Minze. Der Tee ist in drei Portionen während des Tages zu nehmen.

Wie wirken diese Anwendungen? Die Heublumen erwärmen den Körper und leiten Gase fort, ziehen schlechte Stoffe aus und stärken den Unterleib. Die Waschungen bringen eine gleiche Transpiration, befördern den Blutlauf und kräftigen somit den ganzen Körper. Der Tee wirkt auf gute Verdauung, löst die krankhaften Stoffe auf und führt sie aus. Zur weiteren Kräftigung ist noch gut, in der Woche zwei Sitzbäder zu nehmen, ein- oder zweimal sich zu waschen und eine Tasse des genannten Tees in drei Portionen zu trinken.

Eine Hausfrau beklagte sich bei mir über Magenleiden. »Ich habe«, so sagte sie, »stets bittern Geschmack im Munde, bald stärker, bald schwächer, muß viel Wasser erbrechen, welches ganz sauer und bitter ist, häufig auch alles, was ich gegessen habe. Manchmal habe ich Kopfschmerzen, daß ich ganz schwindlig bin. Beständig sind meine Füße kalt, in der Nacht werden sie oft erst in fünf bis sechs Stunden warm. Der Stuhlgang ist immer zu hart und unregelmäßig. Was kann hier helfen?«

Anwendungen: 1. Jeden dritten Tag soll ein kurzer Wickel genommen werden, der in warmes Heublumenwasser getaucht wurde. 2. Jeden Tag ist Oberguß und Knieguß zu nehmen. 3. Täglich ist eine Tasse Tee von Wermut und Zinnkraut in drei Portionen zu trinken. Derselbe muß sechs Minuten gesotten werden.

Die *Wirkung* dieser Anwendung ist folgende: Die warmen Wickel bringen dem Leibe Wärme zur Auflösung und Ausscheidung der verlegenen Stoffe. Ober- und Kniegüß bringen dem ganzen Körper Wärme und Kraft. Der Tee reinigt im Innern und bringt gute Verdauung. Die genannten Anwendungen sind 14 Tage zu machen; darauf ist die Wacholderbeerkur zu gebrauchen und jede Woche zwei- bis dreimal ein Halbbad zu nehmen. Die Wacholderbeeren verbessern den Magen. Die Halbbäder kräftigen die Natur und erhalten die Naturwärme.

Ein Bursche von 16 Jahren kommt zu mir und sieht recht armselig und heruntergekommen aus. Er ist ziemlich entkräftet und bittet um Hilfe. Er habe schon mehrere Ärzte gehabt, aber keine Hilfe bekommen. Er habe nichts, als was er verdiene. Alles, was er esse, bekomme ihm nicht gut. Beständig habe er Druck auf dem Magen. Wenn er stark gebrochen habe, werde es ihm wohler. Wärme fühle er wenig, fast immer empfinde er Frost. Er fragt, was zu tun sei, daß er wieder sein Brot verdienen könne.
1. Jeden Morgen und Abend den Unterleib kräftig mit Essig und etwas Wasser daran einreiben. 2. Täglich einen halben Löffel voll gutes Salatöl einnehmen. 3. Täglich zweimal, jedesmal fünf bis sechs Löffel voll, Wermut- und Salbeitee einnehmen. 4. In der Nacht vom Bett aus ganz waschen mit Wasser und Essig und dann gleich wieder ins Bett gehen. So 14 Tage lang; nach diesen 14 Tagen dieselben Mittel halb so oft gebrauchen. Nach vier Wochen zeigte sich dieser Bursche wieder; sein Aussehen war frisch, er hatte Appetit und hinreichende Naturwärme und konnte wieder sein Brot verdienen.
Die Einreibungen mit Essig und Wasser bewirkten Wärme und Tätigkeit im Unterleib, nicht weniger die Waschungen dasselbe im ganzen Körper. Das Öl, wenn es die Natur erträgt, lindert die Magenbeschwerden. Der Tee von Wermut und Salbei verbessert die Säfte und die Verdauung.

Eine Frauensperson erzählt: »Ich bin 32 Jahre alt. Seit einigen Jahren habe ich fast immer Magenleiden, öfters Erbrechen und Übelkeiten. Seit fünf Wochen liege ich immer im Bette an Lungen- und Magenkatarrh. Ich bin so kraftlos, daß ich schon mehrere Monate gar keine Arbeit mehr verrichten kann.«
Anwendungen: 1. Jeden zweiten Tag ein vierfaches Tuch auf den Unterleib binden, in Wasser und Essig getaucht, in der ersten Zeit warm, später kalt. 2. Jede zweite Nacht vom Bette aus ganz waschen und wieder ins Bett. 3. Zum Frühstück eine Kraftsuppe. Bis

Mittag jede Stunde einen Löffel Milch. Nachmittags bis abends jede Stunde einen Löffel voll Wasser. 4. Jede zweite Nacht ein Sitzbad.
Innerlich: Wacholderbeerkur.
Wirkungen: Hier ist große Blutarmut, somit auch große Schwäche, dann schlechte Verdauung vorhanden. Das Essigtuch wirkt stärkend auf den Unterleib und verbessert den Magen. Die Waschungen beleben, stärken und bewirken bessere Transpiration. Die Kraftsuppe bringt gute Nahrung, und dasselbe tun die kleinen Portionen Milch. Der Löffel voll Wasser wirkt günstig auf den *Stuhlgang.*

»Mehr als zwei Jahre«, erzählt eine Hausfrau, »habe ich fast beständig Magenleiden. Ich habe starkes Drücken und oft starkes Brennen im Magen. Oft ist der ganze Unterleib recht kalt, die Füße wollen gar nicht warm werden. Im Bette sind sie oft vier bis fünf Stunden ganz kalt. Appetit habe ich nie, und kräftige Kost kann ich gar keine essen. Ich nehme höchstens ein wenig Kaffee, der mir noch am besten tut. Ich bin auch oft recht verstimmt und verzagt.«
Anwendungen: 1. In der Woche viermal angeschwellte Heublumen warm auf den Unterleib binden, 1½ Stunden lang. 2. Jeden Tag einmal ein Knieguß. 3. Jeden zweiten Tag ein Oberguß. So 14 Tage lang. Dann 1. täglich ein Schenkelguß und Oberguß. 2. Jeden Morgen und jeden Abend den Unterleib mit Wasser und Essig waschen. 3. In der Woche zweimal einen kurzen Wickel eine Stunde lang umlegen, in warmes Heublumenwasser getaucht. So wieder 14 Tage. Als Kost 1. jeden Morgen und Abend eine Kraftsuppe, von Milch oder Fleischsuppe gekocht; 2. einfache Hausmannskost am Mittag. Nach *innen* wurde gebraucht: jeden Tag, in drei Teile geteilt, eine Tasse Tee von Wermut, Fenchel und Wacholderbeeren, alles dieses miteinander zehn Minuten lang gesotten. Nach vier Wochen war das Drücken verschwunden, Appetit hatte sich eingestellt, und das ganze Aussehen war wie umgewandelt.
Die *Wirkung* der Anwendungen war folgende: Durch die Blutarmut war der ganze Körper, besonders aber der Unterleib, mehr kalt als warm, mithin auch keine rechte Verdauung. Wo man kein Feuer hat, kann man nicht kochen. Die warmen Heublumen bewirkten Wärme und Kräftigung des Unterleibes. Der Wickel wirkte noch stärker in dieser Weise. Der Knieguß leitete das Blut abwärts und vermehrte die Naturwärme. Der Oberguß bewirkte Kräftigung und Tätigkeit des Körpers. Der Schenkelguß bewirkte unten, was

der Oberguß oben: Wärme und Kräftigung; das Waschen mit Wasser und Essig bewirkte Stärkung, Erwärmung und wirkte auf Stuhlgang; der kurze Wickel wirkte auf den ganzen Leib, die Heublumen auf den Unterleib. Der Tee bewirkte Verdauung, gute Säfte und Kräftigung.

Ein Mann erzählt folgendes: »Ich bin krank und habe schon drei Ärzte gehabt. Der erste sagte, ich sei leberleidend, der zweite, ich habe einen Herzfehler; der dritte, man könnte noch nicht genau bestimmen, wo der Hauptfehler sei. Ich habe guten Appetit, bekomme aber, wenn ich gegessen habe, Schmerzen im Magen. Es wird gewaltig unruhig im Unterleib, und wenn es längere Zeit recht unruhig war, kommt Herzklopfen. Meine Hände und Füße sind immer kalt, von Woche zu Woche werde ich magerer und kraftloser. Ich bin Schreinermeister und kann schon zwei Jahre lang meinem Geschäfte nicht mehr nachkommen. Wenn ich nur eine halbe Stunde eine kleine Arbeit verrichte, bin ich schon ganz müde.«
Anwendungen: 1. Jeden Morgen einen Knieguß, eine Minute lang; 2. jeden Nachmittag einen Oberguß; 3. dreimal in der Woche angeschwellte Heublumen warm auf den Unterleib binden und $1^1/_2$ Stunden lang liegenlassen; 4. jeden Tag eine Tasse Tee trinken von zwölf zerstoßenen Wacholderbeeren und etwas Zinnkraut, welche zehn Minuten lang gesotten wurden. So 14 Tage lang. Nach deren Verlauf: 1. Jeden zweiten Tag ein Halbbad; 2. jeden Tag einmal im Wasser gehen; 3. jeden Morgen und Abend den Unterleib mit einer Mischung, halb aus Wasser, halb aus Essig bestehend, kräftig einwaschen. Von dem oben bezeichneten Tee jeden dritten Tag eine Tasse trinken. Nach vier Wochen war der Schreinermeister wiederhergestellt. Was hat nun diesem gefehlt? Der Magen hat wohl aufgenommen, aber nicht gut verdaut. Es entwickelten sich dadurch recht viele Gase. Diese übten einen Druck auf die Organe im Oberkörper (Römheldscher Symptomen-Komplex); dadurch entstand Herzklopfen; und weil die Blutbildung nachgelassen hatte und die Kälte vorherrschend wurde, mußte die Kraft schwinden. Oberguß und Knieguß leiteten das Blut in die äußeren Teile und belebten und kräftigten die ganze Natur. Der Tee reinigte den Unterleib von Gasen und verlegenen, krankhaften Stoffen. Die Halbbäder stärkten die ganze Natur. Die aufgelegten Heublumen saugten die schlechten Stoffe aus und sorgten, daß nicht mehr so viele Gase sich anhäuften. Auf diese Weise wurde die ganze Natur wieder in Ordnung gebracht. Weil aber die Erholung nur nach und

nach vor sich geht, mußte der Mann noch einige Zeit ein oder zwei Halbbäder nehmen und, um einen guten Magen zu bekommen, die Wacholderbeerkur gebrauchen.

Ein Bauer teilte mir über seinen Zustand folgendes mit: »Seit fünf Jahren habe ich Magenleiden, beständiges Brennen im Magen und Druck auf denselben. Ich könnte alles essen, und doch tut mir nichts gut; seit einem Jahr ist es viel ärger als früher. Ich habe auch keine Kraft mehr, muß mich häufig erbrechen, und bis nicht mein Magen ganz leer ist, bekomme ich kein Ruhe. Bier darf ich gar nicht trinken, gleich stößt mir Säure auf. Ich habe fast beständig kalte Füße, und die Schmerzen im Magen lassen mir keinen Schlaf. Ärzte habe ich mehrere gebraucht, bekam auch von Zeit zu Zeit Linderung, aber nur für kurze Zeit. Bald war das alte Leiden wieder da.«
Anwendungen: 1. In der Woche dreimal einen kurzen, warmen Wickel, $1^1/_2$ Stunden lang; derselbe ist in Wasser zu tauchen, in welchem Haferstroh $^1/_2$ Stunde lang gesotten wurde. 2. Jeden Morgen im Wasser gehen. 3. Jeden Nachmittag einen Oberguß nehmen. 4. Täglich dreimal Wermuttee einnehmen, jedesmal drei Löffel.
Die Anwendungen wirkten wie folgt: Die Wickel entfernten die Gase im Unterleib, die einen Druck auf den Magen übten, infolgedessen Brechreiz entstand. Die Nieren wurden gereinigt und alle krankhaften Stoffe ausgeleitet, was auch der schmutzige Urin bewies. Der Wermuttee bewirkte gute Verdauung. Hier war das Hauptübel mehr im Darm als im Magen; denn sobald die Gase entfernt waren, hörte das Erbrechen auf. Wassergehen härtet ab, leitet das Blut in die Füße und entwickelt Wärme. Der Oberguß wirkte stärkend und belebend. In drei Wochen war der Kranke gesund, und zur weiteren Erholung reichte es aus, daß er zweimal in der Woche ein Halbbad nahm.

Ein Herr erzählt: »Ich bin 9 bis 10 Jahre von beständigen, bald stärkeren, bald schwächeren Magenleiden belästigt. Saures kann ich gar nicht essen. Satt darf ich mich nie essen. Außerdem habe ich schon längere Zeit dann und wann in der Frühe Husten, wobei ziemlich viel Schleim abgeht, mit welchem öfters etwas Blut vermischt ist. Meine Nerven sind sehr geschwächt; jede Kleinigkeit kann mich aufs höchste aufregen. Ich schlafe nur mit Unterbrechungen. Deshalb habe ich schon zehn Jahre hindurch mehr ab- als zugenommen. Meistens fühle ich eine gedrückte Stimmung. Was ist in meiner Lage zu tun?«

Antwort: Die besten *Anwendungen* werden folgende sein: 1. Jeden Tag einen Oberguß und Knieguß. 2. Den einen Tag ein doppelt genommenes und in eine Mischung von halb Wasser und halb Essig getauchtes Tuch auf den Unterleib binden. 3. Den andern Tag in der Nacht ein Sitzbad nehmen. So zehn Tage fortmachen. Nach diesen zehn Tagen: 1. In der Woche drei Halbbäder. 2. In der Woche einen Oberguß und Knieguß. 3. Die Wacholderbeerkur anwenden; es wird mit vier Beeren angefangen, täglich eine mehr genommen, bis man auf 15 gekommen ist, dann geht es in gleicher Weise wieder abwärts.
In vier Wochen war der Kranke vollständig hergestellt und bekam den weiteren Rat, in der Woche ein bis zwei Halbbäder zu nehmen und zeitweilig auch die Wacholderbeerkur zu gebrauchen.
Wie *wirkten* die Anwendungen?
Der Oberguß und Knieguß wirkten stärkend auf Ober- und Unterkörper; das Sitzbad wirkte ebenso auf den Unterleib und entfernte alle übermäßige Hitze in demselben. Das aufgelegte Tuch wirkte günstig auf den Magen. Die Wacholderbeeren wirkten im Innern. Die Halbbäder wirkten noch stärker auf Kräftigung des ganzen Körpers. Die weiter angeratenen Anwendungen unterstützten die Erhaltung und schützten vor Rückfall.

Nervenleiden

Ein *Geistlicher* berichtet also:
»Infolge gewaltiger Aufregung, Angst und Schrecken bekam ich Ende Juli 1884 ein Leiden, welches sich anfangs durch häufiges, sehr beängstigendes Herzklopfen und beständige Atmungsbeschwerden mit allgemeiner Schwäche äußerte. Das Herzklopfen hörte nach einigen Monaten wieder auf. Aber nun erschienen andere Übel: mitunter sehr heftige, beängstigende Anfälle von Asthma, häufiges Drücken mit Schmerzen und Spannen bis in den Unterleib hinab. Hauptsächlich spürte ich den Druck in der ganzen Rippengegend, zuweilen auch im Rückenmark. Oftmals fühlte ich sehr große Mattigkeit und Abgeschlagenheit in allen Gliedern mit Schmerzen in den Gelenken. Nebenher quälten Verstopfungen mit Blähungen stets den Unterleib. Die Stimme war ganz geschwächt, so daß mir oft schon das einfache Sprechen Schmerzen, Beklemmungen und Asthma verursachte; ein anhaltender, starker Gebrauch der Stimme war ganz unmöglich geworden. Während der ganzen Zeit habe ich auch Beschwerden im Kopfe, nämlich Schwindel, starke

Eingenommenheit, zuzeiten heftige Kopfschmerzen, so daß ich manchmal kaum zu denken imstande und zu jeder geistigen Anstrengung unfähig bin. Jede Kleinigkeit regt mich ungemein auf und steigert nicht selten die Beschwerden in Brust und Kopf aufs äußerste. Dazu hat eine unsägliche Melancholie meinen Geist eingenommen; manchmal ist's fast zum Verzweifeln. Die Ärzte erklärten mein Leiden für ein Nervenleiden. Zwei derselben, ein Allopath und ein Homöopath, beide berühmte Männer, verschrieben mir Mittel (Duschebäder, Diät, Bromkali, Zincum oxydat., Natr. phosph. u. a.), die aber sämtlich ganz erfolglos blieben, ja das Übel zuweilen noch ärger machten. Am ehesten schien noch zu wirken, was ein dritter Arzt anriet: kalte Vollbäder und fleißige Bewegung in der Luft. Das dauerte so ein halbes Jahr, bis ich endlich ganz zum Wasser meine Zuflucht nahm.« Soweit der Kranke. Schauen wir ihn selbst näher an! Sein Aussehen ist ungewöhnlich gerötet, die Augenränder sind etwas gelb, Ohren und Lippen hochrot, mit Blau untermischt. Die Haare sind dem jungen Herrn, der kaum mehr als 30 Jahre zählt, bis auf einen kleinen Rest gänzlich ausgefallen. *Worauf lassen diese Anzeichen schließen? Gewiß auf allzu heftigen Drang des Blutes gegen Kopf und Brust.* Der Schmerz auf der Stirne zeigt die Heftigkeit des Blutandranges zum Kopfe an, und das zu viele Blut im Kopfe bewirkt eine Ausdehnung der Adern. *Kann da geheilt werden und wie? Die zwei hauptsächlichen Leidensstellen, Kopf* und *Brust,* sind vor allem ins Auge zu fassen. Beide werden gleichsam erdrückt unter der Überfülle des Blutes. Dieses muß allererst *gegen die Extremitäten abgeleitet werden.* Dann kann ich an die Auflösung alles Abnormalen (Anstauungen, Erweiterungen der Adern, Ausbuchtungen nach innen usw.) an Kopf und Brust gehen und zuletzt allgemein auf den ganzen Körper einwirken.

Als *Anwendungen* werden sich der Reihe nach am besten eignen: *Fußdampf, Kopfdampf, kurzer Wickel, spanischer Mantel, auf nassen Steinen gehen, Ober- und Untergüsse,* Barfußgehen, zur Winterszeit am besten im frischgefallenen Schnee.

Innerhalb drei Wochen hatte sich der Zustand bedeutend gebessert. Bis zur vollen Erholung indessen dürften bei so fortgeschrittenem und tiefgewurzeltem Leiden noch Monate vergehen.

Aus der mehr oder minder guten Wirkung jeder einzelnen Anwendung lernt der Patient selbst am sichersten urteilen, welche derselben von den besten Folgen begleitet ist und deshalb öfters wiederholt werden soll. Nur lasse man sich ja nie und nimmer verleiten, den Willen stets nur auf diese besondere Anwendung hinzurichten. *Mit den besonderen Anwendungen* sind *jederzeit,* um den Einklang und den gesunden, reellen Fortschritt in der Heilung nicht zu stören, *die gemeinsamen,* das sind die auf den ganzen Organismus wirkenden, *pünktlich zu verbinden.*

Nervenüberreizung

Zwei Studierende kamen in die Osterferien und erzählten: »Wir haben Kopfleiden, Blutandrang nach dem Kopf, schlechten Schlaf und große Müdigkeit, mangelhaften Appetit, und wir sind somit unfähig, weiter fortzumachen. Könnten wir nicht die Vakanz benützen zur Wiederherstellung unserer Gesundheit durch die Wasserkur?«

Ich gab den Rat, sie sollten, weil es Frühling, der Boden feucht und es noch ziemlich kalt war, diese Vakanz wo möglich im Freien, im Walde, auf den Wiesen barfußgehend zubringen und rasche Bewegungen machen, wenn sie sich kalt fühlten; auch von Zeit zu Zeit in einen mit Wasser gefüllten Graben zwei bis drei Minuten stehen und darin hin und her gehen.

Ebenso mußten sie täglich zwei- bis dreimal ihre Arme ganz ins Wasser halten. Diese Anwendungen behagten den jungen Leuten sehr; es kamen ihnen Mut und Freud; sie gingen wieder neugestärkt an ihre Studien, konnten ihre Aufgabe gut lösen und freuten sich auf die Herbstferien, um ihren Körper aufs neue abzuhärten und zu kräftigen.

Bemerkt jedoch sei hier, daß beim Gehen auf naßkalter Wiese und beim Stehen im Wasser jedesmal nach Bekleidung der Füße so viel Bewegung gemacht werden muß, daß die Naturwärme bald wieder eintritt; diese wird bei jungen Leuten unschwer durch rasches Gehen bewirkt.

Nierenleiden

Ein Bauer erzählt: »So stark und korpulent ich aussehe, geradeso elend bin ich. Ich kann nicht mehr arbeiten, bin beständig aufgedunsen; die Atemnot wird oft so groß, daß ich glaube, ich müsse ersticken. Ich wälze mich in der Nacht im Bett umher, ohne schlafen zu können. Mein Urin ist meistens recht dick und mit Blut vermischt. Ich habe oft ein sehr heftiges Brennen in der Blase; Ärzte habe ich mehrere gehabt. Einer sagte, ich sei leberleidend

und habe Gallensteine. Ein anderer hat behauptet, es fehle mir in den Nieren, und es werde Nierenvereiterung eintreten. Ein dritter glaubte, mein Magen verdaue nicht, und deshalb sei ich immer verschleimt, weil im Munde immer sehr viel zäher Schleim vorhanden ist.« Dem fast Trostlosen wurden Anwendungen geraten: 1. In der Woche zwei warme Bäder von gesottenem Haferstroh mit dreimaligem Wechsel. 2. In der Woche zwei kurze Wickel, ebenfalls von Haferstrohwasser, eineinhalb Stunden lang. 3. Täglich zwei Tassen Tee von Zinnkraut und Wacholderbeeren trinken, zehn Minuten lang gesotten. In sechs Wochen war der Mann vollständig gesund. Sein Körper ist normal, der große Bauch ist verschwunden, das braungelbe Aussehen ist entfernt; und wie die Farbe frisch und gesund ist, so ist auch seine Kraft wiedergekehrt.
Ein armer Arbeiter schreibt: »Ich erkrankte an einem Nierenleiden ungefähr im November 1887, arbeitete aber dabei bis Mitte Januar 1888. Meine Kraft war indessen so herabgesunken, daß ich nunmehr elf Wochen das Bett hüten mußte. Der Arzt, welcher mich behandelte, erklärte mir, das Leiden komme nur von Erkältungen her und sei eine langwierige Sache. Im Urin war stets ein großer, rötlich-brauner Satz. Man ließ nun den Urin in der Apotheke chemisch untersuchen, und es stellte sich heraus, daß dieser Satz Blutkörper enthalte. Durch dieses Leiden kam ich so herunter, daß der Arzt eine Wassersucht befürchtete. Er untersuchte deshalb Tag für Tag die Füße und das Herz; es zeigte sich aber nirgends etwas von Wassersucht. Als ich mich nach einiger Zeit besser fühlte, ging ich wieder an die Arbeit, mußte aber, als das Leiden nach zwanzig Wochen wieder eintrat, die Arbeit abermals einstellen. Da ich nun schon so viel mediziniert und allerlei eingenommen hatte ohne anhaltenden Erfolg, so entschloß ich mich auf Anraten einiger Bekannter, nach Wörishofen zu gehen. Ich wandte nun die Kaltwasserkur an, die mir vortrefflich behagte.«
Durch folgende Anwendungen wurde dem Manne geholfen:
1. den einen Tag Oberguß und Knieguß vormittags, Halbbad nachmittags;
2. den anderen Tag des Nachts Ganzwaschung vom Bett aus, in der Frühe dann Wassergehen, nachmittags Oberguß und Knieguß;
3. Oberguß, später Schenkelguß vormittags, Rückenguß und Wassertreten nachmittags; so abwechselnd drei Wochen lang; ferner
4. täglich eine Tasse Tee von zehn zerstoßenen Wacholderbeeren und etwas Zinnkraut, morgens und abends in je zwei Portionen trinken.

Rheumatische und verwandte Leiden

Was kommt heutzutage häufiger vor als Rheumatismus? Vor 40 bis 50 Jahren kamen selten solche Zustände vor, und heutzutage tausendfach in allen Ständen; selbst die Landleute, die früher vor solchen Zuständen durch ihre schweren Arbeiten, ihren Schweiß geschützt waren, sind jetzt zahllos damit geplagt und oft zu ihrem Beruf ganz unfähig gemacht. Sicher haben diese Übel ihre Hauptursache in der großen Verweichlichung, der man zum Opfer gefallen ist. – Hier heißt es: Was einem Herkules wohltut, zerreißt einen Schneider. Vor diesem fürchterlichen allgemeinen Übel schützen nur eine vernünftige Abhärtung und eine vernünftige Kleidung des menschlichen Körpers, damit der Körper nicht durch die Kleidung zu einer Treibhauspflanze werde.
Ich hatte einst einen Blumenstock in meinem Zimmer. Als er in der schönsten Blüte und die Temperatur etwas kalt war, blieb zufällig das Fenster offen. Am Morgen bemerkte ich bald, daß einige Blätter, die dem offenen Fenster am nächsten waren, welke Flecken bekamen, die mit der Zeit etwas gebräunt wurden, und das Blatt hatte dabei so gelitten, daß es krankhaft blieb. Ich dachte, diese Blätter am kalten Fenster haben einen Rheumatismus bekommen, der so tief ins Blatt eingedrungen und Zerstörungen angerichtet hat, daß das Blatt krank bleibt. Geradeso geht es beim menschlichen Körper. Wenn an irgendeiner Stelle des Körpers eine kalte Luft durch die Poren eindringt, wie wenn Wasser in ein Tuch eindringt, die Poren schließt und zusammenzieht durch die Kälte, so kann keine Ausdünstung mehr heraus und so tritt eine größere oder kleinere Entzündung ein, die störend und zerstörend einwirkt. Durch die Entzündung entstehen krankhafte Stoffe, die sich nach und nach immer weiter ausdehnen und tiefer eindringen, selbst bis zu den Knochen und Gelenken; daher Gelenkrheumatismus.
Geheilt kann ein solcher Zustand nur werden, wenn der angerichtete Schaden nach und nach beseitigt wird; und ist von außen der Schaden nach innen gedrungen, so muß von außen nach innen auf die Ausleitung eingewirkt werden. Man muß es machen, wie wenn ein Tropfen Tinte auf weiße Leinwand kommt, nämlich auswaschen.
Der Rheumatismus kann eine solche Herrschaft über den Körper bekommen und solche Zerstörungen anrichten, daß der Schaden nicht mehr ausgeheilt werden kann. Daß man hier so giftige Sachen nimmt zum Einreiben, kann ich nicht begreifen. Wenn schon die

Luft schadhaft einwirkt, wie nachteilig muß erst ein Gift durch die Poren wirken!

So kommt zu mir ein junger Bursche, 24 Jahre alt, und klagt, er könne sein Brot nicht mehr verdienen, er habe Gelenkrheumatismus bald im einen Fuß, bald im andern, bald in diesem, bald in jenem Teil des Körpers; er müsse oft tagelang im Bett zubringen; es seien schon alle möglichen Mittel angewendet worden, Salben, Gifte und Doppelgifte. Nichts habe das Übel behoben.
Für solche Zustände passen folgende *Anwendungen:*
In der Woche 1. zweimal den spanischen Mantel;
2. zweimal in der Nacht ganz waschen und
3. zweimal ein Halbbad.
So drei Wochen lang. Nach dieser Zeit war der Rheumatismus verschwunden, und es fehlten nur noch eine vollständige Erholung und weitere Abhärtung, wozu ausreichte in der Woche zweimal ein Halbbad.
Die *Wirkung* der Anwendungen: Der *spanische Mantel* löst und leitet aus alle zerstörbaren zurückgebliebenen krankhaften Stoffe, reinigt somit die Natur. Die Waschungen und Halbbäder kräftigen die Natur, daß sie widerstandsfähiger wird, und kräftigen alle geschwächten, heruntergekommenen Teile. Der *spanische Mantel* wird hier angewendet, weil der Körper kräftige Muskulatur hat.

Ein Schlosser leidet seit Jahren an Gelenkrheumatismus; er hatte schon viel gebraucht, aber keine Hilfe gefunden, lag oft mehrere Wochen im Bett, litt unsägliche Schmerzen und hatte häufig betäubende Mittel zur Stillung dieser Schmerzen genommen. Das Aussehen war fast totenblaß, die Züge waren ganz eingefallen – ein wahrer Leidensmann!
Die ersten Anwendungen waren *Oberguß* und *Schenkelguß*. Auf diese schwollen beide Füße, besonders auch die Knie, so stark an, daß er die fürchterlichsten Schmerzen bekam. Er wurde eingewickelt von unter den Armen ganz hinunter in geschwellte *Heublumen*, zwei Stunden lang. Noch am selben Tage bekam er *Schenkelguß*. In wenigen Stunden war der Schmerz fast ganz beseitigt. Auf wiederholte *Obergüsse* waren Arme und Schultern ebenfalls angeschwollen, und auch hier wurde warmer Heublumenwickel vorgenommen. So wurde vier Tage fortgemacht, täglich Wickel und täglich Ober- und Schenkelguß. Die Anschwellungen hörten auf, die Schmerzen verschwanden, als ob nie solche dagewesen wären. Nach-

her bekam er 14 Tage hindurch täglich *Oberguß* und *Schenkelguß* und in der zweiten Hälfte des Tages ein *Halbbad*. Er fühlte sich so gesund und kräftig und wunderte sich nur, wie diese einfachen Mittel und wohlfeilen Medikamente eine solche Wirkung hervorbringen konnten.
Die *Heublumen* lösten die Krankheitsstoffe auf und sogen sie aus. Die *Güsse* und das *Halbbad* kräftigten, bewirkten einen gleichen Blutlauf, gleichmäßige Naturwärme, und so kam die ganze Maschine wieder in den rechten Gang, und der gute Appetit und Schlaf sind der klarste Beweis seiner Gesundheit. Für weiter brauchte der nun Geheilte jede Woche zwei bis drei Halbbäder.

Ein Landmann von 50 Jahren hat schreckliche Schmerzen in den Kniegelenken, Hüften und Knöcheln, ist vollständig arbeitsunfähig und muß die meiste Zeit im Bett zubringen; er leidet an diesem Übel mehr als zwei Jahre, hat viel gebraucht, doch geht es stets schlimmer als besser. Die Schmerzen rauben Appetit und Schlaf. Hier hat der Rheumatismus harte Geschwülste gebildet, die aufgelöst, ausgeleitet werden müssen, und erst dann können Gesundheit und Kraft wieder einkehren.
1. Acht Tage hindurch bekam der Kranke täglich einen *Wickel* von *Heublumenabsud*, von unter den Armen ganz hinunter;
2. jeden Tag zweimal eine Ganzwaschung mit Wasser und Essig ohne Abtrocknung;
3. nach *innen* täglich dreimal drei Löffel voll Wermuttee.
Wie die Wickel alle krankhaften Stoffe auflösten, so brachten die Waschungen eine Steigerung der Wärme, Kräftigung und gleichmäßige Transpiration im Körper.
In 14 Tagen konnte der Hausvater wieder an sein Geschäft gehen.

Eine Hausfrau hatte mehrere Monate hindurch Rheumatismus auf den Schultern, in den Armen und auch häufig in der Brust; wie sie sagte, hat sie viel eingerieben und eingeschmiert, Heilung aber nicht gefunden. Wenn die Witterung schlecht war, mußte sie oft einige Tage das Bett hüten. Es wurde ihr befohlen, Wollhemden zu tragen. Sie erklärte, seit dieser Zeit sei der Schmerz noch ausgedehnter.
Wie ist diesem Übel abzuhelfen? Wie können diese rheumatischen Stoffe am leichtesten ausgeleitet und wie kann die ganze Natur wiederhergestellt werden?
1. In der Woche dreimal ein Hemd anziehen, in Heublumenwasser getaucht. Dies wird alles Schadhafte auflösen und ausleiten. Durch

diese Anwendung allein würden die leidenden Stellen und der Körper noch weichlicher werden; deshalb ist notwendig,
2. daß jeden Tag ein Oberguß und Knieguß vorgenommen werde; und weil nach zwölf Tagen das Übel beseitigt war, so wurden zur allgemeinen Kräftigung des Körpers, und um denselben widerstandsfähiger zu machen, in der Woche drei und später zwei Halbbäder, endlich nur noch ein Halbbad genommen.

Ein Lehrer wurde auf ein halbes Jahr pensioniert, weil er berufsunfähig geworden war durch Rheumatismus. Er hatte ein etwas feuchtes Schlafzimmer, wo ein Teil der Mauer mehr schwarz als weiß ist; er war auch ängstlich, fleißig zu lüften, und so zog er sich einen recht peinlichen Zustand zu. Früher war er angeblich immer gesund gewesen. Es wird wohl kaum etwas diese Krankheit leichter und nachhaltiger verursachen als eine feuchte Wohnung.
Das allererste zur Heilung ist eine trockene Wohnung, 2. eine allgemeine Einwirkung und 3. eine Verbesserung des Blutes.
Folgende *Anwendungen* wurden gemacht:
1. in der Woche zwei- bis dreimal der spanische Mantel, der auflöst, auch alles Schadhafte ausleitet;
2. Halbbäder, welche die Natur abhärten und kräftigen;
3. nach *innen* eine kräftige Kost und täglich eine Tasse Tee von Wermut, Salbei und Wacholderbeeren in drei Portionen.
Nach drei Wochen war das Übel beseitigt, und der Kranke hat zur weiteren Kräftigung in der Woche zwei bis drei Halbbäder genommen und statt des Tees die Wacholderbeerkur gebraucht.

Eine Frau hatte ein geschwollenes Bein von oben bis an das Knie und $1^1/_2$ Jahre hindurch fast verzweiflungsvolle Schmerzen, hatte viele Mittel gebraucht und schon mehrere Bäder besucht. Doch der Zustand verschlimmerte sich, so daß sie an der Krücke gehen mußte. Dieses Bein wurde nicht bloß für rheumatisch, sondern auch für gichtleidend erklärt. Sie fühlte auch bereits im andern Bein Schmerzen; wie sie sagte, habe es mit dem kranken Bein geradeso begonnen.
Geheilt kann dieses Bein werden durch Auflösung und Ausleitung dessen, was sich in demselben Krankhaftes gesammelt hat.
1. In der Woche, $1^1/_2$ Stunden lang, zwei Heublumenwickel, die auflösend nicht bloß auf das Bein, sondern auf den ganzen Unterleib wirken;
2. jeden Tag soll das Bein eingewickelt werden, und zwar wieder

mit angeschwellten Heublumen, die auf das bloße Bein gebunden werden, vier Stunden lang; aber nach zwei Stunden müssen die Heublumen erneuert oder in Heublumenwasser getaucht werden. Vom dritten Tage an bekam die Kranke

3. täglich einen Oberguß und Schenkelguß;
4. das stark leidende Bein wurde täglich zweimal übergossen. – So 14 Tage lang. Dann
5. wurde den einen Tag ein Halbbad, den anderen ein Rückenguß vorgenommen. In der vierten Woche endete die Kur. Die *Wickel* lösten auf, die *Gießungen* und *Bäder* härteten ab und stärkten, und so haben Heublumen und Wasser diese Unglückliche gerettet.

Eine Frau, zirka 40 Jahre alt, klagt über große Schmerzen im Genick, die sich oft über den halben Kopf ausdehnten, auch über die Schultern. Der Nacken sei oft ganz steif, so daß sie den Kopf nicht nach rechts und links drehen könne; es sei so ziemlich wie ein Starrkrampf; sie habe viel angewendet, aber ohne Erfolg.

Hier muß diese Steifheit und Anschwellung geradeso behandelt werden wie eine Geschwulst von Gelenkrheumatismus.

Deshalb werden 1. täglich zwei bis vier oder auch sechs Stunden Heublumen übergeschlagen, aber nach je zwei Stunden die Heublumen wieder in warmes Heublumenwasser getaucht oder frische genommen. – Ferner

2. müssen täglich ein oder zwei Obergüsse mit kaltem Wasser angewendet werden. Es ist aber auch notwendig,
3. daß täglich entweder eine Ganzwaschung oder ein Halbbad, eine Minute lang, genommen werde.

Nach 14 Tagen war das Übel beseitigt. Die *Heublumen* machten die Steifheit weich und leiteten die Krankheitsstoffe aus. Die *Gießungen* stärkten und härteten ab. Die *Waschungen* oder *Halbbäder* regelten den Blutlauf und bewirkten gleichmäßige Naturwärme.

Ein junger Bursche, 19 Jahre alt, hatte den Kopf ganz auf die Seite verdreht, weil auf einer Seite der Hals stark angeschwollen und ganz steif war. Er konnte ihn nicht aufwärts, nicht rechts und links wenden. Diese rheumatische Geschwulst war ziemlich groß und drang nach innen, so daß er nur mit Mühe ganz weiche Kost hinunterschlucken konnte. Selbst das Sprechen ging hart und tat ihm weh.

Weil hier die Geschwulst nach innen und außen sich ausgebildet, so ist am besten:

1. der Junge nimmt einen Kopfdampf von Heublumen, atmet den

Dampf sorgfältig ein, aber nicht gar zu heiß. Nach 18 bis 20 Minuten endet der Dampf, und der ganze Nacken wird fest übergossen mit einer oder zwei Kannen kalten Wassers;
2. jeden Tag soll der Hals 4–6 Stunden umwickelt werden, das Tuch in Heublumenwasser getaucht, nach je zwei Stunden frisch eingetaucht, aber nicht zu heiß;
3. zudem soll täglich noch ein Oberguß genommen werden.

Eine Hausfrau, 42 Jahre alt, erzählt: »Seit zwei Jahren bin ich so von Katarrh und Rheumatismus geplagt, daß ich keinen Tag im Jahre weiß, an dem es mir behaglich war. Wenn ich schon glaubte, mein Katarrh löse sich, komme ich aber nur in die Nähe des Fensters, so habe ich schon wieder einen Katarrh; und wenn ich die Wohnstube verlasse und im Hause herumgehe, so muß ich bald wieder einen Ruheplatz suchen vor lauter Schmerzen, bald in den Schenkeln, bald auf den Schultern; kurz, überallhin wandert der Rheumatismus. Tag und Nacht habe ich keine Ruhe vor Schmerzen. Ich bin um und um zwei- und dreifach mit Wolle gekleidet; der Arzt hat es so befohlen. Seit dieser Zeit ist mein Rheumatismus über den ganzen Körper gekommen; früher war er bloß auf den Schultern.«
Das Weib sah wirklich wie ein Marterbild aus, weinte und jammerte. Was ist hier zu tun? Hier gibt es wenig zum Auflösen und Ausleiten; das arme Geschöpf ist ganz ausgemergelt; mithin sind Abhärtung und Kräftigung einzuleiten zu einer geregelten Transpiration, die ganz unterbrochen ist; somit
1. allererst den Körper in gleiche Wärme und Transpiration bringen durch *Waschungen*, und zwar am besten vom Bett aus und gleich wieder ins Bett. – So drei Tage hindurch. Dann
2. jeden Morgen einen *Knieguß*, am Nachmittag einen schwachen *Oberguß* und in der Nacht ein *Sitzbad*.
So 10–12 Tage lang. Nach je 3–4 Tagen eines von diesen vielen wollenen Kleidungsstücken ablegen. Nach einigen Tagen kann
3. der *Schenkelguß* jeden Morgen, am Nachmittag der *Oberguß* mit 3–4 Kannen gegeben werden; das Wollhemd wurde entfernt und dafür ein Linnenhemd angezogen.
Die weiteren *Anwendungen* waren ein Halbbad und Oberguß, in der Woche zwei- bis dreimal; und wie die ganz normale Kleidung am Körper angewöhnt wurde, bekam die nun Genesene in der Woche drei Halbbäder. Es gingen acht Wochen vorbei, bis die Kranke wieder gesund und berufsfähig war.

Ein Herr von Stand berichtet: »Entweder muß ich meinen Beruf aufgeben oder anders werden. Ich trage ein Jägerhemd und Jägerunterhosen erster Qualität, eine Leibbinde, auf dem untern Kreuz zwei Katzenbälge und über dieser Kleidung nochmals eine dicke, feste Wollkleidung, kann gar nicht mehr in der freien Luft mich aufhalten; und wenn ich nur von einem Zimmer ins andere gehe, erneuern sich meine Schmerzen. Sonst war ich immer gesund und kräftig, wie ich auch gut gebaut bin. Mein Elend hat begonnen mit einem hartnäckigen Katarrh, dem sich nach und nach Rheumatismus allseitig angeschlossen.«

Das Aussehen war nicht übel und machte den Eindruck, daß hier noch eine ordentliche Naturkraft vorhanden sei. Nur die Verweichlichung ist hier zur Herrschaft gekommen.

Ganz entschlossen war der gute Herr, sich diese lästigen Gäste austreiben zu lassen, und ging deshalb mit Freude an die Obergüsse, Schenkelgüsse, Wassergehen, Halbbäder, und den Schluß machten einige Vollbäder. In fünf Wochen ging dieser Herr mit Freude an seine bereits verlassene Berufstätigkeit, wo er rüstig arbeitet und seinem Schöpfer Lob für das Wasser spendet.

Eine Frau hatte zwei Jahre Ischias und mehr als ein Jahr ziemlich stark geschwollene Füße; der Appetit war sehr gut, das Aussehen ganz frisch, auch der Schlaf war gut, wenn nicht durch Ischias gehindert.

Weil hier Geschwülste vorhanden sind und ziemliche Korpulenz, ist Ausleitung und Abhärtung angezeigt.

1. In der Woche drei Fußdämpfe, 18–20 Minuten lang, gleich darauf einen schwachen und nach und nach einen stärkeren Schenkelguß.
2. In der Woche zwei Kopfdämpfe mit folgendem Oberguß.
3. 14 Tage später Halbbäder im Wechsel mit Oberguß und Schenkelguß. So 14 Tage lang.

Als weitere Anwendungen, um den Körper in volle Kraft und Gesundheit zu bringen, in der Woche 2–3 Halbbäder. In sechs Wochen war diese Kranke gesund.

Ein Knabe, zwölf Jahre alt, hatte Ischias und immer etwas Schmerzen, zeitweilig recht starke; die Füße zeitweilig angelaufen; er bekam das Übel durch Vernässung und Erkältung. – Dieser Knabe wurde den ersten Tag in ein Tuch gewickelt, das in warmes Haferstrohwasser getaucht war; den zweiten Tag bekam er ein Halbbad. So zwölf Tage lang, und der Knabe war gesund.

Ein Mann, ungefähr 36 Jahre alt, klagt über folgende Leiden: »Meine Arme und Füße sind voll Rheumatismus; ich kann oft gar nicht gehen. Manchmal muß ich tagelang im Bett liegen. Ich habe meistens schweren Atem, so große Atemnot, fast zum Ersticken; manchmal habe ich auch so starke Kongestionen, daß ich schon oft dachte, mich treffe der Schlag. Ich lebe sehr einfach und trinke wenig. Mein Beruf bindet mich an mein Stehpult.«
Dieser Kranke hat infolge von Mangel an Bewegung Blutstauungen bekommen.
Anwendungen: 1. Jeden Morgen einen Schenkelguß und zwei Stunden später einen Oberguß. 2. Jeden Nachmittag einen Rückenguß, jeden Abend im Wasser gehen. In 14 Tagen war der Kranke vollständig hergestellt.
Du wirst, lieber Leser, fragen: »Wie haben hier diese Anwendungen gewirkt?« Die Obergüsse brachten das Blut in starke Bewegung, und dasselbe verteilte sich wiederum in die Adern. Geradeso leiteten die Schenkelgüsse das Blut abwärts. Die Anstauungen wurden dadurch aufgehoben. Was der Wasserstrom für die Mühle ist, das war der Rückenguß für den ganzen Rücken. Dieser Kranke wurde schon in so kurzer Zeit gesund, weil er gute Organe hatte und nur durch sein ruhiges Berufsleben sich solche Übel zugezogen hatte. *Wäre dieser Kranke schwächlich gewesen, so hätten auch die Anwendungen schwächlicher vorgenommen werden müssen.*

Bei einem anderen Leidenden lautete der Krankheitsbericht folgendermaßen: »Ein halbes Jahr leide ich an Gelenkrheumatismus; und weil ich nie besonders kräftig war, bin ich sehr heruntergekommen. Ich habe große Schmerzen in den Füßen, die oft bis in die Oberschenkel dringen, manchmal auch bis herauf in die rechte und linke Seite, zuweilen selbst in die Schultern. Wenn die Schmerzen arg sind, kann ich nichts mehr essen. Ich habe schon viel eingenommen, habe auch mehrere Ärzte gehabt und mehrere Salben zum Einreiben gebraucht. Auch mit Kampferspiritus und Franzbranntwein habe ich mich eingerieben. Bei allem, was ich versuchte, habe ich das Geld umsonst ausgegeben; mir blieb das alte Übel.«
Dieser Kranke hat sich sein Leiden durch Erkältung zugezogen; und weil er schwächlich gebaut ist, hat seine Kraft früher nachgelassen.
Anwendungen: 1. Zweimal in der Woche einen Wickel, unter den Armen anfangend bis ganz hinunter, 1½ Stunden lang. Das Tuch ist in Wasser zu tauchen, in welchem Heublumen gesotten wurden; 2. viermal in der Woche einen Oberguß und Knieguß.

In dieser Weise ist 14 Tage fortzufahren.
Dann jeden Tag ein Halbbad und jeden zweiten Tag einen Oberguß. So wieder 14 Tage lang.
Wirkung: Die warmen Wickel unterstützten die schwache Naturwärme und leiteten alle schlechten Stoffe aus durch Auflösen und Ausziehen. Die Ober- und Kniegüsse stärkten die Natur, vermehrten die Naturwärme und regelten den Blutlauf. Angeraten wurde ferner die Wacholderbeerkur; diese wirkte reinigend auf die Nieren wie auch stärkend auf den Magen; und der Wermuttee, den er täglich trank, unterstützte die Magensäfte. So war der Kranke in vier Wochen gesund. Um möglichst kräftig zu werden, ist noch gut für ihn, in der Woche ein oder zwei Halbbäder zu nehmen.

Rheumatismus mit Gicht

»So nannten es die Ärzte, die mich kurieren wollten. Ich leide an großer Müdigkeit, besonders an den Füßen, die mir oft recht wehe tun; besonders brennen mir die Fußsohlen, so daß ich oft nicht mehr zu gehen weiß. Mein Gaumen ist so trocken, daß ich beständig Durst habe. Schlaf habe ich häufig gar nicht. Ich bin oft recht mißmutig und unfähig zum Arbeiten. Häufig hatte ich früher Schweiß, jetzt nicht mehr. Alle diese Gebrechen machen mich recht gemütsleidend. Ich habe mehrere Bäder besucht, auch Arzneien genommen, aber ohne wesentlichen Erfolg.«
Der Kranke bekam folgende Anwendungen:
1. In der Woche zweimal den spanischen Mantel, in Wasser getaucht, in welchem Haferstroh gesotten wurde. Er verblieb darin 1½ Stunden. Derselbe wurde warm angelegt.
2. Den einen Tag einen Oberguß und Knieguß, den andern Tag ein Halbbad, den dritten Tag einen Rückenguß.
So drei Wochen fort. Der Kranke bekam dann guten Schlaf, guten Appetit, ein heiteres Gemüt und neue Lust zum Leben. Eingenommen hatte er täglich zweimal, jedesmal 30 Tropfen, Tinktur von Wacholderbeeren, Hagebutten und Wermut. Zweimal innerhalb vier Wochen eine Tasse Wühlhuber, in drei Portionen über Tag zu nehmen.
Wirkungen: Der spanische Mantel löste auf, die Gießungen stärkten und schieden die Krankheitsstoffe aus; die Tropfen schafften im Innern Ordnung, indem sie auf Nieren und Verdauung wirkten. Der Wühlhuber leitete verlegene schlechte Stoffe aus.

Rückenmarksleiden

Eine Mannsperson von 32 Jahren kommt mit zwei Stöcken, weiß kaum zu gehen und erzählt: »Ich habe seit vier Jahren viel zu leiden und kann nur mit größter Not an zwei Krücken mich eine kurze Strecke weiterbewegen. Drei Ärzte erklärten einstimmig, ich habe Rückenmarksschwindsucht, mir sei nicht mehr zu helfen. Ich habe vielerlei gebraucht, bin auch von den Ärzten in mehrere Bäder geschickt worden. Wo ich aber hingekommen bin, wurde es immer nur schlimmer statt besser. Wenn mir das Wasser, auf welches ich allein noch mein Vertrauen setze, nicht hilft, dann kommt es mit mir zum Sterben.«

Das Aussehen dieses Mannes war wie sein Gang; dieser war allerdings wie der eines Rückenmarksschwindsüchtigen.

Der Kranke wurde folgendermaßen behandelt:

1. Zuerst bekam er täglich einen Oberguß und zweimal einen Schenkelguß; täglich auch wurde ihm der Rücken mit halb Wasser und halb Essig gut eingewaschen. So geschah es zehn Tage lang.
2. Dann wurden ihm täglich zwei Obergüsse gegeben, einmal mußte er im Wasser gehen, einmal bekam er einen Schenkelguß. So wieder zehn Tage lang.
3. Täglich einen Rückenguß und ein Halbbad. So wieder zehn Tage. – Auf diese Anwendungen konnte der Kranke recht gut gehen. Die Körperstellung wie der Gang waren in Ordnung. Schlaf und Appetit stellten sich ein, und der Kranke bekam als weitere Anwendungen den einen Tag Oberguß und Schenkelguß, den andern Tag ein Halbbad. Nach drei Wochen wurden diese Anwendungen nur mehr halb so oft vorgenommen. Die vollständige Gesundheit trat bald darauf ein.

Die Wirkung der einzelnen Anwendungen war wie folgt: 1. Die Obergüsse kräftigten und erwärmten den oberen Körper, besonders das Rückgrat; in derselben Weise wirkten die Schenkelgüsse auf den Unterkörper. 2. Die Wasser- und Essigwaschungen bewirkten Wärme und Kräftigung des ganzen Rückens. 3. Der Rückenguß wirkte stärkend auf das ganze Rückgrat. Die Halbbäder wirkten auf den ganzen Körper geradeso, wie die einzelnen Anwendungen auf einzelne Teile des Körpers gewirkt hatten.

So erlangte im Zeitraume von ungefähr 6–8 Wochen dieser Unglückliche seine volle Gesundheit.

Rückgratverletzung

Ein hochgestellter Offizier hatte sich beim Fahren einen *Wirbel* des Rückgrates eingedrückt und, wie die Ärzte behaupteten, das Rückenmark so verletzt, daß er meistens die gräßlichsten Schmerzen zu erdulden hatte und sein Zustand nur zeitweise erträglich war. Das Leiden wirkte noch mehr auf das Gemüt, als es Schmerzen verursachte. Kein Arzt konnte ihm Hilfe bringen, obwohl er die ersten und berühmtesten Ärzte der Großstadt aufsuchte. Auf die Erklärung des berühmtesten Arztes der Gegend, daß da keine Heilung mehr eintreten könne und daß mit der Zeit die Schwindsucht sich einstellen werde, suchte der Herr seine Hilfe beim Wasser. – In sechs Wochen war er hergestellt und erfreute sich fortan guter Gesundheit. Auch das Gemütsleiden verschwand mit dem körperlichen Leiden vollständig.

Welche Anwendungen in unserem Falle vorgeschrieben waren, weiß ich nicht mehr genau zu sagen. Aber wenn du, lieber Leser, an genanntem Übel leiden solltest, so würde ich dir *folgendes* raten: Laß dir *dreimal in der Woche* den *spanischen Mantel* umlegen! *Nimm dreimal in der Woche ein Halbbad* mit Waschung des Oberkörpers und *zweimal einen Ober- und Unterguß!* Dieses setze mehrere Wochen pünktlich fort! Der ganze Organismus muß sich kräftigen und erstarken, und die von der verletzten und kranken Stelle ausgegangenen Gebrechen werden eines nach dem anderen schwinden. Auch der eingetriebene Wirbel wird Ruhe geben und verknöchern, wie wenn nach einem Beinbruch der wunde Teil vernarbt. Abermals wiederhole ich: *Wenn ein Teil am Körper schwer leidend ist, so kränkelt der ganze Körper.* Der ganze Organismus nimmt gleichsam teil an dem Schmerze des Gliedes oder Gliedchens. Wirf einen Stein ins Wasser, und die ganze Oberfläche des Baches oder Teiches wird bewegt und zeigt Wellenkreise. Der Stein ist der eingedrückte Wirbel. Die Schmerzenskreise durchziehen den ganzen Körper.

Dieses sind treffliche *Winke für das Heilverfahren. Sonach muß man beim Heilen immer auf den ganzen Körper einwirken, damit er stark werde und damit die gesunden Teile des Körpers die kranken und geschwächten unterstützen, gleichsam hegen und pflegen; die Organe stehen ja untereinander in innigstem Zusammenhang. Sie sind die nächsten Glieder einer Familie, die sich nur wohl befinden in einträchtigem, friedlichem Zusammenwirken.*

Schlaflosigkeit

Jemand litt seit neun Wochen an Schlaflosigkeit. Seine Kräfte nahmen täglich ab, und der Geist wurde zur Denkarbeit mehr und mehr unfähig. Gedrücktheit, Müdigkeit, Mutlosigkeit traten an Stelle des früheren Fleißes und der gewohnten Berufsfreudigkeit. Große Anstrengung und widrige Verdrießlichkeiten hatten ihn in heftige Aufregung, das Gemüt in große Bitterkeit versetzt. So etwas rächt sich immer. Der Arme befand sich beständig wie in einem hitzigen Fieber. Das gehetzte Blut wollte wie ein verfolgtes Reh in wilder Flucht davonrennen. Man brachte dasselbe zur vollen Ruhe durch den *Kopfdampf, den spanischen Mantel, den Oberguß* mit dem *Knieguß*, den *Fußdampf*, den *kurzen Wickel*, den *Ober- und Unteraufschläger*, welche Übungen man zwölf Tage hindurch in täglich zwei, öfters drei Anwendungen wirken ließ. Schon am dritten Tage schlief der Herr drei Stunden. Er lebte noch lange als einer der Gesündesten.
Die *Schlaflosigkeit*, diese aufsässige Verfolgerin vieler, kann in *mancherlei Ursachen ihren Grund* haben: in Störungen des Blutumlaufes, in unterdrückter oder mangelhafter Transpiration, in Gasen, welche Magen und Unterleib quälen, usw.
Sie belästigt mit Vorzug solche Menschen, welche oft den lieben langen Tag mit angestrengter Kopfarbeit zubringen und hierin des Guten zuviel tun.
Die zuerst angeführten Ursachen sind an anderer Stelle zur Genüge behandelt worden.
Ob wohl auch für die letzteren, die *Kopfarbeiter*, ein Kräutchen wächst oder ein Wässerchen fließt, das als Schlaftrunk dienen kann?

Ich kenne einen *vornehmen Herrn*, dessen Körper wenig, dessen Geist sehr viel Arbeit tut. Am liebsten hätte er gar keinen Magen und keinen Leib und keine Füße. Solchen Herrn ist oft der Kopf nicht gut, nicht leicht zurechtzusetzen. In unserem Falle ging es. Der Mann gönnte dem armen Genossen der Seele, dem verkümmerten Leibe, wenigstens einige Brosamen. Er machte es sich zur Gewohnheit, *wöchentlich ein- bis zweimal den spanischen Mantel* anzuziehen. Die Schlaflosigkeit ließ bald nach, auch all die kleinen Übel, gleichsam die Störenfriede, die sie verursacht hatten.

Ein anderer Herr ließ jeden Abend in sein Schlafzimmer ein Gefäß mit frischem Wasser bringen. Dieses stellte er auf einen Stuhl neben das Bett. Kam in einer halben Stunde oder in einer Stunde der ersehnte Freund noch nicht, dann *wusch er sich den ganzen Körper* und stieg, ohne je sich abzutrocknen, wieder ins Bett. Er nickte ein. Die nächste Stunde fand ihn vielleicht wieder wach. Sofort griff er neuerdings zum Wasser und dieses ein drittes Mal, wenn er zu früh aufwachte. Ich habe den Herrn später über Schlaflosigkeit nie mehr klagen hören.

Kinder können oft nur mit großer Mühe in Schlaf gebracht werden und erwachen bald wieder. Man hat ihnen zuviel Nahrung gegeben; der kleine Körper seufzt unter der Last, und die Blähungen lassen mit dem Leibe auch das Köpflein nicht zur Ruhe kommen. Man nehme *ein kleines Handtuch* und lege es naß in Form eines *kurzen Wickels* um! Das Kleine wird bald schlummern.

Landleute hört man oft sagen: *Ein warmes Fußbad* schließt die Augen, wenn Anstrengung und Müdigkeit nicht einschlafen lassen. *Bei geistiger Ermüdung* wird jenes kaum ausreichen.
Wer von letzterer betroffen ist, ebenso allen jenen, welche *wegen Hämorrhoiden, eingebannten Gasen und anderen Unterleibsbeschwerden nicht zum Schlafen kommen,* rate ich *kalte Sitzbäder,* ein bis zwei in einer Nacht.
Eine letzte Ursache der Schlaflosigkeit kann die *ungleiche Erwärmung des Körpers* sein, rühre dieselbe von was immer her. Im Kopf und auf der Brust hat man zuviel Blut, deshalb Hitze; in den Extremitäten zuwenig, deshalb Blutarmut und kalte Hände und Füße. Wie diesem Übelstande abzuhelfen sei, wurde schon an verschiedenen Stellen gesagt.
Niemandem rate ich, zu künstlichen, betäubenden Schlafmitteln zu greifen. Sie gelten mir, um es mit *einem* Worte zu sagen, als unnatürlich; und was unnatürlich ist, kann der Natur niemals förderlich sein.

Schlaganfall

Ein Herr, 63 Jahre alt, litt durch längere Zeit an zeitweiligem Schwindel; und wer ein Kenner der Krankheiten ist, konnte recht gut schließen, ein Schlaganfall würde nicht mehr zu ferne sein. Eines Tages redete dieser Herr etwas aufgeregt, sein Benehmen war etwas hastig, und während der Arbeit fing er auf einmal an, mit wechselnder Stimme unverständlich zu sprechen, lief dauernd hin und her

und brach endlich zusammen. Was ist in diesem Falle schleunigst zu tun?
Ist rasch ganz warmes Wasser vorhanden, so sollen die Füße so schnell wie möglich bis über die Waden in dieses Wasser gebracht werden. Es darf 38–44 Grad Celsius Wärme haben. Dieses warme Wasser vermehrt ganz außerordentlich schnell die Naturwärme, das Blut wird rasch vom Kopf abwärts geleitet und dadurch rasch dem wirklichen Schlag vorgebeugt.
In diesem Wasser kann der Kranke 12–14 Minuten bleiben. Im Bett wird er sich bald wieder erholen. Sobald man aber merkt, daß die Füße kalt werden und der Blutandrang nach oben sich vermehrt, muß das Fußbad wiederholt angewendet werden. – Es können auch die Hände so schnell wie möglich ins warme Wasser gebracht und dadurch das Blut vom Gehirn abgeleitet werden. Auch ein 8–10fach zusammengefaltetes Tuch, in heißes Wasser und Essig getaucht und auf den Unterleib gelegt, leitet ganz rasch das Blut aus dem Kopf und der Brust in den Unterleib.
Ist auf diese Weise einem wirklichen Schlaganfall vorgebeugt, so soll der Kranke täglich zwei- bis dreimal im Bett mit Wasser abgewaschen werden. Durch diese einfache Anwendung wird der normale Zustand wiederhergestellt; und um die Natur zu kräftigen und in der gehörigen Tätigkeit zu erhalten, ist das beste, in der Woche zwei bis drei Halbbäder im frischen Wasser zu nehmen.

Ein Hausvater hat Holz gesägt; da bricht er auf einmal zusammen, ein Fuß und ein Arm sind ganz lahm, die Sprache ist verschwunden. Was ist eilig zu tun?
Ungesäumt den Kranken ins Bett legen, den Rücken kräftig reiben, ebenso die Füße, bis man warmes Wasser hat, und dann rasch ein Tuch auf den Unterleib gelegt. Wenn aber nicht rasch warmes Wasser zu bekommen ist, sollen Fußsohlen und Füße so kräftig wie möglich gebürstet werden, daß durch die erhöhte Wärme das Blut abwärts geleitet wird. Auch der Rücken kann gerieben und dadurch das Blut abwärts geleitet werden. Ist das volle Bewußtsein wieder da, oder noch besser gesagt, ist die volle Naturwärme wiederhergestellt, dann geht die Sache bald zum Bessern, und es kann dann durch Waschungen das Blut wieder in den gehörigen Gang gebracht werden. Auf diese Weise werden bald alle Folgen des Anfalls verschwunden sein.
Ein vom Schlag Berührter würde am schnellsten vor den schlimmsten Folgen bewahrt werden, wenn ihm so rasch wie möglich ein

Oberguß gegeben würde und 2–3 Stunden später ein Knieguß. Das Blut wird durch erstere Anwendung zurückgedrängt, durch die zweite nach unten geleitet.

Johann, 49 Jahre alt, bekommt einen Schlaganfall; ein Arm, ein Fuß und die ganze Seite sind ohne Empfindung und ohne Wärme; der Mund ist schief, die Sprache kaum vernehmbar und stotternd. – Nach vier Wochen begann er die Wasserkur, weil ihm keine weitere Hilfe gebracht werden konnte.

1. Tag für Tag bekam dieser Kranke einen Oberguß, einen Knie- oder Schenkelguß, wenn es auch noch so mühsam herging, diese anzuwenden.
2. Täglich einmal, und weil er kräftig war, auch zweimal Ganzwaschung mit Wasser und Essig.

Nach wenigen Tagen bekam der Kranke Gefühl in dem lahmen Fuß und in der Seite. Bald darauf traten in diesem gelähmten Fuße zeitweise heftige Schmerzen ein als Vorboten der Genesung.

Erst drei Wochen später bekam der lahme Arm Gefühl, und auch hier traten bedeutende Schmerzen ein, die dem Kranken als Vorboten der Heilung sehr willkommen waren.

So wurde vier Wochen fortgemacht; dann wurden Vollgüsse angewendet, täglich ein- bis zweimal; die tägliche Waschung mit Wasser und Essig wurde fortgesetzt. Von Tag zu Tag besserte sich der ganze Zustand, die Sprache wurde deutlicher, und in vier Wochen ging er mit Hilfe eines festen Stockes ganz glücklich, an Geist und Körper gestärkt, seine Wege.

Nach sechs Wochen weiterer Anwendung waren alle Folgen des Schlaganfalles beseitigt.

Die Waschungen bewirkten eine fortwährende Vermehrung der Naturwärme und der Transpiration und waren immer wieder Neubelebung des ganzen Organismus. Die Gießungen wirkten belebend und stärkend auf den ganzen Körper und förderten einen kräftigen Umlauf des Blutes. Durch die starken Gießungen wurde auch die ganze Maschine kräftig erschüttert und trat eine allgemeine Tätigkeit im ganzen Organismus ein. Bemerkt sei noch, daß alle diese Anwendungen in genannter Reihenfolge dem Kranken nie lästig waren, sondern als eine große Wohltat von ihm betrachtet wurden.

Ein 74jähriger Hausvater bekommt gewaltigen Schwindel; das Reden will nicht mehr recht aufeinandergehen. So geht er einige Tage umher, und man befürchtet einen Schlaganfall. Endlich legte er sich

von der Arbeit ins Bett, es ist ihm nicht mehr gut; er fängt an, hart zu atmen, gibt keinen Laut mehr von sich, und es war den Angehörigen klar, der alte Mann wird vom Schlage getroffen. Der gute Rat, mit Wasser und Essig die Füße rasch und kräftig zu waschen und zu reiben, dieselben in eine Wolldecke einzuwinden und dies nach einer Stunde zu wiederholen, brachte diesen bejahrten Mann wieder zum Bewußtsein. Auch die etwas stotternde Stimme besserte sich wieder, und nach fünf Stunden fragte er, was mit ihm geschehen sei, da er von allem nichts wisse.
Täglich ein- bis zweimal mit Wasser und Essig gewaschen im Bett, hat den Alten wieder zur Arbeit fähig gemacht.

Schwindel

Ein Patient in den besten Mannesjahren fühlte eine fortschreitende Abnahme der Kräfte, besonders in den Beinen. Nur mit der größten Anstrengung konnte er eine Viertelstunde weit gehen und hatte das Gefühl, seine Beine brechen zusammen. Außer diesem Leiden hatte er sehr viel *Schwindel,* so daß er in einem offenen Raum gar nicht auf längere Zeit stehen konnte, ohne sich an einem festen Gegenstande anzuhalten. Wollte er sich umwenden, so mußte er sich stets festhalten. War der Schwindel etwas leichter, so fühlte er gewaltigen Druck in der Brust und eine Bangigkeit, als treffe ihn ein Schlaganfall.
Der Patient gebrauchte viel Mineralwasser und Medikamente, alles ohne Erfolg. Sein Aussehen war nach dem allgemeinen Urteile sehr gut, Appetit in Ordnung, der Schlaf mangelhaft.
Erfolg: Bereits drei Wochen lang von seinem Berufe entfernt, ging er täglich viel barfuß (im Gras, auf nassen Steinen und im Wasser bis unter die Knie), bekam anfangs täglich zwei Obergüsse und einen Knieguß, später Halbbäder und Bäder im Schweiß. Am Schlusse seiner Kur machte er den Versuch, an einem Tage vier Stunden weit zu gehen, was ohne Ermüdung gut gelang. Er fühlte sich nun ganz gesund und war freudig gestimmt für seine Berufstätigkeit.

Schwitzen

Es gibt Naturen, die sehr leicht und viel in Schweiß kommen, die bei jeder, selbst der geringsten Anstrengung, wie im Schweiß gebadet und deshalb, abgesehen von der Mattigkeit und Müdigkeit, den Katarrhen, Erkältungen, Entzündungen usw. recht ausgesetzt sind.

Ein Beamter, der mich eines schönen Tages aufsuchte, klagte mir, er sei eben nicht gesund, er leide viel an schwerem Atem, und die Ärzte halten ihn für leber- und nierenleidend. Das größte Unglück aber bestehe darin, daß er keine Medizin ertragen könne; jeden Löffel voll müsse er stets wieder herausbrechen. »Das größte Glück, wollen Sie sagen«, unterbrach ich den Herrn, dessen Leiden sich durch einen scharfen, peinlichen Schweißgeruch schon verraten hatte. Und ich begann als Wahrsager zum Staunen des Beamten: »Sie schwitzen viel beim Gehen, auch morgens beim Aufstehen.« – »Ja, so ist's! Woher wissen Sie das?« Statt einer Antwort gab ich den Rat, er möge sich eine Badewanne mit kaltem Wasser anfüllen lassen. Wenn er, in Schweiß gebadet, heimkomme, dann solle er sich rasch ausziehen, bis an die Magengegend sich in diese Wanne setzen und den Oberkörper schnell und kräftig abwaschen; das Ganze dürfe höchstens eine Minute dauern. Schnell, ohne abzutrocknen, solle er seine Kleider wieder anziehen und auf seinem Zimmer zirka eine Viertelstunde sich Bewegung machen. »Was«, rief der Beamte aus, »Ew. Hochwürden treiben bittern Spott mit mir! Gott bewahre! Da würde mich ja augenblicklich der Schlag treffen! Wie oft bin ich vor der geringsten Vernässung und Verkältung gewarnt worden, und Sie heißen mich in eine Badewanne steigen, in kaltes Wasser!« Ich blieb ruhig, aber ich mußte alle Beredsamkeit aufbieten, dem Herrn das Unschädliche dieses Verfahrens begreiflich zu machen. Unter anderem fragte ich ihn: »Wenn Sie so im Schweiße nach Hause kommen, schwitzend, daß Ihnen das salzige Wasser über Gesicht und Stirne rinnt und die Finger aneinanderkleben, haben Sie Furcht und nehmen Sie den geringsten Anstand, sofort die Hände und das Gesicht zu waschen?« »Nein, das tue ich jedesmal.« »Haben Sie je den geringsten Nachteil verspürt?« Der Herr besann sich – er fürchtete meine Folgerung –, sagte alsdann aber ein kräftiges »Nein!« »Nun gut«, erwiderte ich, »lassen Sie diese Wohltat auch einmal dem ganzen schwitzenden Körper zukommen! Versprechen Sie mir, es auch nur einmal zu tun!« Nach kurzem Schweigen gab er das Versprechen. Nach vierzehn Tagen begegnete ich ihm wieder. »Nun, leben Sie noch? Wie ist's gegangen?« »Wie dankbar bin ich Ihnen, Herr Pfarrer!« sprach er. »Alle Furcht ist mir nun benommen. Kann ich's denn nun öfter so machen! Es tut gar so gut!« Ja, es tat gar so gut: Alle Armseligkeiten und körperlichen

Übelstände wurden allmählich beseitigt. Der Herr wurde über 80 Jahre alt.
Noch eine Bemerkung schulde ich an dieser Stelle. Wohl ***kaum etwas wird im Leben,*** selbst von einsichtsvollen Menschen, ***so sehr gefürchtet,*** als wenn sie im *Schweiß* das ***kalte Wasser anwenden*** sollen. Diese Meinung mag von der Wahrnehmung herrühren, daß solche, die im Schweiße gebadet, plötzlich an die Kälte kommen oder sich der frischen Luft, besonders der Zugluft, aussetzen oder sich gar vernetzen, sich schon oft gründlich verdorben haben. Das gebe ich alles gerne zu. Es kommt eben hier wie sonst im Leben nicht allein und nicht in erster Linie auf das »Was«, sondern auf das »Wie« an, *wie* die Leute die Anwendung mit Wasser vornehmen. Meine nach so langer Erfahrung und Übung gewonnenen *Grundsätze* sind:
1. *Wer naß ist* durch Schweiß, Regen usw., darf sich nicht der *Kälte* oder *Zugluft aussetzen;* das würde sich rächen.
2. *Wen friert, der soll ja nichts mit Wasser anfangen.*
3. *Wer vom Regen* usw. *durchnäßt* worden, soll sich so rasch wie möglich trocken umkleiden.
4. *Wer aber schwitzt,* sei es krankhaft oder durch Gehen oder durch Arbeit, *darf ganz kurz* (wie bei der Beschreibung der Anwendung genau gesagt ist) ein *kaltes Bad* nehmen oder eine *kalte Ganzwaschung vornehmen;* er muß aber (ohne abzutrocknen) schnell *trockene* Kleidung anziehen und sich Bewegung machen, bis auch der Körper trocken ist. Dieses sollte doch einmal selbst die heißblütigsten Sanguiniker beruhigen und befriedigen!

Skrofulöse Zustände

Eine Frau, fünfundvierzig Jahre alt, hatte oberhalb des Halsringes infolge einer Operation eine Wunde, mehr als einen Finger lang, die nicht zuheilte. Eine zweite Wunde hatte sie am rechten Arme oberhalb des Ellbogens. Es wurde auch an dieser Stelle ein Geschwür aufgeschnitten. Eine dritte offene Wunde, die ebenfalls nicht heilen wollte, war am rechten Bein, oberhalb des Knies. Diese Kranke hatte wenig Appetit und, wie sie sagte, keinen guten Magen. Sie sah recht eingefallen und gelb aus und war ohne alle Lebensfrische. Der Gemütszustand war sehr gedrückt, weil sie mehrere Ärzte Jahre hindurch gehabt und bei keinem Hilfe gefunden hatte; infolgedessen hatte sie ihre letzte Zuflucht zum Wasser genommen.
Hier war ganz klar, was fehlte. Drüsen wurden ausgeschnitten am

Halse, und die übrigen Öffnungen kamen ebenfalls von Drüsenanschwellungen her. Die Frau war durch und durch skrofulös, obschon sie ziemlich groß und gut gebaut war.

Die *Anwendungen* waren folgende: 1. jeden Tag einen Oberguß, einen Schenkelguß und eine Ganzwaschung zur Nachtzeit, acht Tage lang. 2. Oberguß, Rückenguß, Schenkelguß, in jeder Woche einen kurzen Wickel, so vierzehn Tage lang. 3. Täglich zwei Obergüsse und zwei Halbbäder. – Nach innen wurde dreierlei Tee angewendet: a) Foenum graecum mit etwas Wermut, b) Salbei, Johanniskraut und Schafgarbe, c) Huflattich, Spitzwegerich und Tausendguldenkraut.

In vier Wochen war diese Person vollständig geheilt. Die Wunden eiterten aus und heilten von selber zu. Auf die Wunden selbst kam nichts als etwas Baumwolle. Die Kranke mußte viel Schleim ausspucken, und so gesundete die Natur im Innern.

Die Kost war einfache Hausmannskost.

Wirkungen:

a) Foenum graecum mit Wermut wirkt auflösend und den Magen stärkend. b) Salbei verbessert die Säfte und wirkt reinigend; Johanniskraut wirkt günstig auf Verbesserung des Blutes und Blutumlaufes; Schafgarbe wirkt auf gute Säfte und lösend. c) Huflattich wirkt reinigend, aufsaugend; Spitzwegerich ebenso; Tausendguldenkraut wirkt günstig auf die stete Verdauung und Kräftigung des Magens.

Die Obergüsse stärkten den oberen Körper und reinigten die einzelnen Teile von allem ungesunden Stoff. Die Schenkelgüsse bewirkten in der unteren Körperhälfte, was die Güsse oben ausrichteten. Die Ganzwaschung zur Nachtzeit bewirkte eine kräftige Ausdünstung und steigerte die Naturwärme. Der kurze Wickel wirkte auflösend und aufsaugend. Der Rückenguß wirkte stärkend auf die Wirbelsäule. Die Halbbäder machten den Schluß zur allgemeinen Kräftigung und neuen Tätigkeit; so wurde die Person geheilt und alle kranken Stoffe nach dem allgemeinen Grundsatze beseitigt: die kranken Stoffe auflösen, ausleiten und die Natur stärken.

Ein Knabe von neun Jahren wurde hergebracht in folgendem Zustande: Das erbarmungswürdige Kind hatte drei Löcher mit großer Beule im Fuß, zwei Löcher im Ober- und Unterarm, aus denen viel Unrat geflossen war. Der Hals war steif und etwas angelaufen. Das Aussehen war blaß und teilweise glänzend wie Porzellan, Appetit zu mehr ungesunden als kräftigen Speisen. Er konnte nur mit

Not kleine Strecken gehen und war von Kindheit an nie recht gesund; aber je älter, um so armseliger wurde er. Seine Geschwister waren gesund, und die Mutter behauptet, das Leiden habe nach der Impfung begonnen.

Bei diesem Kinde wurde folgendes angewendet:

1. In der Woche dreimal ein Hemd anziehen, in Wasser getaucht, in welchem Haferstroh gesotten wurde, warm anzulegen, $1^1/_2$–2 Stunden lang.
2. Jeden Tag eine Ganzwaschung mit kaltem Wasser und etwas Essig darangemischt, aber erst vier bis fünf Stunden nach der Anwendung unter 1.
3. Die Beulen mit Wunden wurden jeden Tag mit angeschwellten Heublumen umwunden, zwei Stunden lang.

Nährweise. Jeden Morgen bekam der kranke Knabe Malzkaffee mit Milch, in welchem Fenchel gesotten wurde. Jeden Nachmittag mußte er eine altbackene Semmel essen, jeden Abend eine Kraftsuppe, den einen Tag mit Milch gekocht, den andern Tag mit Fleischbrühe, am Mittag ganz gewöhnliche, recht nahrhafte Hausmannskost. Derselbe durfte kein Bier, keinen Wein, auch nicht Bohnenkaffee trinken. So wurde vier Wochen fortgemacht. Die Öffnungen waren bis auf eine geheilt. So schwer es den Jungen ankam, sich mit dieser Kost zu begnügen, so sah er doch gut genährt aus. Die Naturwärme hatte viel zugenommen. Das Kind wurde auch heiter und kräftiger.

Weitere Anwendungen: Täglich ein Halbbad, und während desselben den obern Körper waschen. Jeden Tag wurde auch der Körper mit Wasser und Essig gewaschen. Jeden Morgen bekam er kräftige Brotsuppe. Am Abend Kraftsuppe mit einer einfachen nahrhaften Nebenspeise. Jeden Tag muße er auch sechs Wacholderbeeren essen. Diese Anwendungen wurden wieder vier Wochen fortgesetzt. Der ganze Zustand hatte sich so wesentlich gebessert, daß der Knabe täglich die Schule besuchen konnte; und wie der Körper sich erholte, so gewannen auch die Geisteskräfte. Alle Geschwüre waren geheilt. Weiter war nichts mehr notwendig, als bei gesunder, einfacher, nahrhafter Kost zu bleiben und jeden Tag oder jeden zweiten Tag ein Halbbad zu nehmen.

Der in der Natur angesammelte Krankheitsstoff bildete sich zu Geschwüren und kam sicher vom schlechten Blute her, das auch nicht anders sein konnte, weil der Knabe nur solche Speisen genoß, die nur wenig und schlechtes Blut hervorbrachten. Der Knabe trank am liebsten Bier, auch Wein, nahm gerne süße Speisen und natürlich Kaffee. Die umgetauschte Nahrung brachte anderes und besseres Blut, mithin auch bessere Ernährung des ganzen Körpers. Die Einwicklungen lösten alle Anstauungen und schieden die krankhaften Stoffe aus; die Waschungen und Halbbäder kräftigten und erwärmten den Körper und brachten ihn in größere Tätigkeit. Dieser Knabe ist ein Bild davon, was verkehrte Ernährungsweise für traurige Folgen hat.

Unterleibsleiden (Entzündung, Krämpfe, Schwäche usw.)

Ein Mann bringt vor: »Ich habe zweimal innerhalb zwei Jahren Unterleibsentzündung gehabt, und seit dieser Zeit bin ich zu meinem Berufe nahezu unfähig; ich habe fast immer Unterleibsschmerzen, Verstopfung, Appetitlosigkeit. Wenn ich glaube, ich hätte zu etwas Lust, so wird es mir bald wieder zum Ekel. Der Schlaf ist unruhig, so daß ich in der Frühe müder bin als am Abend; fast beständig herrscht Hitze im Magen.«

Hier hat diese Entzündung eine große Schwäche zurückgelassen; die entzündeten Teile sind noch nicht vollständig gereinigt und gekräftigt. Folgende *Anwendungen* werden den Körper in Ordnung bringen:

1. Täglich angeschwellte Heublumen warm in einem Tuch auf den Unterleib binden, $1^1/_2$ Stunden lang.
2. Jede Nacht vom Bett aus den ganzen Körper waschen mit kaltem Wasser und Essig, nicht abtrocknen und gleich wieder ins Bett.
3. Täglich eine Tasse Tee trinken von Zinnkraut, Wacholderbeeren und etwas Wermut.

So acht Tage lang. Darauf:

1. Den einen Tag ein Sitzbad, den anderen ein Halbbad.
2. Jeden zweiten Tag einen Oberguß und Knieguß; den Tee fortsetzen.

So 14 Tage lang. Als Nachkur reichten aus in der Woche zwei bis vier Halbbäder. Nach vier Wochen war der ganze Körper in Ordnung; guter Appetit und Schlaf sowie gute Verdauung waren vorhanden.

Die aufgebundenen *Heublumen* leiteten aus und stärkten den Unterleib. Die *Sitzbäder* wirkten stärkend auf den Unterleib, die *Halbbäder* auf den ganzen Leib. Die *Ganzwaschungen* öffneten die Poren und stärkten den ganzen Organismus. *Zinnkraut* wirkte reinigend, *Wacholderbeeren* auf Urinausscheidung, *Wermut* wirkte günstig auf den Magen.

Ein Bauernknecht klagt: »Ich habe mich beim Fuhrwerk so stark erkältet, daß, wie ich ins Bett kam, Schüttelfrost sich einstellte. Ich habe nicht bloß große Schmerzen im Unterleib, ich kann auch kein Wasser lassen. Vor lauter Schmerzen kann ich mich nicht ruhig im Bett halten.«

Hier ist nach Erkältung eine Entzündung im Anzug. Den Beweis gibt der Wechsel zwischen Frost und Hitze.

Für diesen Fall folgende *Anwendungen:*

1. Angeschwellte Heublumen warm, wie es der Kranke ertragen kann, auf den Unterleib binden, ordentlich zudecken, $1^1/_2$ Stunden lang.

So den Tag zweimal. Nebenbei soll

2. der Körper zweimal des Tages gewaschen werden mit Wasser und etwas Essig. Statt zweimaliger Ganzwaschung könnte auch der spanische Mantel angezogen werden.

Die Entzündung ist entstanden durch die Herrschaft, welche die Kälte gewonnen hat, die Naturwärme ist erlegen; deshalb muß die Naturwärme durch künstliche Wärme unterstützt werden. Diese wird erreicht durch die warme Auflage. Das *Waschen* oder der *spanische Mantel* leitet nach außen, hebt die Fieberhitze und gleicht die Kälte mit der Wärme im ganzen Körper aus. Unterstützt werden die Anwendungen, wenn der Kranke jede Stunde, bis die Entzündung behoben ist, *zwei Löffel voll Tee* von Zinnkraut trinkt zum Harnausscheiden und gegen innere Hitze. Bei Entzündung würde günstig wirken: zweimal im Tag ein Löffel voll Salat- oder Provenzeröl. Auf diese Weise war innerhalb drei Tagen das Übel beseitigt.

Ein Mädchen, 24 Jahre alt, leidet Monate hindurch an Unterleibs- und Blasenkrämpfen und mitunter an Schmerzen, daß sie laut schreit. Das Wasser wurde schon oft auf künstliche Weise abgeleitet; der Körper ist stark aufgetrieben; häufig bestehen Schmerzen in den Nieren. Ein Arzt habe gesagt, ihr ganzer Unterleib sei zerrüttet.

Was hilft hier? Hier muß alle verlegene Ware aufgelöst, ausgesaugt und ausgeleitet werden, was am besten geschieht, wenn von unter den Armen bis an die Knie ein Wickel angelegt wird, in Heublumenwasser getaucht, warm; aber auch die Heublumen sollen auf den bloßen Leib, besonders auf die schmerzhaften Stellen, kommen, so daß der ganze Unterleib in Heublumen gewickelt ist, $1^1/_2$–2 Stunden; er muß aber ganz gut eingewickelt sein. Dieser Wickel kann

drei Tage nacheinander genommen werden, dann jeden dritten oder vierten Tag.
Nebenbei muß aber die Natur gestärkt werden durch eine tägliche Waschung mit Wasser, vermischt mit Essig, und täglich ein Halbbad. Nach *innen* soll Tee von foenum graecum und Fenchel angewendet werden, jeden Tag eine Tasse in drei Portionen. – Hatten die *Wickel* die Aufgabe, aufzulösen und auszuleiten, so mußten die *kalten Waschungen* bewirken, daß der Körper nicht zu sehr verweichlicht wurde und daß er in gleichmäßige Ausdünstung kam. Der *Tee* bewirkt Auflösung und Ausleitung im Innern, der Fenchel besonders Verbesserung des Magens.
Nach 14 Tagen war die Person ziemlich hergestellt, und folgende Anwendungen mußten dem Körper Kraft und Ausdauer bringen und erhalten: 1. Zwei Bäder je Woche, 2. jeden zweiten Tag ein Sitzbad und 3. täglich eine Tasse Tee von Wermut und Zinnkraut.

Ein Mädchen, 28 Jahre alt, erzählt: »Ich bin seit einem halben Jahre krank. Mein Zustand wird immer schlimmer. Ein Arzt, der mich untersuchte, hat erklärt, ich habe mehrere Gewächse im Unterleib, die nur durch Operation beseitigt werden können. Davor habe ich so Angst, daß ich mich nicht dazu entschließen kann, und möchte mit Wasserkur Heilung versuchen.«
Ich gab der Kranken folgenden Rat:
1. In jeder Woche viermal einen kurzen Wickel, in Wasser getaucht, in welchem Heublumen gesotten wurden.
2. Jeden Tag einen Oberguß und Schenkelguß.
3. Jeden dritten Tag ein Halbbad.
4. Täglich eine Tasse Tee von Johanniskraut, Fenchel und Schafgarbe.

So wurde 14 Tage fortgemacht, und die Wirkung war folgende: Starker Urinabgang. Zweimal bekam sie heftige Durchfälle. Der ganze Unterleib nahm wieder seinen normalen Zustand an, Appetit, der ganz fehlte, hatte sich eingestellt, ebenso der Schlaf.
Weitere Anwendungen:
Täglich zweimal ein Halbbad und täglich einen Oberguß. Die Halbbäder stärkten den ganzen Körper, der Oberguß den oberen Teil des Körpers. Nach vierzehn Tagen war das ganze Übel beseitigt.

Ein Fräulein, 28 Jahre alt, erzählt unter Tränen: »Ich habe so viele und verschiedene Unterleibsleiden, und kein Arzt kann mir helfen. Bald hab' ich große Schmerzen an der rechten, bald an der linken

Seite. Bald ist der ganze Unterleib so voll Schmerzen, daß ich nicht eine Viertelstunde in der Nacht schlafen kann. Recht oft rücken diese Schmerzen vom Unterleib in die Brust, und dann weiß ich, daß sie auch bald in den Kopf kommen; dann aber möchte mir der Kopf zerspringen vor Schmerzen. Ich habe mehrere Ärzte gehabt, von denen jeder ein anderes Leiden fand. Nur darin stimmten sie überein, daß meine Unterleibsorgane zu sehr eingeengt seien. Ich habe leider die Unsitte nachgeahmt, mich zu schnüren. Zweimal bin ich schon operiert worden, geholfen hat es nicht. Jetzt soll ich mich nochmals operieren lassen, wozu ich gar keine Lust mehr habe. Es seien, wie die Ärzte sagen, Verwachsungen eingetreten, und jetzt leide ich an deren Folgen.«

Um dieser Unglücklichen Hilfe zu bringen, wurde folgendes angewendet:

1. In der Woche dreimal kurzer Wickel, das Tuch in Heublumenwasser getaucht, $1^1/_2$ Stunden lang, und zwar warm.
2. In der Woche dreimal ein Halbbad.
3. Einmal in der Woche einen Oberguß und einen Schenkelguß.

Die Wickel lösten ziemlich stark auf, machten die Organe weicher und kräftigten den Unterleib. Die Halbbäder bewirkten Stärkung und eine bessere Tätigkeit im Blutlauf. Nach vierzehn Tagen fühlte sich die Kranke um vieles besser. Es hatte sich viel Urin ausgeschieden; der Stuhl kam in Ordnung, und die Gesichtsfarbe hatte sich vollständig geändert.

Weitere Anwendungen waren:

In der Woche viermal ein Halbbad, einmal einen kurzen Wickel und zweimal einen Oberguß und einen Schenkelguß.

Diese Anwendungen hatten die Unglückliche gesund gemacht. Sie konnte wieder arbeiten, hatte nur hie und da geringe Schmerzen und konnte ihrem Beruf wieder nachkommen. – Ein trauriges Bild unserer Zeit! Wie viele Tausende folgen heutzutage der verkehrten Mode! Sie ruhen nicht, bis der Körper zugrunde gerichtet ist. Die Eltern sollten streng darüber wachen, daß ihre Kinder nicht diesem verkehrten Modegeist huldigen.

Ein Mädchen, 21 Jahre alt, klagt über heftige Kopfschmerzen, starken Blutandrang nach dem Kopf, viel Leibschmerzen, fast immer ganz kalte Füße, keinen Appetit und keinen Schlaf, unfähig zu jedem Beruf. Medikamente hat sie viel geschluckt, aber alles ohne Hilfe. Das Mädchen hat sich ziemlich stark *geschnürt*, obschon es dies nicht gestehen wollte. Anfangs nahm auch die Mutter die Tochter noch in Schutz. Endlich kommt der kaltblütige Vater, der mir Glauben schenkte und der Tochter befahl, entweder freiwillig entsprechende Kleider anzuziehen oder den Stock. – Dies Mittel war auch die beste Anwendung. Durch das Schnüren war ein geregelter Blutlauf unmöglich. Das Blut, das in die Füße drang, kam nicht mehr recht zum Herzen zurück, und geradeso ungeregelt war der Blutlauf im oberen Körper. Als der Leib wieder im natürlichen Zustand war, trat auch geregelter Blutlauf ein, und dazu verhalf noch täglich ein Halbbad. In wenigen Tagen war das Mädchen wieder gesund.

Eine vornehme Dame erzählt: »Ich leide unsäglich, bald im Kopf, bald in der Brust; die größten Schmerzen aber sind im Unterleib. Ich möchte oft verzweifeln vor Schmerzen, und nie ist mir Hilfe geworden. Der Stuhlgang geht so hart, daß ich oft drei bis vier starke Laxiere einnehmen muß, um solchen zu bekommen. Es kann acht bis zwölf Tage anstehen, bis ich mit allen Mitteln noch Stuhlgang hervorbringe.«

Ich deutete der halbverzweifelten Frau an, daß an diesem Leiden hauptsächlich ihre Kleidung Ursache sei; denn sie trug so viele Kleider um ihren Leib, daß auf ihrem hinteren Höcker ein Affe recht gut hätte Platz nehmen können. Muß diese Kleidung nicht eine ungewöhnliche Hitze entwickeln? Diese Hitze zieht das Blut in den Leib. Die arme Frau wollte das freilich nicht glauben; und weil ich ihr einen andern Rat nicht geben konnte als den, sich recht einfach zu kleiden und nebenbei auch auf den Körper einzuwirken, daß die Hitze entfernt, das Blut in gleichmäßigen Gang und der ganze Körper wieder in Ordnung gebracht werde, fügte sie sich endlich.

Die *Anwendungen* waren:

1. In jeder Nacht vom Bett aus ganz waschen. Dadurch wurde gleichmäßige Wärme erzielt, die Natur in geregelte Tätigkeit und das Blut in normalen Gang gebracht.
2. Jeden zweiten Tag ein Halbbad. Dieses bewirkte eine Kräftigung des ganzen Körpers und hob alle innere Hitze auf.

Nach *innen* wurde acht Tage lang täglich eine Tasse Tee genommen von foenum graecum und Fenchel, um die innere Hitze zu dämmen und den Magen zu verbessern.

Später wurde Tee verwendet von Wermut, Salbei und Bitterklee.

In sechs Wochen war die Kranke so ziemlich hergestellt. Was aber noch besonders erwähnt werden muß, ist, daß sie während der gan-

zen Kur alle Stunden einen Löffel voll Wasser eingenommen hat. Sie selbst hat zuletzt eingestanden, sie sei jetzt überzeugt, daß die Modekleidung ihr Elend herbeigeführt habe.
Ich kann hoch und teuer versichern, daß zu mir eine große Anzahl solcher Unglücklicher gekommen ist, bei denen diese Modekleidung die erste Ursache ihrer Leiden war, da diese Kleidung allzuviel Störungen im Blutlauf verursacht.

Eine Frau aus höherem Stand klagt, daß sie unsäglich leide an Hämorrhoiden. Sie habe die größten Blutstauungen nicht nur unterhalb der Knie, sondern auch an den Schenkeln, und selbst am unteren Rücken habe sie sogenannte Krampfadern. Es sei ihr oft zum Wahnsinnigwerden. Die ganze Woche habe sie keine heitere Stunde. Ihrer Umgebung sei sie zur größten Last; sie sei oft so aufgeregt, daß ihre Umgebung ihr ausweichen müsse. Sie trage zwei wollene Beinkleider, und über dem Unterleib trage sie ebenfalls, der Mode folgend, drei- bis vierfache Kleidung. Bei diesem Übel sei auch solche Stuhlverhaltung, daß sie oft fünf bis sechs Klistiere nehmen müsse, bis eine Wirkung eintrete.
Leider ist bei diesem Beispiel wieder die Kleidung die erste Ursache des Übels, durch welche so viel Wärme entwickelt wird; ebenso wird durch das feste Binden der Kleider der Blutlauf gehemmt. Wer im Blutlauf Hemmungen verursacht, bereitet sich selbst ein Elend.
Die *Anwendungen* waren folgende:
1. Täglich eine Ganzwaschung, durch die eine gleichmäßige Naturwärme erzielt und die Schlaffheit beseitigt wurde;
2. täglich ein Oberguß und Schenkelguß, um das Blut in größere Tätigkeit zu bringen;
3. jeden zweiten Tag ein Halbbad und
4. täglich im nassen Gras oder auf nassem Boden zweimal barfuß gehen, je länger, desto besser. Wie die Bäder die ganze Natur kräftigten, die Hitze entfernten und weiterer Hitze vorbeugten, so wurde auch fast jeden Tag ein überflüssiges Kleidungsstück abgelegt. Als nach vier Wochen die Kur zu Ende war, fühlte sich die Kranke recht glücklich. Ein großer Teil der Blutstauungen war verschwunden, das Blut zirkulierte regelmäßig; als Gewinn hatte sie zur Gesundheit einen großen Vorrat von überzähligen Kleidungsstücken. Sie fühlte sich auch recht behaglich, ohne den gewaltigen Hinterlader einhergehen zu müssen.

Vergiftung des Blutes

Ein Metzger schlachtete eine Kuh und schnitt sich mit dem blutigen Messer eine tiefe Wunde in den Daumen. Er achtete nicht darauf, bis sich heftige Schmerzen einstellten und die Hand so anschwoll, daß er die Finger nur mehr mit großer Mühe bewegen konnte. Die Hitze stieg, und bald zeigten sich gelbliche und bläuliche Flecken an Finger und Hand. Ein Arzt gab ihm Mittel zum Waschen und Überschlagen. Allein die Schmerzen, die schon bis zum Ellenbogen reichten, wurden immer unausstehlicher, und der Arme fühlte recht gut, daß eine krampfartige Entzündung im Innern immer weiterfresse wie Feuer.

Man rief mich. Ich riet *Hand-* und *Armdämpfe* viermal des Tages, je eine halbe Stunde lang, zu nehmen. Außer dieser Zeit wand er die Hand bis über den Ellenbogen in angeschwellte Heublumen[1]. Alle eineinhalb bis zwei Stunden, das ist jedesmal, sooft der Schmerz sich in besonders fühlbarer Weise steigerte, wurden die Heublumen erneuert, das ist neu angeschwellt und neu aufgelegt. Dieses Verfahren brachte nicht allein Linderung, sondern gänzliche Heilung. Das Umsichgreifen des unheilverkündenden Brandes hörte am Abend des ersten Tages auf. Die ganze Entzündung war nach vier Tagen beseitigt.

Ein Herr schnitt sich ein Hühnerauge aus, das entzündet war, und ahnte nicht das geringste. In wenigen Tagen war die Entzündung derart, daß offenbare Zeichen und Schmerzen einer Blutvergiftung vorhanden waren. Viele, die ähnliches mit angesehen, hielten den Armen für verloren.

Der Patient nahm *täglich zwei Fußbäder* von *abgebrühten Heublumen* (dieselben sollen im Fußbade mitgegeben werden), und *täglich* wurden die Füße *ein paarmal*, je auf zwei Stunden, *mit Tüchern, in Absud von Zinnkraut* getaucht (jede Stunde neu einzutauchen), umwunden. Da am Körper schon Spuren der Vergiftung offenbar wurden (schlechtes Aussehen, Appetitlosigkeit), kamen zu obigen Partialanwendungen *täglich eine Waschung des Oberkörpers* und *ein Unterwickel* von eineinhalb Stunden. In wenigen Tagen

[1] Heublumen werden mit siedendem Wasser angeschwellt, gut ausgedrückt und auf ein Tuch gebreitet; darauf legt der Patient die Hand, und diese wird so umbunden, daß sie mitten in die feuchtwarmen Heublumen zu liegen kommt.

war der Herr außer Gefahr, in zehn Tagen gesund. Er trank *täglich zwei Tassen Wermut-* und *Salbeitee* (beide Kräuter gemischt).

Verkehrte Ernährungsart

Eine Mutter bringt ihren achtjährigen Sohn, der arme Knabe sieht traurig drein, ohne Mut, ohne Leben, ohne Freude, ohne Gedeihen. Auf die Frage, wie dieser Knabe genährt werde, lautete die Antwort: »In der Frühe bekommt er Kaffee, am Abend ebenfalls, am Mittag ganz wenig Fleisch, etwas Gemüse und ein Gläschen Bier. Er mag weder Suppe noch Milch oder sonst eine Hausmannskost. Er wächst nicht recht, hat oft ganz rote, entzündete Augen und klagt auch häufig über Kopfweh.« Dieser Knabe ist zuwenig genährt.

Was derselbe genießt in der Frühe und am Abend, geht mehr oder weniger nicht ausgenützt ab, und die arme Natur hat bloß den Reiz des Kaffees. Das Glas Bier zur Mittagszeit enthält fast keinen Stickstoff, tut dem armen Kinde wohl, aber nährt nicht hinlänglich. Wie wird eine so schwache Natur, bei so armen Säften, das Fleisch verdauen können!

Der Knabe mußte folgendes gebrauchen: Vom Morgen bis Mittag jede Stunde einen Löffel voll Milch; zum Frühstück etwas Brotsuppe, wenn auch nur fünf bis sechs Löffel voll. Zum Mittagessen eine nahrhafte Hausmannskost, nicht hitzig, und wenn auch Fleisch, so doch wenigstens ein recht nahrhaftes Gemüse, wie Erbsenbrei, Bohnen usw., dazu. Ferner von Mittag bis Abend jede zweite Stunde einen Löffel voll Wasser und noch besser halb Wasser und halb Milch zusammengemischt trinken. Zum Abendessen eine Kraftsuppe.

Anwendungen: Täglich einmal den ganzen Körper mit Wasser, mit etwas Essig vermischt, waschen. Jeden dritten Tag soll das Kind ein Hemd anziehen, in warmes Wasser und etwas Essig eingetaucht, und dann, in eine Decke gut eingewickelt, ins Bett gelegt werden. Nach drei Wochen hatte sich der Junge an die Kost gewöhnt, die Farbe war geändert, und der Knabe wurde heiter und munter. Was unterstützte die Anwendungen? Die Milch brachte viel Nährstoffe, einen Löffel voll konnte der Junge ertragen. Die Morgensuppe und die Abendsuppe brachten ihm gute Nahrung. Auch die Mittagskost diente zur Kräftigung und gab reichliche Nahrung. Der Löffel voll Wasser und Milch wirkte kühlend und nährend und vermehrte die Magensäfte.

Wirkung der Anwendungen: Das Waschen bewirkte Kräftigung, brachte Leben und Tätigkeit. Das Hemd leitete die krankhaften Stoffe aus dem Körper, öffnete die Poren und unterstützte und bewirkte gleichmäßige Transpiration. Nach drei Wochen ertrug der Junge jeden Morgen und jeden Abend eine Kraftsuppe, die er auch bekam; während des Tages schmeckte ihm recht gut ein kräftiges Hausbrot. Die Mittagskost durfte einfache Hausmannskost sein. Den einen Tag mußte er ganz gewaschen werden, den andern Tag bekam er ein Halbbad. Sechs Wochen in dieser Lebensweise machten den Knaben wie umgewandelt. Geist und Körper waren so, wie es bei einem Knaben von acht Jahren sein soll.

Eine Mutter, 36 Jahre alt, erzählt folgendes: »Ich bin recht kraftlos, habe ganz wenig Schlaf; am Morgen bin ich müder als am Abend. Ich habe häufig Unterleibsleiden, Drücken auf den Magen. Kaffee kann ich gar nicht nehmen, kräftige Kost auch nicht. Nur das Bier schmeckt mir. Ein Glas Bier macht mich munter und nimmt mir meine Übelkeiten. Wenigstens viermal muß ich einen Schoppen Bier trinken, sonst würde das Gehen aufhören. Ans Bier wurde ich von Jugend auf gewöhnt, hatte aber gar nie einen ordentlichen Appetit zum Essen wie andere Leute. Ich lebte somit meistenteils vom Bier, habe es jedoch nie unmäßig getrunken.«

Hier wurde der Körper mit stickstoffarmen Nährstoffen ernährt. Deshalb kam auch der Körper nie zu seiner vollen Kraft. Und wie einzelne Teile des Körpers mehr verkümmert waren, so fehlte auch dem allgemeinen Organismus Kraft und Wohlbefinden. Die Aufgabe ist also, die Nahrung zu wechseln, und zwar recht vernünftig. Man beginne mit kleinen Portionen und wähle besonders recht wenig fette Nährstoffe. Deshalb zum Frühstück eine kleine Portion Kraftsuppe, und zwar mit Milch gekocht. Am Abend Kraftsuppe in Fleischbrühe oder Wasser gekocht, mittags etwas Fleisch und Gemüse von Hülsenfrüchten. Während des Tages, wenn Appetit vorhanden, eine recht kleine Portion Milch und Brot oder bloß Wasser und Brot.

Wasseranwendungen: In der Woche dreimal ganz waschen und zwei- bis dreimal ein Halbbad. Um die Verdauung zu stärken, ist noch gut, täglich zwei- oder dreimal, jedesmal zwei bis drei Löffel voll, Tee von Wermut und Salbei zu nehmen. Diese Nährmittel bringen insgesamt gute und reichliche Nährstoffe. Das Halbbad wirkt stärkend, die Waschungen bewirken gleiche Transpiration und sind stärkend. Der Tee dient zur guten Verdauung und Besserung der Säfte. Innerhalb sechs Wochen war die Kranke vollständig gesund; und wenn es auch noch an ausdauernder Kraft fehlte, so war diese recht leicht zu erreichen durch vernünftige Lebensweise.

Verschleimung (allgemeine)

Eine Dienstmagd, ca. 42 Jahre alt, fühlte große Mattigkeit und Abgeschlagenheit. Das ganze Aussehen ist krankhaft, die Züge mehr eingebrochen, die Backen welk; der Atem ist schwer, sie muß viel gähnen und häufig Schleim ausspucken. Die Berufspflicht, die ihr sonst die größte Freude war, fällt ihr schwer. Der Leib ist stark aufgedunsen, die Füße sind schwer wie Blei, recht mühsam zum Gehen; kurz, nicht krank, wie man glaubt, und doch recht leidend. Was ist hier zu tun?

In der Verlegenheit und Furcht, krank zu werden, hat die Kranke eine Portion Wacholderbeertee getrunken, der ihr auch in Bälde eine Masse Wasser ableitete, wodurch große Erleichterung eingetreten. Durch diesen Tee ist auch die Anleitung gegeben, was geschehen soll.

1. In der Woche dreimal einen kurzen Wickel, 1½ Stunden lang;
2. jede Nacht vom Bett aus ganz waschen mit Essigwasser.

Wie die Wickel aufgelöst und aufgesaugt haben, so haben die Waschungen auf den ganzen Körper gewirkt, daß durch die Poren recht viel ausgeleitet wurde.

Nach 14 Tagen war das ganze Aussehen und Befinden wie umgewandelt. Urin wurde recht viel abgeleitet. Es kam auch in der Nacht einigemal starker Schweiß, der sehr günstig wirkte; es trat Appetit ein und ruhiger Schlaf; die Kräfte zum Arbeiten stellten sich schnell wieder ein. Um aber die Natur noch weiter zu festigen und vor Rückfall zu schützen, soll in der Woche zwei- bis dreimal ein Halbbad, eine halbe Minute lang, genommen werden.

Verstopfung

Gibt es viele Leute, die häufig an Diarrhöe leiden, so gibt es noch eine weit größere Anzahl von solchen, die mit *hartem Stuhlgang* geplagt sind, daher zu Mitteln ihre Zuflucht nehmen müssen, welche freilich auf den Stuhlgang wirken, deren Ende aber meist Verderben ist. Kühn kann man sagen: Je länger jemand solche Mittel gebraucht, um so mehr leidet die ganze Natur. *Wer möchte die Unzahl von Mitteln nennen, die zum Laxieren und zur Förderung des*

Stuhlganges verwendet werden? Ich kannte einen Bader, der weit und breit den Ruf hatte, die Leute gut auszureinigen. Was tat er? Er nahm sehr häufig Gansdr . . ., sott ihn ab, und mit diesem Absud bediente er die geehrten Kunden. Noch anderes könnte ich auf Verlangen berichten. Mundus vult decipi! Die Welt will einmal betrogen werden! Doch das galt hauptsächlich den »dummen Bauern«. Die vornehme Welt wird schon anders behandelt. Unzählige Fläschchen mit verschiedenen Mineralwässern werden da täglich durch den Körper gejagt, und in der Tat, sie bewirken die reichlichsten Stuhlgänge. Mir brachte einst ein Kranker ein gewaltiges Quantum Quecksilber, das er eben aus dem Leibstuhle genommen. Es wurde ihm eingegeben, um Stuhlgang zu bewirken. Wie viele Morrisonspillen wurden seinerzeit verschluckt, und wie viele Menschen haben viel zu früh ihr Grab gefunden! Kaum wird an irgendeiner Krankheit so mannigfaltig und so unglücklich operiert und probiert, als wenn es sich um harten Stuhlgang handelt. Und meistens ist die Folge, daß, je mehr und je länger man anwendet (und zuletzt erfolgt kein Stuhlgang mehr ohne Abführmittel), die Not stets um so größer wird. So klagte mir auch einmal ein von der Medizin gänzlich verlassener Mann, daß nicht ein Tag vorübergehen dürfe, wo er nicht ein Klistier oder sonst drastische Mittel nehmen müsse, um den notdürftigsten Stuhlgang zu haben. So weit haben ihn diese leidigen Hilfsmittel (?) gebracht, und der Mann zählte noch lange nicht 40 Jahre. Es ist ein großer Fortschritt der Medizin unserer Zeit, daß sie alle die gewaltsamen Mittel verpönt, und viele Ärzte – man muß es zu ihrem Ruhme sagen – haben Hunderte von sogenannten Geheimmitteln chemisch zerlegt und allen Vernünftigen den Betrug aufgedeckt. Dennoch schleicht das Gespenst der Geheimmittelei noch in tausend Familien ein und richtet Schaden an.

Wem es an Stuhlgang fehlt, *dem fehlt es meistens im ganzen Organismus,* nicht bloß im Magen oder in einem anderen besonderen Körperteil; und ich lebe der festen Überzeugung, die eine große *Anzahl von Fällen* mir stets bestätigte, daß wieder das Wasser das allersicherste und das unschädlichste Heilmittel ist, das auf Gottes Erde gefunden werden kann. Es hilft, indem man es nach innen anwendet und von außen wirken läßt.

Eine der ersten Fragen, die der Arzt an den Kranken stellt, lautet: Wie ist's mit dem Stuhlgang bestellt? *Ist der Stuhlgang geregelt,* so hat man das erste Zeichen der Gesundheit; *ist der Stuhlgang ungeregelt,* so ist's ein Zeichen einer beginnenden Krankheit; und wird einem *ungeregelten Stuhlgang nicht abgeholfen*, so geht man früher oder später einer schweren Krankheit, vielleicht dem frühen Tode entgegen.

Vor vielen Jahren schon nahm man zur Heilung dieses Übels seine *Zuflucht zur Wasserkur*, zum Wassertrinken. Ich selbst habe Leute gekannt, die täglich drei, ja vier bis sechs Maß Wasser tranken. War das gut? Es war des Guten zuviel, und der größere Teil der sich brüstenden »Wasserhelden« hat sich mehr geschadet als genützt. Der Körper hielt diese unvernünftige Wasserkur nicht lange aus. *Mein Grundsatz* ist: Wer am gelindesten mit Wasser einwirkt, kuriert am sichersten und besten.

Wer an hartem Stuhlgang leidet, *nehme morgens* vom Frühstück an bis Mittag jede halbe Stunde einen Löffel Wasser. Er wird bessere Wirkungen erzielen mit diesem kleinen Quantum, als wenn er einen halben Schoppen oder noch mehr auf einmal trinkt. Am Nachmittag kann der Patient ebenfalls jede halbe Stunde oder jede Stunde einen Löffel voll Wasser nehmen. Das stetige, wenn auch sparsame Aufgießen wirkt kühlend und mehrt die Säfte. Nebenher kann der Leidende Wasser trinken, wenn's ihn dürstet.

Statt des Wassers dient auch eine *größere Anzahl von Tees*, die aus leicht zu findenden Pflanzen gewonnen werden. Wer kennt nicht die *Dornschlehblüte?* Ihr Tee wirkt trefflich. Tee von *Holunderblüten* wirkt kühlend, lösend und benimmt die innere Hitze; werden drei bis vier Körnchen Aloe darangemischt, ist er ein reinigendes, kühlendes, auflösendes und ableitendes Arzneimittel; sechs bis acht *Holunderblätter*, grün zur Frühlings- und Sommerszeit gepflückt und als Tee gesotten, sind ebenfalls kühlend. Man trinke morgens eine halbe Tasse und abends eine Tasse. Keine Hausapotheke sollte diese schuldlosen Arzneipflänzchen verwerfen, zumal sie der liebe Herrgott, der oberste Doktor und Apotheker, uns allen umsonst wachsen läßt.

Zur Anwendung des Wassers nach innen kommen nun die *äußeren Anwendungen*. Der Patient *wasche* beim Aufstehen oder Schlafengehen *kräftig den Unterleib* mit einer Handvoll Wasser. Das Mittel ist höchst einfach und wirkt doch recht gut, bei manchen (schwächeren Naturen) genügend.

Wem diese Anwendung zu leicht ist, dem gieße man von Zeit zu Zeit *frisches, kaltes Wasser auf die Knie*, ein bis drei Minuten lang (Knieguß), eine vorzügliche Anwendung, um Stuhlgang zu erzeugen.

Ist dieses nicht ausreichend und große Hitze im Innern vorhanden, so lege sich der Patient *in der Woche ein paarmal* auf einen *Unter-*

aufschläger; auch der *Oberaufschläger* tut gute Wirkung. Desgleichen wirkt kräftig ein *kaltes Sitzbad*, in der Woche zwei- bis dreimal zu nehmen. *Ein kaltes Vollbad,* wenn es ganz kurz genommen wird, ist auch nicht zu verschmähen.
All die genannten Anwendungen werden den trägen, schlaffen Organismus wecken, beleben, in neue Tätigkeit bringen, stärken. Die Rädchen sind neu geölt, die ganze Maschine läuft wieder gut, und der ergiebige Stuhlgang wird sicherlich nicht ausbleiben.
Nichts geht über die unschädlichen und sicheren *Wassermittel;* und was ist leichter, als Wasser zu trinken, sich mit Wasser zu waschen?

Verwundungen und drohende Vergiftungen

Wie oft kommt es doch in einem Haushalt vor, daß bei der größten Vorsicht Verwundungen eintreten! Dabei gerät nicht bloß der Verwundete, sondern auch seine Umgebung in größte Verlegenheit. Es sind allerdings unter dem Volke manche Mittel bekannt, die schnell Hilfe bringen. Oft aber werden Heilmittel gewählt, welche diesen Namen gar nicht verdienen, da sie nicht die gewünschte Hilfe bringen. Ich möchte hier einige Mittel empfehlen.
Häufig wächst in unserer Gegend, gewöhnlich am Saume des Waldes, auch im Wald, eine gelbe Blume mit starkem Geruch. Sie führt den Namen Arnika. Diese Pflanze verdient an die erste Stelle der Heilmittel bei Verwundungen gesetzt zu werden. Aus dieser Pflanze wird eine Tinktur bereitet – Arnikatinktur. Dieselbe wird bereitet, indem man die an schattigem Ort getrockneten Blumen in ein Glas bringt, das Glas mit Spiritus füllt, zwei bis sechs Tage stehenläßt – und die Arnikatinktur ist fertig. – Man kann dazu auch die Wurzel nehmen; häufig nimmt man auch die Wurzel allein. Diese Tinktur kann lange aufbewahrt bleiben. Sie ist in jeder Apotheke zu haben.
Diese Tinktur halte ich für das erste Heilmittel bei Verwundungen und kann sie deshalb nicht genug empfehlen. Es sollte keine Familie sein, wo nicht eine solche Tinktur in Bereitschaft ist, damit im Falle einer Verwundung schnell Hilfe gebracht werden kann. Wie sie angewendet werden soll, wird in Beispielen gezeigt.

Ein Mädchen, 14 Jahre alt, bringt den dritten Finger der rechten Hand in eine Maschine. Der Finger wurde förmlich aufgeschlitzt und gespalten, so daß man an zwei Stellen das Bein gut sehen konnte; es war nicht genau zu bestimmen, ob etwa das Bein einen

Bruch erlitten. Nach der gewöhnlichen alten Methode wollte der Chirurg die zerrissenen Teile mit Pflastern zusammenheften und den Finger seinem Schicksal überlassen. Er glaubte, der Finger sei verloren. Auf meinen Rat tat er folgendes: Die ganze Wunde wurde mit Wasser, in das etwas Tinktur gegossen wurde, sorgfältig ausgewaschen, daß kein Unrat mehr zu finden war. Eine Binde aus Linnen, einen Finger breit, wurde in etwas verdünnte Arnikatinktur getaucht. Nachdem so der Finger gereinigt war, wurden die zerrissenen Stücklein soweit als möglich in die rechte Lage gebracht, mit dieser Binde umwunden, nicht zu fest, aber doch so, daß alle Teile gut auf ihrem Platz gehalten waren. Über diese Binde wurde noch Baumwollwatte, in etwas verdünnte Arnikatinktur getaucht, gewunden und über das Ganze nochmals eine Binde gewickelt. In wenigen Minuten war der Schmerz verschwunden. Nach drei Tagen wurde nachgeschaut, und zum Erstaunen wuchs alles zusammen. Es wurde die Binde nicht abgenommen, sondern Arnika auf dieselbe gegossen und mit getränkter Wollwatte umwunden. Nach 12 Tagen war der ganze Finger geheilt.
Ich weiß kein Mittel, das so rasch, schön und schmerzlos diese Wirkung hätte.

Ein Fuhrknecht ist von einem bissigen Pferd am Arm erfaßt und ein großer Fetzen vom Arm losgerissen worden, so daß das Fleisch weghing. Die Blutung war stark. Die Wunde wurde nun schleunigst ausgewaschen mit Wasser, an welches Arnikatinktur gegossen wurde; hernach wurden die zerrissenen Teile soviel wie möglich geordnet, daß sie an die richtige Stelle zu liegen kamen. Weiter wurde Wollwatte in etwas verdünnte Tinktur getaucht und aufs sorgfältigste überbunden, so daß nicht die geringste Luft an die Verwundung dringen konnte. Es stellte sich kein Fieber ein; der Schmerz verschwand rasch; das losgerissene Fleisch wuchs wieder zusammen, und die Verwundung verheilte, so daß sie kaum noch sichtbare Narben zeigte. Nach je zwei Tagen wurde auf die Wollwatte Tinktur gegossen, die auf die Wunde drang. Welches Mittel hätte mehr geleistet?

Ein Knabe, 15 Jahre alt, wurde von einem recht bissigen Hund in die Wade gebissen, soweit die Zähne eindringen konnten. So groß der Schmerz war, so groß war die Angst, der Biß möchte die schlimmsten Folgen haben. Weil Arnikatinktur im Haus war, wurde die Wunde schnell aufs sorgfältigste mit verdünnter Arnikatinktur ausgewaschen und das in der Wunde befindliche Blut soweit als möglich ausgepreßt; die Wunde wurde dann geschlossen, ein Lappen in verdünnte Arnikatinktur getaucht, aufgelegt und gut überbunden. Aller Schmerz verschwand, und in wenigen Tagen war die Wunde ohne Fieber vollständig geheilt. – Man fürchtet nichts mehr, und mit Recht, als den Hundsbiß; deshalb kann nicht genug gemahnt werden, daß solche Wunden ausgewaschen und ausgepreßt werden. Wenn eine Wunde blutet, wird sie nicht so leicht gefährlich; wenn aber kein Blut kommen will, dringt leicht der schädliche Stoff in die Wunde und ins Blut.

Ein Maurergeselle fiel vom Gerüst und erlitt am rechten Schenkel eine solche Quetschung, daß er auf dem Fuß nicht mehr stehen konnte. Nach genauer Untersuchung stellte sich heraus, daß die Knochen noch in der Ordnung und nur starke Quetschungen vorhanden waren. Gewöhnlich werden in solchen Fällen kalte Umschläge gemacht, damit keine zu große Hitze die Herrschaft bekomme, sondern durch die Überschläge alles verteilt werde. Ich lobe dieses und empfehle es; aber noch viel schneller und größer ist die Wirkung, wenn die verwundete Stelle zuvor mit Arnikatinktur eingewaschen wird. Am allerbesten ist die Wirkung, wenn man einen Lappen, in verdünnte Arnikatinktur getaucht, auflegt und darüber noch einen kalten Umschlag tut. Die Wirkung ist rascher und sicherer. Den unteren Lappen lasse man liegen, der obere wird häufig gewechselt, stets wieder in kaltes Wasser mit Arnika eingetaucht.

Karl hat Holz gemacht. Es entwischte ihm die Axt, flog auf den Fuß, und er bekam eine große Wunde. Der Arzt wurde schnell gerufen; was er aber angewendet, war nicht imstande, die Blutung zu stillen. Ein Nachbar kannte die Arnikatinktur. Dieser wusch die Wunde schnell damit aus, schloß dieselbe und band Wollwatte, in Arnikatinktur getaucht, darauf. Bis der Verband angelegt war, hörte auch die Blutung auf. Anfangs wurde jeden Tag Tinktur aufgegossen, und in wenigen Tagen war die große Wunde geheilt.

Ein Handlanger fiel vom zweiten Gerüst auf das erste und von da auf den Boden und blutete aus dem Mund, so daß er ungefähr einen Liter Blut verlor. Der Kopf war ganz zerschmettert; auf der linken Seite war die Haut stellenweise ganz abgestreift. Anfangs war der Gefallene besinnungslos. Was wird hier am besten helfen? So schnell

wie möglich wurde Zinnkrauttee, jede Minute zwei bis drei Löffel voll, gegeben. Innerhalb 20 Minuten hörte die Blutung auf.
Die Quetschung am Kopf wurde schleunigst zuerst mit reinem Wasser so ausgewaschen, daß aller Schmutz herauskam. Dann wurde etwas verdünnte Arnikatinktur eingerieben und endlich Wollwatte, in solche Tinktur getaucht, aufgebunden. Wie das Bluten schnell aufgehört, so wurde auch der Kopf schmerzfrei. Der Mann bekam wieder die Besinnung innerhalb eines Tages. Jeden Tag wurde aufs neue die schadhafte Stelle mit Arnikawasser gewaschen, und in wenigen Tagen war das ganze Unglück beseitigt.

Ein Mädchen war beim Düngeraufladen durch einen Fehltritt auf die Misthacke getreten und hatte sich am Vorderfuß so verwundet, daß die Spitze oben herausschaute.
Was ist hier zu tun? Schleunigst wurde diese Verwundung mit Wasser ausgewaschen; dann wurde verdünnte Arnikatinktur in die Wunde gegossen, dieselbe gut ausgewaschen und ausgepreßt. Als die Wunde ganz rein und keine Spur mehr von Unrat zu finden war, wurde Wollwatte in verdünnte Tinktur getaucht, gut überbunden, jeden Tag neue Tinktur aufgegossen, und in vier Tagen war die Wunde zugeheilt.

Viele Landleute kennen den Spitzwegerich als Heilmittel bei Verwundungen; derselbe kann auch aufs wärmste empfohlen werden. Ich habe mich oft überzeugt, wie in den schwierigsten Verwundungen Spitzwegerich ganz glücklich heilte.
Einem Taglöhner fiel eine Sense auf den Arm und verursachte eine solche Wunde, daß man einen Finger hätte hineinlegen können. Schnell wurde die Wunde ausgewaschen, einige Spitzwegerichblätter etwas geknetet und der Saft in die Wunde gepreßt. Die Wunde wurde dann gut zugepreßt und Spitzwegerichblätter aufgelegt. So heilte sie rasch zusammen. Täglich einmal wurde auf die Binde Spitzwegerichsaft gegossen, so daß er bis zur Wunde eindrang. – Den Saft bereitet man auf folgende Weise: Die frischen Blätter werden in einem Mörser zerstoßen, auch mit einem Wiegemesser gewiegt, dann in einen Lappen gebracht und ausgepreßt. Wenn man aber nur wenig braucht, nimmt man sechs bis acht Blätter, knetet sie mit den Fingern und preßt diesen Saft auf die Wunde.

Verhalten nach einem Sturz ins Wasser

Ein Mädchen ging über das Eis. Das Eis brach, und das Mädchen sank bis über die Brust ins Wasser. Seine Schwester sieht es, eilt hinzu und will die Schwester retten. Auch sie bricht durch das Eis und sinkt bis an den Hals ins Wasser. Glücklicherweise war ein Mann in der Nähe und rettete beide Mädchen. Sie waren beide acht bis zwölf Minuten im eisigen Wasser. Was soll in solchen Fällen geschehen?

Ein Hydropath befahl, die Kinder sollen eilends in ein warmes Zimmer gebracht und schnell ausgekleidet werden, dann trockene Kleider anziehen und im warmen Zimmer so lang hin und her gehen, bis sie vollständig erwärmt seien. Zudem soll ihnen schnell eine warme Tasse Tee zum Trinken geboten werden, der sie im Inneren erwärmte. Hat dieser Hydropath recht getan? Ganz gewiß und viel besser, als wenn sie in ein warmes Bett gebracht worden wären. Denn durch das Gehen wurde das Blut in Tätigkeit erhalten, und dadurch entwickelte sich rasch Naturwärme. Was den Tee betrifft, so kann Wermuttee oder Kamillentee gewählt werden oder auch eine Tasse warme Milch, die besonders gut wäre, wenn etwas Kümmel oder Fenchel in derselben gesotten würde. Sie ist so warm als möglich zu trinken.

Wassersucht

Es ist wunderbar, wie der menschliche Organismus Speise und Getränke aufnimmt, Speise und Getränke untereinander vermischt, zersetzte Stoffe sammelt, um leben und bestehen zu können. Geht Flüssigkeit, welche die Natur nicht braucht, durch jeden Atemzug ab, auch durch Urin, und besonders durch Ausdünstung am ganzen Körper, Transpiration genannt, so kommt es doch recht häufig vor, daß irgendein Teil des Körpers krankhaft und das Ausgenützte nicht ganz ausgeschieden wird, weder durch Urin noch durch Ausdünstung. Es sammelt sich alsdann im inneren Körper diese Flüssigkeit, häuft sich gewaltig an, findet keinen Ausgang, und es entsteht eine Krankheit, die *Wassersucht* genannt wird. So eine Ansammlung kann, wie im Unterleib, so auch im Oberkörper, vor allem im Herzbeutel vor sich gehen, so daß man die eine die Bauch-, die andere die Brust- bzw. Herzwassersucht nennt. Wird diese Ansammlung von Wasser bald beobachtet und ist der Teil des Körpers, von dem sie ausgeht, auch ziemlich gut, so kann dieser kranke

Teil noch gesund gemacht werden. Das schon gesammelte Wasser kann ausgeleitet und so die Wassersucht noch geheilt werden. Ist dies aber nicht mehr der Fall, so steht früher oder später, je nachdem der kranke Teil mehr oder weniger unbrauchbar wird, der sichere Tod in Aussicht. Sammelt sich aber im Herzbeutel Wasser, so wird dieser nach und nach gefüllt, und das Wasser hindert den weiteren Herzschlag; es tritt der Tod ein. Die Bauchwassersucht nimmt einen längeren Verlauf, weil sich in der Bauchhöhle viel Wasser aufhalten kann. Beim Beginn, oder solange das Organ nicht zu sehr krankhaft ist, ist die Wassersucht leicht zu heilen, später um so schwerer, oft geradezu gar nicht. Es kann sich aber auch zwischen Haut und Fleisch Wasser sammeln und so die Hautwassersucht sich entwickeln; auch diese kann, wenn nicht frühzeitig Hilfe gebracht wird, leicht den Tod herbeiführen. Nun zur Heilung!

Der kleine Andreas, elf Jahre alt, hatte das Scharlachfieber, dabei aber eine fürchterliche Hitze, aber recht gesunde innere Teile, und so nahm das Scharlachfieber einen glücklichen Verlauf. Man glaubte, das Kind sei schon ganz gerettet. Auf einmal schwellen diesem Knaben die Füße, Hände, der Kopf und der ganze Leib, so daß die Haut am ganzen Körper glänzt. Die Anschwellung geht sehr rasch; und die Haut scheint wie Porzellan zu sein. Hilft man nicht und gibt man bloß nach innen ein, so wird das Kindesleben bald aufhören. Zieht man aber, wie der Andreas, ein in Salzwasser getauchtes Hemd an, das bis über die Füße hinunterreicht, und umwickelt es mit einer Wolldecke, so wird die Flüssigkeit verteilt. Das Tuch saugt das Wasser auf, und dem armen Andreas wird es gleich leichter. Tut man dies an einem Tag zwei- bis dreimal, jedesmal 1–1½ Stunden, so wird das gesammelte Wasser bald ausgeleitet sein. Zudem wird das Kind noch täglich ein- bis zweimal mit Wasser und Essig gewaschen, nicht abgetrocknet und nachher im Bett liegen gelassen; so wird die ganze Natur gekräftigt; dem Kind wird es immer leichter und wohler. Nach einigen Tagen ist es gerettet. Man kann dem Kind auch noch alle ein bis zwei Stunden einen Eßlöffel voll Tee geben von gesottenem Zinnkraut und Wacholderbeeren; so wird gesorgt, daß im Inneren sich weiter kein Wasser mehr sammelt; und was sich schon gesammelt hat, wird durch Urin oder Stuhl ausgeleitet. Man kann dann noch einige Zeit hindurch täglich, dann jeden dritten Tag eine Waschung vornehmen oder ein kurzes Bad geben; hierdurch erholt sich die Natur um so schneller.

Berta hatte Diphtherie und lag einige Tage in der Brennhitze da. Man hatte lange Zweifel an ihrem Aufkommen. Doch Berta überstand die Diphtherie; aber auf einmal kommt die *Wassersucht*, und ungemein rasch schwillt das Kind an. Es bekam nun zweimal im Tag ein Hemd, in Salzwasser getaucht, 1½ Stunden lang, und wurde täglich fünf Sekunden ins Wasser getaucht; zum Einnehmen täglich eine Tasse Tee von Holunderblüten, wovon sie jede Stunde zwei Löffel voll nahm. Berta fing gewaltig zu schwitzen an, und in kurzer Zeit war die Wassersucht verschwunden.

Kreszentia, 42 Jahre alt, merkt, daß sie immer voller wird und an Händen und Füßen die Haut glänzt. Es schwillt nicht bloß der ganze Körper, sie bekommt auch schweren Atem und viel Hitze. Der Arzt erklärt: Hier ist *Hautwassersucht*. Die angewendeten Mittel haben keine Hilfe gebracht; sie wird für verloren erklärt. Nun bekommt sie:

1. Jeden Tag ein Hemd, in Wasser getaucht, in welchem Heublumen gesotten wurden, auf 1½ Stunden;
2. jeden Tag noch einen Wickel von unter den Armen ganz hinunter. Auch dieser Wickel wirkte besonders günstig;
3. täglich zwei Tassen Tee von Holunderblüten, Zinnkraut und Wacholderbeeren; es geht sehr viel Wasser ab, und innerhalb sechs Tagen ist alle Geschwulst verschwunden, und die Kranke wurde wieder gesund.

Gewöhnlich ist mit der Wassersucht großer Durst verbunden. Je mehr aber der Wassersüchtige trinkt und das Wasser sich im Innern erwärmt, um so größer wird die Hitze. Deshalb soll er nur recht wenig Wasser trinken. Den argen Durst kann der Kranke am besten stillen, wenn er von Zeit zu Zeit bloß einen Löffel voll Wasser einnimmt. Hitzige Getränke haben keinen Wert, sind vielmehr schädlich, weil zur Hitze wieder Hitze kommt und die Natur doch nicht gekräftigt wird, was hauptsächlich bei den Wassersüchtigen fehlt.

Anton fühlt sich Wochen hindurch immer recht müde und zu schwach zum Arbeiten. Man weiß nicht recht, was fehlt; er fühlt sich an allen Teilen krank. Sein Leib wird voller; die Füße schwellen auch an; es geht wenig Wasser ab, der Durst steigert sich; der Arzt sagt, es trete die *Bauchwassersucht* ein.

Diesem Kranken wurde empfohlen:

1. jeden Tag zwei Halbbäder zu nehmen;
2. Tee aus Wacholdersprossen, eine halbe Stunde gesotten;

3. jeden Tag den spanischen Mantel umzulegen; das Wasser geht durch die geöffneten Poren sowie durch Urin und Stuhl ab. In zwölf Tagen war der normale Zustand wiederhergestellt.

Theresia ist seit längerer Zeit leberleidend, hat viel eingenommen, alles vergebens. Auf einmal wird erklärt, es kommt die *Wassersucht*. Ungesäumt bekommt dieselbe:
1. angeschwellte Heublumen, warm auf den ganzen Unterleib gelegt;
2. starken Tee von Zinnkraut;
3. täglich 15–20 Wacholderbeeren.

Wie im Innern die Leber noch einer Verbesserung zugänglich ist und diese wieder in brauchbaren Zustand gerät, so wird auch das angesammelte Wasser ausgeschieden. Theresia ist nach einigen Tagen gerettet. Sie gebraucht den Tee noch länger und nimmt täglich anfangs zwei, später ein Halbbad und kommt wieder zu ihrer früheren Kraft.

Augustin hat längere Zeit Nierenleiden. Die Mittel wollen nicht helfen. Es beginnt die *Wassersucht*. Die letzte Zuflucht ist das Wasser. Er nimmt:
1. täglich zwei Halbbäder;
2. täglich einen kräftigen Heublumenwickel;
3. hat er auch ein ganzes Körblein voll Heublumen mit eingewickelt, die besonders auf die Nierengegend gebunden werden;
4. er trinkt fleißig Tee von Schafgarbe, Wacholderbeeren und Zinnkraut im Wechsel mit Wermuttee.

In wenigen Tagen ist das Wasser ausgeleitet, und Augustin ist gerettet. Er gebraucht längere Zeit in der Woche drei Sitzbäder und zwei Halbbäder, die hauptsächlich auf Kräftigung des Unterleibes und der Nieren wirken.

Maria weiß gar keine Ursache, warum sie seit längerer Zeit ihre Kräfte verliert und ein ungewöhnlicher Durst sie fortwährend plagt. 1. Sie trinkt jeden Tag drei Gläser Rosmarinwein, nimmt 2. jeden zweiten Tag einen kurzen Wickel, $1^1/_2$ Stunden lang, und die *Wassersucht* verschwand.

Michael hatte Jahre hindurch starken Husten und ungemein viel Schleimauswurf. Alle Medikamente waren ohne Erfolg. Auf einmal merkt er, daß die Füße stark anschwellen. Man glaubt, er sei

verloren. Das Lungenleiden hat schon große Fortschritte gemacht; jetzt noch die *Wassersucht* dazu! Michael bekommt
1. täglich zwei kräftige Obergüsse und wird
2. täglich von unter den Armen ganz hinunter eingewickelt, 1½ Stunden lang.
Der Oberkörper wird dadurch gekräftigt; es geht eine Masse Schleim ab; der Urin wird recht schmutzig und ist dick. Die Geschwulst fällt zusammen, und in 14 Tagen ist der Kranke gerettet.

Joseph hat recht viel Bier getrunken, mehr als gesund war, dadurch eine ordentliche Hypothek (= Korpulenz) zusammengebracht; er bekommt schweren Atem und verliert seine Kraft, so daß er kaum zu gehen vermag. Er merkt auf einmal, daß ihm die Schuhe zu klein werden und daß er am ganzen Körper viel zu rasch auseinandergeht. Der Arzt erklärt, das Blut werde zu Wasser, es sei Blutzersetzung und die *Wassersucht* da. Sosehr er früher das Wasser scheute, sucht er dasselbe jetzt als seinen Lebensretter. Er läßt sich
1. jeden Tag zweimal einwickeln, das Tuch in Salzwasser getaucht. Dadurch fängt er fürchterlich zu schwitzen an.
2. Jeden Tag nimmt er zwei Halbbäder, und nach 12 Tagen war die Wassersucht behoben.
Nach *innen* gebrauchte er täglich zwei Tassen Wermut- und Salbeitee und aß täglich 12 bis 18 Wacholderbeeren, die ihm gute Verdauung und einen besseren Magen brachten und die ungesunden Stoffe ausleiteten. Er gebrauchte noch längere Zeit in der Woche drei Halbbäder, mied das Bier, aß einfache Hausmannskost und erkannte das Wasser als seinen Retter.

Eine Hausfrau jammert: »Mir sieht niemand eine Krankheit an, und ich werde oft ausgelacht, wenn ich klage. Ich habe keine besondere Kost und bin so stark, trinke auch kein Bier, habe nur einfache Hausmannskost; meine Füße sind so angeschwollen, daß ich oft nicht mehr gehen kann. Mein Unterleib ist so aufgetrieben, daß ich schon länger mit Grund die Wassersucht fürchte. Frische Luft und Kälte kann ich gar nicht ertragen. Wenn ich an die frische Luft komme, bin ich um und um voller Rheumatismen.«
Hier hat sicher die *widernatürliche Kleidung* das Ihrige getan. Deshalb war notwendig, den Körper von allen Anstauungen zu reinigen und nebenbei die Natur abzuhärten. Die Kranke bekam:
1. Jeden Tag eine Ganzwaschung, um gleichmäßige Transpiration einzuleiten;

2. in der Woche viermal einen Wickel von unter den Armen ganz hinunter, das Tuch in Heublumenwasser getaucht, um die angeschwollenen Füße und den geschwollenen Leib zu verdrängen;
3. in der Woche zwei Halbbäder, um den ganzen Körper zusammenzutreiben. – So drei Wochen lang.
Die überflüssige Kleidung wurde nach und nach entfernt, und die Unglückliche lebte wieder neu auf.

Ein Priester, der in seinem strengen Beruf ziemlich korpulent geworden, weil er wenig Bewegung hatte, während die Sprachorgane viel angestrengt waren, bekam so angeschwollene Füße, daß sie von unten auf wie Porzellan glänzten und, wenn man den Finger eindrückte, Vertiefungen zurückblieben wie bei Wassersüchtigen. Der Leib war viel zu stark, der Atem recht schwer, und so war er unfähig für seinen Beruf. Er war zirka 52 Jahre alt.
Hier ist offenbar neben zu großer Anstrengung auch zu wenig Bewegung die Ursache der Korpulenz und der anfangenden Wassersucht. Die Aufgabe ist also, den schlaffen Körper zu wecken und zu kräftigen, damit gleichmäßige Transpiration eintrete und mit der Kräftigung des Körpers die faulen Stoffe abgestoßen werden.
Wer hier gleich Wasser abtreiben wollte, würde die Schlaffheit, anstatt sie zu beheben, noch mehr fördern. Also nicht Wasser abtreiben, sondern den Körper erst kräftigen.
Deshalb folgende *Anwendungen:*
1. Acht Tage lang täglich zweimal einen Oberguß, der jeden Tag etwas verstärkt wurde. – Die Obergüsse kräftigten alle Teile des Oberkörpers und bewirkten eine allgemeine Tätigkeit. Das Aussehen frischte sich dadurch auf, und das Weiterbilden schlimmer Stoffe hörte auf. Schon am dritten Tag nahmen die Füße etwas ab, und der Urinabgang nahm zu.
2. Täglich wurden einmal die Schenkel begossen, um auch hier zu beginnen mit Kräftigung der geschwächten Teile und Zusammenziehung der Haut und inneren Gefäße. So acht Tage lang. Dann
3. kamen die Rückengüsse täglich zweimal, dazu noch ein Oberguß und Wasser auf die Knie gießen.
Der Oberguß bewirkte eine fortgesetzte Stärkung des Oberkörpers; die Rückengüsse bewirkten dasselbe auf den ganzen Körper, und es trat bei dem Kranken große Behaglichkeit ein; der Urin war geregelt, der Appetit nahm zu; an den Füßen konnte man sehen, daß die Zufuhr von Wasser dorthin abgenommen hatte. In der dritten Woche hatte die Naturkraft schon große Fortschritte gemacht. Die

Natur war dem Übel gegenüber widerstandsfähig geworden. Jetzt war auch die Zeit gekommen, den Körper von der schlimmen Ansammlung zu reinigen. Es wurde deshalb in der Woche

1. zweimal ein Wickel von unter den Armen ganz hinunter vorgenommen;
2. wöchentlich zweimal ein kurzer Wickel, $1^1/_2$ Stunden lang. Der kurze Wickel löste und saugte auf von unter den Armen bis an die Knie. Der vorhergehende Wickel bewirkte dasselbe am ganzen Leib. – Weil der obere Körper schon gekräftigt und der Abfluß nach unten nur noch gering war, wurde die angeschwemmte Masse rasch beseitigt, und der Kranke fühlte sich von Tag zu Tag behaglicher.

Um die äußeren Anwendungen auch von innen zu unterstützen, wurde täglich eine Tasse Tee von Zinnkraut und Wacholderbeeren genommen, welcher den Körper reinigte und gute Verdauung bewirkte. So war der Kranke in vier Wochen hergestellt.

Zur weiteren Kräftigung und Erholung wurde neben gesunder, einfacher Kost zeitweilig ein Halb- oder Vollbad genommen.

Zerrüttung des Körpers durch schlechten Lebenswandel

Ein junger Mensch, dessen Aussehen blaß und bleifarbig war, klagte: »Ich habe nicht gut gelebt, mir sehr geschadet und meinen Eltern und Geschwistern recht viel Leid verursacht. Ich wurde oft gewarnt; aber mir ging es wie dem Trinker, der gute Vorsätze macht und sie wieder bricht. Ich habe keinen Mut mehr und keine Freude. Meine Geistes- und Körperkraft ist größtenteils verschwunden. Ich habe schon mehrere Ärzte gebraucht, fühle aber keine Besserung. Mein Schlaf ist nicht gut; zum ordentlichen Essen, um Kraft zu bekommen, fehlt mir der Appetit. Ich bin infolge meiner Unsittlichkeit einem Siechen gleich, der bald am Rande des Grabes ist. Kann hier noch Hilfe gebracht werden?«

Anwendungen: Täglich einen Oberguß und täglich zweimal im Wasser gehen bis an und über die Knie. Dann den einen Tag Schenkelguß und Oberguß, den andern Tag ein Halbbad und täglich auf nassen Steinen gehen. So 14 Tage lang. Nach innen täglich zweimal eine Messerspitze voll weißes Pulver und zweimal jedesmal fünfzehn Tropfen von Wermut, Tausendguldenkraut und Johanniskraut in 8 bis 10 Löffeln voll Wasser innerhalb einer halben Stunde trinken.

Wirkungen: Das Wassergehen bewirkte Kräftigung im Unterleib, wie die Obergüsse auf den Oberkörper stärkend wirkten. Die Halbbäder wirkten stärkend auf den ganzen Körper, die Tropfen wirkten nach innen ebenfalls stärkend. Nach drei Wochen reichten zur völligen Herstellung in der Woche drei Halbbäder aus.

Ein Studierender erzählt: »Ich bin 20 Jahre alt und war bis 16 Jahre gesund; ich habe aber ein Leben geführt, durch das ich mich vollständig zugrunde gerichtet habe. Ich kann nicht mehr denken; mein Gedächtnis ist nicht mehr halb so gut wie früher; ich bin stets zu großer Niedergeschlagenheit geneigt. Mein Augenlicht hat um die Hälfte abgenommen. Vor jedem kleinen Geräusch erschrecke ich. Kurz, so jung ich bin, so elend bin ich auch. Zwei Ärzte haben Versuche gemacht, mein Übel zu beheben; doch vergebens. Meine Verdauung ist nicht gut. Ich trage ein trauriges Elend in meinen schönsten Jahren.«

Hier ist das Nervensystem aufs tiefste angegriffen, und das Blut ist verderbt. Daher ist notwendig, daß allererst auf Vermehrung der Naturwärme und Kräftigung des Körpers eingewirkt werde, daß eine gute Verdauung und gute Nahrung erneutes Blut und neue Nahrung für den Körper bringe.

Die *Anwendungen* sind folgende: 1. Jeden Tag zweimal im Wasser gehen bis an die Knie, 1–2 Minuten lang. 2. Jeden Tag einmal und, wenn es die Naturkraft gestattet, zweimal Oberguß. 3. Jeden Tag eine Tasse Tee trinken von Johanniskraut, Salbei und Wermut in drei Portionen. 4. Womöglich jede Stunde einen Löffel voll Milch einnehmen, in welcher gemahlener Fenchel drei Minuten lang gesotten wurde, zudem täglich noch 5–8 Wacholderbeeren essen. So 14 Tage fortmachen; dann folgende Anwendungen:

1. In der Woche dreimal ein Halbbad. 2. Viermal in der Woche im Wasser gehen bis an die Knie. 3. Täglich den Unterleib mit halb Wasser und halb Essig einreiben. 4. Das Einnehmen der Milch und der Wacholderbeeren fortsetzen. So wieder 14 Tage.

Innerhalb dieser vier Wochen hat sich der ganze Zustand recht gut gemacht. Das Augenlicht besserte sich, die Kraft gewann wieder, und neues Leben trat ein. Die vorgeschriebene Kost während der ganzen Kur war hauptsächlich Kraftsuppe von schwarzem und weißem Brot, abwechselnd in Milch oder Fleischbrühe oder Wasser gekocht.

Die weiteren Anwendungen waren Halbbäder und Abhärtungen. So gesundete der Unglückliche nach und nach innerhalb mehrerer Wochen, so daß er seinen Studien obliegen konnte.

Das Stehen im Wasser wie die Obergüsse wirkten erwärmend und kräftigend. Die Milch, stündlich ein Löffel voll, war zur Vermehrung des Blutes, die Wacholderbeeren bewirkten gute Verdauung und Kräftigung der inneren Organe.

Ein Studierender der höheren Schule sucht Hilfe für seine Leiden, die er mit folgenden Worten erzählt: »Ich bin auf der Hochschule in eine unglückliche Gesellschaft geraten und habe durch Trunksucht und ein anderes Laster meine Natur so zugrunde gerichtet, daß ich zweifle, ob ich noch dem Siechtum entgehen kann. In der Nacht habe ich die schrecklichsten Traumbilder, worauf ich dann aufwache und am ganzen Körper zittere. Ich habe weder Lust noch Freude zum Studium; denn sobald ich studieren will, bekomme ich Kopfschmerzen zum Schwindligwerden. Häufig habe ich Frostfieber; mein Unterleib ist stark aufgetrieben. Füße und Hände sind meistens kalt. Mein Magen ist ganz schlecht. Was ist zu tun, um dem Siechtum zu entkommen?«

1. Täglich wenigstens dreimal barfuß auf dem feuchten Boden gehen, jedesmal 15–20 Minuten lang. (Zur Winterszeit müßte es in einer Waschküche auf nassen Steinen geschehen.) 2. Täglich zwei Obergüsse. 3. Jeden zweiten Tag ein zweifaches Tuch, in halb Wasser und Essig getaucht, auf den Unterleib binden, 1½ Stunden lang, nach ¾ Stunden nochmals frisch eintauchen, wie es im Buche angegeben ist. 4. Täglich eine Messerspitze voll Kreidemehl einnehmen und eine Tasse Tee von Johanniskraut, Fenchel und Wermut in drei Portionen, kalt oder warm. So drei Wochen lang.

Zur Kost wurde geraten Kraftsuppe und einfache Hausmannskost. Verboten wurden geistige Getränke. Nach drei Wochen hat sich der ganze Zustand gebessert. Weitere Anwendungen zur Erlangung voller Gesundheit waren: in der Woche drei Sitzbäder zur Kräftigung des Unterleibes und drei Halbbäder.

Das Gehen auf nassem Boden entzog die übermäßige Hitze, stärkte und leitete vom Kopfe ab. Die Obergüsse wirkten stärkend und belebend, der Tee verbesserte die Säfte und bewirkte bessere Verdauung, ebenso das Kreidemehl.

DRITTER TEIL

Wasseranwendungen

VII. ABSCHNITT

Allgemeines

Die von mir gebrauchten und in diesem ersten Teile beschriebenen *Wasseranwendungen* teilen sich in: *Waschungen – Gießungen, Blitzgüsse – Wickel, Aufschläger, Auflagen, Packungen – Bäder – Dämpfe.* Dem *Wesen aller Krankheiten* entsprechend, wonach diese durch Störungen des Blutes und der Gewebsflüssigkeit, nämlich durch anormalen, fehlerhaften Blutumlauf oder durch dem Blute und Gewebssaft beigemischte verdorbene fremdartige Bestandteile, die Krankheitsstoffe, entstehen, *verfolgen* die Wasseranwendungen den *dreifachen Zweck:* des *Auflösens*, des *Ausscheidens* der Krankheitsstoffe und der *Kräftigung* des Organismus.

Im allgemeinen kann gesagt werden, daß der erste Dienst des Lösens von warmen Kräuterbädern und Dämpfen besorgt wird; der zweite Dienst des Ausscheidens von sämtlichen Wickelungen, zum Teil von den Gießungen, Waschungen und Aufschlägern; der dritte Dienst der Kräftigung von allen kalten Bädern, allen Gießungen, zum Teil von den Waschungen, endlich von den gesamten Mitteln der Abhärtung.

Ins einzelne kann und will ich an dieser Stelle, um nicht zu Mißverständnissen Anlaß zu geben, nicht eingehen.

Da *eine jede* Krankheit in den oben angegebenen Blutstörungen wurzelt, so leuchtet sein, daß auch in einem jeden Krankheitsfalle *alle drei Arten der Anwendung* oder mit anderen Worten verschiedene Anwendungen vorkommen müssen, welche mehr oder weniger *auflösen, ausleiten* und *kräftigen;* ferner, daß *nicht der kranke Körperteil allein, etwa der Kopf oder der Fuß oder die Hand, in Behandlung kommt, sondern stets der ganze Körper*, den ja in solchem Falle krankes Blut durchströmt: die kranke Stelle mit Vorzug und besonderer Berücksichtigung, der übrige Körper als Mitleidender. Es wäre einseitig und gefehlt, in diesen zwei wichtigen Punkten anders handeln zu wollen. Manche Beispiele im dritten Teile werden meine Behauptung rechtfertigen.

Wer immer das Wasser, so wie ich es denke und wünsche, als Heilmittel gebraucht, dem sind die *Anwendungen niemals Selbstzweck*, das heißt, er wird nie eine Anwendung vornehmen, weil es ihm jetzt gerade so gefällt; er wird nie wie ein Tor Vergnügen daran haben, daß er mit recht vielen, mit Dämpfen und Güssen und

Wickeln, »hantieren und prahlen und wüten« kann. Die Anwendungen werden einem Verständigen stets nur *Mittel zum Zweck* sein. Erreicht er diesen durch das gelindeste Wässerchen, er wird glücklich sein; denn seine Aufgabe ist ja nur, der nach Gesundheit, das ist nach selbsteigener und selbständiger Tätigkeit, ringenden Natur zu dieser Freitätigkeit zu verhelfen, die Krankheitsbande, die Leidensketten zu lösen, auf daß sie ungehindert und frisch und freudig alle Arbeit wieder allein tue. Nach Vollendung dieser Aufgabe zieht der Heilende sofort und gerne seine Hand zurück.

Diese Bemerkung ist wichtig, noch wichtiger das Darnachhandeln. Gar *nichts* nämlich *bringt das Wasser als Heilelement so sehr in Verruf und Mißkredit* als maß- und vernunftloses Anwenden, scharfes, strenges, schroffes Verfahren. Diejenigen, ja allein diejenigen, ich kann es nicht oft genug wiederholen, welche sich als Sachverständige im Wasserheilverfahren aufspielen, aber mit ihren endlosen Wickeln, Bädern und Dämpfen u. a. jeden Patienten abschrecken, richten den größten Schaden an, der nur überaus schwer wieder gutzumachen ist. Ich heiße das nicht das Wasser zu Heilzwecken gebrauchen, ich heiße solche Gewalttaten – man verzeihe den Ausdruck – dem Wasser Schande antun.

Wer immer die Wirkungen des Wassers versteht und in seiner überaus mannigfaltigen Art anzuwenden weiß, besitzt ein *Heilmittel*, welches von *keinem anderen* wie immer genannten Mittel *übertroffen* werden kann. Keines ist mannigfaltiger in der Wirkung als das Wasser. In der Schöpfung beginnt es mit dem unsichtbaren Luft- oder Dampfkügelchen, setzt sich fort im Tropfen und schließt ab mit dem den größten Teil der Erde erfüllenden Weltmeer. *Das muß jedem ein Fingerzeig sein und ihm sagen, daß eine jede Anwendung, mag sie Wasser in tropfbar oder dehnbar flüssiger Form erfordern, der Steigerung von dem gelindesten bis zum höchsten Grade fähig sei, daß in jedem Einzelfalle nicht der Patient sich nach dem Wickel, dem Dampf usw., sondern jederzeit jedwelche Anwendung sich nach dem Patienten zu richten habe.*

In der Auswahl der zu treffenden Anwendungen zeigt sich der Meister. Der Heilende wird den zu Heilenden ohne jede Auffälligkeit *streng prüfen.* Zuerst werden die *sekundären Leiden* in die Augen springen, das sind die Nebenkrankheiten, welche wie Giftpilze aus dem inneren Krankheitsboden hervorschießen. Sie lassen in der Regel schnell auf den Herd der Krankheit, auf das Hauptleiden, schließen. Man fragt und sieht nach, wie weit die Krankheit vorangeschritten, welches Unheil sie bereits angerichtet. Dann schaut man den Patienten an, ob er alt oder jung, schwach oder stark, mager oder korpulent, ob er blutarm, nervös usw. sei. All diese Punkte und noch andere mehr zeichnen in den Geist das richtige Krankenbild; und erst wenn dieses klar und fertig ist, greift man in die Wasserapotheke und wendet an nach dem Grundsatz: *Je gelinder, je schonender – desto besser und wirksamer.*

An dieser Stelle mögen noch folgende allgemeine *Bemerkungen* Platz finden, welche die *sämtlichen Wasseranwendungen* angehen. *Keine* wie immer genannte *Anwendung kann schaden, wenn sie in der vorschriftsmäßigen Weise genommen wird.*

Die *meisten* derselben geschehen *mit kaltem Wasser*, sei es Brunnen-, Quell-, Flußwasser u. a. In allen Fällen, in denen nicht extra warmes Wasser verordnet ist, gilt der Ausdruck »Wasser« stets nur von kaltem Wasser. Dabei folge ich dem Erfahrungsgrundsatze: *Je kälter, desto besser.* Zur Winterszeit mische ich für Gesunde in das zu Güssen bestimmte Wasser noch kältenden Schnee. Man werfe mir nicht Schroffheit vor; denn man bedenke die überaus kurze Dauer meiner Kaltwasseranwendungen! Wer es einmal gewagt hat, hat für immer gewonnen; alle Vorurteile sind ihm genommen. Indessen bin ich nicht unerbittlich.

Anfängern in der Wasserkur, *schwächlichen,* insbesondere *ganz jungen* und *älteren, hochbetagten Personen; Kranken*, welche das Kalte zurückschreckt; Leuten, welche wenig Naturwärme haben; *Blutarmen* und *Nervösen* gönne ich namentlich zur Winterszeit zum gewärmten Bad- und Gießraume (17–19 Grad Celsius) mit Freuden für den Beginn laues, *»abgeschrecktes«* Wasser zu einer jeden Anwendung. Die Fliegen locke ich ja auch mit Honig, nicht mit Salz oder Essig.

Die *warmen Anwendungen* erhalten in jedem einzelnen Falle bezüglich der *Wärmegrade*, der *Dauer* usw. genaue, *spezielle Vorschriften.* Betreffs der *kalten Anwendungen* schulde ich (im dritten Teile ist dieser Punkt oftmals betont und des weiteren erörtert) in Kürze noch einige Winke, welche *das Verhalten vor, während und nach der Anwendung* regeln.

Niemand wage es, bei Kältegefühl, Frösteln usf. irgendeine kalte Anwendung vorzunehmen, wenn dieses an der betreffenden Stelle nicht extra erlaubt ist! Die Anwendung soll *tunlichst schnell* (jedoch ohne Angst und Hast) vorgenommen werden; auch beim *Aus- und Ankleiden* sollen durchaus *keine Verzögerungen* eintreten, zum Beispiel durch langsames Zuknöpfen, Binden. All diese Nebenarbeiten können geschehen, wenn der ganze Körper einmal ordentlich bedeckt ist. Ein kaltes Vollbad soll, um ein Beispiel anzuführen, zum Auskleiden, Baden und Ankleiden die Zeit von vier bis fünf Minuten nicht übersteigen. Es bedarf dazu nur einer Übung. *Sooft bei einer Anwendung steht: »Zehn Sekunden«, soll damit die kürzeste Zeitdauer ausgedrückt werden; wenn es heißt eine halbe bis eine Minute, so soll die Kälte wohl nachhaltiger, aber doch nicht länger einwirken.*

Nach *keiner* wie immer genannten *kalten Anwendung* wird (außer dem Kopfe und den Händen bis zur Handwurzel – letzteres, um beim Anziehen der Kleider diese nicht naß zu machen) *der Körper je abgetrocknet.* Den nassen Körper bedeckt man sofort mit dem trockenen Hemde und den anderen Kleidungsstücken; man tut dieses möglichst schnell, wie gesagt wurde, um tunlichst bald alle nassen Stellen luftdicht abzuschließen. Dieses Verfahren erscheint manchen, ja den meisten, eigentümlich, da sie meinen, sie müßten jetzt den ganzen Tag »naß herumlaufen«. Bevor sie ein Urteil fällen, mögen sie es nur *einmal probieren.* Sie werden es alsbald fühlen, wozu das Nichtabtrocknen taugt und gut ist. Das Abtrocknen ist ein Reiben und erzeugt, da es unmöglich an allen Stellen auf ganz gleichmäßige Weise geschehen kann, ungleichgradige Haut- und Naturwärme, was bei Gesunden wenig, bei Kranken und Schwachen oft sehr viel zu bedeuten hat. Das Nichtabtrocknen verhilft zu der geordnetsten, gleichmäßigsten und schnellsten Naturwärme. Es geschieht gleichsam, wie wenn man Wasser ins Feuer spritzt. Die innere Körperwärme benützt das am äußeren Körper anklebende Wasser als Material zu rascher Bildung intensiver, größerer Wärme. Wie gesagt, nur auf *eine* Probe kommt es an.

Dagegen verordne ich strenge, daß der Angekleidete *nach jeder Wasseranwendung* sich, falls nicht Bettruhe vorgeschrieben ist, *Bewegung* mache (Arbeit oder Spazierengehen), welche *so lange* dauere, *bis alle Teile des Körpers vollkommen trocken und normal warm* sind. Im Beginne der Bewegung kann man etwas rascher gehen, nach Eintritt der Wärme langsamer. Man fühlt selbst am besten, wann die normale Körperwärme eingetreten ist und die Bewegung, das Gehen aufhören kann. Solche Patienten, welche schnell erhitzt sind und leicht in Schweiß kommen, sollen gleich von Anfang an langsamer und eher etwas länger gehen und ja nicht schwitzend oder erhitzt sich setzen, selbst nicht im warmen Zimmer. Ein Katarrh wäre die unausbleibliche Folge.

Als Regel für alle kann gelten, daß die *Minimalzeit*, die kleinste

Zeit der *Bewegung* nach einer Anwendung, *stets eine Viertelstunde* betragen soll. Wie dieselbe ausgefülllt werde (durch Gehen, körperliche Arbeit usw.), bleibt sich, wie gesagt, gleich[1].

Bei denjenigen *Anwendungen, die das Bett vorschreiben*, vornehmlich bei Aufschlägern und bei Wickelungen, bestimmten Formen von Waschungen, ist das an Ort und Stelle angegeben, ebenso das einer jeden besonderen Übung Eigenartige. Wer bei einer solchen Anwendung einschläft, den soll man im Frieden schlafen und ruhen lassen, selbst wenn die vorgeschriebene Zeit vorüber ist. Wie beim kleinsten und größten Bedürfnis, versieht auch hier die Natur selbst die besten und genauesten Weckuhrdienste.

Sind *Tücher* notwendig, so verstehe ich darunter niemals feine Leinwand, sondern *körniges*, wo möglich *gröberes Reisten.* Wenn einfache arme Leute statt dessen nur *abgenützten Zwillich* (Zwilch), einen *hanfenen Kaffeesack* oder noch Ärmere einen weichen »Rupf« o. a. zur Hand haben, so sind sie nicht im Nachteil. Zum Abwaschen des Körpers, was oft vorkommt, taugt ebenfalls am besten ein ziemlich grobes linnenes oder hanfenes Tuchstück.

[1] Anmerkung des Herausgebers: In der Kritik zu dieser Anordnung ist zum Beispiel von Hauffe eingewandt worden, daß die Wärmebildung durch Bewegung die Hauptsache sei, die kalte Voranwendung Nebensache; ferner, daß warme Anwendungen wertvoller wären als kalte. Abgesehen davon, daß einer Vielzahl von Patienten die kalte Anwendung wohler bekommt als warme Anwendungen, besonders vielen Kreislaufgestörten, Stoffwechsel- und Nervenkranken, ist diese Kritik unzulänglich und einseitig, da Kreislaufgeschehen und Wärmebildung im Organismus nicht nur mechanisch aufgefaßt werden können. Die passive Erweiterung der Gefäße der Körperaußenteile durch Wärmeanwendungen ist etwas anderes als eine aktive Erweiterung infolge der anregenden Einwirkung des kalten Wassers. In der Kneippschen Anordnung erleben wir den aktiven Antrieb der körpereigenen Kräfte. Eine mechanische Auffassung des Kreislaufs und der Verteilung der Blutmassen im Körper und der damit im Zusammenhang stehenden Wärmebildung sieht das ganze Problem einseitig unter dem Gesichtspunkt einer Zufuhr von Wärme, wo Wärme fehlt. Das ist nur zum Teil richtig und dem Grundsatz der Schonung für den Anfang einer Behandlung entsprechend. Die körpereigene zu verbessernde Blutverteilung und Blutbildung folgt nicht dem Grundsatz der Schonung, sondern dem der Übung durch langsam gesteigerte Belastungen. Leistungszuwachs folgt im Prinzip nur einer Übung und Reizeinwirkung durch Belastung als einem Grundgesetz der lebendigen Funktion im Gegensatz zu mechanischen Vorgängen. In der Geschichte der Hydrotherapie ist bemerkenswert, daß »einseitige Wärmekultur einem Niedergang der Hydrotherapie entspricht« (Bohn).

Außerdem bin ich gegen die Wolle als Kleidungsstück auf bloßer Haut. Dagegen dient mir der *Wollstoff vorzüglich als Umhüllung*, zum Beispiel des kalten Wickels. Er entwickelt rasche und reichliche Wärme und steht in dieser Beziehung unübertroffen da. Aus dem gleichen Grunde empfehle ich bei solchen Anwendungen das *Federbett als Zudecke.*

Das sogenannte *Frottieren,* ob es nun durch Reiben oder Bürsten oder sonst einen Gewaltakt geschehe, schätze ich nicht. Den einen Zweck desselben, der im Erwärmen besteht, erfüllt bei mir gleichmäßiger und egaler das Nichtabtrocknen; den andern, nämlich die Öffnung der Poren, die Steigerung der Hauttätigkeit usw., besorgt das grobe Linnen- oder Reistenhemd, wieder mit dem Vorteile, daß dieses nicht, wie die Bürste, minutenlang, sondern bei Tag und bei Nacht, ohne Opfer von Zeit und Kraft, arbeitet. Wenn an manchen Stellen von *kräftiger* Abwaschung die Rede ist, so verstehe ich darunter lediglich ein schnelles Abwaschen der ganzen zu behandelnden Stelle. *Das Naßwerden, nicht das Geriebenwerden, ist die Hauptsache.* (Hiermit legt Kneipp Wert auf die genaue Ausführung seiner Anwendungen. Er will den Ablauf der körpereigenen Reaktion bei der Wasseranwendung nicht durch weitere Maßnahmen gestört haben. Diese Ablehnung des Frottierens bedeutet jedoch nicht eine absolute Verurteilung des Frottierens und Reibens, wie es zum Beispiel beim Luftbad mit Trockenfrottieren, Körperreiben und Bürsten gerne geübt wird. Das geht auch aus einer Anweisung Kneipps hervor, in der er einmal für einen Blutarmen das Reiben der Haut vor einer kalten Anwendung empfahl. Maßgebend müssen immer die individuellen Notwendigkeiten sein, und es gilt der Grundsatz: Alles, was hilft, ist gut. D. H.)

Ein Punkt möge hier noch erwähnt werden. Die *Anwendungen am Abend*, in der Zeit vor dem Schlafengehen, behagen den meisten Menschen nicht; sie werden dadurch aufgeregt, gleichsam aus dem beginnenden Schlafe gerüttelt. Andere dagegen wiegt eine gelinde Abendanwendung in sanften Schlaf. Ich empfehle solche Anwendung im *allgemeinen* nicht, rate indessen einem jeden, er möge in diesem Stücke nach seinem Gutdünken, nach seinen Erfahrungen handeln, da ja er allein die Folgen zu tragen haben wird. Bezüglich der speziellen Kenntnisse für eine jede besondere Anwendung verweise ich auf den ganzen ersten Teil, bezüglich des Gebrauches derselben für Kranke insbesondere auf den dritten Teil dieses Büchleins. Daselbst ist auch angegeben, welche Anwendungen für sich allein als sogenannte *ganze* und welche nur als *Teilanwen-*

dungen, das heißt als solche, welche nur in Verbindung mit anderen auftreten, zu gelten haben; ebenfalls, welche der Anwendungen (Dämpfe) besondere Vorsicht erheischen.
Ich schließe diesen allgemeinen Teil mit dem Wunsche, daß durch die Wasserübungen recht viele Gesunde noch mehr erstarken und recht viele Kranke genesen mögen, und beginne vorerst mit einer kurzen Aufzählung der Abhärtungsmittel, sodann mit der eigentlichen Abhandlung über die bei mir im Gebrauche stehenden Wasseranwendungen.

Einfache Abhärtungsmittel

Als Abhärtungsmittel nenne ich: 1. das Barfußgehen; 2. das Gehen im nassen Grase; 3. das Gehen auf nassen Steinen; 4. das Gehen im neugefallenen Schnee; 5. das Gehen im kalten Wasser; 6. das Kaltbaden der Arme und Beine (Füße); 7. den Knieguß (mit oder ohne Oberguß).
1. Das natürlichste und einfachste Abhärtungsmittel besteht im *Barfußgehen.*
Dieses kann entsprechend den verschiedenen Ständen und Lebensaltern auf die *mannigfaltigste Weise* geübt werden.
Ganz kleine Kinder, welche noch gänzlich auf die Hilfe anderer angewiesen und in die Windeln, ins Tragkissen, ans Zimmer gebannt sind, sollen wo möglich *nie eine Fußbekleidung* tragen. Könnte ich doch dieses allen Eltern, besonders den allzu besorgten Müttern, als Kanon, als feststehende, unumstößliche Regel tief einprägen! Mit Vorurteilen behaftete Eltern, die sich dazu nie verstehen wollen, mögen sich der kleinen Unbeholfenen erbarmen und zum mindesten für eine solche Fußbekleidung sorgen, durch welche die frische Luft leicht auf die Haut dringen kann.
Kinder, welche bereits stehen und gehen können, wissen sich schon selbst zu helfen. Ohne alle Menschenrücksichten werfen sie die lästigen, die Füße quälenden Schuhe und Strümpfe von sich und sind ganz glückselig, besonders zur Frühjahrszeit, wenn man sie sich frei herumtummeln läßt. Manchmal blutet eine Zehe; doch das hält sie nicht ab, bald wieder barfuß zu gehen. Die Kinder tun dieses ganz instinktiv, einem gewissen Naturtrieb folgend, den wir Alten auch verspüren würden, wenn die überfeinerte, schablonierende, alles Natürliche wegdrechselnde Bildung uns nicht vielfach allen gesunden Sinn genommen hätte.

Die Kinder der Armen werden in ihrem Vergnügen selten gestört. Weniger vom Glücke begünstigt sind die *Kinder der Bessergestellten*, und sie fühlen wahrscheinlich das Bedürfnis nicht weniger als ihre Kameraden aus armem Stande. Ich sah einst die Knaben eines hohen, angesehenen Beamten. Kaum glaubten sie sich aus der Schußweite der durchdringenden Augen des gestrengen Herrn Papas, da flogen auch schon die feinen Schühchen und die noch feineren roten, gelben, weißen Strümpfchen über alle Hecken, und fort ging's im Galopp über die saftig grüne Wiese. Die Mama, eine Frau mit gesundem Sinne, sah dies nicht ungern; erblickte aber zufällig der Papa seine Prinzen in solchem ungehörigen Aufzuge, dann gab es lange Strafpredigten und noch längere Standesunterweisungen über Unbildung und Bildung und Standesgefühl und Standesehre. Das ging den Kleinen so zu Herzen, daß sie anderntags noch munterer barfuß im Grase hüpften. Nochmals sage ich: Lasse man wenigstens den noch nicht verbildeten Kindern ihre Freude!

Einsichtige *Eltern*, welche solches gern gestatten wollten, aber *in der Stadt* leben und keinen einsamen Garten oder Rasenplatz besitzen, können den Kleinen das Barfußgehen zu gewissen Zeiten *in irgendeinem Zimmer, auf irgendeinem Gange* usw. gestatten, wenn nur die Füße wie Gesicht und Hände zuweilen einmal frei aufatmen, nach Fußeslust frische Luft einsaugen, sich in ihrem Elemente bewegen können.

Erwachsene Leute der ärmeren Kreise, insbesondere auf dem Lande, brauche ich nicht zu ermahnen; dieselben gehen viel barfuß und beneiden nicht den reichsten Städter um seine vornehmen, ausgeschnittenen oder nicht ausgeschnittenen, lackierten oder geschnürten Fußfoltern, die pressenden und die Füße fesselnden Schuhe und Strümpfe. Törichte Landleute mit städtischen Manieren, die sich schämen, es den Ihrigen gleichzutun, sind durch ihren Eigendünkel gestraft genug; die altmodischen Konservativen sollen an der guten Tradition treu festhalten! In meiner Jugendzeit ging auf dem Lande alles barfuß: Kinder und Erwachsene, Vater und Mutter, Bruder und Schwester. In die Schule, zur Kirche waren die Wege stundenweit; die Eltern gaben uns ein Stück Brot und einige Äpfel zur Reisezehrung, so auch Schuhe und Strümpfe als Fußbekleidung. Doch diese hingen wir bis zum Eintritt in die Schule oder in die Kirche über die Arme oder über die Achsel, nicht allein zur Sommers-, sondern auch in der kälteren Jahreszeit. Kaum machte im beginnenden Frühling auf der Höhe meiner Heimat der Schnee Miene, sich zurückzuziehen, da traten unsere bloßen Füße schon ihre Spuren in den mit seinem Wasser getränkten Boden, und wir fühlten uns froh, heiter und gesund dabei.

Erwachsene in den Städten, gar solche, welche besseren, ja den vornehmen Ständen angehören, können dieser Übung sich nicht unterziehen, das ist klar. Wenn sie in ihrem Vorurteile bereits so weit gekommen sind, daß sie meinen, sie könnten, wenn ihre zarten Füße beim Aus- und Ankleiden nur einen Augenblick auf dem bloßen Boden des Salons, nicht auf warmen, weichen Teppichen stehen, Rheumatismus, Katarrh, Halsleiden oder ähnliches sich zuziehen, so lasse ich sie vollkommen ungestört. Wenn aber manche doch etwas tun und sich abhärten wollten, was hindert sie, abends unmittelbar vor dem Schlafengehen oder in der Frühe beim Aufstehen zehn Minuten, 1/4 Stunde, 1/2 Stunde lang eine derartige Promenade zu machen: Dieselbe könnte die ersten Male, damit der plötzliche Beginn nicht zu stark empfunden wird, in den Strümpfen, später mit bloßen Füßen und noch später barfüßig also geschehen, daß vor dem Zimmer-Spaziergange die Füße bis über die Knöchel einige Augenblicke in kaltes Wasser getaucht werden. Bei guter Einteilung, bei gutem Willen, bei wahrem Streben nach Erhaltung seiner Gesundheit wird ein jeder, selbst der Vornehmste, selbst der in seinem Berufe Angestrengteste, noch so viel Zeit gewinnen, um sich selbst diese Wohltat zu spenden.

Eine Reihe Namen von Personen der höheren und höchsten Stände stünde mir zu Gebote, die den wohlmeinenden Ratgeber nicht verachteten und zu guter Jahreszeit bei Morgengängen im einsamen Walde oder auf abgelegener Wiese durch Barfußgehen sich abzuhärten suchten.

Einer aus dieser verhältnismäßig noch immer sehr kleinen Zahl gestand mir, er habe im Jahre selten eine Woche erlebt ohne einen, wenn auch nur kleinen Katarrh. Diese überaus einfache Übung habe ihn für immer von dieser Empfindsamkeit und Empfänglichkeit befreit.

Den *Müttern* widme ich an dieser Stelle noch ein besonderes Wort. Es kann kurz sein; denn an anderer Stelle habe ich versprochen, ihnen, wenn Gott mir Leben und Gesundheit schenkt, später einmal einige praktische Winke für eine gute, hauptsächlich den Leib betreffende Erziehung zu geben. Die Mütter sind in erster Linie dazu berufen, für die Heranbildung eines stärkeren, widerstandsfähigeren Geschlechtes zu sorgen, die wuchernde, so arge Lücken in die menschliche Gesellschaft reißende Verweichlichung, Entkräftigung, Blutarmut, Nervosität und wie alle die Lebenssauger und

Lebensabkürzer heißen, beseitigen zu helfen. Das geschieht durch Abhärtung, durch weise Abhärtung des Kindes vom zartesten Alter an. Luft, Nahrung, Kleidung sind Bedürfnisse, welche der Säugling ebenso notwendig braucht wie der Greis. Sie bilden zugleich das Gebiet der Abhärtung. Je reiner die Luft ist, welche das Kleine einatmet, desto besser das Blut. Um dieses schwache Geschöpflein recht schnell an den Aufenthalt in frischer Luft zu gewöhnen, tun diejenigen Mütter gut, welche nach den täglichen warmen Bädern das Kleine zwei bis drei Sekunden in kälteres, wie von der Sonne erwärmtes Wasser tauchen oder es rasch kalt abwaschen. Das warme Wasser allein macht schlaff und verweichlicht; die abschließende kalte Waschung stärkt, härtet ab und sichert eine gesunde Körperentwicklung. Die anfänglichen Zeichen einer weinerlichen Empfindsamkeit werden bei der dritten oder vierten Anwendung von selbst ausbleiben. Diese Abhärtung stählt die noch ganz kleinen Kinder gegen die so häufigen Erkältungen und deren Folgen und erspart den Müttern, welche diesen Übelständen vorbeugen wollen, die jeden denkenden Menschen wahrhaft entsetzenden Einmummungen und Einhüllungen in Wolle und andere schwere, jeden Luftzutritt hindernde Stoffe. In diesem Stücke wird furchtbar gegen die Gesundheit gesündigt. Die zarten Körperchen stecken in förmlich verbrennenden Wollöfen: Der kleine Leib keucht unter der Last der Binden und Decken, das Köpfchen ist eingepuppt, daß ihm Hören und Sehen vergehen müssen; der vor allem abzuhärtende Hals trägt außer den allgemeinen noch besondere Wärmemittel, die ihn gegen die äußere Luft vollends abschließen. Schon wenn der oder die Kleine auf dem Arme des Kindermädchens ruht, um ausgetragen oder ausgefahren zu werden, sieht die verzärtelnde Mama nochmals nach, ob ja jedes Winkelchen und jede Ecke sorglichst verschlossen sei. Wen darf es bei solchen Umständen, bei diesem gänzlichen Mangel der leisesten Spur von rationellem Abhärtungssinne wundern, wenn Katarrhe, Diphtheritis, Halsbräune usw. jährlich eine unzählbare Schar der kleinen, ich möchte sagen jedem Windhauche erliegenden Wesen hinwegraffen? Wenn viele Familien von Schwächlingen gleichsam wimmeln? Wenn die Mütter über hektische, krampfhafte und andere, früher fast unbekannte Zustände, insbesonders bei den Mädchen, täglich Klage führen? Und wer erst vermöchte die geistigen Gebrechen zu zählen, diese tauben Blüten und faulen Früchte eines Körpers, welcher vor der normalen Entwicklung und Kräftigung schon sein langsames Siechtum beginnt? Mens sana in corpore sano. Eine gesunde Seele wohnt nur in einem gesunden Körper. Eine Hauptvorbedingung der Entwicklung einer ausdauernden Gesundheit bildet die frühzeitige Abhärtung. Daß doch alle Mütter ihre diesbezügliche Aufgabe und Verantwortung früh genug und tief erfaßten und keine Gelegenheit versäumten, aus guten Quellen sich guten Rat zu holen!

2. Eine besondere, überaus wirksame Art des Barfußgehens ist das *Gehen im nassen Grase*[1], gleichviel, ob dieses durch Tau, Regen oder Wasseraufguß genäßt sei. In meinen Büchern wird man dieser Abhärtungsübung sehr oft begegnen, und ich kann dieselbe jung und alt, Gesunden und Kranken, unbehindert jeder anderen Anwendung, bestens empfehlen.

Je nässer das Gras ist, je länger die Übung fortgesetzt und je öfter dieselbe wiederholt werden kann, desto vorzüglicher wird der Erfolg sein. In der Regel dauert der Graslauf einige Minuten bis zu einer Viertelstunde.

Nach vollendeter Fußpartie werden alle nicht an die Füße gehörigen Anhängsel, wie Laubgras oder Sand, rasch abgewischt, die Füße indessen nicht abgetrocknet, sondern in statu quo, das ist naß, wie sie sind, sofort mit trockener Fußbekleidung versehen. Auf das Gehen im Grase folgt jetzt ein Gehen mit bekleideten Füßen auf trockenem, mit Sand oder Stein bedecktem Wege, im Beginne etwas schneller, allmählich im gewöhnlichen Tempo. Die Dauer des Gehens hängt ab von dem Trocken- und Warmwerden der Füße und dürfte eine Viertelstunde nicht übersteigen.

Ich ermahne dringend, die Worte *»trockene Fußbekleidung«* wohl zu bemerken und niemals sich nach dieser Anwendung nasser, angefeuchteter Strümpfe zu bedienen! Die Folgen würden sich in Kopf und Hals bald schon melden; das hieße nicht aufbauen, sondern einreißen. Es dürfte angemessen sein, junge, schnelle, unbesonnene Leutchen an die Vorsicht zu mahnen, die ausgezogenen Schuhe und Strümpfe nicht ins nasse Gras zu werfen, sondern im Trockenen bereitzuhalten, daß sie später die naßkalten Füße warm empfangen und bald wieder in die gehörige Wärme bringen. Diese Übung, wie das Barfußgehen überhaupt, kann vorgenommen werden, selbst wenn die Füße kalt sind.

3. Dem Gehen im nassen Grase kommt in der Wirkung ziemlich gleich das *Gehen auf nassen Steinen*, das vielen bequemer und leichter ist. Jedes Haus und Häuschen hat im Parterre oder in

[1] Das Gehen im nassen Grase ist dem Gehen auf nasser Erde bei weitem vorzuziehen.

einem Stockwerke, in der Waschküche oder Backküche usw. ein größeres oder kleineres Steinpflaster; beide genügen zu unserem bloßfüßigen Spaziergange auf nassen Steinen. Im langgestreckten Steingange wird man mit beflügelten Schritten hin und her wandern, auf dem Fleckchen von 4–5 Steinplatten wird man die Steine treten, wie der Winzerbube die Trauben, wie an manchem Ort der Bäckerlehrling den Teig tritt. Die Hauptsache besteht lediglich darin, daß die Steine naß sind und daß man nicht ruhig auf denselben stehe, sondern in ziemlich rascher Bewegung gehe. Zum Benetzen der Steine nimmt man eine Gießkanne oder einen Krug, zieht eine den Raumverhältnissen entsprechend dicke Wasserlinie, welche man durch das Treten erweitert. Sollten die Steine rasch trocknen, so müßte das Aufgießen ein-, zuweilen zwei- bis dreimal erneuert werden; hierbei dient das kälteste Wasser am vorzüglichsten.
In Fällen, in denen dieses Abhärtungsmittel zu Heilzwecken verwendet wird, darf seine Anwendungszeit die Dauer von 3–15 Minuten nicht überschreiten. Diese wird sich richten nach dem Zustande des Patienten, ob er stärker oder schwächer, blutarm usw. sei; in der Regel dürften drei bis fünf Minuten ausreichen. Als reines Abhärtungsmittel bei Gesunden kann die Übung bis zu einer halben Stunde und noch länger ohne Schaden ausgedehnt werden. Ich empfehle sie allen jenen, welche eine solide Abhärtung beginnen wollen. Selbst der Schwächste und Empfindlichste möge sich nicht abschrecken lassen!
Wer an kalten Füßen leidet, Halsbeschwerden, Katarrhen leicht zugänglich ist, Blutandrang zum Kopfe und von letzterem erzeugtes Kopfweh hat, trete oft diese Steinwanderung an! Er tut gut, wenn er dem aufzugießenden Wasser etwas Essig beimischt.
Für die Bekleidung und Bewegung gelten dieselben Regeln wie beim Gehen im Grase. (Wenn man im Zweifel ist, was gut sei, dann mag man ein warmes Fußbad von 38 Grad Celsius und fünf Minuten Dauer der Kaltanwendung vorausgehen lassen. D. H.)
4. Größere Wirkung als durch die beiden vorhergehenden Übungen wird erzielt durch das Gehen *im neugefallenen* frischen Schnee. Wir bemerken ausdrücklich: im *neugefallenen*, frischen Schnee, der sich ballt oder wie Staub den Füßen anlegt, nicht in altem, starrem, festgefrorenem Schnee, welcher zu empfindlich kältet und nichts taugt. Zudem soll diese Wanderung nie angetreten werden bei schneidend kaltem Winde, wohl aber, wenn bei der Frühlingssonne der Schnee schmilzt. Eine kleine Überwindung kosteten nur die ersten Minuten des Beginnes; später zeigte sich von Unbehagen oder

besonderer Kälte keine Spur mehr. Die regelmäßige Dauer dieses Schneeganges ist drei bis vier Minuten. Ich betone ausdrücklich: Es darf nicht stillegestanden, es muß *gegangen* werden.

Zuweilen kommt es vor, daß gar zu zarte, der äußeren Luft ganz entwöhnte Zehen die Schneekälte nicht ertragen können und Schneefieber bekommen, das ist trocken, heiß werden, schmerzhaft brennen und aufschwellen. Man erschrecke nicht! Die Sache hat keine Bedeutung, und die Heilung erfolgt schnell, wenn man die trockenen Zehen öfters mit Schneewasser tränkt oder mit Schnee leicht reibt.

Die Schneetour kann im Herbste zum Beispiel ersetzt werden durch einen Gang im *Grase mit Reif*. Das Kältegefühl ist hier viel empfindlicher, da der Körper in dieser Übergangszeit noch zu wenig der Sommerwärme entwöhnt ist. Im Winter selbst vertritt den Schneegang ein Gang auf Steinplatten, welche mit Schneewasser getränkt wurden. Bezüglich des Ankleidens und der Bewegung lese man die in den vorherigen Abschnitten angegebenen Regeln! Das sind Torheiten, Narrheiten usw., so lauten in der Regel die Empfehlungen gerade dieser Abhärtungsübung, von der man Erkältungen, Rheumatismen, Halsleiden, Katarrhe, alles mögliche fürchtet. Es kommt alles nur auf eine Probe und kleine Überwindung an; man wird sich bald überzeugen, wie unbegründet die Vorurteile sind und wie der schreckliche Schneegang statt der Nachteile große Vorteile bringt.

Das wäre der *Schneelauf* von Gesunden; es folgt ein Fall, welcher zeigen soll, wie *erfolgreich* man ihn *bei manchen Leiden* anwendet. Eine Person litt viele Jahre hindurch zur Winterszeit an *Frostbeulen,* welche aufbrachen, eiterten und große Schmerzen verursachten. Im ersten Herbstschnee fing sie, meinem Rate folgend, die Schneegänge an, wiederholte diese öfters und blieb von den lästigen Beulen gänzlich verschont.

Niemals darf das Schneegehen stattfinden, wenn nicht der ganze Körper warm ist. Wen friert oder fröstelt, der suche zuerst durch Arbeit oder Bewegung die normale Leibeswärme sich zu verschaffen. Personen, die an Fußschweiß, offenen Füßen, aufgesprungenen oder eiternden Frostbeulen leiden, können selbstverständlich niemals im Schnee gehen, bis anderweitige Heilung (siehe Fußbad oder Fußdampf) eingetreten.

5. *Im Wasser gehen.* So einfach es scheint, bis an die Waden im Wasser zu gehen, so dient doch gerade diese Anwendung a) zur Abhärtung; es wirkt diese Anwendung auf den ganzen Körper, kräftigt die ganze Natur; b) sie wirkt günstig auf die Ableitung

der Harnes; c) sie wirkt recht gut auf die Brust, erleichtert das Atmen und wirkt günstig auf die Gasbildung im Leib; d) sie wirkt besonders gegen Kopfleiden, Eingenommenheit des Kopfes, Kopfschmerzen. Man kann dieses Abhärtungsmittel anwenden, indem man in einer Badewanne (auch Schaff, Zuber) oder in einem Bache (Wassertretstelle), anfangs bis über die Knöchel, im kalten Wasser Bewegung macht. Wirksamer ist es, wenn die Abhärtung gesteigert wird und man bis an die Waden im Wasser geht, am wirksamsten, wenn das Wasser bis zu den Knien reicht.

Die Dauer betreffend, so kann man anfangen mit ein viertel bis drei Minuten. Je kälter das Wasser, um so besser. Nach solcher Anwendung ist Bewegung im Winter im warmen Zimmer, im Sommer im Freien bis zur vollständigen Erwärmung zu machen. Im Winter kann Schnee ins Wasser getan werden. Bei Schwächlingen kann man mit Wasser anfangen, das nicht sehr kalt ist, nach und nach dann zum kälteren und schließlich zum ganz kalten übergehen. Nachher trockene Strümpfe anziehen!

6. *Zur Abhärtung speziell der Extremitäten, der Arme und Beine,* dient folgende Übung in vorzüglicher Weise: Man stellt sich ins kalte Wasser bis an oder über die Knie, nicht länger als eine Minute. Beim Armbad entblößt man die Arme bis zu den Achseln und hält auch diese eine Minute in das kalte Wasser. (Wechsel-Fuß- und Armbäder sind oft noch besser. D. H.)

Nach manchen Krankheiten wende ich diese Übung gerne an, um den Fluß des Blutes nach den Extremitäten zu steigern.

Das Eintauchen der Arme allein tut gute Dienste all denen, welche an Frostbeulen und kalten Händen zu leiden haben. Gut tut, wer die Hände (nicht Arme) nach dem Eintauchen gleich abtrocknet, weil scharfe Luft den freien Stellen sonst Hautsprünge verursachen könnte. Die Vornahme dieser Übung fordert, daß der Körper sich normal warm fühlt (nicht fröstelt). Füße, welche bis über die Knöchel (nicht bis über die Waden), Arme, die bis zum Ellbogen kalt sind, sollen von der Anwendung nicht abhalten.

7. Als letztes Abhärtungsmittel sei der *Knieguß* aufgezählt. Man suche die Art seiner Ausführung bei den Gießungen! Er ist der besondere Freund der Füße, indem er das Blut in deren blutleere Adern lockt[1]. An dieser Stelle habe ich nur zu bemerken, daß ich

[1] Bei einem hohen Herrn bildete sich anstatt der Nägel an den Zehen nur mehr eine weiche Masse. Die Kniegüsse reichten hin, das Blut also zu treiben, daß es auch den Nägeln wiedergab, was ihnen gehörte. Sie wurden fest wie früher.

den Knieguß, wenn ihn Gesunde zur Abhärtung benutzen, in stärkeren Formen gebe. Es wird dieses zum Beispiel dadurch erreicht, daß ich den Strahl höher auffallen lasse, daß ich zur Winterszeit das Wasser durch Schnee und Eis noch mehr kühle usw.

Die Übung kann nur vorgenommen werden, wenn der Körper warm ist (nicht fröstelt). Bis zu den Knöcheln kalte Füße sollen die Anwendung nicht hindern. Desgleichen darf der Knieguß allein, das ist ohne von einer anderen Anwendung begleitet zu sein, nicht zu lange fortgesetzt werden (nicht über drei bis vier Tage). Wer ihn länger gebraucht, gebraucht ihn im Wechsel mit dem Oberguß oder dem Eintauchen der Arme (siehe Nr. 6), in der Frühe die eine, nachmittags die andere Anwendung.

Diese angeführten Abhärtungsmittel mögen genügen! Dieselben können zu jeder Jahreszeit vorgenommen, im Winter und Sommer fortgesetzt werden. Im Winter wird man die eigentliche Anwendung etwas abkürzen, dagegen die Bewegung nach derselben um ein wenig verlängern. Ungewohnte tun gut, die Abhärtungsübungen nicht gerade im Winter zur kalten Jahreszeit zu beginnen. Vornehmlich gilt dieses allen, welche an Blutarmut, innerer Kälte viel leiden und durch Wollkleidung verwöhnt, verweichlicht, empfindlich geworden sind. Ich sage dies, nicht als ob ich Schaden befürchte; ich fürchte lediglich das Abgeschrecktwerden von einer überaus guten Sache.

Gesunde und Kränkelnde können ohne Bedenken sämtliche Übungen vornehmen, beide mit Vorsicht und die Anweisungen genau befolgend. Schlimme Folgen sind niemals der Anwendung, sondern stets irgendeiner größeren oder kleineren Unvorsichtigkeit zuzuschreiben. Selbst bei Schwindsüchtigen, bei denen das Leiden schon ziemliche Fortschritte gemacht hatte, habe ich die in den Abschnitten 1, 2, 3, 6 angegebenen Abhärtungsmittel mit großen Erfolgen angewendet.

All die Leutchen, denen mein Büchlein in erster Linie gilt, brauche ich nicht zur Abhärtung aufzumuntern. Ihr Beruf, die täglichen Pflichten bringen täglich, oft stündlich das eine oder andere der genannten und viele, unzählige ungenannte Abhärtungsmittel von selbst mit sich. Sie mögen ruhig ausharren und niemanden beneiden, der es scheinbar besser hat als sie! Das sind Täuschungen, sehr oft, ja meistens große Täuschungen.

Diejenigen meiner verehrten Leser, welche die angeführten Dinge vielleicht noch niemals auch nur dem Namen nach gehört haben, lade ich ein, vor dem Verdammungsurteil eine kleine, die kleinste

Probe anzustellen! Wenn diese zu meinen Gunsten ausfällt, soll es mich freuen, nicht meinetwegen, sondern wegen der Wichtigkeit der Sache. Es brechen im Leben viele Stürme über die Gesundheit der Menschen herein. Wohl dem, der ihre (der Gesundheit) Wurzeln durch die Abhärtung gut gefestigt, in die Tiefe geleitet und gegründet hat!

Anwendungen der Wasserkur mit ergänzenden Angaben nach dem heutigen Stande des Verfahrens vom Herausgeber

A. Waschungen

Vorbemerkung

Unter allen Wasseranwendungen stellen die Waschungen die mildeste Form dar.
Das Nichtabtrocknen bedingt eine sich wiederholende Einwirkung des Kältereizes infolge der Verdunstungskälte. Diese regt die Blutgefäße zu aktiven Zusammenziehungen an, was besonders zur Vermeidung von Erschlaffungszuständen des Kreislaufs bei Infektionskrankheiten wichtig ist. Sowohl bei Blutleere der Haut als bei Stauungszuständen (blasse Haut oder marmorierte Haut), wie sie sich besonders häufig beim weiblichen Geschlecht finden, wird die Blutdurchströmung vermehrt und beschleunigt. Bei Herzschwäche wirkt sich dies in einer Entlastung des Herzens aus. Hautstoffwechsel und körpereigene Wärmebildung werden erhöht.
So erzeigen sich Waschungen zunächst einmal als förderlich bei den Störungen der Blutzirkulation.
Bei Fieberzuständen sind Waschungen das beste Mittel zur Herabsetzung ungünstig hoher Temperaturen. Lassen wir die Waschungen als sogenannte *Serienwaschungen,* das heißt also alle halbe oder dreiviertel Stunden bis zu vier- bis sechsmal nacheinander folgen, so wirken sie bei Fieber stark ausleitend, dann aber durch die Steigerung ihrer Dunstwirkung schweißtreibend, und es kommt ihnen die Wirkung eines schweißtreibenden Wikkels zu mit dem angenehmen Unterschiede, daß jede Beengung fortfällt. Solche Waschungen sind das Mittel der Wahl zum Beispiel bei Grippe, Lungen- und Rippenfellentzündung, Nierenentzündung, Bauchfellentzündung, vor allem bei Halsentzündungen, die mit hohem Fieber einhergehen, ebenso auch bei akutem Gelenkrheumatismus. Auch chronisch katarrhalische Zustände der Luftröhre und chronische Lungenkatarrhe, chronische Störungen des Stoffwechsels sprechen auf Waschungen gut an.
Beim Gesunden und zu Zwecken der Vorbeugung wirken Waschungen gleicherweise über die Erhöhung der Hautdurchblutung ausscheidungsfördernd und abhärtend. In der Kur werden die Waschungen meist als Frühanwendungen vom Bett aus vorgenommen. Danach legt man sich noch für etwa dreiviertel Stunden ins Bett bis zur Beendigung ihrer Nachwirkung. Man lese, was Kneipp über die Technik und die Wirkung selbst schreibt!

Die Waschungen teilen sich in *Ganzwaschungen* und in *Teilwaschungen*. Von beiden wird im folgenden die Rede sein. Im *allgemeinen* kann vorausgeschickt werden, daß die Grundsätze bezüglich des Frottierens, des Nichtabtrocknens auch hier gelten. *Bei einer jeden Waschung* liegt die *Hauptsache* (der *Schwerpunkt*) darin, daß der Körper oder der einzelne zu waschende Teil *gleichmäßig naß werde*. Vom Gerieben-, Geknetetwerden ist nirgends die Rede. Wenn zuweilen bei den Krankheiten von kräftiger Abwaschung gesprochen wird, so verstehe ich darunter stets eine schnelle Handlung, bei der man nicht zögert und zaudert. *Diejenige Ganz- oder Teilwaschung* wird die *beste sein, die am gleichmäßigsten geschieht* und am *kürzesten dauert;* über eine, längstens zwei Minuten darf keine währen. Darnach mag man beurteilen, wie sehr mein Verfahren von den in gewissen Anstalten geübten verschieden ist; und man verschone mich mit dem Vorwurfe, daß ich die Patienten unmäßig lange im kalten Wasser belasse, was den also Mißhandelten Rheumatismen, Gelenkrheumatismus u. a. notwendigerweise zuziehen müsse! Ich sündige wahrlich nicht durch ein Übermaß!

Noch sei bemerkt und *eingeschärft* wie beim kalten Vollbade: *Wessen Körper kalt ist, wen fröstelt oder friert,* der nehme *nie eine Waschung,* vor allem nie eine Ganzwaschung vor! Die ohnedies geringe Naturwärme würde so noch bedeutend geschwächt und nur schwer und lange nicht ersetzt werden. Fieber, Katarrh u. a. müßten die unausbleiblichen Folgen sein.

1. Die Ganzwaschung

a) Die Ganzwaschung für Gesunde

Die Ganzwaschung erstreckt sich, wie der Name besagt, auf den ganzen Körper (den Kopf ausgenommen), welcher von oben bis unten in einem Zuge gewaschen wird.

Am leichtesten geschieht sie in folgender Weise:

Man nimmt ein rauhes, grobes Handtuch (mit dem kleinen Badeschwamm geht es zu langsam), taucht es ins kalte Wasser und beginnt die Waschung an beiden Armen; dann wäscht man den Hals und geht mit großen Längsstrichen über Brust und Leib, dann Beine und Füße! In gleicher Weise wird der Rücken gewaschen und zum Schluß die Fußsohlen. Zwischendurch wird das gefaltete Waschhandtuch gewendet und mehrmals frisch benetzt.

Man kann eine solche Waschung auch ohne Hilfsperson selbst an

sich ausführen. Dabei wird ebenso, wie oben angegeben, verfahren. Die Waschung des Rückens nimmt man hierbei zuletzt vor, indem das vorher gefaltete Handtuch auseinandergefaltet und lang über dem Rücken mehrmals hin und her gezogen wird. Alles muß in einer, längstens zwei Minuten fertig sein. Jede Waschung, die darüber währt, kann vom Übel sein. Man hüte sich, die Waschung an einem Orte vorzunehmen, an dem der Körper der freien Luft ausgesetzt ist. Das hieße sich absichtlich verderben wollen.
Ohne abzutrocknen, zieht man möglichst rasch die Kleider an und sucht Arbeit oder Bewegung bis zur völligen Erwärmung und Trocknung der Haut!
Wann und wie oft können Gesunde die Ganzwaschung vornehmen?
Einmal, in der Frühe nämlich, wäscht sich jedermann Gesicht und Hände. Auch die Ganzwaschung wäre in der *Morgenfrühe* gleich beim Aufstehen vortrefflich angebracht. Da ist die Naturwärme, weil durch die Bettwärme gesteigert, am stärksten; die Waschung wäre eine angenehme Abkühlung, Auffrischung, die sofort den Halbschlaf vertreiben und schon beim Beginne des Tagewerkes tüchtig, lebendig und frisch machen würde. Von Zeitverlust kann da nicht die Rede sein, denn in einer Minute ist die Ganzwaschung geschehen, und es kann sofort zur Arbeit geschritten werden.
Wie mancher in der Stadt macht im Frühjahr und im Sommer seinen *Morgenspaziergang!* Er probiere *vor demselben* die Ganzwaschung! Ich bin überzeugt, ich brauche ihn zum zweiten Male *nicht* aufzumuntern.
Solche, welche nach dem Ganzbade weder Bewegung machen noch an eine Arbeit gehen können und darin eine Entschuldigung suchen, tun unklug. Sie sollen die Ganzwaschung ruhig vornehmen und sich nach derselben ein halbes Stündchen zu Bette legen. Auch dieses geht an.
Wer es über sich bringt – es ist eine so kleine Überwindung! –, eine Zeitlang täglich oder wenigstens alle 2–3 Tage seinem Körper diesen Dienst zu erweisen, der dient demselben in Wahrheit gut und erwirbt sich selbst den besten Lohn.
Hat jemand in der Morgenfrühe keine Zeit, so ist *jede Tagesstunde* eine gute Stunde zur Waschung. Man ziehe sich zwei, drei Minuten in seine Schlafkammer, in die Waschküche usw. zurück, und die wohltuende Arbeit ist vorüber. Daß wir doch nicht so überaus bequem und wasserscheu wären!
Wenn der Schmied und Schlosser seine Werkstatt schließt, so wäscht er sich den Ruß und den Kohlenstaub vom Gesichte; wenn der

Landmann, der auf Reinlichkeit was hält, vom Felde heimkehrt, so wäscht er sich die Hände und nimmt zur heißen Sommerszeit vor jeder anderen Erfrischung einen Schluck Wasser, um sich Mund und Gaumen auszuspülen. Wie gut wäre es erst, wenn beide nach *dem ermüdenden Tagewerk* den letzten Schweiß sich in einer Ganzwaschung abwischen würden! Ich wünschte, diese erquickende und stärkende Übung wäre viel mehr bekannt.

Abends vor dem Schlafengehen kann nicht jeder eine Wasseranwendung vornehmen, da diese manche Personen aufregt. Wer sie ertragen mag, verliert gerade da die wenigste Zeit und wird fester und ruhiger schlafen, als er sonst gewöhnt ist.

Gar vielen, welche nachts nicht einschlafen konnten, habe ich statt der Ganzbäder die leichtere Ganzwaschung und meistens mit gutem Erfolge empfohlen.

Zur Winterszeit rate ich stets an, zuerst ungefähr zehn Minuten ins Bett zu liegen und erst, nachdem der ganze Körper warm geworden, die Waschung vorzunehmen.

b) Die Ganzwaschung für Kranke

Gerade bei Kranken habe ich stets die Erfahrung gemacht, nicht nur wie wenig die Reibungen, Frottierungen usw. nützen, sondern auch wie sie vielmehr gar oft schaden durch ungleichmäßige Erwärmung, durch Aufregung u. a.

Vor allem *dringe* ich bei der Ganzwaschung der Kranken *darauf,* einmal, *daß der ganze Körper,* die Fußsohlen sogar inbegriffen, *gewaschen* werde, und dann, daß er *gleichmäßig gewaschen* werde: gleichmäßig sowohl in bezug auf das an Stellen des Körpers verwendete Quantum Wasser als auch in bezug auf die Reibung, die mit jedem, selbst dem gelindesten Waschen verbunden ist. So nur wird die Naturwärme sich gleichsam natürlich, ungezwungen, gleichmäßig bilden; bei den angedeuteten Unregelmäßigkeiten müßte ihr Eintreten ebenfalls unregelmäßig, an den verschiedenen Stellen verschieden und, wenn nicht gerade von schädlicher, doch weniger günstigen Wirkung sein.

An *Kranken* lasse ich die Waschungen *stets in folgender Weise* vornehmen: Der Kranke setzt sich im Bett auf oder wird, wenn er allzu schwach ist, aufgesetzt und gestützt. Man wasche ihm schnell die Arme, dann Brust, Leib und Rücken, die ganze Wirbelsäule auf und ab! Der Kranke legt sich nieder. Noch kräftige, nicht allzusehr geschwächte Personen tun dieses in der Regel selbst. In längstens einer Minute ist auch dies geschehen. Nun kommen die Beine an die Reihe. In drei, längstens vier Minuten ist alles vorüber, und der Kranke fühlt sich wohl, ja wie neugeboren.

Man kann auch in zwei Abschnitten waschen: Zuerst den Oberkörper; dabei bleiben die Beine zugedeckt. Dann wird der Oberkörper wieder zugedeckt, und es folgt die Waschung der Beine und des Unterkörpers (Gesäßgegend).

Wie ich *jedem*, selbst *dem schwer Erkrankten*, täglich Gesicht und Hände waschen kann, geradeso leicht kann ich mit gutem Willen und mit liebevoller Sorgfalt diese Waschung vornehmen. Das zweite und dritte Mal wird auch die Praxis schon eine bessere und größere sein.

Sollte einem Schwerkranken die Waschung des ganzen Körpers in der Tat auf einmal zuviel sein, dann *teilt man die Ganzwaschung in zwei oder gar drei Teilwaschungen!* Man wäscht in der Frühe Brust, Unterleib und Arme, nachmittags den Rücken und die Füße; oder man wäscht in den Morgenstunden die Brust und den Unterleib, gegen Mittag den Rücken, nachmittags die Arme und die Beine. Eine vorsichtige, schnelle Waschung kann niemals schaden, selbst wenn sie mit dem frischesten Wasser – was das beste ist – vorgenommen wird.

Wann und wie oft bei Kranken die Ganzwaschung zu geschehen habe, ist bei den einzelnen Krankheiten angegeben.

Ich bemerke hier nur noch, daß namentlich *bei heftigem Fieber*, dann bei allen von heftigem Fieber begleiteten Krankheiten, besonders beim *Typhus* und den *Blattern*, die Ganzwaschungen eine Hauptrolle spielen und stets an die Stelle der kalten Ganzbäder treten, wenn diese aus irgendeinem Grunde nicht genommen werden können.

Beim Fieber zeigen die sich steigernde Hitze und die damit verbundene Bangigkeit stets selber die Zeit der jedesmaligen Wiederholung der Waschung an, die unter Umständen jede halbe Stunde geschehen kann. (Siehe Vorbemerkung, Serienwaschung!)

Viele Krankheiten habe ich durch die Ganzwaschungen allein geheilt.

Bei *schwächlichen Naturen* verwende ich zur Waschung statt des Wassers sehr oft *Essig* (mit Wasser verdünnt). Abgesehen davon, daß er gründlicher die Haut reinigt, die Poren öffnet, stählt er auch.

Gar oft bekommt man zu hören, daß *Waschungen mit Wein, Spiritus* (den Essig nehme ich aus) usw. ganz außerordentliche Wirkung hervorbringen sollen. Ich habe solche Waschungen recht oft probierend und forschend vorgenommen, bin aber über den Bereich der

ordentlichen, manchmal der recht mittelmäßigen Wirkung nie hinausgekommen. Manchmal hat mich ein Versuch ohne jeglichen Erfolg gelassen.
Vor Jahren galt der Franzbranntwein als unübertreffliches Waschungsmittel; Tausende von Flaschen wurden verkauft und gekauft. Die Sache ruhte dann einige Jahre, und erst seit den letzten Jahren macht dieser Geist wieder in der ganzen Welt die Runde.
Derlei Mittel kamen und verschwanden zu verschiedenen Zeiten wie die Kometen. Sie ziehen oft einen großen Schweif nach sich, dann aber verschwinden sie für immer. Es sind nicht die regulären, die gewohnten Sterne, die allnächtlich auftauchen und ruhig, aber ohne Unterbrechung und ohne Aufhören leuchten. Mit letzteren möchte ich das Wasser vergleichen. Es wirkt, und seine Anwendungen werden bleiben, wenn derlei »außerordentliche« Strömungen längst zu fließen aufgehört haben, zum Teil, weil sie die Probe nicht bestanden.
Ich wünschte nur recht lebhaft, daß das Wasser sich allgemein Bahn bräche, besonders in die Kreise hinein, die zu seiner nutz- und segensvollen Verbreitung und Anwendung alles tun könnten.

2. Die Teilwaschung

Die Teilwaschung betrifft nicht den ganzen Körper, sondern einen Teil desselben. Sie *wird* mit einem gröberen Handtuch und frischem Wasser *vorgenommen.* Im weiteren gelten ganz die gleichen Regeln wie oben.
Ob der Finger oder die Zehe, der Fuß oder die Hand oder was immer entzündet sei – überall und stets lösche man, wo und wann es brennt!

a) Die Oberkörperwaschung

Sie wirkt vorzugsweise auf die Zirkulationsverhältnisse der Brustorgane, also der Lunge, des Rippenfells und auf das Herz, und kommt somit bei folgenden Erkrankungen zur Anwendung: Schnupfen, Bronchitis, Hals- und Nasenkatarrh (akut und chronisch), Grippe, Lungenentzündung, Rippenfellentzündung, Tuberkulose, Herzklappenentzündungen. Bei Neurasthenie sind Oberkörperwaschungen ein Mittel, das man besonders leicht selbst anwenden kann. Bei Basedowkranken sind Oberkörperwaschungen vielfach verträglicher als Ganzwaschungen.
Die Technik: Man beginnt am rechten Arm, vom Handrücken an

aufwärts bis zur Schulter, dann auf der Innenseite des Armes zurück und wieder aufwärts bis zur Achselhöhle, nach deren Benetzung die Waschung der Brust, des Leibes und der Seiten des Rumpfes in vier bis fünf großen Strichen folgt.
Nun wäscht man den linken Arm wie vorher den rechten und schließlich den Rücken mit großen Längsstrichen. Der Unterkörper des zu Behandelnden bleibt während der Waschung bedeckt. Das Handtuch wird zwischendurch einmal frisch ins Wasser eingetaucht. Es folgt rasches Ankleiden (Überziehen des Hemdes) und Erwärmung durch Bewegung oder im Bett.

b) Die Unterkörperwaschung

Sie wirkt auf die Zirkulation in den Beinen, auf Bauchorgane, Pfortaderkreislauf, ebenso ableitend auf den Oberkörper und ist demnach günstig bei folgenden Störungen: bei kalten Füßen, Krampfadern, Venenstauung und -entzündungen, Beingeschwüren unter Umgehung der wundhaften Stellen, Magengeschwüren, Entzündungen des Bauchfells und Beckenbindegewebes, bei Blasenstörungen, zur Ableitung bei Stauungserscheinungen der Brustorgane und bei Schlaganfall, bei Lähmungen der unteren Extremitäten, ferner bei Schwerkranken im Rahmen der allgemeinen Hautpflege zur Anregung von Hautstoffwechsel und Zirkulation. Die Technik: Nach Entkleidung des Unterkörpers beginnt man die Waschung am rechten Bein, vom Fuß an der Außenseite des Beines aufwärts streichend bis zur Hüfte und an der Innenseite zurück. In gleicher Weise die Hinterseite des Beines und die Fußsohle. Nach frischem Eintauchen des Handtuches wird das linke Bein ebenso gewaschen, nachdem das gewaschene rechte bereits zugedeckt war. Es folgt die Waschung des Leibes und des Gesäßes in großen Kreistouren unter leichtem Seitwärtsbewegen des zu Behandelnden.

c) Die kleineren Teilwaschungen

Sie erfolgen sinngemäß wie die obigen an den betreffenden Teilen des Körpers.

B. Begießungen

Die besondere Form von Wasseranwendungen, die Kneipp in seinen Güssen entwickelt hat, stellt seine eigentliche Erfindung dar. Der verstorbene Dr. Baumgarten, der nach dem Tode Kneipps einer der ersten und erfolgreichsten Kneippärzte war, charakterisiert den Guß wie folgt: »Unter einem Guß im Kneippschen Sinne versteht man eine Anwendung, bei welcher Wasser in der Weise auf eine Stelle der Hautoberfläche oder über den ganzen Körper gegossen wird, daß ein gleichmäßiger, gebundener, nahezu druckloser Wasserstrahl sich über die zu behandelnde Stelle so verbreitet, daß eine spiegelglatte und vollständig gleichförmige Wasserplatte dieselbe bedeckt, je nachdem auch umschließt.« Der Guß soll an den herzfernsten Teilen zuerst beginnen, damit der kalte Reiz sich langsam einschleicht. Hierdurch wird die im allgemeinen bei Kaltanwendungen eintretende Schockwirkung vermieden. Demselben Gedanken wird auch mit der Bevorzugung der Teilgießungen, zum Beispiel Knieguß und Armguß, Rechnung getragen. Unter dem intensiven Kältereiz tritt die Reaktion fast sofort ein. Sie erfaßt nicht nur die Gefäße der Haut, sondern auch die größeren Gefäßstämme. Die eintretende Reaktion gilt als Maßstab der Dauer eines Gusses; und indem Kneipp hierauf besonderen Wert legte, bildete er eine Form von Wasseranwendungen fast unerschöpflicher individueller Anpaßbarkeit aus. Die örtliche Wirkung eines Gusses besteht in einer bedeutenden Anregung der aktiven Durchblutung der begossenen Körperstelle infolge des einwirkenden Kältereizes. Sie unterscheidet sich nach Flamm von den ähnlichen Wirkungen bei kalten Bädern

1. durch die Tatsache des langsamen Reizzuwachses (Einschleichen des Reizes),
2. durch ihren größeren Kältedauerreiz. Sie führt daher zu einer intensiven Reaktion von längerer Nachwirkung.

Daraus ergibt sich ihre Verwendung bei örtlichen Zirkulationsstörungen, und durch die Begießung bestimmter Hautabschnitte kann man auch die Zirkulation der diesen Hautstellen zugeordneten inneren Organe beeinflussen, zum Beispiel bei der Haut des Oberkörpers und der Arme, die der Lunge und des Herzens, aber auch im Sinne der Ableitung durch eine Begießung entlegener Körperstellen. Es ist Sache des Arztes, ob er bei einem Guß die eine oder andere Einwirkung bevorzugen will, wie auch die Stärke der jeweiligen Anwendungen nach dem Kräftezustand des Kranken zu bestimmen. »Wegen ihrer stoffwechselanregenden Wirkung können Güsse bei fast allen Krankheitszuständen Anwendung finden. Bei ausgesprochen fieberhaften Zuständen sind sie weniger angezeigt, es sei denn, daß es sich mehr um örtlich begrenzte Temperaturerhöhungen handelt, wie beim akuten Gelenkrheumatismus. Durch die

Intensität der Reizwirkung erfährt das Nervensystem verhältnismäßig eine starke Anregung. Aus diesem Grunde ist es zweckdienlich, bei stark reizbaren Menschen, also bei der erregbaren Neurasthenie, aber auch beim Basedow, anfangs weniger Gießungen in Anwendung zu bringen. Andererseits sind Güsse überall dort angezeigt, wo eine allgemeine Anregung und Kräftigung erforderlich ist. Sie sind auch bereits im Kurbeginn bei Menschen mit Arterienverkalkung zu verwenden, wenn das subjektive Empfinden der Ermüdung und die objektiven Zeichen der Schwäche im Vordergrund des Krankheitsbildes stehen.« (Flamm)

Bei der Durchführung der Güsse ist die Beachtung der Wärmeverhältnisse bei den Erkrankten zu berücksichtigen. So ist besonderer Wert auf eine gründliche Vorerwärmung zu legen. Nach dem Gusse werden nur die der Luft ausgesetzten Körperteile abgetrocknet, Gesicht, Hände; von den übrigen Körperstellen werden die anhaftenden Tropfen mit der Hand abgestreift. Nach raschem Ankleiden ist durch Bewegung oder Einpackung im vorher angewärmten Bette für Dauererwärmung und vollständige Trocknung der Haut zu sorgen. Anfangs bediente sich Kneipp bei der Durchführung der Güsse eines kleinen Holzkübels mit überstehendem Stil, der etwa fünf Liter Wasser faßte; dann kam die Verwendung der Gießkanne in Gebrauch, die auch heute noch dort notwendig ist, wo ein Schlauch, der an die Wasserleitung angeschlossen wird, fehlt. Mit dem Schlauch lassen sich der größeren Bequemlichkeit wegen die Güsse am leichtesten durchführen.

Der Gußschlauch ist ein gewöhnlicher Gummischlauch von etwa 1½ bis 2 Meter Länge und 2 Zentimeter lichter Weite. Wenn die aus dem Schlauch ausströmende Wassersäule bei Senkrechthaltung etwa handbreit übersprudelt, hat man die richtige Stärke des Gießstrahls. Das Wasser darf nicht hoch auf den Körper auffallen, sondern es soll ruhig über den Körper hinunterlaufen; und zu diesem Zweck halte man die Schlauchmündung etwa 10–15 Zentimeter vom Körper entfernt. Der Schlauch wird am besten von der Hand in Bleistifthaltung, also zwischen Daumen und Zeigefinger gefaßt, geführt. Die Schlauchmündung soll nach unten gerichtet sein, um ein gleichmäßiges Abfließen des Wassers zu ermöglichen. Nur bei einigen Wasseranwendungen, zum Beispiel beim Rücken- und Vollguß, wird der Schlauch in Kletterhaltung nach oben geführt. Der Guß muß ohne Unterbrechung durchgeführt werden, und es darf keine Zeit mit Wasserholen verlorengehen. Deshalb stellt man bei Verwendung der Kanne vorher genügend Wasser bereit. Für ge-

wöhnlich werden die Güsse von einer zweiten Person ausgeführt; man kann aber auch kleinere Güsse, zum Beispiel Knie-, Schenkel- und Armguß, an sich selbst durchführen.
Unter *Wechselgüssen* versteht man die abwechselnde Anwendung von heißem und kaltem Wasser. Wechselgüsse werden von vielen Patienten bevorzugt. Die Technik ist hierbei dieselbe, nur ist die Zeitdauer der Einzelbegießung etwas kürzer als beim einfachen kalten Guß. Es wird ein- bis dreimal gewechselt; man beginnt mit dem heißen Wasser, die Beendigung des Gusses muß jedoch unbedingt die kalte Begießung bilden. Wir kennen heute vier Arten von Wechselgüssen: a) Wechselguß einschleichend (34–40 Grad aufsteigend und allmählich auf 22–16 Grad fallend); b) Wechselguß leicht – einmaliger Wechsel; c) Wechselguß normal – zweimal wechseln; d) Wechselguß stark – drei- bis viermal wechseln. In Fällen, wo wir nur die Warmwirkung bevorzugen (Krampfzustände – Spasmen), kommt auch der Heißguß als Hauptprinzip zur Anwendung, es wird danach sofort Bettruhe eingenommen oder nur eine kalte Nachwaschung der begossenen Teile vorgenommen.

1. Der Knieguß

Die Füße werden bis über die Knie entblößt, die Beinkleider möglichst weit zurückgeschlagen, um sie vor Nässe zu schützen. Man beginnt am rechten Fuß rückwärts und führt den Wasserstrahl über den Vorderfuß zur Ferse und geht langsam an der Wade hoch bis über die Kniekehle und hält hier den Schlauch so, daß die ganze Rückseite des Unterschenkels von einem gleichmäßigen Wassermantel umgeben ist. Nach einigem Verweilen an dieser Stelle geht man an der Innenseite des Unterschenkels bis zur Ferse zurück. Dann beginnt man am linken Fuß in der gleichen Weise wie vorher am rechten Fuß und führt wiederum den Wasserstrahl bis in die Gegend der Kniekehle, verweilt hier einige Zeit, wechselt einmal unmittelbar zur rechten Kniekehle über, dann wieder zurück zur linken Kniekehle und geht an der Innenseite des linken Unterschenkels zur Ferse abwärts.
Die Vorderseite wird in der gleichen Weise begossen. Wiederum am rechten Fuße beginnend, führt man den Wasserstrahl bis über die Kniescheibe und bleibt hier einige Zeit stehen, wobei die Vorderseite des Unterschenkels von einer gleichmäßig fließenden Wasserplatte umspült wird. Die Begießung des linken Unterschenkels mit kurzem Wechsel nach dem rechten Unterschenkel erfolgt wie bei der

Begießung auf der Rückseite. Man vermeidet eine direkte Begießung des Schienbeins und geht mehr über die seitlichen Muskelteile auf- und abwärts. Bei blutarmen Personen und solchen mit einem schlechten Reaktionsvermögen sollen die ersten Begießungen kurz sein; die Dauer der einzelnen Begießung schwankt gewöhnlich zwischen drei bis zehn Sekunden für die Vorder- oder Rückseite des rechten oder linken Unterschenkels. Sie ist aber streng individuell zu handhaben. Sobald die Reaktion eingetreten ist, die man an der Rötung der Haut oder dem subjektiven Wärmegefühl erkennt, muß die Gießung sofort abgebrochen werden. Eine bläuliche Verfärbung der begossenen Stellen deutet an, daß die Gießung zu lange gedauert hat.

Der Knieguß regt die örtliche Durchblutung der Haut, der Muskulatur und des Knochensystems des Unterschenkels an. Sie erstreckt sich aber auch auf die Organe des kleineren Beckens unter Beeinflussung des Nervensystems sowie auf die Harnwege und den Dickdarm. Die ableitende Wirkung erstreckt sich auf die Organe des Oberbauches und Oberkörpers, Leber, Magen, Brustorgane, Kopf und Hals. Kopfkongestionen (Blutwallungen zum Kopfe) lassen sich demnach durch Begießung der Unterschenkel beeinflussen, ebenso Stauungszustände der Lunge wie Stauungen im Pfortaderkreislauf. Es versteht sich, daß der Knieguß besonders günstig auf chronisch kalte Füße einwirkt, und wir beobachten nach längeren Kuren eine günstige Beeinflussung dieser und der damit im Zusammenhang stehenden Störungen. Die ableitende Wirkung bei Herzfehlern, bei katarrhalischen Zuständen, zum Beispiel Hals- und Bronchialkatarrh, ist seit jeher geschätzt.

Man kann den Knieguß auch im Sitzen verabreichen, bei Bettlägerigen, indem die Beine außerhalb des Bettrandes in ein Gefäß zum Auffangen des abfließenden Wassers gestellt werden. Hierbei wird ein kleines Bänkchen unter die Füße gestellt, damit das Wasser auch von den Füßen ablaufen kann. Die Benetzung des Bettrandes kann durch Unterlegen eines Gummituches, das bis in das Gefäß hinabreicht, vermieden werden. Benutzt man zur Gießung Gießkannen, so können deren zwei bis fünf verwendet werden. Über die Anwendung bei Kranken und Schwächlichen sagte Kneipp: »Sie halten den Guß beim ersten Anprall sehr schwer aus. Kein Anfänger tut ganz leicht. Schon Männer, welche zuerst über das Bagatellverfahren witzelten, dann die elektrischen Schlägen gleichende, bis ins Innerste hinein erschütternde Wirkung verbeißen wollten, habe ich wie Espenlaub zittern und vor Schmerz weinen sehen. Es ist das der beste Beweis für die elektrisierende, auffrischende, stärkende Wirkung dieses Gusses. Rekonvaleszenten, blut- und säftearmen Personen, deren Fußknochen nicht kernige Muskeln, sondern nur dünne, armselige Fleischmäntelchen tragen, rate ich, die erste Zeit nie mehr als zwei bis drei Güsse zu nehmen; auch bei jedem Anfänger soll das erstemal die Zweizahl nicht überschritten werden. Sie können in den folgenden Tagen auf vier bis sechs steigen. Nach acht bis zehn Kniegüssen ist jedes Schmerzgefühl verschwunden. Mit Behagen, mit einem gewissen Sehnen, erwartet man den nächsten Strahl, der in so kurzer Zeit die verweichlichten Füße so bedeutend gestärkt hat.«

Insbesondere wird in der Einleitung von Wasserkuren oder als Abhärtungsmittel vom Knieguß weitgehendster Gebrauch zu machen sein. – In der vorstehenden Beschreibung der Technik, wie in den folgenden Abschnitten, wird jeweils nur die »Strichführung« für eine einzelne Begießung dargestellt. Diese Strichführung gilt sinngemäß auch für die Wechselgüsse.

2. Der Schenkelguß

Der Schenkelguß besteht darin, daß außer den beim Knieguß begossenen Stellen die Oberschenkel bis zur Hüfte in den Guß einbezogen werden. Man entkleidet sich also bis zur Gürtellinie, behält jedoch die Oberkörperkleidung an, um Wärmeverlust zu vermeiden. Der Guß beginnt rückwärts am rechten Fußrand wie beim Knieguß. Von hier führt man den Wasserstrahl langsam an der Außenseite des Beines bis zur Hüfte, von wo man das Wasser in breiter Platte über das Bein hinabfließen läßt, dann Abwärtsgang an der Innenseite des Schenkels bis zur Ferse. In gleicher Weise erfolgt nun links, vom äußeren Fußrande aufwärts bis zur Hüfte, die Begießung des linken Schenkels. Es wird dann einmal unterhalb der Gesäßmuskulatur bis zur rechten Hüfte hinüber gewechselt, dann wieder zurück zum linken Schenkel, wobei meist die Reaktion schon eingetreten ist. Abwärtsgang an der Innenseite des linken Schenkels bis zur Ferse. An der Vorderseite wird die Begießung rechts und links bis zur Leistenbeuge durchgeführt. Beim Wechseln von links nach rechts geht man über die Mitte des Oberschenkels, nicht jedoch direkt über Blase und Unterleib.

Die Wirkung des Schenkelgusses ist die erhöhte Wirkung eines Kniegusses; er wird meistens im Anschluß an eine Serie von Kniegüssen und damit erfolgter Gewöhnung durchgeführt. Er wirkt intensiver als der Knieguß, insbesondere auf die Blase, Unterleibsorgane, auf Leber und Pfortadergebiet, und regt die Zirkulation mächtig an. Seine Heilanzeigen erfassen demnach die des Kniegusses, zum Beispiel ausgedehnte Krampfadern, Rheumatismus der Muskelgruppen des Oberschenkels, Lähmungen der unteren Glieder, ferner Ischias, hier besonders in der Form der Wechselschenkelgüsse, sowie Veränderungen am Hüftgelenk (Entzündungen, chronisch arthritische Veränderungen, hier auch im Wechsel mit heißen Packungen von Heublumen oder im Anschluß an heiße Bäder). Bei Nierenblutungen ist jedoch der Knieguß zu bevorzugen. Der Schenkelguß ist ein Mittelding zwischen Knieguß und Unterguß oder verstärktem Schenkelguß. Der Guß ist viel gebräuchlich auch als Wechselguß.

3. Der Unterguß

Beim Unterguß wird der Körper vom Fuße beginnend rückwärts bis über die Hüften benetzt, in gleicher Weise auch von vorne, so daß der ganze Unterkörper, vorzüglich aber Kreuz- und Lendengegend, gut bespült wird. Weil er sich über den ganzen Unterleib erstreckt, ist sein Name »Unterguß« auch gerechtfertigt. Vorne wird der Strahl bis zum Rippenbogen hochgeführt. Die Wirkung ist eine noch intensivere als beim Schenkelguß und gleicht dem kalten Halbbad. Wir bevorzugen ihn bei Stauungszuständen im Magen und Darmkanal, bei Ausscheidungsveränderungen des Magens (Übersäuerung), bei krampfhafter Zusammenziehung der Magen- und Darmmuskulatur wie auch bei Erschlaffung derselben. Stauungen im Pfortaderkreislauf, Schwellung der Leber, Gasstauung, Neigung zu Grieß- und Steinbildungen gehören zum Anwendungsgebiet des Untergusses. Im übrigen bestehen für den Unterguß die gleichen Heilanzeigen wie für Knie- und Schenkelguß. Eine Abart des Schenkelgusses bzw. Untergusses in der Form des *Schenkelgusses* mit *Leibspirale* ist bei chronischer Verstopfung gebräuchlich. Hierbei wird an der Vorderseite nach Begießung der Schenkel der Strahl spiralenförmig um den Nabel herumgeführt. Als Wechselguß ist er wie der einfache Unterguß viel gebräuchlich.

4. Der Rückenguß

Beim Rückenguß wird die Gesamtrückseite des Körpers begossen. Man beginnt am rechten Fuß, führt den Wasserstrahl an der

Außenseite des Körpers bis zur Hüfte langsam hinauf und geht an der Innenseite zur Ferse zurück. Die linke Seite wird in gleicher Weise bis zur Hüfte begossen. Von der linken Hüfte geht man dann über das Gesäß zum rechten Arm, wobei der Gießer zunächst den ganzen Rücken des Patienten mit einer Handvoll Wasser vorwäscht, damit der Kältereiz nicht zu schroff auf den Rücken trifft. Am rechten Arm wird nun der Schlauch in senkrechter Haltung (Mündung nach oben, sogenannte Kletterhaltung) bis zur Höhe des rechten Schulterblattes geführt, wo man einige Zeit verweilt und darauf achtet, daß die rechte Rückenhälfte mit Arm von einem gleichmäßigen Wassermantel bedeckt wird. Weiter führt man den Schlauch am Rücken abwärts und über das Gesäß zum linken Arm. Hier geht man aufwärts bis zum linken Schulterblatt, verweilt wieder einige Zeit und wechselt nun mehrmals von einer Rückenhälfte zur anderen. Beim Wechsel bevorzugt man den Gang über das Gesäß, um eine direkte Begießung der Wirbelsäule zu vermeiden. Da der Rückenguß eine starke Wirkung ausübt, fordert man den Patienten auf, während der Begießung ruhig und gleichmäßig ein- und auszuatmen. Auch beim Hochführen des Wasserstrahls am Rücken gehe man langsam vor! Sobald die Reaktion eingetreten ist, gehe man an der linken Seite bis zur Ferse abwärts. Zweckmäßig ist es auch, wenn sich der Patient, bevor die Begießung des Rückens erfolgt, mit ein wenig Wasser die Brust abwäscht. Schwächlichen Kranken und solchen, denen das Stehen schwerfällt, kann der Guß auch in sitzender Haltung verabreicht werden, wobei der Patient sich auf ein Brett, das auf eine Sitzbadewanne gelegt ist, setzt. Hierbei werden die Beine nicht begossen. Um Schockwirkungen zu vermeiden, ist auch hier ein Vorwaschen des Rückens und der Brust zweckmäßig.

Der Rückenguß ist eine sehr starke Anwendung und wird von vielen als noch stärker wie der Vollguß empfunden. Atmung und Herztätigkeit werden stark angeregt; ebenso ist die Wirkung auf die Baucheingeweide auffallend. Zu seinen Heilanzeigen gehören: Schwäche der Rückenmuskulatur, Verkrümmung der Wirbelsäule. Beim Bronchialasthma wird der Auswurf gefördert. Die stoffwechselanregende Wirkung wird bei der Fettsucht geschätzt; auch wirkt er anregend auf die blutbildenden Organe. Schwache Patienten und nervös Überreizte vertragen den Rückenguß nicht. Als Rückenguß/heiß mit nachfolgender kühler Waschung ist er oft verträglicher.

5. Der Armguß

Wie die Beine bei Knie- und Schenkelguß für sich allein in Behandlung kommen, so kann es öfters auch zweckdienlich sein, die Arme speziell zu begießen. Der Oberkörper wird vollständig entblößt, und bei leichter Rumpfbewegung werden die Arme auf ein kleines Bänkchen oder ein besonderes Gestell gestützt. Wir beginnen die Begießung an der rechten Hand und führen den Wasserstrahl über den Handrücken langsam den Arm hinauf bis zur Schulter; hier wird einige Zeit verweilt, so daß das abfließende Wasser in einem breiten Mantel den ganzen Arm umfließt. Dann wird der Strahl den gleichen Weg wieder zurückgeführt und der linke Arm ebenso begossen. Beim zweiten Wechsel dreht der Patient den Arm etwas nach außen, und der Wasserstrahl geht nunmehr über die Innenfläche der Hand, an der Innenseite des Armes hinauf und hinunter. Die Begießung kann ein- bis zweimal wiederholt werden.
Wird das Gießen in gebückter Haltung nicht gut vertragen, zum Beispiel bei Blutandrang zum Kopf und Schwindelgefühl, so kann man den Guß auch im Sitzen verabreichen. Der Patient hält hierbei jeweils den rechten und linken Arm zur Begießung bereit, indem er in sitzender Haltung den Körper leicht seitwärts neigt.
Einfachsterweise kann der Armguß unter einem fließenden Wasserhahn genommen werden, indem man die Arme jeweils rechts und links von der Hand an aufwärts bis zur Schulter unter dem Wasserstrahl herbewegt. Die Wirkung des Armgusses bezieht sich in erster Linie auf eine Zirkulationsanregung, dann auf den Stoffwechsel und das Nervensystem der Arme. Reflektorisch wirkt der Armguß auch auf die Durchblutungsverhältnisse des Herzmuskels ein. Die Atmung wird angeregt. Bei allen Zirkulationsstörungen der Arme, Neigung zu kalten Händen und rheumatischen Veränderungen in den Armen ist der Armguß angezeigt. Ferner wirkt er auf nervöse Störungen (Schreibkrampf), vor allem nervöse Herzstörungen, Basedow. Bei Herzklappenfehlern und Veränderungen der Herzmuskeln, Herzmuskelschwäche und Verminderung der Herzkraft übt er eine günstige Wirkung aus. Bei Erkrankungen anderer Organe und gleichzeitiger Anstrengung des Herzens kommt ihm eine die Herzkraft unterstützende Wirkung zu. Stark ableitend wirkt er auf Kopf und Hals, und so ist er bei Blutandrang zum Kopfe, Benommenheit, Schwindelgefühl und bei katarrhalischen Veränderungen der oberen Luftwege angezeigt. Einleitend bei Kuren wird oft der Wechselarmguß genommen.

6. Der Oberguß

Der Oberguß ist das Gegenstück zum Unterguß und stellt eine Begießung des gesamten Oberkörpers, also von Brust, Rücken, Hals und Armen, dar. Der zu Behandelnde entkleidet sich bis auf die Beinkleider, jedoch muß jede Einschnürung durch Hüftgürtel vermieden werden. Das Einfließen des Wassers in die Unterkörperbekleidung wird durch ein übergelegtes Handtuch verhütet. Der Oberkörper wird dann nach vorne geneigt, wobei sich die Hände auf das Obergußgestell stützen sollen, so daß das Wasser von der Kreuzbeingegend zum Nacken hinabfließen kann. Steht kein Obergußgestell zur Verfügung, so können die Hände auch auf ein Bänkchen, das in irgendein Gefäß zum Auffangen des Wassers, Badewanne oder Waschschaff, gestellt ist, gestützt werden. Das Gefäß, in welches das Wasser abfließt, kann aber auch statt auf der Erde selbst auf einem Stühlchen stehen. Der Kopf wird hochgehalten, jedoch nicht steif, und man läßt den zu Begießenden leichte drehende Bewegungen des Kopfes ausführen. Wie bei allen Begießungen ist die Aufforderung zum tiefen Ein- und Ausatmen während der Begießung wichtig. Man beginnt am rechten Arm, indem man an der Innenseite bis zur Schulter aufwärts geht, um dann sofort an der Außenseite des Armes zur Hand wieder zurückzugleiten. Unter dem rechten Arm hindurch wird dann der Schlauch zur Innenseite des linken Armes, von der Hand an aufwärts bis zur Achselhöhle geführt, von hier in Aufrechthaltung der Schlauchmündung zur Begießung der Brust mit einigen Kreistouren, bei Frauen in Achterform. Dann geht man mit dem Wasserstrahl langsam von der rechten Brustseite her auf die linke Seite über und läßt das Wasser in einem breiten Mantel über den Rücken fließen, wobei der Patient immer wieder zum Tiefatmen aufzufordern ist, da hierbei häufig eine kurze Atmungsstockung eintritt. Die Wirbelsäule darf nie von einem direkten Strahl getroffen werden, und man wechselt die Auftreffstellen des Strahles mit leichten Hin- und Herbewegungen rechts wie links gleichmäßig. Vorher legt der Gießer seine freie Hand in den Nacken des Patienten, so daß das Wasser ohne Benetzung der Haare über die Schultern abfließen kann. Nach Eintritt der Reaktion wird der Wasserstrahl über den linken Arm außen abwärts geführt.

Im Beginn einer Kur und bei schwächlichen Personen kann der Oberguß zunächst auch als verstärkter Armguß verabreicht werden. Hierbei begießt man zunächst den rechten Arm bis zur Schulter, geht dann über das Schulterblatt bis zum Rücken und läßt nun das Wasser, indem die Schlauchmündung armwärts gehalten wird, über die rechte Rückenhälfte zu Schulter, Brust und Arme abfließen. Der Strahl wird dann wieder bis zur Hand zurückgeleitet. Auf der linken Seite verfährt man ebenso. Nach Schluß der Begießung streift der Gießer mit den beiden Händen den Rücken des Patienten nackenwärts ab. Es folgt die rasche Bedeckung des Körpers; Hände, Hals und Haare, soweit sie benetzt worden sind, werden abgetrocknet. Frauen benutzen zweckmäßig eine Badehaube. Der Oberguß ist eine der schönsten Kneippschen Anwendungen, die wir kennen; das Erfrischungsgefühl ist sehr stark und von längerer Dauer. Die Wirkung ist eine starke örtliche und allgemeine. Sie umfaßt die großen Hautflächen des Oberkörpers und die Muskelgruppen des Schultergürtels, weiterhin die Organe der Brusthöhle, Lunge mit Brust- und Rippenfell, ferner das Herz. Vorsicht ist geboten bei Überfüllung der Lungengefäße, bei Lungentuberkulose, wenn Blutungsneigung besteht, bei Arteriosklerose der Brustschlagader und der Lungengefäße. Die Begießung des Halses regt die im verlängerten Rückenmark liegenden zentralen Schaltstellen für Atmung und Kreislauf stark an. Ohne ärztliche Verordnung soll der Oberguß nicht genommen werden. Bei Neigung zu Katarrhen der oberen Luftwege ist er ein ausgezeichnetes Mittel, ebenso bei engem Brustkorb, bei chronischer Bronchitis, bei Bronchialasthma, bei der Lungenblähung. Bei Tuberkulose der Lunge wird die Zirkulation geregelt, jedoch müssen, wie oben angedeutet, die Fälle zunächst ausgeschieden werden, bei denen Neigung zu Blutungen besteht. Nach Eingewöhnung innerhalb der Kur mittels Waschungen und Auflagen kann der Oberguß aber auch bei schlimmeren Krankheitszuständen angewandt werden. Gewöhnlich beginnt man mit dem Wechseloberguß oder Wechselarmguß mit Brustbegießung, bevor man zum kalten Oberguß in der Kur übergeht. Bei Erkrankungen des Halses und Kehlkopfes (Stimmbänder) ist der Oberguß ebenfalls von Vorteil. Herzkranke nehmen den Oberguß erst nach längerer Eingewöhnung mit Kniegüssen, Armgüssen, Armbädern usw. Auch bei Erkrankungen der Bauchorgane kann der Oberguß im Wechsel mit dem Schenkelguß und Unterguß zur Anwendung gelangen. Ableitend wirkt er bei Kopfkongestionen, Benommenheit und nervösen Erregungszuständen. Ebenfalls ist die ableitende Wirkung bei Stauungszuständen im Unterleib und bei Krampfadern geschätzt.

7. Der Kopfguß

Dabei gießt man das Wasser über den Kopf, indem man hinter dem rechten Ohr beginnt und den Wasserstrahl an der Haargrenze entlang über den Hinterkopf am linken Ohr vorbei über die Stirne führt. Weiter umkreist man den Kopf in immer enger werdenden Spiralen bis zum Scheitel. Hier bleibt man einige Sekunden stehen und läßt das Wasser über den Kopf fließen; sodann geht man den gleichen Weg zurück. Länger als $^1/_2$ Minute darf niemals gegossen werden. Nach dem Guß werden Gesicht und Haare abgetrocknet. Der Kopfguß wird selten verwendet, und die Empfindung dabei ist nicht immer angenehm, außer bei starkem Hitzegefühl. Bei Benommenheit des Kopfes kann er mit anderen Anwendungen in Frage kommen.

8. Der Gesichtsguß

Man beugt sich leicht nach vorne und stützt dabei die Hände auf; um den Hals legt man ein Handtuch. Mit abgeschwächtem Gießstrahl beginnt man rechts unterhalb der Schläfe und umkreist langsam das Gesicht. Dann führt man den Strahl mehrere Male über die Stirne, gießt in langsamen Strichen von der Stirne zum Kinn das ganze Gesicht ab, ohne jedoch den Patienten zwischendurch beim Einatmen zu behindern. Die Beendigung des Gusses erfolgt mit einer ovalen Begießung des Gesichtes. Es folgt die Abtrocknung. In seiner Wirkung ist die Anregung der Hautzirkulation des Gesichtes bemerkenswert, was zu seiner Bezeichnung als Schönheitsguß beigetragen hat. Bei geistiger wie auch körperlicher Ermüdung wirkt dieser Guß sehr erfrischend, besonders bei Ermüdung der Augen nach Kopfarbeit und Lesen. Bei Migräne, auch zur Linderung der Zahnschmerzen, kann dieser Guß ebenfalls in Frage kommen.

9. Der Ohrenguß

Kopf und Rumpf werden wie beim Gesichtsguß gehalten; eine leichte Seitwärtsdrehung des Kopfes ist zweckmäßig. Beginn der Gießung hinter dem Ohr mit abgeschwächtem Strahl und Umkreisung der Ohrmuschel mehrmals. In das Innere des Ohres soll das Wasser nicht eindringen. Zu diesem Zwecke kann man den Gehörgang mit Watte verstopfen. Dieser Guß wirkt auf die Zirkulationsverhältnisse im Innenohr sowie auf die knöchernen Teile des Gehörganges und seine Umgebung. Bei Ohrensausen, Gehörnervenschwäche und Schwerhörigkeit wird seine unterstützende Wirkung der Behandlung geschätzt.

10. Der Augenguß

Man schwächt den Strahl stark ab und preßt die Schlauchöffnung mit Daumen und Zeigefinger etwas zusammen, so daß der Strahl fächerartig wird. Die Kopfhaltung ist wie beim Gesichtsguß. Man beginnt am rechten Auge, indem man von der Schläfe aus etwa dreimal das Auge langsam umkreist, ebenso links. Auch hier ist darauf zu achten, daß der Patient beim Wechseln von rechts nach links Zeit zum Atemholen hat. Die jeweilige Begießung des einen oder anderen Auges darf nur ein bis zwei Sekunden dauern. Zweckmäßig ist es, zwischendurch mit der Begießung etwas auszusetzen. Die Wirkung dieses Gusses regt die aktive Durchblutung der Haut um das Auge, der Augenbindehäute und des Augeninnern an. Daher ist er bei geschwächten Augen (Brillenträgern), Ermüdung der Augen durch Lesen und Kopfarbeit sehr geschätzt. Auch Augenmuskellähmungen gehören zum Anwendungsgebiet dieses Gusses.

11. Der Vollguß

Der Vollguß oder Ganzguß erstreckt sich, wie der Name besagt, auf den ganzen Körper. Man beginnt am rechten Fuß rückwärts und führt den Wasserstrahl an der rechten Außenseite des Körpers langsam bis zur Hüfte und sofort wieder zur Ferse langsam abwärts. Auf der linken Seite geht man ebenfalls langsam hoch bis zur Hüfte, gibt dem zu Begießenden etwas Wasser in die linke Hand, damit er sich die Brust abwaschen kann; gleichfalls wäscht der Gießer mit der freien Hand den Rücken vor. Über das Gesäß wird nun der Wasserstrahl zum rechten Arm und hier aufwärts bis zur Schulter geführt, von wo man das Wasser gleichmäßig über die rechte Körperhälfte fließen läßt. Der größere Teil des Wassers soll hierbei über die Rückseite, der kleinere Teil über die Vorderseite des Körpers fließen. Nun führt man den Schlauch am Rücken abwärts über das Gesäß zum linken Arm und hier aufwärts zur linken Schulter, gießt in gleicher Weise wie rechts die linke Körperseite ab, wechselt über dem Nacken nach rechts und wieder nach links und geht nach Eintritt der Reaktion an der linken Körperseite abwärts. Bei der Begießung von vorne beginnen wir nicht an den Füßen, sondern gleich am rechten Arm und führen den Wasserstrahl aufwärts bis zur Schulter, von wo wir die größere Wassermenge auf die Vorderseite und den kleineren Teil nach der Rückenseite abfließen lassen. Dann geht man an der Vorderseite des Rumpfes abwärts und wechselt über die Mitte der Oberschenkel, also nicht über den Leib, zur anderen Seite und geht am linken Arm aufwärts zur linken Schulter, wo wiederum die gleichartige Begießung wie rechts erfolgt, und wechselt über dem Brustbein von einer Seite zur anderen; nach Eintritt der Reaktion führt man den Wasserstrahl linksseitig abwärts. Mit dem Vollguß erreichen wir eine sehr tiefgreifende Anregung der gesamten Zirkulationsverhältnisse. Es versteht sich, daß der Vollguß nur von Personen mit gutem Allgemeinbefinden vertragen wird; in allen Fällen wird er jedoch erst nach einer Reihe anderer kleinerer Anwendungen und der dadurch erfolgten Eingewöhnung genommen. Dann hinterläßt er ein starkes Gefühl der Erfrischung und einer allgemeinen Leichtigkeit. Mit dem Reaktionseintritt werden die Blutmassen in die Hautdecke und in die inneren Organe geleitet, womit das sogenannte Kesselgebiet des Kreislaufs entlastet wird. Das Hauptanwendungsgebiet des Vollgusses sind Abhärtungskuren für kräftige Personen und die Behandlung von Stoffwechselstörungen, wie Fettsucht. Auch bei örtlichen Stauungszuständen in der Blutzirkulation kann der Vollguß in Frage kommen, nicht jedoch bei fortgeschrittener Arterienverkalkung, Versagen der Herzleistung (Herzinsuffizienz), abnorm niedrigem Blutdruck und bei depressiven Erregungszuständen.

12. Über die einfache Abgießung nach Warmanwendungen

Es ist eine wohlbegründete Regel bei Kneipp, warmen Anwendungen, Vollbädern zum Beispiel, eine kurze kalte Begießung folgen zu lassen, um das Ermüdungsgefühl zu beseitigen und die weit geöffneten Poren zu schließen.

Die Begießung erfolgt rasch über den ganzen Körper, ähnlich wie beim Vollguß, jedoch mit mildem Wasserstrahl, zu welchem Zwecke der Schlauch an seiner Öffnung etwas zusammengepreßt wird. Bei schwächlicheren Personen und solchen, die leicht zu raschen Verschiebungen der Blutmassen im Körper, zu Herz- und Kopfkongestionen, höherem Blutdruck neigen, empfiehlt es sich, die Begießung zunächst in Form des verkürzten Schenkelgusses durchzuführen und den Oberkörper mit der Hand kalt abzuwaschen, oder man gießt den Rumpf temperiert ab. Arme und Beine kalt, was fast jeder verträgt. Dem Grundsatz der Anpassung kann es in besonders gelagerten Fällen auch entsprechen, daß nur eine kalte Waschung statt einer Abgießung durchzuführen ist.

13. Blitzgüsse

Allgemeines

Zum Kältereiz der einfachen Gießung tritt beim Blitzguß noch die gleichzeitige Einwirkung des mit größerer Kraft auftreffenden Wasserstrahls. Der Blitzguß »klopft und hämmert am ganzen Körper«; er entleert zunächst mechanisch die Hautgefäße und die Gefäße der Muskulatur. Dadurch entsteht eine intensive Bewegung der peripheren Blutmenge, die sich besonders dort als günstig erweist, wo eine lähmungsartige Erweiterung bzw. Stauung der Blutgefäße vorliegt. Erfahrungsgemäß ist letzteres nicht nur bei Zuständen beginnenden Versagens der Kreislauf- und Herzfunktion der Fall, sondern auch bei vielen Stoffwechselgestörten und solchen mit einer Neigung zur Gewebsverschlackung. Insbesondere werden der Lymphstrom und der Wasserhaushalt des Körpers durch Blitzgüsse stark beeinflußt. Die Verbrennungsvorgänge erfahren eine starke Anregung. »Unter der kräftigen Druckwirkung des Wasserstrahls werden zahlreiche Zellen der Haut zertrümmert. Die herbei auftretenden Zerfallsstoffe der Zellen wirken im Sinne einer körpereigenen Reiztherapie und veranlassen die Bildung von auflösenden, entgiftenden und ausscheidenden Substanzen. Dies kann bei Anwesenheit von spezifischen Krankheitsstoffen Ursache zur Fieberbildung sein.« (Flamm)
Aus diesen Wirkungen leiten sich auch die Heilanzeigen ab:
Stoffwechselstörungen, insbesondere Fettsucht, Zustände des Versagens des peripheren Kreislaufs, ausgenommen bestimmte Herzfehler, z. B. Mitralstenose und Erweiterungszustände des Herzens (wie bei Aortenklappenfehlern). Nicht unter allen Umständen sind Herzfehler eine Gegenanzeige, besonders wenn Teilblitzgüsse angewandt werden und eine langsame, vorsichtige Gewöhnung durch andere Anwendungen stattfand. Erkrankungen der Ischiasnerven, chronische Gelenkveränderungen und viele Zustände, die unter dem Sammelnamen des Rheumatismus zusammengefaßt sind, ausgenommen natürlich akuter Gelenkrheumatismus und alle entzündlichen Formen, können den Blitzguß angezeigt erscheinen lassen.

Es versteht sich, daß ein Blitzguß nur auf ärztliche Verordnung hin genommen werden darf.
In der letzten Zeit haben wir aus praktischer Erfahrung heraus auch den *Heißblitz,* insbesondere auf die Rückenzonen, im Sinne einer Reflexzonenmassage mit dem Wasserstrahl, in die Kneippkur eingeführt. Es hat sich erwiesen, daß diese Art Güsse sich zur Umstimmung des gesamten Vegetativums (unbewußtes Nervensystem) recht gut bewähren, z. B. in der Behandlung der chronischen Magen- und Zwölffingerdarmerkrankungen, vorausgesetzt, daß keine Blutungsgefahr besteht, ferner bei Periodenstörungen, ja Wegbleiben der Periode, selbstverständlich auch zur mehr örtlichen Behandlung bei Wirbelsäulenveränderungen (Spondylose, Osteochondrose, Bandscheibenschäden), soweit nicht feststellende (fixierende) Behandlung erforderlich ist. Nach dem Guß folgt dann entweder nur eine kühle Waschung oder ein Sprühregen, oder es unterbleibt jede kalte Nachanwendung bei ausgesprochenen Spastikern (nervlich bedingte Krampfzustände), aber jedesmal muß unmittelbar anschließend eine Bettruhe von ein bis zwei Stunden eingehalten werden.
Eine Steigerung des Heißblitzes stellt das *Blitzgußmassagebad* (nach Fey) dar, das sich bei im allgemeinen kräftigen Personen mit Notwendigkeit einer allgemeinen Stoffwechselanregung, bei Wirbelveränderungen, Bandscheibenschäden, gleichfalls mit der oben angegebenen Einschränkung, bei Periodenstörungen, Amenorrhoen (Unterentwicklung der Unterleibsorgane oder hormonale Störungen als Ursache) bewährt und in Konkurrenz mit den Unterwassermassagebädern tritt, die eine teure Apparatur zur Voraussetzung haben. Diese Bäder sind in jeder einfachen Kneippanstalt durchführbar, bei denen eine genügende Heißwasserbereitung besteht. Ausführung: 5 Minuten ³/₄ Wannenbad, mit oder ohne Zusatz, 37 Grad Celsius. Darauf Patient aus Wanne steigen lassen zum Heißblitz/Rücken oder auch Vollblitz/heiß, dann soll Patient wieder in die Wanne steigen, worin das Wasser stehenblieb, und bei 37 Grad fünf Minuten weiter baden. Es folgt dann nochmals ein Heißblitz wie vorher, zum Schluß übergehend zum kurzen kalten Blitz, oder es folgt eine kühle Waschung. Unbedingt anschließend zwei bis drei Stunden strenge Bettruhe. – Zur Ausführung ist ein Wasserdruck von 1–3 Atmosphären notwendig. Am Ausflußende des Schlauches wird ein Blitzgußmundstück aufgesetzt, das aus einem etwa zehn Zentimeter langen Metallrohr und einem sich auf einem etwa zehn Zentimeter verengenden Ausflußende besteht. Der Patient stellt sich in drei bis vier Meter Entfernung vom Gießer

auf. Das Mundstück wird mit der rechten Hand so gehalten, daß der Zeigefinger in gestreckter Haltung über die Mündung hinausreicht, um stets eine Abschwächung des Strahles mit Druck auf den Wasserstrahl ausführen zu können. Auch der Sprühregen, der am Schluß einer Anwendung erfolgt, wird mit Druck des Zeigefingers ermöglicht.

a) Der Knieblitz

Der Patient muß sich völlig entkleiden, höchstenfalls darf er den Oberkörper bis zum Gesäß mit einem Bademantel umhüllen. Nachdem der Gießer die richtige Druckstärke des Gusses auf die Entfernung von drei bis vier Meter, ohne dabei den Patienten zu begießen, ausprobiert hat, beginnt der Guß mit einem Sprühregen und von der Rückseite des Patienten. Es wird der Fußrücken rechts seitlich einmal begossen, dann führt man den Wasserstrahl an der Wadenmuskulatur seitlich aufwärts bis über die Kniekehle und von dort zur Innenseite des Unterschenkels bis zur Ferse zurück. In gleicher Weise werden der linke Fuß und Unterschenkel begossen und je nach Verträglichkeit das Ganze ein- bis dreimal wiederholt; dann werden beide Unterschenkel abgepeitscht. Das Abpeitschen besteht in einem Auf- und Abwärtsstreichen des Wasserstrahls über die begossenen Partien. Nun kehrt sich der Patient um. Der Blitzstrahl geht nun, am rechten Fuß beginnend, seitlich über die Wade bis zur Kniescheibe, umkreist das Kniegelenk in zwei bis drei kleinen Bögen und geht dann an der Innenseite des Unterschenkels unter Vermeidung des Auftreffens des vollen Strahls auf das Schienbein wieder zum Fuß zurück. Beim Abwärtsgehen wird der Wasserstrahl durch Fingerdruck abgeschwächt. Die Begießung am linken Unterschenkel folgt darnach in derselben Art; die Wiederholung der Gießung wie das Abpeitschen folgen genau wie rückwärts. Nun läßt man den Patienten eine Viertelumdrehung ausführen, so daß er dem Gießer die rechte Seite in Schrittstellung, also unter Voransetzung eines Fußes, zukehrt. Es folgt die Begießung der rechten Außenseite des Fußes und Unterschenkels bis über das Knie, zweimalige Abgießung und Peitschung. Die Innenseite des linken Fußes wird mit abgeschwächtem Strahl begossen; auch unterbleibt hier das Peitschen. Die entgegengesetzte Kehrseite des Patienten wird in gleicher Weise begossen. Zum Schluß läßt man abwechselnd die Fußsohlen sich entgegen zeigen, so daß diese abgeblitzt werden können. Die gesamte Anwendung wird mit einem Sprühregen beendet, der durch Fingerdruck des Gießers auf den Strahl erzeugt wird. Der Knieblitz wird häufig als Übergangsmaßnahme zum Schenkelblitz angewendet. Der Knieblitz wird auch im Wechsel gegeben.

b) Der Schenkelblitz

Die Ausführung ist die gleiche wie beim Knieblitz; es wird bei völliger Entkleidung des Patienten der Wasserstrahl bis zum Gesäß durchgeführt. Hier erfolgen mehrere Kreistouren, dann geht man an der Innenseite bis zur Ferse abwärts, ebenso am linken Bein. Wiederholung der Gießung und Peitschung beider Beine, ähnlich wie beim Knieblitz. Auf der Vorderseite des Patienten führt man den Wasserstrahl bis zur Leistenbeuge und von hier ohne längeres Verweilen mit abgeschwächtem Strahl an der Innenseite des Oberschenkels abwärts. Das Kniegelenk wird jedoch mit vollem Gießstrahl umgossen; der Unterschenkel wird unter erneuter Abschwächung bis zu den Füßen abgeblitzt. Das linke Bein wird in gleicher Weise begossen, ebenso folgen Wiederholung der Gießung und vorsichtiges Abpeitschen mit abgeschwächtem Strahl. Nach der Viertelswendung erfolgt wie beim Knieblitz die Begießung der Seitenflächen, nur geht man bis zur Hüfte aufwärts. Stärkere Fettentwicklung an der Hüftgegend darf etwas länger begossen werden; es folgen Abblitzung der Fußsohlen und Abgießung durch Sprühregen bis zur Hüfte, indem man dabei den Patienten sich drehen läßt. Knie- und Schenkelblitz sind hervorragende Mittel bei veralteten Stauungszuständen und bei Beinwassersucht. Bei Hexenschuß und Ischias darf aber erst nach dem Abklingen der akuten Entzündungserscheinungen die Gießung angewendet werden. Auch chronische Gelenksveränderungen gehören zum Anzeigengebiet der Blitzgüsse. Nach dem, was wir in der Einleitung schon ausführten, ist der Blitzguß bei Fettsucht ein geschätztes Mittel. Venenentzündung und größere Krampfadern lassen den Blitzguß als nicht geraten erscheinen. Der Schenkelblitz wird auch als Wechsel-Schenkelblitz oder nach einem warmen Halbbad gerne gegeben.

c) Der Vollblitz

Zuerst erfolgt Sprühregen, dann werden zunächst beide Beine nacheinander bis über Hüfthöhe abgeblitzt; über das rechte Gesäß geht man dann am rechten Arm aufwärts bis zum Schulterblatt, umkreist dieses dreimal und geht am rechten Arm wieder abwärts, wechselt über das Gesäß zum linken Arm hinüber und geht auch hier hinauf bis zum Schulterblatt, nach dessen Umkreisung wieder am linken Arm abwärts und über das Gesäß zur rechten Rückenhälfte. In senkrechten Strichen vom Gesäß bis zum Halse unter Auswärtshaltung des Gießstrahles von der Rückenmitte ab wird nun die ganze rechte Rückenseite abgeblitzt. Das gleiche erfolgt auf der linken Rückenhälfte, dann führt man den Wasserstrahl im Zickzack von unten nach oben und wieder zurück über den Rücken, um am linken Fuß bis zur Ferse wieder hinabzugehen. Dann peitscht man die ganze Rückenseite des Körpers ab. Nach Kehrtwendung werden an der Vorderseite zuerst beide Beine bis zur Leistenbeuge und zurück abgeblitzt; dann leitet man den Strahl an der rechten Außenseite über den rechten Arm zur Brust, die mit dreimaliger Umkreisung und abgeschwächt begossen wird. Abwärtsgang am rechten Arm zurück und etwa über die Mitte der Oberschenkel zur linken Seite und zum linken Arm. Hier führt man den Strahl aufwärts zur Brust und begießt wie rechts. Abwärtsgang am linken Arm zurück; darnach erfolgt die Begießung des Leibes mit stark abgeschwächtem Strahl in Kreistouren. Abwärtsgang am linken Bein. Das Abpeitschen der Vorderseite wird am besten auf die Arme und Beine beschränkt. In der Schrittstellung wird dann zunächst die rechte und darauf die linke Körperseite begossen, indem man die Außenseite des Körpers bis zur Achselhöhe unter Hochhaltenlassen des Armes abblitzt. Nach Peitschen der Außenseite werden die Fußsohlen kräftig abgeblitzt sowie der ganze Körper mit einem feinen Sprühregen bei langsamem Drehen des Patienten auf der Stelle berieselt. Der Vollblitz darf nicht länger als fünf Minuten dauern.

Der Vollblitz regt den Stoffwechsel im allgemeinen sehr stark an; er belastet den ganzen Kreislauf sehr stark. Demnach ist er bei Fettsüchtigen und solchen mit gleichzeitiger Wasseransammlung im Organismus mit Auswahl anwendbar. Vor allem muß die Herzkraft eine genügende sein. Wechsel-Vollblitz bei besonders kräftigen Personen.

C. Wickel, Aufschläger, Auflagen, Packungen

Der kalte Wickel

Der kalte Reiz, der beim Anlegen eines feuchtkalten Wickels entsteht, ruft eine aktive Erweiterung der Gefäße der Haut und der tiefer liegenden Bezirke hervor. Dadurch kommt es zu einer vermehrten Durchblutung; ebenso wird der Lymphstrom stark angeregt. Auch die den einzelnen Hautpartien zugeordneten tiefer liegenden Organe werden von diesem Vorgang beeinflußt. Wie wir schon in der einleitenden Vorbemerkung zu diesem Buche ausführten, ist die Wirkung auf den allgemeinen Stoffwechsel besonders hervorzuheben. Durch den gesteigerten Blutumlauf wird es ermöglicht, daß die im Gewebe abgelagerten Schlackenstoffe aufgesaugt und fortgeschafft werden können. Fast alle nicht zu großen Wickelungen wirken vor allem beruhigend auf das Nervensystem. Die Tätigkeit der Haut und ihrer Gebilde wird insofern angeregt, daß die Talgdrüsen und Schweißdrüsen eine vermehrte Ausscheidung zeigen. Der Gasaustausch der feuchten Haut ist etwa um das Zehnfache gegenüber der trockenen Haut gesteigert.

Beobachten wir die Wirkung des Wickels auf den Wärmehaushalt, so sehen wir, daß diese je nach der Dauer der Anwendung verschieden ist. Zunächst gibt der Körper Wärme an das feuchtkalte Tuch ab, und deswegen spricht man von einer kühlen, wärmeentziehenden Wirkung des Wickels. Je nach dem Grade der körpereigenen Reaktion tritt nun bald ein Wärmeausgleich zwischen der Haut und dem umgebenden Medium ein. Die Tränkflüssigkeit des Tuches beginnt dabei zu verdunsten. Soll der Wickel wie bei Entzündungen, Ergüssen hauptsächlich der Wärmeentziehung dienen, so wird er beim Eintritt der Dunstwärme abgenommen. Lassen wir den Wickel länger liegen, so bleibt die vermehrte Hautdurchblutung bestehen, während eine weitere Wärmeabgabe nicht mehr erfolgt. Die Wärmebildung wird demnach erhöht. Um den bedeckten Körperteil bildet sich eine Schicht feuchtwarmen Dunstes. Im weiteren Verlauf werden die Wickeltücher immer trockener, und sie können keine Wärme mehr aufnehmen. Der Stoffwechselprozeß der Haut läuft aber unter der Wärmestauung weiter bis zur Schweißbildung. Wir können demnach drei verschiedene Anwendungsgebiete für den kalten Wickel unterscheiden:

1. zur Wärmeentziehung bei örtlichen Entzündungen, Gelenkergüssen, Verstauchungen, Venenentzündungen;
2. zur Steigerung des Stoffwechsels bei chronischen Krankheitsprozessen mit mangelhafter Wärmebildung, wobei der Wickel ein bis eineinviertel Stunden liegenbleiben soll;
3. als schweißtreibende Anwendung zur Behandlung von Erkältungs- bzw. Infektionskrankheiten und zur stärksten Stoffwechselanregung wie bei Behandlung der Fettsucht. Solche Wickel bleiben für die Dauer von eineinhalb bis zwei Stunden und länger liegen.

Der warme oder heiße Wickel

Beim warmen Wickel kommt es durch Zufuhr der Wärme zu einer sofortigen Erweiterung der Hautgefäße. Es handelt sich aber um eine passive Erweiterung im Gegensatz zu einer aktiven Erweiterung (wie durch den kalten Wickel). Daher ist der warme Wickel nur dort anzuwenden, wo das Reaktionsvermögen herabgesetzt ist. Heiße Wickel sollen örtlich vermehrt Blut anziehen. Sie wirken aber auch entspannend, z. B. bei Krampferscheinungen, Koliken. Es kommt zu einer schnellen stärkeren Durchblutung der tieferen Hautschichten und der darunterliegenden Gewebe, was besonders zur Beeinflussung von Entzündungsprozessen wichtig ist. Keinesfalls braucht im Wickel jedesmal geschwitzt zu werden.

Die genannten Wirkungen gelten jedoch nur für die besondere Form der Kneippschen Wickelungen, nicht jedoch für Wickel, bei denen irgendwie undurchlässige Zwischenlage (Billrothbatist, Guttapercha) verwendet wird.

Heilanzeigen der *kalten Wickel:* Fieberhafte Erkrankungen, bei denen die Hitze ausgeleitet werden soll, entweder durch einfache Wärmeabgabe oder über die Schweißbildung. Gleichfalls dienen sie hier zur Beseitigung der durch die Infektion entstandenen Stoffwechselprodukte. Die entzündungswidrige Wirkung läßt sie bei örtlichen Eiterungen und Flüssigkeitsausscheidungen in entzündeten Gelenken zum Gebrauch empfehlen. Bei Knochenbrüchen werden sie in unmittelbarem Anschluß an den Unfall oder zur Beschleunigung der Aufsaugung des Blutergusses verwendet. Auf nässende Ekzeme wirkt der kalte Wickel austrocknend; aber auch trockene Ekzeme gehören zu seinem Anwendungsgebiet. Bei der Arteriosklerose sind kleinere Wickel einerseits zur Ableitung und andererseits zur leichteren Stoffwechselbeeinflussung zweckmäßig. Größere Wikkel dienen bei der Fettsucht zu einer allgemeineren Anregung des Stoffwechsels.

Warme und heiße Wickel sind günstig bei chronisch veränderten und versteiften Gelenken und chronisch rheumatischen Muskelzuständen. Bei örtlichen Infektionen und zur Verhütung ausgedehnter Zellgewebseiterungen, wie bei Eindringen von Krankheitserregern in die Blutbahn, sind heiße Heublumenwickel oft von guter Wirkung im Sinne einer Lokalisierung des Krankheitsprozesses. Die Tiefenwirkung heißer Wickel wird zur Beeinflussung von Koliken im Bereich des Darmes, der Gallenblase, der Niere, der Blase und der weiblichen Unterleibsorgane schon seit je geschätzt. Im späten

Stadium einer Sehnenscheidenentzündung dient der warme Wickel zur Aufsaugung entzündlicher Ablagerungen.

Vorbedingungen und Technik der Wickelanwendungen

Als Grundregeln merke man sich: Sämtliche Wickel sind im Bett und im gut durchwärmten Zimmer anzulegen. Ist der zu wickelnde Körperteil kalt, so darf an ihm kein kalter Wickel angelegt werden, sondern man muß für vorhergehende Erwärmung sorgen, entweder durch Vorwärmung im warmen Bett, unter Umständen mit Wärmekrügen, oder durch warmes Bad. Vor allen Dingen müssen die Füße warm sein; ferner ist die Darreichung von warmen Getränken (Kräutertees oder Fruchtsäften) in solchen Fällen zweckmäßig. Für vorherige Entleerung von Blase und möglichst auch Darm muß man besorgt sein.

Als zweckdienlich hat sich die Verwendung von drei Tüchern statt zweien erwiesen:

1. ein grobes Leinentuch, grobfädig und porös, das als sogenanntes nasses Tuch unmittelbar auf die Haut kommt;
2. ein einfaches, poröses Leinentuch, das sogenannte Zwischentuch, zur unmittelbaren trockenen Bedeckung des feuchten Tuches;
3. ein Woll- oder Flanelltuch als Abschlußumwicklung.

Das trockene Zwischentuch wird hauptsächlich aus hygienischen Zwecken angewandt, um zu verhindern, daß ausgedünstete Stoffe in die schwer zu reinigende Wolldecke gelangen.

Vor Anlegung eines Wickels lege man sich alles zurecht, was notwendig ist! Bei kleineren Wickeln kann man bei Einhaltung der Grundregeln sofort mit dem Wickeln beginnen; bei den mittleren und größeren Wickeln breitet man Zwischentuch und äußere Umhüllung am besten vorher im Bette aus und läßt den Patienten diese Tücher schon etwas anwärmen, ehe der eigentliche Wickel, also die innere feuchte Umhüllung, angelegt wird. Kalte Wickel werden für gewöhnlich mit frischem kalten Wasser gemacht. Bei starker fieberhafter Erhöhung der Körpertemperatur (40–41 Grad Celsius) kann zur Vermeidung einer Schockwirkung die Temperatur des Wassers etwas höher sein. Ohnehin werden solche Wickel dann noch als kalt empfunden.

Heiße Wickel werden so heiß wie möglich angelegt.

Wickel können zu jeder Tageszeit angelegt werden; jedoch werden größere Wickel zweckmäßig in den Morgen- oder Vormittagsstunden angelegt, außer der Patient wäre nach einer schlaflosen Nacht auf den Morgenschlaf angewiesen. Kleinere, ableitend wir-

kende Wickel können zur Begünstigung des Schlafes aber auch abends angelegt werden.
Die Häufigkeit der Wickelanwendung richtet sich nach dem Einzelfall; eine zu häufige Anwendung führt zu einer Schwächung des Organismus und einem zu starken Wärmeverlust; jedoch können kleinere Wickel, zum Beispiel bei Entzündungen im Halse oder an Gelenken, häufig nacheinander angelegt werden.
Das Zwischentuch muß das nasse Innentuch an beiden Seiten überragen, es soll aber mindestens so breit liegen wie die Wolldecke, die mit der Haut nicht in Berührung kommen darf. Kleinere Wickel, wie Brust- und Lendenwickel, Leibauflagen, Waden- und Fußwikkel, kann man bei einiger Fertigkeit sich selbst anlegen; zu größeren Wickeln wird eine zweite Person benötigt. Nachdem alle Vorbereitungen getroffen sind, taucht man das nasse Tuch ins Wasser und wringt es gut aus. Es wird so um den Körperteil gelegt, daß es völlig faltenlos und unbedingt fest anliegt. Zwischen Wickeltuch und Haut darf kein Luftraum sein; ebenso wird das Zwischentuch so fest wie möglich angelegt; jedoch darf es dabei nicht zu einer Abschnürung und Behinderung der Atmung kommen. Das Wolltuch wird gleichfalls fest umwickelt. Sämtliche Wickeltücher sind rasch nacheinander anzulegen, jedoch nicht mit nervöser Hast. Heiße Wickel taucht man möglichst erst am Bett in die heiße Flüssigkeit, nachdem man vorher den Wickel von beiden Seiten bis zur Mitte eingerollt hat. Das Auswringen kann in einem darumgelegten Handtuch geschehen. Selbstverständlich muß man dafür Sorge tragen, daß keine Verbrennung eintritt. Nach vorschriftsmäßiger Einwikkelung deckt man den Patienten mit einer Wolldecke oder dem Oberbett gut zu. Die Arme des Patienten müssen unter dieser Bedeckung liegen. Keinesfalls dürfen diese nach außen frei liegen, wie auch das Lesen oder irgendeine andere Beschäftigung im Wickel verboten ist.
Bei Schwerkranken und bei größeren Wickeln, bei denen die Arme mit eingepackt sind, muß unbedingt eine Hilfsperson beim Patienten bleiben. Wenn der Patient in einem kalten Wickel in einer halben Stunde noch nicht warm ist, muß die Erwärmung künstlich herbeigeführt werden, entweder mit Wärmeflaschen oder mit heißen Getränken. Tritt die Erwärmung trotzdem nicht ein, dann muß der Wickel abgenommen werden. Das gleiche gilt für den warmen oder heißen Wickel, wenn der Patient nach Abkühlung nicht warm wird. Insbesondere gilt es für Kranke mit Schüttelfrost, daß für eine möglichst baldige Wärmezufuhr gesorgt wird.

Während der Wickelung soll sich der Patient ruhig und völlig entspannt verhalten. Wenn jeweils Schwächezustände auftreten, ist der Wickel abzunehmen. Schläft der Patient unter dem Wickel ein, dann soll man ihn im allgemeinen weiter schlafen und im Wickel liegen lassen, außer der Patient sei geschwächt, und durch die verlängerte Anwendung wäre eine weitere Schwächung zu erwarten. Dann muß der Wickel zur vorgeschriebenen Zeit abgenommen werden.

Das Abnehmen der Wickel muß möglichst rasch erfolgen. Man bleibt dann mindestens noch eine halbe Stunde im Bett, um nachzudünsten; darnach wird abgetrocknet, und gegebenenfalls kann der Patient dann aufstehen. In manchen Fällen wird eine kurze Abwaschung nach dem Nachdünsten und der Bettruhe als angenehm empfunden.

Bei Schwerkranken muß man beim Anlegen des Wickels besonders vorsichtig vorgehen. Es ist jede Erschütterung und schroffes Anpacken des Patienten zu vermeiden, besonders wenn es sich um Lungenentzündung oder eine andere schwere Infektionskrankheit handelt. Größere Wickel werden bei Schwerkranken sowieso nicht angewendet. Es sind zwei Hilfspersonen erforderlich. Die drei Wickeltücher werden schon vorher aufeinandergelegt und von einer Seite bis zur Hälfte aufgerollt. Soll zum Beispiel ein Lendenwickel angelegt werden, so hebt die zweite Hilfsperson den Patienten vorsichtig hoch, indem sie unter Becken- und Lendengegend greift. Inzwischen kann die auf der Gegenseite stehende Person die ausgerollten Tüchter dem Kranken in richtiger Lage unterschieben. Man legt den Kranken wieder zurück und dann die Wickeltücher unter Vermeidung jeglicher Bewegung des Patienten sorgfältig um. Auch beim Abnehmen des Wickels muß beim Schwerkranken eine zweite Hilfsperson anwesend sein und den Kranken so halten, daß der Wickel rasch und ohne Störung abgenommen werden kann.

Zusätze zu Wickeln

Sie dienen zur Verstärkung der Gesamtwirkung eines Wickels oder zur Erzielung bestimmter örtlicher Heilwirkungen. Kalte Wickel werden meist ohne Zusätze angewandt, warme und heiße Wickel jedoch regelmäßig mit solchen. Wir unterscheiden Zusätze, die aus Kräuterabkochungen bestehen, und solche aus Essig, Salz, Lehm, Senfmehl usw.

1. *Heublumen:* Man kocht etwa ein bis drei Handvoll Heublumen in vier bis fünf Liter Wasser ungefähr eine halbe Stunde und bringt

die Brühe auf ein Sieb zur Abtrennung des Brühwassers, oder man bringt die Heublumen in ein Säckchen und kocht sie mit diesem aus. Das Wickeltuch wird dann zusammengerollt und eingetaucht und ausgewrungen. Entweder wird heißer oder erkalteter Absud als Zusatz gebraucht. Heublumen dienen zur Steigerung der örtlichen Reaktion, zur Anregung des Stoffwechsels. Sie begünstigen Auflösung und Ausleitung.

2. *Haferstroh:* Menge und Zubereitung sind dieselben wie bei Heublumen. Die Wirkung ist nur milder, aber stärker aufweichend auf die oberflächlichen Hautschichten.

3. *Zinnkraut:* Etwa drei Handvoll Zinnkraut werden ungefähr eine halbe Stunde gekocht. Sie können kalt oder warm angelegt werden. Zinnkraut wirkt günstig auf schlecht heilende Wunden, Unterschenkelgeschwüre, nässende Ekzeme.

4. *Eichenrinde:* Man nimmt 1 Handvoll und kocht sie eine halbe Stunde aus. Sie werden meist kalt angelegt. Die Eichenrinde wird nur für kleinere Wickel gebraucht. Sie bewährt sich wegen ihrer zusammenziehenden Wirkung bei Hautrissen, oberflächlichen Hautschürfungen. Man muß nur vorsichtig sein, da Eichenrindenabsud schlecht entfernbare Flecken in der Wäsche hinterläßt.

5. *Kamille:* Zwei bis drei Handvoll Kamillen werden eine halbe Stunde gekocht und meist heiß angelegt.

Man kann Kräuterabsud auch gemischt verwenden.

6. *Essigwasser:* Man mischt etwa ein Drittel Weinessig auf zwei Drittel Wasser. Essigwasserwickel werden meist kalt angelegt. Sie beschleunigen die Reaktion. Die Essigsäure wirkt auch unmittelbar auf die Hautoberschicht.

7. *Salz:* Man nimmt ein bis zwei gehäufte Eßlöffel auf einen Liter Wasser zu kalten Wickeln. Sie wirken hautreizend und werden vielfach zur beschleunigten Erzeugung des Hautausschlages, zum Beispiel bei Scharlach und Masern, verwendet.

8. *Lehmwasser:* Man nimmt mehrere Handvoll trockenen, pulverisierten Lehmes auf zwei bis drei Liter Wasser und mischt, bis eine dickflüssige Brühe entsteht. Lehmwickel werden fast immer kalt angelegt. Zur Verstärkung der Wirkung können auch Kräuterabkochungen als Flüssigkeit genommen werden. Lehm hält länger kalt und wirkt infolgedessen stark entzündungswidrig. Der Gebrauch ist bei Venenentzündung geschätzt.

9. *Senfmehl:* Man nimmt drei bis sechs gehäufte Eßlöffel voll Senfmehl und übergießt es mit Wasser von einer Temperatur von 45 bis 50 Grad Celsius. Keinesfalls darf kochendes Wasser verwendet

werden. Man läßt einige Minuten ziehen und taucht das Wickeltuch ein. Die Anwendungsdauer ist zwischen zehn bis zwanzig Minuten bis zum Auftreten eines starken Brennens und stärkerer Hautrötung; dann wird der Wickel abgenommen, und die anhaftenden Senfkörnchen werden durch eine warme Waschung von der Haut entfernt. Der Wickel wird warm oder heiß angelegt. Senfmehlwickel werden dort bevorzugt, wo eine starke Hautreizung erwünscht ist. Sie kommen jedoch seltener zur Anwendung.

Die Maße für Wickel

Fußwickel, Wadenwickel, Unterschenkelwickel und Kopfwickel	80 × 80	Zentimeter
Beinwickel	80 × 130	Zentimeter
Lendenwickel, Brustwickel, Aufschläger .	40 × 180	Zentimeter
Kurzwickel	80 × 180	Zentimeter
Unterwickel	190 × 210	Zentimeter
Ganzwickel	190 × 210	Zentimeter
Schal	150 × 150	Zentimeter
Handwickel	60 × 60	Zentimeter
Armwickel	60 × 90	Zentimeter
Halswickel	10 × 60	Zentimeter

Einzelne Wickel werden auch doppelt genommen.

Die Größe von Heusäcken richtet sich nach der Breite der zu behandelnden Körperstelle:	20 × 25	Zentimeter
	25 × 30	Zentimeter
	25 × 40	Zentimeter

1. Der Halswickel

Zum Halswickel kann man als nasses Tuch ein Handtuch verwenden, das mehrmals zusammengefaltet wird und ungefähr eine Handbreit hoch sein soll. Man windet es zweimal um den Hals, luftdicht, jedoch nicht einengend. Zwischentuch und Wolldecke müssen das nasse Tuch überragen. Hat man ein genügend langes, schmales Handtuch zur Verfügung, so kann man das Zwischentuch sparen, wenn nur die eine Hälfte des Tuches naß gemacht, die andere Hälfte zur trockenen Umwindung benützt wird. Es ist aufs genaueste nach der ärztlichen Vorschrift zu verfahren, da gerade beim Halswickel durch zu langes Liegenlassen viele Fehler gemacht werden. Soll der Halswickel entzündungswidrig und wärmeausleitend wirken, so muß er stets abgenommen bzw. erneuert werden, wenn

eine gründliche Durchwärmung erfolgt ist. Im anderen Falle tritt eine ungünstige Wärmestauung ein. Besonders ist am Abend darauf zu achten, daß der Gewickelte nicht im Wickel einschläft. »Ich bin durchaus gegen vielstündige oder ganznächtige Anwendungen. Eine vollständige Anwendung dauert eine, höchstens eineinhalb Stunden, und es soll nach jeder halben Stunde, unter Umständen nach je 20 Minuten, der nasse Umschlag erneuert, das ist von neuem eingetaucht und nach obiger Vorschrift umwunden werden. Dieses Neueintauchen kann also innerhalb einer Anwendung zwei- bis viermal geschehen. Es ist nicht bei jedem Patienten gleich und hängt ab von der geringeren oder größeren Hitze, welche dieser verspürt. Das Gefühl einer gewissen Unlust und Bangigkeit darf als der beste Zeiger gelten, der die Zeit zum Wechseln angibt.«
Außer der entzündungswidrigen Wirkung bei Infektionsprozessen im Halse wirkt er im Sinne einer Regelung der Zirkulation in der Schleimhaut von Hals, Kehlkopf und Nase, außerdem ableitend auf das Schädelinnere. Bei Kehlkopfkrampf ist der kalte Wickel jedoch nicht anzuwenden.

2. Der Kopfwickel

Er wird selten angewendet und umfaßt den ganzen Schädel mit Ausnahme des Gesichtes. Man gebraucht ein großes Handtuch oder entsprechendes Leinentuch als erstes nasses Tuch und faltet es dreieckig; die Basis des Dreiecks kommt über die Stirn und Schläfen, die Enden kreuzen sich hinten und werden beiderseits nach vorne untergesteckt. Die Spitze des Dreiecks kommt so nach hinten zu liegen. Zwischentuch und Wolldecke werden in gleicher Weise angelegt. Bei langem Haar kann man auch so verfahren, daß die Haare gewaschen werden, so daß das Wasser bis auf die Haut dringt; jedoch dürfen die Haare nicht vom Wasser triefen. Über den ganzen Kopf windet man ein trockenes Tuch in der Art, daß es gut anliegt und luftdicht abschließt und nur das Gesicht frei läßt. Nach dem Wickel muß der Kopf jedoch gut trockengerieben werden. Der Kopfwickel kommt in Anwendung bei Ekzemen der Kopfhaut und Entzündungen des Haarbodens, außerdem bei rheumatischen Kopfleiden. Da die Blutgefäße der Kopfhaut einerseits und die Gefäße der Gehirnmasse anderseits gleichsinnig reagieren, kann man durch den Kopfwickel auch auf die Zirkulation in den Hirngefäßen, zum Beispiel bei Arteriosklerose und Schlaganfall, einwirken.

3. Der Brustwickel

Er reicht von der Achselhöhle bis zum unteren Rippenbogen. Man läßt den Kranken im Bett sich aufrichten und das Hemd über die Schultern hochnehmen. Die Tücher werden dann in richtiger Höhe auf das Bett gelegt, so, daß der größte Teil der Wickeltücher auf der Gegenseite überhängt. Dann legt sich der Patient zurück, und nunmehr werden die Tücher der Reihe nach um den Körper gewunden. Sie müssen glatt und faltenlos anliegen und dürfen die Atmung nicht beeinträchtigen. Zu diesem Zwecke läßt man den Patienten ruhig aus- und einatmen und zieht die Tücher bei mittlerer Atemstellung – also nicht bei tiefstem Ein- und Ausatmen – fest an.

4. Der Schal

Der Schal ist eine spezielle Anwendung für die Brust und den oberen Teil des Rückens. Zwischentuch und Wolldecke werden am oberen Rande jeweils handbreit nach außen umgeschlagen und so hingelegt, daß sie dem Patienten etwa bis zur Mitte des Hinterkopfes reichen. Das quadratische Wickeltuch wird zu einem Dreieck gefaltet und so dem Patienten mit der längsten Seite des Dreiecks über den Rücken gelegt, daß je ein Zipfel an jedem Schultergelenk liegt und der dritte Zipfel am Rücken herunterhängt. Die lange Seite des Schals liegt dann wie ein Kragen um den Hals. Das nasse Tuch muß am Rücken unbedingt glattliegen. Dann legt sich der Patient zurück, über die Brust wird ein besonderes Handtuch gelegt und zu beiden Seiten fest eingesteckt, so daß auch die beiden Seitenflächen des Oberkörpers und die Arme in die nasse Wickelung hineinkommen. Sodann wird der Schal von der Gegenseite unter mehrfacher Faltenlegung über Arme und Brust gezogen und zwischen Arm und Rumpf eingesteckt. Mit der anderen Seite wird ebenso verfahren, nur muß man das letzte Ende des Wickeltuches über den Arm führen und dort einstecken. Das Zwischentuch umschließt den Schal mit einer entsprechenden Faltenlegung am Hals und über den Schultern; die Wolldecke wird in gleicher Weise fest umwickelt. Zwischentuch und Wolldecke müssen den Schal, wie bei allen Wikkeln, überragen. Um einen guten Abschluß am Halse zu erreichen und ein Kratzen der Wolldecke zu verhindern, wird ein kleines, trockenes Handtuch rundherum eingesteckt. Der Schal kann nur von solchen Personen richtig angelegt werden, die mit der genauen Ausführung vertraut sind. Wenn das nicht der Fall ist, begnügt man sich mit einem einfachen Brustwickel. Auch kann man den Schal durch einen Kreuzwickel ersetzen, was besonders bei solchen gilt, denen die Einwickelung der Arme wegen der damit verbundenen Bangigkeit unangenehm ist. Man benutzt hierzu ein 30–40 Zentimeter breites und eineinhalb bis zwei Meter langes Leinentuch. Die Mitte des nassen Tuches kommt über die Brust zu liegen, und man zieht dann die eine Hälfte unter dem linken Arm hindurch über die rechte Schulter nach vorne, und die andere Hälfte des Tuches wird auf der Gegenseite durchgezogen und nach vorne geführt. Über die feuchte Einpackung kommen Zwischentuch und Wolldecke in gleicher Weise. Die Brustwickel und Schals sind beliebte Wickelformen bei Erkrankungen der Lunge und des Rippenfells. Als kalte Wickel werden sie bei der akuten und chronischen Luftröhrenentzündung verwendet, bei letzterer, wenn kein Frösteln besteht. Im Beginn einer Entzündung des Rippenfells sind sie angebracht, wenn sich noch kein Flüssigkeitserguß vorfindet. Ebenso ist der kalte Wickel bei Lungenentzündung von guter Wirkung. Bei Infektionskrankheiten mit Gefährdung der Luftwege (Masern und Scharlach) können diese Wickel angewendet werden, ebenso bei Lungentuberkulose und Lungenerweiterung. Durch die reflektorische Beeinflussung der Zirkulation in den Lungen und in den Schleimhäuten der Lunge können die Ernährungsverhältnisse des Lungengewebes und der Schleimhäute beeinflußt werden; Katarrhe werden flüssiger, und der Schleim kann durch Husten leichter entfernt werden. Krampflösend wirken die Wickel, wenn sie warm angelegt werden; ebenso eignen sich warme Wickelungen zur Behandlung von alten Veränderungen mit Neigung zu Verhärtungen, gegebenenfalls auch bei Asthma, Keuchhusten, wo sie krampflösend wirken können. Herzkranke und Herzschwache können wegen der Atembehinderung weniger gut diese Wickel vertragen; hier sind ableitende Anwendungen notwendig.

5. Der Handwickel

Hierbei wird die Hand einschließlich des Handgelenks gewickelt. Sämtliche Tücher werden so gefaltet, daß ein Dreieck entsteht. Zwischentuch und Wolldecke müssen das nasse Tuch um ein bis eineinhalb Zentimeter überragen. Die Hand wird so auf das nasse Tuch gelegt, daß die Fingerspitzen zum mittleren Zipfel weisen, aber von diesem noch so viel frei lassen, daß beim Zurückschlagen des Zipfels der Handrücken bedeckt wird. Von der Gegenseite aus wird der Seitenzipfel mit Falten so herangezogen, daß er den mittleren Zipfel überdeckt und mit straffem Zug über den Handrücken auch das Handgelenk fest abschließt. Der Zipfel wird fest eingesteckt. In gleicher Weise wird von der anderen Seite her der dritte Zipfel übergewickelt; ebenso verfährt man mit Zwischentuch und Wolldecke. Der Wickel soll fest liegen, aber nicht einschnüren.

6. Der Armwickel

Er umfaßt Hand und Arm bis zur Schulter. Das Wickeltuch wird viereckig angelegt und an dem körpernahen Ende so schräg nach außen umgeschlagen, daß die längere Seite des Wickeltuches an die Außenseite des Armes, die kürzere Seite an die Innenseite kommt. In gleicher Weise wie beim Handwickel beginnt man mit der Faltenlegung an der Hand und packt darnach den Arm ein. Wichtig ist, daß Hand und Arm fest eingewickelt sind und an der Schulter ein guter Abschluß erfolgt.
Hand- und Armwickel dienen vorwiegend einer örtlichen Behandlung, zum Beispiel bei Entzündungen, Lähmungen, Stauungen und auch Stoffwechselstörungen. Die reflektorische Wirkung kommt entzündlichen Veränderungen der Herzhäute, der Herzmuskeln und -klappen zugute, ebenso in Verbindung mit anderen geeigneten Maßnahmen der Kranzarterienverkalkung.

7. Der Fußwickel

Dieser Wickel ist stets eine wichtige Nebenanwendung, das heißt ein Hilfsmittel, welches andere Anwendungen helfend ergänzt. Es werden stets beide Füße bis über die Knöchel eingewickelt, und man verfährt genau wie beim Handwickel. Die einfachste Anlegung von Fußwickeln besteht darin, daß man ein Paar *nasse Socken* und darüber trockene Wollstrümpfe anzieht und sich dann während der Anwendungszeit ins Bett legt. Die Anwendung dauert ein bis eineinhalb bis zwei Stunden. Man verwendet am besten eigens hergestellte Leinensocken; im Notfall tut ein Baumwollsocken den gleichen Dienst. Das Wolltuch wird durch einen wollenen Strumpf ersetzt und übergezogen. Auch bei dieser Anwendung muß die trockene Umhüllung die nasse überdecken.
»Entwickelt sich starke Hitze und handelt es sich bei der betreffenden Anwendung gerade um deren Ableitung, wie zum Beispiel

bei der Lungen-, der Brustfellentzündung, bei Entzündung im Unterleib, so soll der Wickel wiederholt, bei jeder größeren Hitze neu eingetaucht werden.
In allen Fällen, in denen es sich darum handelt, krankhafte Säfte aus den Füßen auszuziehen, bei Entzündungen die Hitze zu nehmen, das Blut vom oberen Körper nach unten abzuleiten, leistet dieser Fußwickel treffliche Dienste. Wer diese Wasserübungen am Abend vertragen kann, der ziehe nasse Socken an beim Schlafengehen, darüber natürlich stets trockene. So wirkt die Anwendung schlaffördernd, und es braucht auf eine bestimmte Zeitdauer nicht gewartet zu werden. Nur das eine merke man sich, daß die nassen Socken beim Aufwachen in der Nacht oder in der Morgenfrühe ungesäumt abgelegt werden. Vielen, die abends recht müde sind, zieht dieser Sockenwickel alle Müdigkeit aus den Füßen, häufig noch gründlicher als das kalte Fußbad. Wer an kalten Füßen leidet, probiere einmal diese Nachtwickel! Auch Fußschweißler nehmen sie mit Vorteil, jedoch erst, nachdem mehrere Fußdämpfe vorangegangen waren.«

8. Der Wadenwickel

Er reicht von den Fußknöcheln bis zur Kniekehle. Fast stets werden wegen der beabsichtigten Allgemeinwirkung beide Waden eingepackt. Die einfache Technik dieses Wickels erlaubt es, daß man ihn sich selbst anlegen kann. Einfache Handtücher und ein passendes Wolltuch genügen hierzu; es gelten die allgemeinen Regeln der Wickeltechnik. Man kann zum nassen Tuch und Zwischentuch auch ein und dasselbe, aber möglichst ein großes Handtuch benutzen, indem nur die eine Hälfte naß gemacht und die zweite Hälfte trocken belassen wird, um den Dienst des Zwischentuches zu erfüllen.

9. Der Fußwadenwickel (Unterschenkel- oder verlängerter Fußwickel)

Er stellt eine Verbindung zwischen Fuß- und Wadenwickel dar. Seine Anwendung ist meist doppelseitig. Wie beim Armwickel werden die Tücher nicht dreieckig zusammengefaltet, sondern viereckig verwendet. Die Technik ist einfach und beginnt wie beim Fußwickel mit der Einwickelung des Fußes und geht dann zur Wickelung der Waden bis zum Knie über.

10. Der Beinwickel

Wie der Name besagt, wird das ganze Bein eingewickelt, meist doppelseitig. Das viereckig anzulegende Tuch wird durch Umschlagen am körpernahen Ende so abgeschrägt, daß eine längere und eine kürzere Seite entsteht. Hierdurch wird ein genaues Anliegen an der Leistenbeuge ermöglicht. Die längere Seite kommt an die Außenfläche des Beines, die kürzere an die Innenseite zu liegen. Nach Einwickelung von Fuß und Wade wird der Oberschenkel gewickelt. Alle angeführten Einwickelungen der unteren Gliedmaßen wirken auf die örtliche Zirkulation und den Stoffwechsel, daneben reflektorisch auf die Organe des kleineren Beckens; ableitend wirken sie auf die Bauchorgane, Magen, Leber, Milz, ebenso auf die Brust- und Kopforgane. Als kalte Wickel verwenden wir sie bei Venenentzündung, schlecht heilenden, eitrigen Geschwüren, chronischen Beingeschwüren, aber auch beim akuten Gelenkrheumatismus, bei Knochenfraß, Gelenktuberkulose, Platt- und Spreizfuß, allgemein bei Fußmüdigkeit, ferner bei Ekzemen. Als warme Wickel bei chronischem Rheumatismus der Gelenke und Muskulatur, im Spätstadium der Sehnenscheidenentzündung, bei Wadenkrämpfen, anfallsweise auftretendem Hinken, Krampfzuständen der Gefäße und Muskulatur, bei Ischias und Lähmungen.
Die ableitende Wirkung macht sie bei der Behandlung von akuten und chronischen Halskatarrhen, bei Halsentzündung, akuter und chronischer Mittelohrentzündung und Entzündung der Hirnhäute, Lungen-, Rippenfell- und Herzbeutelentzündung zu geschätzten Mitteln. Der Vorteil der Wickel ist, daß sie den Patienten verhältnismäßig wenig anstrengen, was bei bestehender allgemeiner Schwäche, und besonders Herzschwäche, günstig ist. Bei Schüttelfrost sind diese Wickel selbstverständlich heiß anzulegen, ebenso wenn bei den genannten akuten Erkrankungen ein Kaltfuß besteht. Ihre schlaffördernde Wirkung ist sinngemäß gleich der des Fußwickels.

11. Der Lendenwickel

Er reicht vom unteren Rippenbogen bis zur Mitte der Oberschenkel. Die Anlegung des Lendenwickels ist einfach und folgt den allgemeinen Regeln der Wickeltechnik. Man muß nur darauf achten, daß der Wickel trotz der verschiedenen Breite der Körperteile, zum Beispiel an der Hüfte, fest anliegt, was man durch Faltenlegung erreicht. Man kann sich den Wickel auch selbst anlegen. Die Wirkung des Wickels erstreckt sich über die gesamten Verdauungsorgane und die Drüsen des Bauchraumes, ebenso den Unterleib wie über die Zentren des Eingeweide-Nervensystems. Die Ausscheidungsverhältnisse in Magen und Darm sowie deren Nervenbeeinflussung werden von der Wirkung erfaßt und können normalisiert werden. Eine schlaffe Verdauungsfunktion kann angeregt, eine übermäßige beruhigt werden. Ableitend wirkt der Wickel auf die Brustorgane (Lunge, Herz). Wir können demnach vor allem den kalten Lendenwickel wegen seiner anregenden Wirkung bei chronischer Verstopfung, verbunden mit schwacher Darmfunktion, Senkung der Eingeweide verwenden. Bei akuten Katarrhen des Magens und des Darmkanals wirkt der Wickel ausleitend; ebenso sind Entzündungen des Blinddarms, Typhus und Ruhr Anwendungsgebiete des Lendenwickels. Bei Darmgeschwüren ist darauf zu achten, daß der Wickel nicht unmittelbar nach Blutungen angewendet wird. Ferner wird der Wickel bei fieberhaften Entzündungen des Beckenbindegewebes angewandt, jedoch nicht bei Eiterbildung. Ebenso kommt er für die Behandlung der akuten Entzündung des Bauchfells in Frage. Bei Störungen der Zirkulation, entweder örtlich im Bauchraum oder allgemein, ist er angezeigt. Bei der Behandlung der Fettsucht wird er als einleitende Anwendung zu den Wickeln verwendet. Störungen der Wechseljahre und das künstliche Klimakterium reagieren auf den Lendenwickel günstig. Zuckerkrankheit und Arteriosklerose der Eingeweidegefäße mit Darmkrämpfen, Leber-Gallenblasenstörungen oder Milzstörungen erfahren durch den Lendenwickel eine gute Einwirkung.

Der warme und heiße Lendenwickel wird bei chronischen Entzündungen des Bauchfells, Dickdarmkatarrh und späterem Stadium der Blinddarmentzündung, bei Magengeschwüren, bei chronischer Nierenentzündung, bei Grieß- und Steinleiden und chronischer Leberschwellung angewendet. Wegen der krampflösenden Eigenschaft kann er bei allen Zuständen, die mit Krämpfen einhergehen, verwendet werden (Koliken). Vielfach wird der Lendenwickel auch bei Entzündungen der Brustorgane verwendet, wenn Herzfehler vorliegt und der Brustwickel beengend wirkt. Beim sogenannten gastrokardialen Symptomenkomplex (Herzklopfen und schmerzhafte Herzbeengungen) wirkt er besonders vorzüglich, wie auch bei Blutandrang zum Kopf und Schwindelgefühl. Bei einer großen Anzahl von Patienten ist die schlaffördernde Wirkung hervorstechend.

12. Der Kurzwickel

Der Kurzwickel reicht von den Achselhöhlen bis zur Mitte der Oberschenkel. Er ist also eine Verbindung von Lendenwickel und Brustwickel. Die Technik dieses Wickels ergibt sich aus der allgemeinen Wickeltechnik. Nach unten muß der Wickel gut abschließen, die Beine müssen also eng aneinandergelegt werden; die Arme werden jedoch nicht mit eingeschlossen.
»Er wirkt auf den ganzen Körper, steigert die Naturwärme und zieht anderseits zu große Hitze aus, je nachdem seine Anwendung längere oder kürzere Zeit dauert. Die ganze Anwendung dauert ein bis eineinhalb bis zwei Stunden, je nach Vorschrift. Würden gesunde Leute alle acht, auch nur vierzehn Tage einen Kurzwickel nehmen, so könnten sie einer großen Anzahl Krankheiten vorbeugen.«
Hervorstechend ist die Beeinflussung des Wärmehaushaltes seitens der temperaturvermindernden und schweißtreibenden Wirkung, sowie die Anregung des Stoffwechsels. Besonders gern benutzen wir den Kurzwickel bei Fettleibigkeit. Im übrigen ist er bei denselben Krankheitszuständen, wie bei Lenden- und Brustwickel angegeben, angezeigt. Auch die Arteriosklerose mit Blutdruckerhöhung bei gleichzeitig guter Herzkraft gehört zu seinem Anwendungsgebiet.

13. Der Unterwickel

Er beginnt unter dem Arm und reicht bis über die Fußspitzen. Der oberste Teil des Oberkörpers, die Schultern mit den Armen, die frei bleiben, sind unberührt und müssen gut mit dem Hemd oder Tüchern bedeckt werden, daß von oben her nicht etwa Luft eindringe. Die Technik ist folgende: Man nimmt zwei Wolldecken und legt die eine davon, die zur Umwicklung des Oberkörpers bestimmt ist, der Breite nach und die für den Unterkörper bestimmte der Länge nach auf das Bett, darüber das entsprechend große Zwischentuch, darauf das nasse Tuch. Die Einwickelung erfolgt vom Oberkörper abwärts und entspricht der des Kurzwickels unter straffer Einwickelung der entsprechenden Körperteile. Die Einpackung der Beine geschieht wie beim Beinwickel, jedoch werden beide Beine zusammengenommen; nur muß darauf geachtet werden, daß das nasse Tuch zwischen die Beine eingesteckt wird. Die Füße werden wie beim Fußwickel eingepackt. Auch die Einwicke-

lung der Beine und Füße muß straff sein, und es darf kein Luftraum zwischen Körper und Bedeckung vorhanden sein.
Die Wirkung des Unterwickels ist verschieden. Über die Beeinflussung der gesamten Organe der Brust, der Bauchhöhle sowie der unteren Gliedmaßen wirkt er zirkulationsregelnd im Sinne einer Entlastung des Herzens bzw. Kesselgebietes. Den Stoffwechsel regt er mächtig an und wirkt dadurch auflösend und ausleitend. Bei rheumatischen und gichtischen Zuständen, Fettsucht, chronischen Katarrhen, Blähungen, Störungen der Wechseljahre, Hautleiden, Infektionskrankheiten gelangt er zur Anwendung. »Wer die Furcht vor dem kalten Wasser nicht überwinden kann, wer nur wenig Naturwärme, zarte Nerven usw. hat, taucht den Wickel ganz ruhig in heißes Wasser ein. Schwächlichen, gebrechlichen, blutarmen, namentlich älteren Leuten mache ich dieses Eintauchen nicht gerade zur strengen Vorschrift, gebe ihm aber stets den Vorzug.«

14. Der Ganzwickel

Hierbei wird der gesamte Körper vom Halse bis zu den Füßen umwickelt. Die Herrichtung geschieht wie beim Unterwickel, nur müssen die Tücher hier bis zur Mitte des Hinterkopfes reichen und hier zwecks besseren Abschlusses am Halse eine nach außen umgeschlagene Falte besitzen. Sämtliche Tücher werden im Bett sorgfältig der Reihe nach hingelegt, während der Patient entweder in einem anderen angewärmten Bette oder mit irgendeiner anderen Umhüllung sich bis zum Wickelbeginn gut warmgehalten hat. Sind alle Vorbereitungen erledigt, so legt sich der Patient auf das nasse Tuch und bekommt dann zuerst ein feuchtes Handtuch über die Brust gelegt, das zu beiden Seiten zwischen Arm und Rumpf eingesteckt wird, damit auch die Seitenflächen des Brustkorbes in gleicher Weise wie der übrige Körper mit eingepackt sind. Die Wickelung erfolgt ähnlich wie beim Unterwickel, beginnt jedoch am Halse, wobei durch straffe Faltenlegung für einen guten Abschluß am Halse zu sorgen ist. Den oberen Zipfel der Gegenseite zieht man demnach über Halsseite, Brust und Schulter und steckt ihn unter die Schulter der Seite, auf der man neben dem Patienten steht. In gleicher Weise wird der andere Zipfel nach der Gegenseite übergezogen und eingesteckt. Brustkorb, Unterkörper und Beine werden wie beim Unterwickel eingepackt. Füße und Beine sind wiederum wie beim Unterwickel straff und fest einzuwickeln. Zum Abschluß werden mit der längs liegenden Wolldecke die Füße zuerst eingepackt und mit der quer liegenden darnach der Oberkörper. Am Halse wird ein Handtuch eingesteckt, um das Kratzen der Wolldecke zu vermeiden und einen guten Abschluß zu bewirken. An Fußende und Seiten können Wärmeflaschen gelegt werden.

15. Der spanische Mantel

Er unterscheidet sich von der Ganzpackung dadurch, daß statt des nassen Tuches ein weißes, mantelartiges Gewand aus grobem Leinenstoff verwendet wird. Es reicht vom Hals bis über die Füße, seine Ärmel reichen bis über die Fingerspitzen. Nach vorne ist der Mantel offen. Man läßt den Patienten den Mantel außerhalb des Bettes anziehen und sich dann wie zur Ganzpackung in das mit Tüchern hergerichtete Bett legen. Nach Glattstreichen des Linnens erfolgt die Einwickelung, ähnlich wie beim Ganzwickel. Zur raschen Erwärmung können Wärmeflaschen an den Füßen und Seiten benutzt werden.
Die Wirkung der Ganzpackung wie des spanischen Mantels ist ähnlich der des Unterwickels. Beide eignen sich zur Entfettung und zur Einwirkung auf den Stoffwechsel im Sinne einer Umstimmung. Die ausleitende und entgiftende Wirkung dieser Anwendungen ist hervorstechend.
Die *Zeitdauer* einer Anwendung beträgt eine, eineinhalb, längstens zwei Stunden. *Sie richtet und bemißt* sich nach der *Kraft* des Individuums, insbesondere *nach der Korpulenz.* Für einen schwächlichen Bauersmann werden eine, eineinhalb Stunden genügen; einem Herrn Bräumeister kann man ohne Zögern zwei Stunden verordnen.

16. Nasse Hemden

»Diese Anwendung habe ich gewählt, weil sie auch von den einfachsten Menschen mit geringer Fassungskraft nicht leicht mißverstanden werden kann. Ein gewöhnliches Linnenhemd wird in Wasser getaucht, ordentlich ausgewrungen und angezogen. Die Hemden stellen somit einen verkürzten spanischen Mantel dar, da Hände und Füße vom nassen Tuch unbedeckt bleiben. Man legt sich, wie üblich, auf die im Bett ausgebreiteten Tücher, Trockentuch und Wolldecke, und läßt sich wie beim spanischen Mantel einwickeln. Die Hemden werden fast immer mit Zusätzen von Heublumen, Salz oder Lehm verwendet.

Das Salzhemd wird kalt und warm angelegt, je nach dem Wärmebedürfnis. Man nimmt auf etwa fünf Liter Wasser ein Achtel Kilo Kochsalz. Die Einwicklung in die Wolldecke muß recht sorgfältig vorgenommen werden, damit durch das Wickeln das Hemd recht genau auf den Leib zu liegen kommt.
Salzhemden haben eine anregende Wirkung und sind günstig bei Skrofulose und lymphatischer Konstitution. Bei den Ausschlagkrankheiten der Kinder, Masern, Scharlach, wird die rasche Entwicklung des Ausschlages durch das Salzhemd gefördert.
Das Heublumenhemd wird warm angelegt. Zur Herrichtung gibt man zwei bis drei Doppelhandvoll Heublumen auf fünf Liter Wasser und stellt einen heißen Absud her, in welchen das Heublumenhemd zusammengerollt getaucht wird. Die Anlegung muß rasch erfolgen. Heublumenhemden dienen im allgemeinen als blutreinigendes Mittel bei Blutvergiftungen, Skrofulose, Rachitis, Gicht, aber auch zur Behandlung bei infektiösen Kinderkrankheiten.
Das Lehmhemd wird kalt angelegt. Das Wickeltuch wird in eine dickflüssige Lehmbrühe getaucht, die aus zwei bis drei Doppelhandvoll pulverisiertem Lehm auf einige Liter Wasser hergestellt ist. Es leistet gute Dienste bei der Behandlung von Hautkrankheiten, Ekzemen und Schuppenflechte. Bei Flechten, die den ganzen Körper überwuchert hatten und bei welchem man fast nicht mehr wußte, was man tun soll, um die glühende Hitze und das unerträgliche Jucken zu entfernen, habe ich Hemden, in Lehmwasser getaucht, anziehen lassen. In dreiviertel bis einer Stunde hat so ein Lehmhemd recht viele Krankheitsstoffe aufgesaugt und entfernt. Ein solches in Lehmwasser eingetauchtes Hemd darf ja nicht so oft genommen werden, höchstens ein- bis zweimal wöchentlich, weil es den Organismus ziemlich stark angreift.«

17. Der Oberaufschläger

Der Unterschied zwischen einem Aufschläger und einem Wickel besteht darin, daß das nasse Wickeltuch nur einen Teil des Körpers in mehrfacher Zusammenfaltung des Tuches bedeckt. Daraus ergibt sich eine mehr lokale Wirkung.
Ein größeres grobes Linnenstück wird also mehrmals zusammengefaltet, so breit und so lang, daß es die ganze Vorderseite des Körpers vom Halse an bis zur Mitte der Oberschenkel bedeckt. Rechts und links am Körper soll es nicht wie abgeschnitten aufhören, sondern noch ein kleines Stück herunterhängen. Der Rücken

ist frei vom nassen Tuch. Zwischentuch und Wolldecke werden nun um den ganzen Körper, wie beim Kurzwickel, fest herumgelegt.
»Der Aufschläger bleibt dreiviertel bis eine Stunde liegen. Muß nach Vorschrift die Anwendung, welche in diesem Falle durch Kälte wirken soll, fortgesetzt werden, so muß auch der indessen warm gewordene Aufschläger erneuert, das heißt von neuem naßgemacht werden.
Die Anwendung des Oberaufschlägers wirkt speziell auf die Austreibung versessener Gase im Magen und Unterleib.« Im übrigen wirkt er bei den gleichen Krankheitszuständen wie beim Kurzwickel angegeben.

18. Der Unteraufschläger

Dem Oberaufschläger entspricht der Unteraufschläger mit dem Unterschied, daß das nasse Tuch die Rückenseite von den Schultern bis zu der Mitte der Oberschenkel bedeckt. Zwischentuch und Wolldecke werden wieder wie beim Kurzwickel umgelegt, nur muß man sorgen, daß in Kreuz- und Lendengegend der Wickel fest anliegt und hier keine Luftblasen entstehen. Er wirkt vorzugsweise auf die Zirkulations- und Stoffwechselverhältnisse der rückseitigen Partien, Rückenmark usw. Als kalte Anwendung belebt er die Nerventätigkeit und wirkt anderseits beruhigend bei nervöser Reizbarkeit (sexuelle Neurose, Pollutionen). Bei akutem Zustand der Kinderlähmung und sonstigen entzündlichen Erkrankungen des Rückenmarks und der Rückenmarkshäute wird er am besten heiß oder mit Senfmehlzusatz angewandt. Auch die fortschreitende Versteifung des Rückgrats, frischer Hexenschuß und neuromuskuläre örtliche Störung, auch Keuchhusten gehören zu seinem Anwendungsgebiet.

19. Die Leibauflage

Man nimmt ein zwei- bis sechsfach zusammengelegtes Leinentuch und legt es so auf den Leib daß es vom Rippenbogen an bis in Hüfthöhe reicht. Der Abschluß erfolgt mit Zwischentuch und Wolldecke wie bei allen Wickeln, das heißt, man soll sich nicht mit einer einfachen Bedeckung von trockenen Tüchern über die nasse Auflage begnügen, sondern den ganzen Leib wie beim Lendenwickel umwickeln. Die Wirkung erstreckt sich hauptsächlich auf die Bauchorgane, vor allem die Verdauungsvorgänge, das Nierensystem und

die Geschlechtsdrüsen. Sie wird kalt oder warm angelegt. Gewöhnlich werden die kalten Auflagen entfernt, wenn sie gut warm geworden sind, was nach dreiviertel bis eineinviertel Stunden der Fall ist. Die Warmauflage ist in der gleichen Zeit abgekühlt und muß abgenommen bzw. durch eine neue ersetzt werden. Vielfach werden die Auflagen mit einem Zusatz von Essigwasser genommen.
Die Heilanzeigen der Leibauflage entsprechen der des Lendenwickels. Besonders werden die Senkungserscheinungen und -beschwerden günstig beeinflußt. Ableitend wirkt die Leibauflage auf den Kopf (Schlaganfall); es kann aber auch eine erregte Herztätigkeit gemildert werden. Vielfach wird die kalte Leibauflage eine Stunde vor dem Essen aufgelegt.
Die warme bzw. heiße Leibauflage wirkt entkrampfend auf die Bauchorgane, so bei der Behandlung der Magengeschwürskrankheit, bei Krämpfen im Unterleib (Periodenbeschwerden). Anwendungszeit etwa eine halbe bis eine Stunde nach dem Essen. Ferner ist sie angezeigt bei chronischem Blasenkatarrh; bei Herzgefäßkrämpfen kann sie zusammen mit einem heißen Hand- oder Unterarmbad am linken Arm eine günstige Wirkung entfalten.
Die Leibauflage wird häufig in mehrfacher Zusammenfaltung eines größeren Tuches hergestellt: 2-, 4-, 8-, 16-, 32fach.

20. Sitzen auf nassem Tuch

Man breitet eine Wolldecke über einen Stuhl aus und legt darauf ein vier- bis achtfach zusammengefaltetes nasses Leinentuch. Nachdem der Patient sich daraufgesetzt hat, schlägt er die Wolldecke fest über sich zusammen. Oberkörper und Füße bleiben jedoch bekleidet. Sobald die Auflage warm geworden ist, muß sie entfernt werden.
Die Anwendung wirkt örtlich bei Hämorrhoidalbeschwerden und außerdem anregend auf den Dickdarm. Bei gereizter Blase und Vorsteherdrüsenentzündung kommt sie jedoch nicht in Frage. Hier sind warme Anwendungen am Platz.

21. Kompressen

Sie bestehen aus feuchten Auflagen von mehrfach zusammengefaltetem Leinentuch oder Handtuch, das mit einer Abdichtung durch ein trockenes Wolltuch auf die zu behandelnde Körperstelle gelegt wird. Die Kompressen werden kalt oder warm angelegt, und es ist

durch häufigen Wechsel dafür zu sorgen, daß die Temperatur eine gleiche bleibt.
Kalte Kompressen entziehen Wärme und hemmen die örtliche Zirkulation bzw. den Zufluß aus den Gefäßen in die Gewebe. Daher rührt ihre schmerzlindernde Wirkung. Bei nervösen Erregungszuständen wirken sie beruhigend (Herz-, Stirnkompressen). Auch bei Infektionen des Herzens sind sie angezeigt. Bei frischen Quetschungen wirken sie mit kalten Wickelungen günstig ein.

22. Die Dampfkompressen

Hierzu sind vier Tücher notwendig, nämlich außer den üblichen drei Tüchern noch ein viertes Wollflanelltuch zum Einschlagen des nassen, heißen Tuches. Man faltet also ein Leinentuch sechs- bis achtfach zusammen, so groß, daß es die zu behandelnde Körperstelle im ganzen gut bedeckt. Dann rollt man es ein und legt es für einige Minuten in kochendes Wasser. Mit einer Wäscheklammer oder ähnlichem wird es dann herausgenommen und mit einem trockenen Handtuch umwickelt, um es damit kräftig auszuwinden. Das heiße Tuch wird in den Wollflanell so eingeschlagen, daß an der unteren, dem Körperteil zugewandten Seite nur eine Lage des Wollflanells zu liegen kommt. Das Auflegen auf den Körper und die Einpackung müssen vorsichtig geschehen. Zweckmäßig läßt man den Patienten die Wolldecke und das Trockentuch bereits vorher im Bett anwärmen, während der Wollflanell auf der Bettdecke bereitgelegt wurde. Zwischentuch und Wolldecke werden wie üblich umgewickelt. Nach Erkalten kann die Dampfkompresse durch eine neue ersetzt werden.
Die Dampfkompresse ist in allen den Fällen gebräuchlich, wo schwere heiße Packungen wegen der Schwächung des Patienten nicht gut ertragen werden. Die Wirkung ist eine schmerz- und krampflindernde. Die Wärmewirkung bedingt Blutzufuhr und ist demnach heilungfördernd, wenn eine geringe Eigenwärme und Funktionsschwäche der Organe bestehen. Ihre Heilanzeigen gleichen denen, die beim Heusack angegeben sind (siehe weiter unten).

23. Breiauflagen

Es handelt sich um eine Abart der Dampfkompressen. Die Breie werden heiß in ein Säckchen gefüllt oder in ein Tuch eingeschlagen und auf die zu behandelnde Körperstelle gelegt. Sie halten länger die Wärme als die einfachen Dampfkompressen. Beim Auflegen prüft man die Verträglichkeit, indem man die Auflage an die eigene Wange hält oder mit dem Handrücken abtastet. Damit keine Verbrennungen entstehen, ist vor dem endgültigen Einpacken etwas zu warten, um sie gegebenenfalls wieder rasch abnehmen zu können. Im übrigen bleibt sie in der Einpackung bis zum Erkalten liegen. Eine kalte Nachanwendung erfolgt meist nicht.

a) Der Kartoffelsack

Man kocht Kartoffeln in der Schale, füllt sie dann in ein Säckchen und quetscht sie darin zu Brei. Zwischentuch und Wolldecke werden wie üblich umgelegt.

b) Leinsamen

Sie werden wie die Kartoffelbreiauflagen hergerichtet. Je nach Größe der zu behandelnden Stelle nimmt man 2–4 Handvoll Leinsamen und kocht sie unter ständigem Umrühren zu einem dicken Brei, den man auf einen Leinenlappen streicht. Durch Umfalten entsteht ein Päckchen ähnlich der Dampfkompresse. Zwischentuch und Wolldecke sichern einen guten Abschluß.

c) Bockshornklee oder Foenum graecum

Die Bereitung ist ähnlich der Leinsamenauflage. Je nach benötigter Größe nimmt man 2–3 Handvoll Bockshornkleepulver, das man mit kaltem Wasser ansetzt und unter ständigem Umrühren zum Kochen bringt. Der dickflüssige Brei wird auf einen Leinenlappen dick aufgestrichen, und es wird wie bei der Dampfkompresse verfahren. Packung gegebenenfalls erneuern, sobald sie erkaltet ist.
Die Breiauflagen dienen zur Behandlung kleinerer oberflächlicher Krankheitserscheinungen, so etwa zur Beschleunigung der Reifung eines Furunkels.

24. Die Heublumenpackung oder der Heusack

Man nimmt einen der Größe der zu behandelnden Stelle angepaßten Sack und füllt ihn etwa zu Dreiviertel mit Heublumen und knüpft ihn zu. Der Sack wird mit kochendem Wasser übergossen und das Gefäß zugedeckt. Keinesfalls darf der Heusack in kaltem Wasser angesetzt und darnach das Wasser zum Kochen gebracht werden. Nachdem der Sack 5–10 Minuten im heißen Wasser gelegen hat, wird er mit einer Heusackpresse oder zwischen zwei

Brettern ausgepreßt. Hat man keine Presse zur Hand, so nimmt man am besten einen kleinen Lattenrost und legt den Heusack darauf und das Brett darüber. Mit mehrmaligem kräftigem Darauftreten und nach ebenfalls mehrmaligem Umdrehen des Sackes gelingt es, alles überflüssige Wasser zu entfernen. Vor dem Hinbringen zum Bett des Patienten und um unnötigen Wärmeverlust zu vermeiden, wird der Sack in ein Woll- oder Gummituch eingeschlagen. Zweckmäßig läßt man den Patienten vorher die anderen Wickeltücher im Bett bereits anwärmen. Da beim Auflegen des Heusackes leicht Verbrennungen eintreten, muß dieses besonders vorsichtig geschehen und die Verträglichkeit durch Abtasten mit dem Handrücken vorher geprüft werden. Hat man so den Eindruck, daß die heiße Auflage vertragen werden könne, so wird sie aufgelegt; jedoch werden die Tücher zuerst nur lose daraufgelegt, um durch Auflockern und rasches Lüften die Anwendung erträglich zu machen. Wenn dieses der Fall ist, wird der Sack mit den bereitliegenden Tüchern straff an die zu behandelnde Körperstelle angewickelt. Der Abschluß muß nach allen Seiten dicht sein, damit keine Dunstwärme entweichen kann. So bleibt der Heusack etwa $^3/_4$–$1^1/_2$ Stunden liegen. Nach Abnahme des Heusacks bleibt der Patient noch mindestens $^1/_2$ Stunde liegen, um die Wirkung abklingen zu lassen; darnach folgt eine kalte Nachanwendung, meist in Form einer Ganzwaschung.

Man kann den Heusack auch wie folgt herstellen: Statt durch Eintauchen in heißes Wasser wird er durch Dampf erhitzt. Man bringt ihn dann in einen Kartoffeldämpfer oder anderen gut schließbaren Topf, der zu einem Viertel mit Wasser gefüllt ist, über das man etwa in halber Höhe einige kleine Holzleisten einpreßt und den Sack darauflegt. Es ist jedoch zweckmäßig, den Sack schon vorher mit wenig heißem Wasser anzufeuchten.

In allen Fällen ist beim Anlegen für eine gute Faltenlegung der Wickeltücher zu sorgen und daß am oberen und unteren Rande des Heusacks kein lufthaltiger Raum entsteht. Das gilt besonders für Packungen an den Gliedmaßen, zum Beispiel an Knie, Füße, Arme oder Schultern. Bei Stirnauflagen muß man die Augen etwa durch einen aufzulegenden großen Wattebausch schützen. Hierbei verfährt man mit dem Zwischentuch wie beim Kopfwickel. Die Umwickelung geschieht am besten mit einer Wollflanellbinde.

Der Heusack wirkt vor allem schmerzstillend, außerdem kommen ihm, gegenüber den anderen heißen Auflagen, noch besondere Einwirkungen des Spezifikums der Heublumen zu.

Die Wirkung der Heublumenpackung wie der oben erwähnten Packungen ist vorwiegend örtlich, aber auch allgemein, besonders wenn die Größe der Packung so gewählt wird, daß sie den kranken Körperteil überragt. Das Hauptanwendungsgebiet sind Störungen der Verdauungsorgane. Schmerzhafte Krampfzustände wie auch Erschlaffungen, Eingeweidesenkung, Funktionsschwäche der Drüsen werden günstig beeinflußt (Leberfunktionsstörungen, Leberschwellung, Bauchwassersucht). Bei chronischen Entzündungsvorgängen zeigt sich ihre auflösende und heilungfördernde Kraft, so bei katarrhalischen Veränderungen im Magen- und Darmgebiet und bei chronischen Katarrhen der oberen Luftwege (Bronchitis, Keuchhusten usw.) Akute Entzündungen des Rippenfells, auch Blinddarmreizungen können bei einer zum richtigen Zeitpunkt angelegten Heublumenpackung rasch zurückgebracht werden. Unterleibsentzündungen, Entzündungen des Beckenbindegewebes werden nach Rückgang der Temperatur im Sinne rascher Aufsaugung entzündlicher Ausschwitzung beeinflußt. Bei Muskelrheumatismus (Hexenschuß), auch bei chronisch rheumatischen Gelenksveränderungen, Ischias, gichtisch-rheumatischen Gewebsveränderungen und Ablagerungen sind Heusäcke immer angezeigt. Bei Nieren- und Gallensteinkrankheiten werden die kolikartigen Erscheinungen so günstig beeinflußt, daß man diese Anwendungen als das Morphium der Naturheilkunde bezeichnet hat.

25. Die Lehmpackung und das Lehmpflaster

Diese Anwendungen werden meist kalt angelegt und sind nicht zu verwechseln mit dem Lehmwasserwickel. Als Lehm nimmt man entweder keimfreien, in Apotheke oder Drogerie käuflichen Lehm, oder man holt sich Lehm aus einer Grube und macht ihn selbst keimfrei durch etwa einstündiges Erhitzen auf der heißen Herdplatte. Alsdann wird er pulverisiert. Zum Herrichten des Lehmbreies nimmt man entweder Essigwasser oder einen Kräuterabsud oder verdünnte Arnikatinktur, je nach der Wirkung, welche erwünscht ist. Hat man so einen dicken, salbenartigen Lehmbrei hergestellt, so streicht man ihn auf einen Leinenlappen, der der Größe der zu behandelnden Körperstelle entspricht, oder streicht den Lehm unmittelbar auf die Körperstelle. Der kalte Brei soll etwa fingerdick aufliegen. Bei offenen Wunden darf nur keimfreier Lehm verwendet werden. So können einzelne Hautpartien als auch ganze Gliedmaßen, ja selbst der ganze Körper in Lehm eingepackt werden.

Bei letzterem ist es gebräuchlich, die Einschmierung des Körpers zuerst vorzunehmen, dann erst die Wickelung umzulegen und für Erwärmung eventuell mit Heusäcken zu sorgen. Das Lehmpflaster ist eine Lehmauflage kleineren Umfangs. Für gewöhnlich bleibt die Lehmpackung bis zum Trockenwerden des Lehmes liegen, wonach mit warmem Wasser die Haut vom anhaftenden Lehm befreit wird. Meist bröckelt der trocken gewordene Lehm gut ab. Da Lehmpackungen stark entfettend wirken, wird die Haut nach häufigerem Anlegen zweckmäßig eingefettet (Olivenöl oder Fettcreme).
Lehmpackungen bleiben verhältnismäßig lange kühl und wirken stark wärmeentziehend. Das ist von Vorteil bei der Behandlung von Entzündungen. Ihre Saugwirkung beim Trocknen leitet aus. Krankheitserreger und Ausscheidungsstoffe werden gebunden. Da fast alle erdigen Substanzen radioaktive Einwirkungen haben, kann dies auch für die Lehmpackungen angenommen werden. Es ergibt sich, daß Lehmpackungen vielfach dort verwendet werden, wo einfache Wasserwickel angezeigt sind. Wunden und frische Verbrennungen und Entzündungen, insbesondere solche mit hohem Fieber, können mit sterilem Lehm günstig beeinflußt werden. Die gute Wirkung von Lehmpackungen bei einer mit hohem Fieber einhergehenden Infektion mit Entzündungen der Lymphgefäße und Schwellen der Lymphdrüsen konnte in Verbindung mit anfänglichen schweißtreibenden Maßnahmen (Waschungen) der Bearbeiter an sich selbst erproben. Es wird aber immer Sache des Arztes sein, zu entscheiden, ob im Fall von örtlichen Entzündungen ableitende kalte Lehmpackungen oder auch heiße Anwendungen (heiße Heublumenwickel, Heusack) in Frage kommen. Auch bei Venenentzündungen werden Lehmpackungen als angenehm empfunden; ebenso zeigen Insektenstiche bei Auflagen mit Lehm raschen Rückgang von Entzündung und Schwellung, wobei die Auflagen stündlich erneuert werden können. Die Stoffwechselwirkung von Lehmpackungen, die größere Teile des Körpers umfassen, ist bei Stoffwechselstörungen und ausgebreiteten Stauungszuständen im Gewebe und in der Muskulatur gemäß den allgemeinen Eigenschaften des Lehms auffällig.

26. Die Topfen- oder Quarkauflage

Ihre Wirkung ähnelt der der Lehmpackung. Man rührt den Topfen (Quark oder Klatschkäse) mit Topfenwasser oder Milch und einigen

Tropfen Essig zu einer dicken Salbe an und streicht sie etwa fingerdick auf ein Leinentuch. Am besten wird der Topfen unmittelbar auf die Haut gebracht und im übrigen wie die Lehmpackung mit Zwischentuch und Wolldecke zugepackt. Topfenauflagen wirken wärmeentziehend, und zweifellos ist bei der Heilwirkung der Gehalt an Butter- und Milchsäure mitbeteiligt. Die Topfenauflage wird bei allen mit hohem Fieber einhergehenden Erkrankungen, so bei Entzündungen des Rippenfells, der Lunge, Entzündungen der Gelenke, der Venen und bei entzündeten Augen (Bindehautentzündung) verwendet. Es gibt viele, die hauptsächlich bei Lungenentzündung ihr Leben dieser so einfachen Auflage verdanken. Gewöhnlich bleiben die Packungen bis zum Krümelig- und Trockenwerden des Käses liegen. Sie können auch mehrmals erneuert werden.

D. Bäder

Allgemeines

Wir unterscheiden kalte, warme, heiße, temperaturansteigende und Wechselbäder, bei denen entweder der ganze Körper oder Teile desselben in eine Flüssigkeit eingetaucht werden.
Die Wirkung ist demnach durch die Temperatur bedingt, außerdem kommt dem gleichmäßigen Druck der Wassermenge, besonders bei den größeren Anwendungen, eine nicht geringe Bedeutung zur Erzielung bestimmter Wirkungen auf den Kreislauf zu. Bäder mit hautreizenden Zusätzen steigern die Wirkung. (Siehe unter Wirkung der Wasseranwendungen – Einleitung!)
In der modernen Kneipptherapie sind von den Teilanwendungen Armbad, Fußbad, Sitzbad, Halbbad am gebräuchlichsten. Gegenüber komplizierten medizinischen Bädern ist der Einfachheitswert bei Kneippschen Bäderanwendungen besonders zu betonen, außerdem die systematische, kurgemäße Verabfolgung.

Kalte Bäder

Temperatur bis 15 Grad Celsius

Die Wirkung erstreckt sich auf Zirkulation, Stoffwechsel und Nervensystem nach ziemlich übereinstimmenden Beobachtungen. Der Kältereiz fordert eine aktiv gesteigerte Durchblutung zunächst des Gefäßsystems der Haut heraus, die sich nach der Tiefe fortsetzt.

Zuerst kommt es zu einer Spannung im Gefäßsystem und damit im Zusammenhang zu einer vorübergehenden Erhöhung des Blutdrucks, besonders bei größeren Anwendungen. Eine wellenförmige rhythmische Verengung und Erweiterung der feinen Hautgefäße folgen sich mehrmals. Die Arbeit des Herzens wird zunächst erhöht, weshalb kalte Vollbäder bei bestimmten Herzfehlern (Mitralstenose) nicht angezeigt sind. »In der Mehrzahl der Herzfehler jedoch darf dies als ein außerordentlich zweckmäßiges Übungsmittel für die Herzmuskulatur angesehen werden.« (Flamm) Bei den kalten Teilanwendungen (Armbad, Fußbad) steht die ableitende Wirkung im Vordergrund.

Die erregende Wirkung auf den Stoffwechsel macht man sich bei gestörtem und verlangsamtem Stoffwechsel (Fettsucht, Zuckerkrankheit, gichtisch-rheumatischen Zuständen) zunutze. In Verbindung mit vorhergehenden auflösenden und ausleitenden Warmanwendungen erhöht sich die Wirkung ganz beträchtlich. Kalte Bäder an den unteren Teilen des Körpers leiten Blut von Kopf und Brust nach abwärts; ebenso beobachtet man dies bei Leberblutstauung.

Bei nervösen Menschen wirken die kleinen Teilbäder beruhigend und schlaffördernd. Bei Gesunden bezwecken sie Auffrischung (Entziehung der Mattigkeit) und Kräftigung.

Als allgemeine Grundsätze für die Anwendung gelten die Voraussetzungen und Bedingungen wie für jede kalte Anwendung. Der zu Behandelnde muß also vor der Anwendung warm sein. Auch muß der Raum, in dem die Behandlung vorgenommen wird, unbedingt warm sein. Ein Umherstehen im entkleideten Zustand vor oder nach der Anwendung muß vermieden werden. Es werden demnach bei Selbstanwendung alle Vorbereitungen im noch bekleideten Zustande getroffen. Die Dauer der Anwendung richtet sich nach dem Eintritt der Reaktion bzw. nach dem subjektiven Wärmegefühl, etwa 6–20 Sekunden. Das anfängliche Kältegefühl, das je nach der Größe des Bades mehr oder weniger ausgesprochen ist, weicht in der Reaktion einem Wärmegefühl; es kann aber auch eine vorübergehende erhebliche Schmerzempfindung die kalte Anwendung begleiten. Im letzteren Falle ist das Auftreten der örtlichen Reaktion das Zeichen zur Beendigung des Bades, und das Wärmegefühl tritt nach dem Bade auf. Nach dem Bade wird nicht abgetrocknet, sondern man zieht nach Abstreichen des Wassers mit der flachen Hand unverzüglich seine Kleider wieder an. Zweckmäßig ist die Anwendung vom warmen Bett aus, entweder in der Frühe oder abends und nachts. Überempfindlichen sind kalte Bäder am Abend weniger bekömmlich. Auch soll unmittelbar vor (das heißt 1–2 Stunden) einer Mahlzeit und nach derselben (bis 2 Stunden) keine kalte Badeanwendung gemacht werden.

Warme Bäder

Temperatur 32–37 Grad Celsius

Warme Bäder sollen einerseits durch Zufuhr von Wärme die Körperwärme erhöhen, anderseits zur Auflösung und Ausleitung von Stoffen beitragen. »Warme Bäder allein, das ist ohne darauffolgende kalte Bäder oder kalte Waschungen, verordne ich niemals. Die erhöhte Wärme, zumal wenn sie längere Zeit andauert und einwirkt, stärkt nicht; sie schwächt und macht den Organismus schlaff; sie härtet nicht ab, sie macht die Haut noch empfindsamer für Kälte; sie schützt nicht, sie bringt Gefahr. Das Warmwasser öffnet die Poren, es dringt kalte Luft ein; die Folgen zeigen sich schon in den nächsten Stunden. Sämtlichen Übelständen helfen die auf warme Bäder folgenden Kaltbäder, Begießungen oder Kaltwaschungen (ich kenne keine warme Wasseranwendung ohne die darauffolgende kalte) gründlich ab; das frische Wasser stärkt, die erhöhte Wärme herunterdrückend; es erfrischt, die überflüssige Hitze gleichsam wegwischend; es schützt, die Poren schließend und die Haut fester machend.«

Die kalte Nachanwendung nach einem warmen Bad muß aber unbedingt kurz sein. Grundsätzlich unterscheiden sich warme Bäder in der Wirkung von kalten, indem bei den warmen Bädern eine lähmungsartige Erweiterung der Gefäße (passive Erweiterung) im Vordergrund steht, während kalte Anwendungen eine aktive Erweiterung und Durchblutung der Körperaußenteile hervorrufen. Daraus ergibt sich zunächst die Verwendung warmer Bäder in den Fällen, in denen eine Aufladung des Körpers mit Wärme mangels vorhandener Eigenwärme zweckmäßig ist; jedoch wird diese Maßnahme nur als eine vorübergehende zu betrachten sein. (Siehe oben.)

Die Heilwirkung des warmen Bades steht im Zusammenhang mit der gesteigerten Durchblutung von Haut, Geweben und Muskulatur, die es dem Organismus erleichtert, Krankheitskeime zu vernichten. Die Krankheitsstoffe werden beschleunigt durch Lymph- und Blutbahnen zu den Ausscheidungsorganen abtransportiert. Die Drüsenfunktion der Haut wird im allgemeinen stark angeregt. Warme Vollbäder wirken auf einen örtlichen Krankheitsprozeß allgemein verteilend, während warme Teilbäder mehr von einer örtlichen Blutzuleitung gefolgt sind. Bei Entzündungsprozessen der Haut, die schlechte Heiltendenz zeigen, auch bei Hautkrankheiten wirken Warmbäder ausscheidend auf dem Wege dieser verstärkten Durchblutung. Die Entspannung im Gefäßsystem setzt sich auf eine Entspannung und Lockerung der Muskeln fort. Infolgedessen sind sie angezeigt bei Muskelspannungen infolge von Entzündungen, Lähmungen und Gelenkversteifungen. Die Bewegungsübungen bei solchen Zuständen gehen im warmen Bad erleichtert vor sich; auch wird die Schmerzempfindung erheblich gemildert. Aber nicht nur für die begleitenden Muskelveränderungen, sondern auch zur Lockerung der Gelenkversteifungen, zum Beispiel bei chronisch-rheumatischen Zuständen, sind warme Bäder anfangs wertvoll. Nur ist darauf zu achten, daß sie in den fieberfreien Zeiten genommen werden.

Auf das Nervensystem wirken warme Bäder von einer Temperatur von 32–36 Grad Celsius beruhigend, und manchen Patienten dienen sie, vor allem in der Form von Teilbädern, als Schlafmittel. Die Wirkung verlängerter warmer Bäder bei Geisteskranken wird in den entsprechenden Heilanstalten schon seit längerer Zeit geschätzt.

Für gewöhnlich beschränkt sich die Dauer der warmen Bäder auf etwa 15–20 Minuten; in vereinzelten Fällen dauern sie länger.

[Zum Beispiel verordnete Kneipp bei chronischem Gelenkrheumatismus auch schon mal Bäder von 1 Stunde Dauer, wenn er den Eindruck gewann, daß dies von Vorteil sei. Solche verlängerte Bäder kehren übrigens heute in der sogenannten Schlenzkur wieder, wie sie auch vorher schon von Schweninger im breiteren Maße verwandt wurden. Es erzeigt sich jedoch notwendig, hierbei die Temperatur des Bades zu kontrollieren bzw. die Bäder mehr als sogenannte temperaturansteigende zu gestalten oder auf den Temperaturabfall einen neuen Temperaturanstieg durch Zufließenlassen heißeren Wassers folgen zu lassen. Die mächtig stoffwechselanregende und schweißtreibende Wirkung solcher Bäder steht außer Zweifel; jedoch handelt es sich immer um Einzelfälle, in denen sie mit Vorteil verwandt werden, wenn auch nach mehreren Bädern die anfängliche Herzbelastung einer auffälligen Gewöhnung weicht. Die Wirkung dieser Bäder, die gewöhnlich noch mit nachfolgender Bettschwitzpackung ergänzt werden und so ein drei- bis vierstündiges Schwitzen hervorrufen, erzeigte sich dem Bearbeiter zum Beispiel auch bei der Behandlung von schwer Nierenausscheidungsgestörten (Schrumpfnieren). Es ist selbstverständlich, daß solche Bäder aber nur nach Anordnung und unter Aufsicht des Arztes genommen werden können.]

Eine weitere Ausnahme von der gewöhnlichen Dauer warmer Bäder stellen die Wechselbäder dar, bei denen mehrmals gewechselt wird. (Siehe weiter unter Wechselbäder!)
Soll mit dem warmen Bad eine schweißtreibende Wirkung hauptsächlich erzielt werden, so folgt dem Bad eine Trockenpackung bis zum Eintritt des Schweißausbruches und dann erst die kalte Abschlußanwendung. In allen übrigen Fällen folgt die kalte Nachanwendung unmittelbar auf das Bad, wie oben angegeben und begründet wurde. (Siehe auch unter Begießungen, Über die einfache Abgießung nach Warmanwendungen!)
Nach allen warmen größeren Bädern muß eine etwa 1- bis 1½-stündige Bettruhe eingehalten werden. In der Kur werden warme Vollbäder meist in der Morgenfrühe genommen, während eine kleinere Teilanwendung, Armguß oder Armbad (kalt), am Nachmittag sich an den Badetagen als physiologisch zweckmäßig erweist. Am Abend wirken bei vielen Patienten warme Vollbäder schlafhindernd, statt -fördernd.

Heiße Bäder

Temperatur 38–45 Grad Celsius

Je höher die Temperatur eines Bades ist, um so mehr wird die Herzarbeit vermehrt. Die Zusammenziehungen des Herzens müssen sich bedeutend beschleunigen, um der Haut die zur Wärmeabgabe benötigten Blutmengen zu liefern. Deshalb werden heiße Anwendungen von Herzschwachen weniger vertragen, besonders Vollbäder. Sinngemäß steigern sich die Stoffwechsel- und Verbrennungsvorgänge im Körper bei Bädern mit höherer Temperatur mehr als solche der Körpereigenwärme angepaßten. Hinsichtlich der übrigen Wirkungen gilt das, was unter den Heilwirkungen der warmen Bäder angegeben ist, mit dem Unterschiede, daß bei erfüllter Voraussetzung einer guten individuellen Verträglichkeit und bei längerer Dauer der Anwendung aller Vorgänge mächtiger gesteigert werden können. Da diese Bedingungen nur bei wenigen voll zutreffen, werden heiße Bäder in der Kneippkur selten verordnet. Zu empfehlen ist bei Vollbädern, die Temperatur des Bades zu erhöhen, wenn der Patient in die Wanne schon eingestiegen ist. Eine kalte Kopfkompresse wird zweckmäßig sein.
Die Dauer des Bades beträgt gewöhnlich 10–20 Minuten. Folgt dem heißen Bade eine Trockenpackung, so kann die schweißtrei-

bende Wirkung erhebliche Grade annehmen. Bei den Heilanzeigen sind besonders die verschiedenen Arten der rheumatischen Erkrankungen, ferner manche Infektionskrankheiten, wie die katarrhalische Lungenentzündung, namentlich der Kinder, Gehirn- und Rükkenmarkshautentzündung, Nierenentzündung und Harnvergiftung (Urämie), zu nennen.

Als Kräftigungs- und Anregungsmittel benutzen übrigens die Japaner die kurzen heißen Bäder, die in der Weise genommen werden, daß nach einer kurzen heißen Übergießung am Kopf mit 40 Grad Celsius heißem Wasser in einer besonderen Wanne in die eigentliche Badewanne mit Wasser von einer Temperatur von 42–43 Grad Celsius eingestiegen und 2 Minuten gebadet wird. Darauf begibt man sich in die erste Wanne zurück und läßt sich dort wieder mehrmals mit heißem Wasser übergießen, um danach ein zweites Mal in der zweiten Badewanne für 2–3 Minuten zu baden. Danach erfolgt Ankleiden ohne Ausruhen. Herzschwachen und Gefäßnervenempfindlichen (vasomotorische Neurosen) bekommen diese Bäder jedoch nicht, während Patienten mit gesunden Zirkulationsorganen sie gut vertragen und ähnlich wie bei kalten Bädern das Gefühl der Kräftigung und Anregung erhalten. In unserer Praxis werden wir daher schon der Einfachheit wegen den kalten Bädern für diese Fälle den Vorzug geben.

Physiologisch wichtig erscheint nur die Tatsache der gleichartigen Wirkung kurzer heißer und kurzer kalter Bäder.

Bei warmen und heißen Bädern sowie auch bei den im folgenden beschriebenen Anwendungen ist stets auf die individuelle Verträglichkeit (Herz- und Kreislauffunktionen, allgemeinen Kräfte- und Wehrzustand) zu achten, da ein individuell verschiedenes und unter Umständen von allen Regeln abweichendes Verhalten häufiger beobachtet wird. Das gilt natürlich auch von den kalten Anwendungen. Die genaueste Erkennung eines Krankheitszustandes kann diesen Faktor nicht immer ausschließen; auch die genaueste Inbedachtnahme aller physiologischen Erkenntnisse über die im Einzelfalle zu erwartenden und erhofften Wirkungen kann durch diesen individuellen Faktor überholt werden, so daß die unmittelbare Erfahrung wichtig bleibt, ebenso wie neben den genauesten wissenschaftlich-physiologischen Erkenntnissen die Intuition des Arztes ihren Wert beibehält. Die Lehre der Homöopathie, nämlich daß im Grunde keine Krankheit in der Ausprägung bei den verschiedenen Patienten trotz aller übereinstimmenden Merkmale die gleiche ist – das »Gleiche« ist nur immer das Ähnliche! –, erinnert uns daran. Und daraus erklären sich wohl alle jene Fälle erfolgreicher Behandlung mit nach den physiologischen Erkenntnissen scheinbar entgegengesetzt arbeitenden Mitteln.

Temperaturansteigende Bäder

Darunter versteht man Bäder, bei denen die Temperatur des Wassers während der Anwendung allmählich gesteigert wird, jedoch nicht die Wassermenge im benützten Gefäß. [Kneipp selbst hat von ihnen keinen systematischen Gebrauch gemacht, sondern nur selten, wie aus der Andeutung der jeweiligen Anwendung verlängerter Bäder, die ja praktisch nur mit Zufließenlassen heißeren Wassers verabfolgt werden können, hervorgeht. Ferner deutet der verstorbene Sanitätsrat Dr. Baumgarten in seinem Buche »Hydrotherapie« das ansteigende Bad an: »Es kann sich empfehlen, bei zu diesem Zweck (Asthma) genommenen Fußbädern durch Zugießen von heißerem Wasser die Temperatur der Badeflüssigkeit auf 40 Grad Celsius, sogar mehr Grad, zu erhöhen und auf dieser Höhe eine gewisse Zeit zu halten.« (Seite 448) Die gegenüber der Zeit Kneipps heute fortgeschrittene wissenschaftliche Erkenntnis der Bäderwirkungen muß, soweit sie gesicherte Ergebnisse und bewährte Praktiken herausarbeitete, daher auch hier beachtet werden. Wenn Kneipp heute noch lebte, so würde er, der mit Unvoreingenommenheit alles prüfte und ausprobierte und dessen Wasserbehandlungsverfahren das Kennzeichen einer möglichst genauen individuellen Anpassung an der Stirn trägt (siehe Einleitung) und der also keine Scheuklappen anlegte, selbst so verfahren. Jedoch dürften gerade für die ansteigenden Bäder die oben im Schlußabschnitt über die heißen Bäder gemachten einschränkenden Bemerkungen gelten.]
Die Wirkung ansteigender Bäder ist verschieden von der Wirkung kalter und heißer Bäder. Ohne vorhergehende Gefäßzusammenziehung kommt es zu einer sich allmählich steigernden Erweiterung der Hautgefäße zunächst an dem gebadeten Körperteil, dann aber auch an der gesamten Körperoberfläche. Der Blutumlauf wird gesteigert, so daß es bei den ansteigenden Teilbädern zumal nicht zu einer Stauung bei der erreichten Gefäßerweiterung kommt. Sind alle Voraussetzungen zur richtigen Anwendung gegeben, so erfährt der gesamte Kreislauf eine wesentliche Entspannung; das Saugvermögen des Herzens wird durch die vertiefte Atmung gesteigert. Das Herz wird entlastet, und so wird bei Stauungszuständen des Herzens, die das Herz im Röntgenbild vergrößert erscheinen lassen,

der Herzumfang bzw. -inhalt verkleinert. Eine auffällige Blutdrucksenkung ist zu bemerken.
Ansteigende Teilbäder verbessern also die Zirkulation und beseitigen Stauungen.
Ansteigende Bäder, besonders größere, stellen stets starke Eingriffe dar, da die Erhöhung der Körpertemperatur, die diesen Bädern auch die Bezeichnung künstliche Fieberbäder eingetragen hat, nicht von allen Patienten vertragen wird. Die Erhöhung der Körpertemperatur kann aber sonst bei Krankheitszuständen, die wenig Heiltendenz zeigen und bei denen eine krisenhafte Temperaturentwicklung erwünscht erscheint, von Vorteil sein. Die entspannende Wirkung auf tiefer liegende Organe läßt solche Bäder bei der Krampfbekämpfung und Steinabschwemmung, zum Beispiel bei Nierensteinen, in Verbindung mit anderen Maßnahmen (Einläufen, wassertreibenden Tees, Wickeln, Heublumenpackungen) angezeigt erscheinen.
Die Technik ist wie folgt: Man beginnt nach Einsteigen ins etwa 34–35 Grad Celsius warme Wasser mit dem Beifließenlassen heißeren Wassers und steigert die Temperatur langsam und stetig auf etwa 42–45 Grad Celsius. Der Anstieg der Temperatur muß Grad für Grad gesetzmäßig erfolgen und darf keinesfalls rascher vor sich gehen. Die Mindestdauer beträgt etwa 25 Minuten, und auf diese Zeit muß der Anstieg verteilt sein. Eine längere Dauer bis zu 45 Minuten kann in Frage kommen. Auf der Endtemperatur wird einige Zeit (etwa fünf Minuten) verweilt. Das Zufließen des heißeren Wassers darf keine übermäßigen Hitzegefühle oder Beklemmung auf der Brust bewirken. In diesem Falle wären die Bäder vorher abzubrechen und der Patient in Ruhelage zu bringen, evtl. kalte Kompressen auf Stirn und Herz zu legen. Bei gutem Allgemeinbefinden tritt am Schluß der Anwendung leichte Schweißbildung auf. Auch beim Teilbade soll der Patient so eingedeckt sein, daß keine Auskühlung der nicht gebadeten Teile eintritt. Nach dem Bade erfolgt meist hinterher keine Kaltanwendung, sondern man läßt sich gut einpacken und bleibt so noch mindestens eine Stunde liegen. Wir geben die ansteigenden Teilbäder heute bei manchen Herzkranken viel kürzer, 34 Grad bis 40 Grad zehn bis fünfzehn Minuten.

Wechselbäder

Sie sind Übungsmittel für Herz und Kreislauf. Das Bestimmende der Wirkung ist der rasche und mehrmalige Wechsel mit Bädern

erheblich verschiedener Temperatur. Infolgedessen ist die Reizwirkung eine besonders geartete. Wechselvollbäder werden wegen ihrer hohen Anforderungen an Kreislauf, Atmung und Nervensystem nur von kräftigen Menschen vertragen; daher sind Wechselfuß-, Wechselsitz- und allenfalls noch Wechselarmbäder fast ausschließlich allein gebräuchlich.
Die Temperatur des warmen Bades beträgt 35–40 Grad Celsius, die des kalten bis 15 Grad Celsius. Man geht auf die Dauer von fünf bis zehn Minuten ins warme Bad und für die Dauer von fünf bis zehn Sekunden ins kalte. Der Wechsel erfolgt zwei- bis dreimal unmittelbar nacheinander, der Beginn jedoch stets mit dem warmen und der Abschluß immer mit dem kalten. Das warme Wasser muß aber während der ganzen Übung auf der gleichen Temperaturhöhe gehalten werden.
Im allgemeinen trocknet man sich auch nach den Wechselbädern nicht ab, sondern sorgt für reaktive Erwärmung durch Bettruhe oder Bewegung.

Die Badezusätze mit Angabe der Menge

Die Badezusätze vermitteln auf dem Wege der intensiveren Hautreizung eine verstärkte Reaktion von längerer Dauer. Bäder, die bei niederer Temperatur wegen des fehlenden Temperaturreizes kaum eine Hautreaktion erzielen, also indifferent sind, werden, so man ihnen Zusätze beifügt, wirksam.
In der Kur werden fast alle Bäder als Zusatzbäder genommen. Die am häufigsten verwendeten Zusätze sind: Heublumen, Fichtennadeln, Haferstroh, Zinnkraut, Kamille, Kalmuswurzeln, Eichenrinde, Walnußblätter, Feldkümmel und andere Kräuter bzw. deren Extrakte; ferner auch Kleie, Salz, Senfmehl usw.

Heublumen

Als Heublumen bezeichnet man die Abfälle und Ablagerungen des Heues, insbesondere Blüten, Samen, Blätter verschiedener Gräser- und Blumenarten.
Die Heublumen enthalten zahlreiche ätherische Öle; an deren Anwesenheit ist die spezifische Reizwirkung zweifellos gebunden. Sie wirken hautreizend. (Gelegentlich kann man sich in unfreiwilligem Versuch von der Wirkung überzeugen, wenn nämlich bei schon bestehender Hautüberempfindlichkeit, zum Beispiel beim Ekzemkranken, eine verstärkte Entzündung auftritt, die bei zusatzlosen

Bädern nicht erfolgt. Dasselbe beobachten wir auch bei Fichtennadelzusatz.)
Ihre Wirkung auf den Stoffwechsel macht sie bei der Behandlung von Grieß- und Steinleiden, gichtisch-rheumatischen Zuständen, Gelenkversteifungen wertvoll. Bei Ergüssen (Gelenke und Körperhöhlen), Sehnenscheidenentzündung, Furunkelbildung kommt ihre aufsaugende Wirkung zur Geltung. Auffällig ist auch ihr entkrampfender Einfluß bei Koliken (Gallenblase, Magen, Darm, Niere).
Die für ein Vollbad benötigte Menge ist etwa dreiviertel bis ein Kilo, für ein Halbbad die Hälfte, für ein Sitzbad einviertel Kilo, für ein Armbad und ein Fußbad je drei bis vier Hände voll.
Man setzt Heublumen mit kaltem Wasser an, bringt das Wasser zum Kochen und läßt etwa eine halbe Stunde sieden. Um die Arbeit des Durchseihens zu sparen, bringt man am besten die Heublumen vorher in einen porösen Leinensack. Den Absud setzt man dem Badewasser zu. Nach neuen wissenschaftlichen Forschungen gehen die ätherischen Öle beim Abkochen verloren, so daß man heute besser Badeextrakte zuverlässiger Firmen als Zusatz verwendet. (D. H.)

Haferstroh

Gehäckseltes Haferstroh in der Menge von ein bis eineinviertel Kilo, für Teilbäder entsprechend weniger, wird kalt angesetzt und eine halbe Stunde länger gekocht. Besser noch sind käufliche Extrakte zuverlässiger Firmen. Kieselsäure, ätherische Öle sind in solchen Extrakten vorhanden.
Die Verwendung erfolgt bei den gleichen Zuständen, wie bei den Heublumen angegeben, meist jedoch bei schwächlichen und nervösen Personen. Nieren-, Blasen- und Steinleiden gehören zum bevorzugten Anwendungsgebiet des Haferstrohabsudes.

Fichtennadelextrakt

Man benutzt zur Herstellung des Extraktes Fichtennadeln, Fichtenreisig sowie die harzreichen Zapfen. Fichtennadeln enthalten ätherische Öle und das im Harz enthaltene Terpentin. Bei der Zubereitung werden die genannten Materialien kleingehackt und etwa eine halbe Stunde lang gekocht. Dann läßt man sie noch zwölf Stunden ziehen. Etwa eineinhalb Kilo reichen für ein Vollbad, für ein Halbbad die Hälfte davon und bei den anderen Teilbädern entsprechend weniger (vergleiche Heublumen!). Außer diesem Absud kommen aber auch die im Handel käuflichen reinen Extrakte und Latschenkieferöle zur Anwendung, während Tabletten, Pulver oder Salz nicht verwendet werden. Die Farbe eines Fichtennadelbades geht ins Bräunliche; die grünliche Farbe von Tabletten usw. entspricht künstlichen Zusätzen. Von dem fertigen Extrakt nimmt man etwa eine halbe bis eine Tasse der sirupartigen Masse zu einem Vollbad. In fertigen Extrakten sind die ätherischen Öle eher enthalten als in Abkochungen. Die Wirkung ist vorwiegend eine hautreizende, auf deren Bedeutung in der Einführung hingewiesen wurde. Stärkere Abkochungen wirken auf den Stoffwechsel, während sonst Fichtennadelbäder im allgemeinen eine beruhigende Wirkung auf das Nervensystem ausüben.

Zinnkraut

Das Zinnkraut wird kalt angesetzt und eine halbe Stunde gekocht und dem Badewasser zugesetzt. Menge: dreiviertel Kilo für ein Vollbad, dreiachtel Kilo für ein Halbbad, einviertel Kilo für ein Sitzbad, einviertel Kilo für ein Fußbad. Fertige Extrakte sind indessen zu bevorzugen. Zinnkrautbäder kommen meistens als Teilbäder zur Anwendung. Sie wirken durch ihren starken Gehalt an Kieselsäure. Ihre Verwendung ist üblich bei krampfartigen Zuständen von Niere und Blase und bei Blasenschwäche und Blasenkatarrh. Auch auf schlecht heilende Wunden wirken Zinnkrautbäder günstig ein. Hier wird es vielfach in Form von Zinnkrautläppchen verwendet.

Eichenrinde

Es wird Eichenrinde getrocknet und zerkleinert, in kaltem Wasser für einige Stunden angesetzt und hierauf eine halbe Stunde lang gekocht. Der Absud wird dem Badewasser beigesetzt. Menge: Vergleiche Heublumen! Die Eichenrindenbäder wirken durch ihren Gehalt an Gerbsäure vor allen Dingen entzündungswidrig und auf Wunden schorfbildend. Sie dienen zur Behandlung von Hautschrunden, Froststellen und Krampfadern, ferner bei skrofulösen Kindern. Fertigextrakte guter Firmen sind zu bevorzugen.

Kalmuswurzeln

Wurzeln und Kraut werden kalt angesetzt und eine halbe Stunde lang gekocht. Menge: Für ein Vollbad einviertel Kilo oder von der Tinktur oder dem Extrakt zwei bis drei Eßlöffel, für die Teilbäder entsprechend weniger. Die Kalmusblätter dienen zur Behandlung der Skrofulose. Auch von Kalmus gibt es gute Fertigpräparate.

Kamille

Kamillenblüten werden kalt angesetzt, in einem geschlossenen Gefäß zehn Minuten gekocht. Menge: Für ein Vollbad ein halbes Kilo, für ein Halbbad einviertel Kilo, 150 Gramm für ein Sitzbad, 100 Gramm für ein Fußbad. Kamillenbäder wirken vor allen Dingen durch ihren Gehalt an ätherischen Ölen. Auf Entzündungen wirken sie heilungsfördernd. Daher werden sie bei der Behandlung von katarrhalischen Zuständen geschätzt sowie zur Spülung von Wunden. Auch bei juckenden und entzündlichen Ekzemen haben sie eine begünstigende Wirkung.

Walnußblätter

Man verwendet die Blätter in frischem oder getrocknetem Zustande, setzt sie kalt an und kocht sie etwa dreiviertel Stunden in einem geschlossenen Gefäß. Für ein Vollbad verwendet man etwa ein Kilo, entsprechend weniger bei den anderen Bädern (vergleiche Heublumen!). Diese Bäder gelangen hauptsächlich in der Kinderpraxis (Skrofulose, Lymphatismus) zur Anwendung.

Kleie

Man verwendet Weizenkleie in der Menge von etwa eineinhalb Kilo für ein Vollbad, für die Teilbäder entsprechend weniger, und kocht jedoch nur kurz. Kleiebäder wirken auf Entzündungen dämpfend ein, indem sie den Hautreiz vermindern. Es bildet sich eine Schutzschicht über der Hautoberfläche, die entzündungshemmende Eigenschaft hat. Infolgedessen kommen sie für stark entzündliche Hauterkrankungen und übermäßige Hautempfindlichkeit in Frage (Ekzem, Akne).

Salz

Ohne weitere Vorbereitung setzt man Salz ungefähr in einer Menge von zwei Kilo für ein Vollbad zu; für Teilbäder entsprechend weniger, Fußbad 100 bis 150 Gramm. Salzbäder wirken hautreizend und steigern die Ausscheidung von Wasser, Harnstoffen und Kohlensäure durch die Haut. Die Haut wird stärker durchblutet. Daraus ergibt sich ihre Anwendung auf tiefergreifende Stoffwechselstörungen, zum Beispiel rheumatische Krankheitszustände, und bei skrofulösen Kindern. Salzbäder dienen auch zur Steigerung der Abhärtung.

Senfmehl

Meist kommen nur Teilbäder zur Anwendung, wobei man für ein Fußbad oder Armbad zwei bis drei Handvoll nimmt. Diese werden mit heißem Wasser von etwa 50 Grad Celsius übergossen, zu einem Brei verrührt und dem Badewasser zugesetzt. Das ätherische Öl, das hierbei frei wird, hat gegenüber den anderen Zusätzen die stärkste hautreizende Wirkung. Daher darf ihre Anwendung nur fünf bis zehn Minuten bis zum Auftreten eines stechenden Gefühls oder Brennens erfolgen. Die betroffenen Körperstellen werden durch Übergießen mit warmem Wasser von den anhaftenden Senfmehlresten gereinigt. Keinesfalls darf der Senfmehlzusatz gekocht werden, sonst ginge seine Wirkung verloren; auch soll immer nur frisches Senfmehl genommen werden.

Holzasche

Sie wird nur in Verbindung mit anderen Zusätzen, die eine hautreizende Wirkung besitzen, angewendet. Die Holzasche wirkt durch ihren Gehalt an laugenhaltigen Stoffen. Auch bei der Holzasche kommen nur Teilbäderanwendungen in Frage, und man nimmt für ein Fußbad etwa zwei bis drei Doppelhandvoll.

Gemischte Badezusätze

Grundsätzlich dürfen nicht gegensätzliche oder sich gegenseitig in der Wirkung aufhebende Zusätze gemischt werden. Am häufigsten verwendbare Mischungen sind folgende: Heublumen und Haferstroh zu gleichen Teilen, Fichtennadelextrakt mit Salz (zu einem

Fichtennadelvollbad etwa ein Kilo Kochsalz), Kalmus und Walnußblätter zu gleichen Teilen, Holzasche mit Salz ebenfalls zu gleichen Teilen.
Die Menge von Kräuterzusatz für Augenbäder, die in den bisherigen Beschreibungen nicht angegeben war, beträgt so viel, als man mit etwa drei Fingern fassen kann.

1. Das Armbad

Das kalte Armbad

Temperatur bis 15 Grad Celsius
Bei diesem wie den folgenden verschieden temperierten Armbädern werden beide Arme bis zum halben Oberarm ins Wasser getaucht. Zur Ausführung dient entweder die im Handel käufliche Kneipp-Armbadewanne oder als Ersatz eine der gewöhnlichen Waschwannen. Die Arme beugt man rechtwinklig im Ellenbogengelenk und taucht sie langsam ein, worauf besonders solche Personen achten müssen, die zu Krämpfen der Herz- und Armgefäße neigen. Auch soll man sich nicht gar zu tief zu dieser Anwendung bücken müssen. Deshalb stellt man die Armbadewanne zweckmäßig auf einen höheren Stuhl oder auf einen Tisch.
Das Armbad wirkt zunächst örtlich auf die Zirkulation, Temperatur und den Stoffwechsel, die Gelenke und Nerven der oberen Gliedmaßen. Im Zusammenhang mit diesen Wirkungen wird auch die Durchblutung des Herzmuskels beeinflußt. So ist es eine vielfach beobachtete Tatsache, daß das kalte Armbad auf ein erregtes Herz und einen beschleunigten Puls beruhigend wirkt. Es ist die Anwendung daher auch bei nervösen und organischen Störungen des Herzmuskels, der Herzklappen und der Herzhäute angezeigt. Sehr auffällig ist die Erfrischung nach einem solchen Bade. Gerne wird das Armbad als Abhärtungsmittel gebraucht. Nach dem Bade, dessen Dauer zehn bis dreißig Sekunden, je nach Anordnung des Arztes, beträgt, ist durch leicht schwingende Bewegungen der Arme für Erwärmung zu sorgen. Der schwerer Kranke kann das Armbad auch im Sitzen bequem nehmen und ebenfalls auch die erwärmenden Bewegungen so ausführen, daß er zum Beispiel auf dem Stuhle sitzend die Arme zu beiden Seiten in Viertelkreisen seitwärts nach vorn und hinten bewegt. Ohne stärkere Rückstauung nach dem Herzen zu verursachen, zunächst milde belastend, dann aber wieder

ableitend, wirkt so das Armbad beim Herzkranken im Sinne einer zweckmäßigen Übung.
Manchen dient das kalte Armbad am Abend als schlafförderndes Mittel.

Das warme Armbad

Temperatur 35–38 Grad Celsius. Dauer fünf bis zwanzig Minuten lang. Es wird meist mit Kräuterzusätzen genommen und wirkt in erster Linie wärmezuführend, dann auch krampflösend auf die Herzkranzgefäße. Bei örtlichen Entzündungsvorgängen wirkt es durch die Anregung des Blutzuflusses entzündungswidrig, ferner aufsaugend auf Flüssigkeitsansammlungen.
Heilanzeigen: Nagelbetteiterungen (Panaritium), Blutvergiftung (hier können länger dauernde Armbäder mit Heublumen den Prozeß durch den gesteigerten heilenden Blutzufluß zum Stillstand bringen; jedoch ist es unbedingt Sache des Arztes, zu entscheiden, ob er jeweils nach dem Stande der Entzündung und dem Eindrucke, den ihm die Entzündung macht, kalten, entzündungsdämpfenden Umschlägen den Vorzug gibt. Letzteres dürfte meistens bei fieberhaftem Verlauf in Frage kommen, wie der Bearbeiter bei schwerster Blutvergiftung an sich selbst erproben konnte. Die warme, blutzuführende Anwendung kommt nur für den allerersten Beginn einer Blutvergiftung in Frage), eiternde und schlecht heilende Wunden, Rheumatismus und chronische Gelenkveränderungen, in den späteren Stadien nach Gelenkverletzungen, Krämpfe der Herzkranzarterien und Herzangst, Asthma.

Das heiße Armbad

Temperatur 38–45 Grad Celsius. Dauer vergleiche warmes Armbad!
Heilanzeigen siehe warmes Armbad!

Das ansteigende Armbad

Man taucht beide Arme wie üblich in das Gefäß mit Wasser bei einer Temperatur von 34–37 Grad Celsius und läßt danach heißeres Wasser langsam im Verlauf von 20–25 Minuten beifließen, bis eine Temperatur von 40–42 Grad Celsius erreicht ist. Dauer und Temperatur bestimmt der Arzt. Zu achten ist darauf, daß der Patient be-

quem sitzt und bequem seine Arme in das Gefäß tauchen kann. Auch ist er mit einer Wolldecke bis zum Halse zuzudecken. Am geeignetsten sind eigens konstruierte Armwannen mit Zu- und Ablauf.
Nach der Anwendung folgt unmittelbar hinterher Bettruhe oder Liegen auf einem Ruhebett unter leichter Einhüllung in eine Decke. Die herzentlastende Wirkung des ansteigenden Bades macht es für Zustände bestimmter Stauungen zum Herzen infolge von Herz- und Kreislauffehlern (Herzinsuffizienz) angezeigt. Ferner kann es bei Herzangstzuständen verwendet werden; jedoch ist besondere Vorsicht notwendig. Zum Zwecke der Abmilderung des Armbades kann man auch das ansteigende Handbad durchführen, bei dem die Hände bis über das Handgelenk in das Bad eingetaucht werden, oder einseitig die Bäder durchführen, ferner kürzere Zeiten nehmen und den Temperaturanstieg geringer gestalten.

Das Wechselarmbad

Es wird selten angewendet und dient zur Anregung und Übung des Gefäßsystems in den beteiligten Abschnitten (Neigung zu kalten Händen), ferner auch zur Ableitung. Die Dauer ist jeweils etwas kürzer als beim Wechselfußbad, zum Beispiel vier bis fünf Minuten warm und fünf bis zehn Sekunden kalt bei dreimaligem Wechsel. Es kann auch zum gleichen Zwecke als Wechselhandbad durchgeführt werden.

2. Das Augenbad

Das Augenbad ist kalt oder warm zu nehmen. Man bereitet es in beiden Fällen folgendermaßen: Man taucht das Gesicht in das Wasser ein, öffnet mehrmals die Augen. Dann erhebt man sich, setzt ungefähr einviertel bis eine halbe Minute aus und taucht das Gesicht von neuem ein. Die Wiederholung kann drei- bis fünfmal geschehen. Die Augenbäder, vor allem die warmen, erhalten meist Zusätze: dünne Abkochungen von Fenchel, Kamille, Zinnkraut, Wermut, Alaun oder Augentrost. Die Temperatur des warmen Bades liege zwischen 32 und 36 Grad Celsius. Ein anfangs auftretendes Schmerzgefühl beim Öffnen der Augen im Wasser weicht nach einiger Gewöhnung. Augenbäder beeinflussen die Zirkulation in den Augen und ihrer Umgebung. Das kalte Augenbad stärkt und erfrischt den ganzen Sehapparat und ist daher angezeigt bei Nach-

lassen der Sehkraft und bei chronischen Entzündungen der Bindehaut.
Das warme Augenbad wird selten verwandt; es dient dazu, eitrige Flüssigkeiten auszuleiten.

3. Das Fußbad

Fußbäder kommen kalt, warm, heiß, ansteigend und als Wechselfußbad zur Anwendung.

Das kalte Fußbad

Temperatur bis 15 Grad Celsius. Die Dauer ist individuell verschieden: einmal bis die Kälte in den Füßen nachläßt und die Füße einem warm vorkommen, dann aber auch bis zum Eintritt einer schneidend schmerzhaften Empfindung, was beides im Einzelfalle in etwa einviertel bis zwei Minuten der Fall ist. Nach dem Bad streift man das Wasser ab, kleidet sich an und sorgt für Nacherwärmung. Als Gefäß diene die Kneipp-Fußbadewanne oder auch jedes andere Gefäß, in das sich die Füße bequem hineinstellen lassen.
Eine ebenso einfache wie zweckmäßige Form des kalten Fußbades ist das Wassertreten (Wassergehen). Hierbei soll das Wasser bis zur mittleren Wadenhöhe reichen. Wassertreten besorgt man entweder an eigens eingerichteten Wassertretstellen, die in den Kneipphäusern oder auch offen (Bächen usw.) angelegt sind. Aber auch in jeder Badewanne, die man bis zur mittleren Wadenhöhe mit kaltem Wasser füllt, kann man das Wassertreten ausführen, indem man hin und her spaziert. Man achte nur darauf, daß man beim Gehen die Beine möglichst weit aus dem Wasser heraushebt. Dauer einviertel bis eine Minute.
Örtlich wirkt das Fußbad anregend auf den Stoffwechsel der Haut und der Muskulatur, auf dem Wege nervöser Überleitung auch auf die Zirkulation in den Organen des kleinen Beckens, des Harnapparates und des Dickdarms, ferner ableitend auf die Organe des Oberkörpers und den Kopf.
»Bei Krankheiten dienen kalte Fußbäder vornehmlich dazu, das Blut von Kopf und Brust abwärts zu leiten; sie kommen indessen meist nur in Verbindung mit anderen Anwendungen vor, zuweilen in Fällen, in denen Ganz- oder Halbbäder von den Patienten verschiedener Ursachen wegen nicht ertragen werden.

Bei Gesunden bezwecken sie Auffrischung und Kräftigung und sind besonders zur Sommerszeit anzuraten, wenn nach anstrengenden, ermüdenden Tagen nachts der Schlaf sich nicht einstellen will. Sie ziehen Müdigkeit aus, bringen Ruhe und guten Schlaf.«

Das warme Fußbad

Das warme Fußbad wird gewöhnlich nur mit einem Zusatz von Salz und Asche, Heublumen, Haferstroh, Kamille, Zinnkraut und, wenn eine besondere Hautreizung erzielt werden soll, mit Senfmehl angewendet. Die Temperatur beträgt 32–37 Grad Celsius, die Dauer zehn bis zwanzig Minuten; darnach kalte Nachanwendung (kaltes Fußbad oder Knieguß).

Das heiße Fußbad

Es wird in gleicher Weise genommen wie das warme Fußbad, bei einer Temperatur von 38–45 Grad Celsius und einer Dauer von zehn bis fünfzehn Minuten. Auch nach dem heißen Fußbad folgt in der Regel eine kalte Schlußanwendung. Nur in den Fällen, wo eine Neigung zu Gefäßkrämpfen besteht, unterbleibt die nachfolgende Kaltanwendung. Auch gilt das für die Bäder, die mit Asche und Salz angerichtet sind, da hierbei das stark nach den Füßen geleitete Blut abermals von unten nach oben zurückgeschreckt würde und dann keineswegs in so ausgiebiger Weise in die Füße herabfließt. Die erste Wirkung würde auf diese Weise wenigstens teilweise aufgehoben und der Zweck vereitelt.
»Die warmen und heißen Fußbäder dienen vortrefflich überall da, wo wegen Kränklichkeit, Gebrechlichkeit, mangelnder Körperwärme usw. strenge und kalte Mittel nicht leicht gebraucht werden können, weil zu geringe oder gar keine Reaktion stattfindet, d. h., da kaltes Wasser wegen Blutmangels zu wenig Wärme entwickelt. Es sind die eigentlichen Fußbäder für Schwächliche, Blutarme, Nervöse, sehr Junge und sehr Alte, vorherrschend für Personen des weiblichen Geschlechts, und sie erweisen sich sehr wirksam bei allen Störungen im Blutumlauf, bei Kongestionen, Kopf- und Halsleiden, Krämpfen.« Insbesondere kommen diese Fußbäder bei chronisch kalten Füßen zur Verwendung, wenn das kalte Fußbad zunächst noch unmöglich ist. Ferner sind sie angezeigt bei örtlichen Entzündungen der Haut, der Knochen und der Gelenke, gichtisch-rheumatischen Zuständen, Schweißfüßen (hier ohne kalte Nachanwendung),

bei Fußschwäche (Muskel- und Sehnenschwäche), Senk- und Spreizfußbeschwerden. Auch bei entzündlichen Vorgängen im kleinen Becken, bei Harnverhaltung mit Blasenkatarrh infolge von Erkältung (auch kalte Füße), akuter und chronischer Nierenentzündung, bei Dickdarmkatarrh, zur ableitenden Wirkung bei Entzündungen des Rachens, Kehlkopfes und Halses.

»Bei Heublumenfußbädern ist es gleichgültig, ob die Heublumen selbst im Fußbade verbleiben oder ob nach Entfernung derselben der Absud allein zur Verwendung kommt. Die Heublumen wirken auflösend, ausleitend und stärkend und dienen sehr gut bei kranken Füßen, Fußschweiß, bei offenen Schäden, bei Quetschungen aller Art (ob durch Schlag, Stoß, Auffallen usw. entstanden), bei Geschwülsten, bei der Fußgicht, bei Nagelgeschwüren, Verknorpelungen und Aufweichungsprozessen zwischen den Zehen, bei Beschädigung des Fußes durch zu enge Schuhe.«

Ähnlich wirken die Haferstrohfußbäder insbesondere »zur Auflösung aller möglichen Verhärtungen an den Füßen, bei Verknorpelungen, Knoten usw., Podagra, Folgen von Gicht, bei Hühneraugen, bei eingewachsenen Nägeln. Selbst offene, eiternde Füße und durch zu scharfen Fußschweiß verwundete Zehen können in diesem Fußbad behandelt werden.

Wer an *Rheumatismus*, *Gicht* oder ähnlichen Übeln leidet, wird die Heilwirkung am besten spüren.

Eine *Bemerkung*, welche *für sämtliche Fußbäder* gilt, ist folgende: Bei Personen, die mit *Krampfadern* behaftet sind, sollen die Fußbäder nie weiter als *bis zu den beginnenden Waden* reichen, und die Temperatur soll 30 Grad Celsius nicht übersteigen.«

Das ansteigende Fußbad

Man beginnt bei einer Temperatur von 34–35 Grad Celsius und steigert sie durch Zufluß von heißem Wasser innerhalb von etwa 20 Minuten auf etwa 40–45 Grad Celsius. (Siehe Allgemeines über ansteigende Bäder!) Auf der Endtemperatur verbleibe man noch etwa fünf Minuten, wobei meist ein leichter Schweißausbruch erfolgt. Es erfolgt meist keine kalte Nachanwendung, sondern man gehe unmittelbar hinterher ins Bett oder lasse sich auf einer Liegestatt leicht zudecken! Zur reinen Zirkulationsanregung lassen wir häufig aber auch Güsse folgen: Knieguß oder Schenkelguß.

Das ansteigende Fußbad eignet sich bei Erkältungskrankheiten mit Fieber, besonders im Beginn derselben, bei Halsentzündung, akuter

Bronchitis und Lungenentzündung. Die herzentlastende Wirkung ist bei organischen Herzfehlern geschätzt, ebenso kann es asthmatische Zustände günstig beeinflussen. Da es auch den Stoffwechsel erheblich beeinflußt, wird es bei gichtisch-rheumatischen Zuständen mit Erfolg genommen bzw. bei allgemeiner Arteriosklerose. Ferner ist es angezeigt bei Gefäßkrämpfen wie auch bei anfallendem Hinken in Verbindung mit anderen Maßnahmen einer diätischen und wassertherapeutischen Umstimmungskur.

Das Wechselfußbad

Die Technik ist einfach, indem man zwei Gefäße (Fußbadewanne oder großen Eimer oder Waschzuber), eines mit kaltem, eines mit warmem Wasser von 37–40 Grad Celsius, bereitstellt, wobei die Wasserhöhe beim Hineinstellen des Fußes bis über die Waden reichen soll. Das kalte Wasser mit einer Temperatur nicht über zehn Grad Celsius. Man beginnt mit dem warmen Bad und endigt mit dem kalten. Der Wechsel erfolge zwei- bis dreimal. Die Dauer beträgt fünf bis zehn Minuten im warmen Wasser, fünf bis zehn Sekunden im kalten. Die Nacherwärmung erfolge durch Bettruhe oder Bewegung.
Die Heilanzeigen des Wechselfußbades gleichen der des einfachen warmen und heißen Fußbades.

4. Das Sitzbad

Das Sitzbad wirkt vorzugsweise auf die Durchblutung der Unterleibs- und Bauchorgane, und zwar ohne Beeinflussung der Zirkulation der unteren Gliedmaßen. Die Wirkung stellt sich einerseits als eine anregende dar und anderseits als eine Beseitigung vorhandener Stauungen; jedoch bewirken häufig wiederholte Sitzbäder das Gegenteil von dem, was bezweckt wurde. Daher gilt die Regel, daß Sitzbäder, kalt wie warm, nie mehr als zwei- bis dreimal in der Woche zu nehmen sind.

Das kalte Sitzbad

Temperatur bis zu 18 Grad Celsius. Dauer sechs bis zehn Sekunden.
»Das kalte Sitzbad wird in folgender Weise genommen:
Die eigens für die Sitzbäder gefertigte Sitzbadewanne oder in deren

Ermangelung ein weites, nicht tiefwandiges Gefäß aus Holz, Blech oder Zink wird zum vierten oder fünften Teile etwa mit Kaltwasser angefüllt. In diese Wanne setzt man sich ausgekleidet wie auf einen Stuhl, derart, daß der halbe Unterleib bis in die Nierengegend und die obere Hälfte der Schenkel in das Wasser kommen. Die andere Schenkelhäfte gegen die Knie zu und die Füße kommen außer Wasser zu stehen. Wer schon einige Praxis hat, braucht sich nicht ganz auszukleiden.

Diese kalten Sitzbäder gehören nebst den Halbbädern zu den *bedeutsamsten und wirksamsten Anwendungen speziell für den Unterleib.* Sie sind *schwache Verdauung* und den *Stuhlgang fördernd, gasaustreibend, den Blutumlauf regelnd, stärkend und deshalb bei Bleichsucht, Blutfluß* und *ähnlichen Zuständen*, bei *Unterleibsgebrechen der delikatesten Art* nicht genug zu empfehlen. Niemand braucht die naßkalte, kurz dauernde Anwendung zu fürchten. Gut und nach Vorschrift ausgeführt kann sie niemals schaden.

Um *Erkältungen vorzubeugen,* um *gefeit, gekräftigt, unempfindlich* zu werden *gegen den häufig so arg mitspielenden Temperaturwechsel*, nehme man solche Sitzbäder, am besten *nachts vom Bette* aus! Man erwacht zu irgendeiner Stunde, steigt schnell ins Sitzbad (das Auskleiden bleibt erspart) und sofort, ohne abzutrocknen, wieder ins Bett! Vor oftmaligem Gebrauche hintereinander möchte ich jedoch warnen, weil dadurch das Blut zu sehr in die Sitzteile geleitet wird und so Hämorrhoiden großgezogen werden; zwei- bis dreimal in der Woche geht an.

Wem *der gesunde, ruhige Schlaf* fehlt, schon beim Beginn der Nachtruhe, *wer nachts aufwacht und nicht wieder einschlafen kann*, wer überhaupt an *Schlaflosigkeit* leidet, benütze das kalte Sitzbad! Die Sitzungen *benehmen die Aufregung* und verschaffen angenehme Ruhe.

Ein Patient vermochte geraume Zeit hindurch selten länger als ein bis zwei Stunden zu schlafen und wälzte sich, alle möglichen Gedanken aufgreifend, in immer tiefere Aufregung hinein. Diese Bäder brachten ihm den heißersehnten Gast.

Wer in der Frühe mit eingenommenem Kopfe, wer matter aufsteht, als er zur Ruhe ging: beiden rate ich dringend diese Anwendung. Auch allen Gesunden sei dieselbe hiermit nochmals aufs wärmste empfohlen.«

Das warme Sitzbad

Temperatur 32–37 Grad Celsius. Dauer zehn bis fünfzehn Minuten. Das warme Sitzbad wird nur als Kräuterbad verwendet. Der Patient muß sich vollkommen entkleiden, und nach dem Hineinsetzen in die Wanne werden die Füße auf ein Fußbänkchen gestellt, damit durch diese bequeme Haltung der Beine Blutstauungen in den Kniekehlen durch das Auflegen auf den Rand der Badewanne vermieden werden. Niemals soll ein warmes Sitzbad genommen werden, wenn die Füße kalt sind. In diesem Falle muß durch Erwärmung der Füße vorgesorgt werden. Über den Rand der Sitzbadewanne wird jetzt ein schmales Brett gelegt, damit bei der nun folgenden Einpackung die Decken nicht ins Wasser fallen können. Die Eindeckung besteht aus einem großen waschbaren Leinentuch oder Badetuch, das unmittelbar auf den Körper kommt; nach außen schließt eine Wolldecke ab. Die Tücher sollen bis auf den Boden reichen und auch die Füße mit einpacken. Am Halse läßt man das Leinentuch etwas überstehen und legt es wie eine Halskrause um den Rand der Wollbedeckung. Auf das warme Bad folgt entweder ein kaltes Sitzbad oder eine Abgießung des Unterkörpers und der Beine (kurzer Unterguß) oder einfacherweise eine Waschung. Die meistverwendeten Zusätze sind: Zinnkraut, Haferstroh und Heublumen.

Das warme Sitzbad steigert sehr stark die Durchblutung der Organe des Beckens und des Bauches, und damit im Zusammenhang wirkt es entzündungswidrig und aufsaugend. Krämpfe der Organe werden beseitigt. Zum Anzeigengebiet gehören daher Blasenschwäche, akute und chronische Entzündungen der Blase und der Nieren, Erschlaffung der Magen- und Darmmuskulatur, Kreislaufstörungen in den Unterleibsorganen, geschwürige Veränderungen in Magen und Darm, Entzündungen im Beckenbindegewebe und an den Unterleibsorganen.

»Das Zinnkrautsitzbad dient hauptsächlich bei krampfhaften Zuständen der Nieren und der Blase, bei Grieß- und Steinleiden und bei Beschwerden im Wasserlassen.

Das Haferstrohsitzbad ist ein vorzügliches Bad bei allen gichtischen Leiden.

Das Heublumensitzbad hat mehr allgemeine Wirkung und wird in Ermangelung von Zinnkraut und Haferstroh bei allen obengenannten Unterleibsleiden angewandt.«

Sitzbäder mit anderen Zusätzen siehe unter speziellen Wirkungen der Zusätze!

Das heiße Sitzbad

Es wird selten verwendet. Die Temperatur beträgt 38 bis 45 Grad Celsius, die Dauer nicht mehr als zwölf Minuten. Auch nach dem heißen Sitzbad folgt eine kalte Nachanwendung. Es dient hauptsächlich zur Bekämpfung von hartnäckigen Krämpfen der Darmmuskulatur (Spasmen); auch bei Durchfallsneigung und gegen Störungen der Menstruation kann es in Frage kommen.

Das ansteigende Sitzbad

Die Ausführung ist ähnlich wie beim warmen und heißen Sitzbad, nur wird die Temperatur des Bades von 35–37 Grad Celsius im Verlauf von etwa 25 Minuten bis auf etwa 42 Grad Celsius gesteigert. Als eine sehr eingreifende Anwendung darf es nicht ohne ärztliche Verordnung genommen werden. Es wird bei krampfhaften Zuständen an Niere und Blase, gegebenenfalls auch bei Steinbildungen und beim Versuch, abgangsfähige Nierensteine aus dem Harnleiter in die Blase abzuführen, mit Erfolg angewandt. Eine kalte Nachanwendung fällt hierbei fort, und der Patient begibt sich zum Nachdünsten in das vorgewärmte Bett.

Das Wechselsitzbad

Hierzu benötigt man zwei Sitzbadewannen oder eine Sitzbadewanne und ein anderes passendes Waschfaß. Beim Hineinsetzen in das warme Sitzbad werden, wie beim einfachen warmen Sitzbad, alle außerhalb des Wassers befindlichen Teile eingepackt, damit keine Auskühlung eintritt. Nach fünf bis zehn Minuten begibt man sich in das kalte Sitzbad, das eine Temperatur bis 18 Grad Celsius hat. Also zuerst fünf bis zehn Minuten im warmen oder heißen Sitzbad von 35 bis 40 Grad Celsius, darnach fünf bis zehn Sekunden ins kalte Sitzbad. Der Wechsel kann zwei- bis dreimal erfolgen. Für gewöhnlich begibt man sich nach der gesamten Anwendung ins Bett oder sorgt durch Bewegung für allgemeine Erwärmung des Körpers. Das Wechselsitzbad wirkt in besonderer Weise anregend auf die Durchblutung der Unterleibs- und Bauchorgane. Es wird daher besonders zur Beseitigung von Stauungen im Unterleib und in den Bauchorganen und zur Behebung von Darmerschlaffungen bzw. Versteifungszuständen mit gutem Erfolg angewandt.

5. Das Halbbad

»Unter Halbbädern versteht man Bäder, welche den Körper im höchsten Falle bis zur Mitte des Unterleibes, ungefähr bis zur Magengegend herauf, abspülen, aber sehr oft unter diesem Wasserstande bleiben.« Zum Halbbad verwendet man für gewöhnlich eine Badewanne; es ist aber auch jedes andere Gefäß brauchbar, in dem das Eintauchen des ganzen Unterkörpers in kniender, hockender oder sitzender Haltung möglich ist. In der Kneippkur wird das kalte Halbbad am meisten angewandt.

Das kalte Halbbad

Temperatur bis 18 Grad Celsius. Dauer acht bis fünfzehn Sekunden. Unter Beachtung der üblichen Vorsichtsmaßnahmen für kalte Anwendungen setzt man sich langsam eintauchend in das Bad hinein oder indem man zu Beginn das Gesäß auf die Fersen aufsetzt. Im Bad benetzt man die Herzgegend und ebenso auch kurz den Rücken. Nach dem Bade verschaffe man sich durch Bewegung Wärme oder gehe ins Bett!

Die Wirkung auf die Zirkulation bedingt zunächst eine Verengung der Hautgefäße und Blutrückstauung nach dem Körperinnern, die aber vom Körper gut vertragen wird. Relativ rasch tritt die reaktive Erwärmung ein, und durch den ganzen ausgelösten Vorgang wird auch die Durchblutung des ganzen Unterkörpers stark beeinflußt.

»Bevorzugt ist das kalte Halbbad als Abhärtungsmittel, und infolgedessen sollen auch die Gesunden von ihm reichlich Gebrauch machen. Die Unterleibsschwächen und Unterleibskrankheiten, deren Ursachen im Grunde nur ein Mangel an Abhärtung, Verweichlichung sind, werden durch Halbbäder günstig beeinflußt. Tausende und Tausende von Menschen tragen eine, zwei, mehr Leibbinden und anderes. Sie binden die Verweichlichung, das Gebrechen erst recht sozusagen in den armen Leib hinein. Man probiere einmal langsam, aber entschieden unser Halbbad! Außerdem werden die Klagen über Hämorrhoiden, Windkolik, Hypochondrie, Hysterie sich in Bälde bedeutend mindern.« Das kalte Halbbad erweist sich demnach günstig bei chronischer Darmschwäche, Blähsucht und Verstopfung, ferner bei Leberstauung. Auch Schwächezustände der Blase, mit Neigung zu häufigem Urindrang, lassen sich beeinflussen. Mit der Kräftigung der Muskulatur durch das Halbbad können auch

Senkungserscheinungen der Unterleibsorgane sich zurückbilden. Während der Schwangerschaft haben kalte Halbbäder von zwei bis drei Sekunden Dauer eine kräftigende Wirkung. Bemerkenswert ist auch die Wirkung des kalten Halbbades auf nervöse Überreizungszustände (sexuelle Überreizung) und Depressionen, die mit Verstopfung und Blähsucht im Zusammenhang stehen. Ableitend wirkt das kalte Halbbad bei Basedow. Da es die Blutandrangszustände zum Kopfe mildert, kann es nachts, vom Bett aus genommen, ein vorzügliches Schlafmittel sein. Auch nervöse Herzstörungen werden durch kalte Halbbäder in ableitendem Sinne günstig beeinflußt. Bei organischen Herzerkrankungen, und insbesondere bei Aderverkalkung, ist anfangs Vorsicht geboten. Kompensierte Herzfehler, selbst auch Angina pectoris, lassen sich jeweils günstig beeinflussen. Bei akuten entzündlichen Erkrankungen, die mit starken Durchfällen einhergehen, und nach starken Blutungen ist das kalte Halbbad nicht angezeigt.

»Gesunden gebe ich den Rat, sie sollen morgens beim Aufstehen den Oberkörper waschen, nachmittags oder abends unser Halbbad nehmen. Haben sie zur Waschung in der Frühe keine Zeit, so mögen sie im Halbbad selbst die Waschung des Oberkörpers (der Brust und des Rückens) vornehmen!«

Das warme Halbbad

Temperatur 32–37 Grad Celsius. Dauer zehn bis fünfzehn Minuten. Es wird meistens gebraucht zur Vorwärmung für eine kalte Anwendung oder mit einem Kräuterzusatz an Stelle eines Kräutervollbades bei solchen Personen, bei denen das Vollbad zu stark wirkt. Nach dem Bade folgt unbedingt eine kalte Nachanwendung, entweder Unterkörperwaschung oder Abguß des Unterkörpers. Darnach Bettruhe.

Das heiße Halbbad

Temperatur 38–45 Grad Celsius. Die Dauer: Je heißer, desto kürzer, niemals länger als zwölf Minuten.

Es kommt verhältnismäßig wenig zur Anwendung, manchmal an Stelle des heißen Vollbades, wenn das Vollbad zu stark ist.

Das ansteigende Halbbad

Die Technik ist die gleiche wie bei allen ansteigenden Bädern. Man beginnt bei einer Temperatur von etwa 35 Grad Celsius und steigt im Verlauf von 25 (evtl. sogar bis 45) Minuten auf etwa 42–45 Grad Celsius. Der Badende wird gewöhnlich so eingepackt, daß ein größeres Leinentuch und eine Wolldecke, unter Freilassung von Hals und Kopf, über die Wanne gelegt werden. Als stark eingreifendes Behandlungsmittel kommt das ansteigende Halbbad auch nur selten zur Anwendung, zum Beispiel als schweißtreibende Maßnahme oder bei gichtischen Veränderungen, die hauptsächlich an den Beinen sich befinden, und bei ausgedehnten Krampfadern. Im Beginn von drohenden Erkältungskrankheiten mit Fieber kann das ansteigende, schweißtreibende Halbbad kupierend wirken. Auch bei abtreibfähigen Nierensteinen können ansteigende Halbbäder infolge ihrer krampflösenden Eigenschaften in Frage kommen, hier jedoch in Verbindung mit anderen Maßnahmen (Einläufen, abführenden Tees usw.)

6. Das Vollbad

Wir unterscheiden je nach der Temperatur kalte, temperierte, warme, heiße, ansteigende und Wechselvollbäder. Man nennt sie Vollbäder, weil der ganze Körper bis zum Halse in das Wasser eintaucht.

Das kalte Vollbad

Temperatur bis 15 Grad Celsius. Dauer des Bades acht bis fünfzehn Sekunden. Nach Erfüllung aller Vorbedingungen (siehe Einleitung) steige man nicht zu rasch in das kalte Vollbad, sondern stelle sich zuerst mit den Füßen hinein und benetze sich mit raschen großen Strichen Brust, Rücken und Stirne mit kaltem Wasser! Dann legt man sich langsam zurück. Nach dem Bade wird das Wasser mit der Hand von der Haut abgestreift, und man kleidet sich ohne Abtrocknen an und sucht sich durch Bewegung oder Bettruhe zu erwärmen. Über die Wirkung siehe Einleitung zu diesem Abschnitt! Wegen seiner stark angreifenden Wirkung wird das kalte Vollbad nur selten angewandt. Vor allem dürfen schwächliche Personen keine kalten Vollbäder nehmen. In erster Linie ist die Wirkung des kalten Vollbades auf den Stoffwechsel hervorzuheben; deshalb kommt es bei Stoffwechselstörungen, insbesondere solchen, die mit Fettsucht einhergehen, zur Anwendung. Bei fieberhaften Erkrankungen und gleichzeitig kräftigem Allgemeinzustande wirken kalte Vollbäder wärmeentziehend, daneben auch kräftigend auf die Zirkulation. Daher erklärt sich die Verwendung kalter Vollbäder bei Typhus. Bei organisch bedingten Zirkulationsstörungen, Herzfehlern, allgemeiner Herzschwäche, Aderverkalkung, Blutarmut, Lungentuberkulose sind sie jedoch nicht angezeigt. Als Abhärtungsmittel sind sie im Sommer für kräftige Personen von Vorteil. Sie kräftigen ungemein. Als Nachanwendung zu den warmen Vollbädern tritt ihre gefäßübende Wirkung stark hervor.

(Die kalten Vollbäder stellen ein gutes Beispiel dafür dar, wie Kneipp auf Grund der Erfahrungen am eigenen Leibe und der Erfahrungen in seiner Praxis der heute üblichen Anwendungsform, besonders mit der unbedingten Kürze der Anwendung, vorgearbeitet hat. Er machte hierüber in der ersten Auflage zu diesem Werke die folgenden bezeichnenden Bemerkungen:)

»Auf diese meine Sonderanschauungen (betreffend die Kürze des Bades) werde ich im folgenden noch einige Male zurückkommen müssen. Hier stehe nur die Bemerkung, daß ich vor ungefähr zwanzig Jahren selbst noch anderer Meinung war, Bäder von längerer Dauer anriet und im Glauben lebte, die Wasserheilanstalten können von der besten Methode nicht weit abirren.

Die langjährige Erfahrung und die tägliche Praxis an mir und an anderen haben mich seit langer Zeit, wie ich glaube, eines Besseren belehrt. Diese Lehrmeisterinnen brachten mich zu der festen Überzeugung, daß bei Kaltwasserbädern der Grundsatz der richtige und wahre ist:

Je kürzer das Bad, desto besser die Wirkung! Wer eine Minute im kalten Vollbade bleibt, handelt klüger und sicherer als derjenige, welcher fünf Minuten darinnen bleibt.

Mögen Gesunde oder Kranke dieses Bad gebrauchen, *ich verwerfe ein jedes, das über drei Minuten dauert.*

Diese Überzeugung, die unzählige Tatsachen gebracht und seitdem bestätigt haben, macht es erklärlich, daß ich über die schroffen Anwendungen in Wasserheilanstalten, auch über das vielfach unüberlegte Baden zur Sommerszeit meine eigenen Anschauungen habe.

Was den letzten Punkt angeht, so gibt es Leute, welche einmal, ja zweimal im Tage je eine halbe Stunde und darüber im Wasser bleiben. Bei tüchtigen Schwimmern, die starke Bewegung machen und nach dem Baden gute, kräftige Nahrung zu sich nehmen können, sage ich weniger. Die kräftige Natur wird schnell ersetzen, was das Bad ihr genommen. Den Landratten aber, die ohne rechte Bewegung wie mühsam gehende Schildkröten eine halbe Stunde im Wasser herumkriechen, nützt so ein Badmartyrium nicht nur nichts (die Reinigung der Haut hätten sie billiger haben können), es schadet; und wenn es öfters, gar zu oft wiederkehrt, schadet es viel: Derlei Bäder machen schlaff und müde. Statt daß sie der Natur, dem Organismus, nützen, ziehen sie ihn aus; statt daß sie kräftigen und nähren, zehren sie. Noch zwei Punkte seien hier berührt.

Eine wichtige Rolle im Gesundbleiben spielt das *Abgehärtetsein gegen die verschiedenen Einflüsse, den Wechsel der Temperatur* (Witterung, Jahreszeiten). Unglücklich der Mensch, dem jeder Windhauch, jedes Lüftchen die Lunge, den Hals, den Kopf verdreht, der das ganze Jahr aufmerken muß, wie heute und morgen die Windfahne gerichtet ist! Dem Baum in der freien Natur kann es gleichgültig sein, ob Sturm, ob Windstille, ob Hitze, ob Kälte herrscht. Er trotzt Wind und Wetter, er ist abgehärtet. Der Gesunde probiere unser Bad, er wird dem starken Baume gleichen!

Die Hauptfragen, die wir zu beantworten haben, sind folgende: *In welchem Zustande*, in welcher Disposition (Beschaffenheit) muß der gesunde Körper sein, daß er solche kalten Vollbäder mit gutem Erfolge gebraucht? Ferner:

Wie lange darf ein Gesunder im Bade bleiben? Endlich:

Zu welcher Jahreszeit beginnt man am leichtesten diese Abhärtungskur?

Die gute Disposition für die kalten Vollbäder *erfordert wesentlich, daß der ganze Körper vollkommen warm sei.*

Wer somit *durch den Aufenthalt im warmen Zimmer, wer durch Arbeiten* oder *durch Gehen* vollständig durchwärmt ist, befindet sich in der richtigen Verfassung.

Wem kalt ist, wer an kalten Füßen leidet, wen fröstelt, der soll bei solchem Kältezustande nie ein kaltes Vollbad nehmen, er habe sich denn zuvor durch Gehen usw. gehörig erwärmt!

Umgekehrt: *Wer schwitzt, wer erhitzt* (ich rede von gesunden Menschen), *im größten Schweiße wie gebadet ist,* nehme ruhig unser Vollbad[1]!

[1] Wer durch Regen oder sonst etwas durchnäßt wurde, soll mit dem Wasser nichts zu tun haben; es bekäme ihm nicht gut. An dieser Stelle warne ich auch davor, nach solchem Bade irgend nasse Kleider anzuziehen. Diese müssen vollständig trocken sein.

Kaum wird irgend etwas von ruhigen, besonnenen, einsichtsvollen Männern so sehr gefürchtet, als in der Hitze, im Schweiße sich ins kalte Wasser zu begeben. Und doch, nichts ist schuldloser. Ja, ich stelle kühn die wohlüberlegte und langjährig erprobte Behauptung auf: *Je ärger der Schweiß, um so besser, um so wirksamer das Bad!* Bei Unzähligen, die früher geglaubt hatten, es müsse sie bei solcher ›Roßkur‹ sofort der Schlag treffen, war nach einem einzigen Versuch, nach der ersten Probe alle Furcht, alle Angst, alles Vorurteil geschwunden.

Wer hat denn je, wenn er schwitzend nach Hause kommt, wenn ihm der salzige Saft übers Gesicht rinnt und die Finger wie mit Klebstoff zusammengeleimt erscheinen, Bedenken und Furcht, Hände und Gesicht zu waschen, wohl auch noch Brust und Füße? Das tut ein jeder, denn es macht behaglich und wohl. Muß die Wirkung für den ganzen Körper – das ist die notwendige Folgerung – nicht dieselbe sein? Sollte eine Sache, die *einzelnen* Teilen vortrefflich zustatten kommt, für dieselben eine Wohltat ist, für das *Ganze* ein Nachteil, ein Verderben sein?

Ich glaube, die Angst vor der schädlichen Wirkung der kalten Bäder für Schwitzende rührt meistens her von der Wahrnehmung, daß Personen, die, von Schweiß triefend, plötzlich an die Kälte kommen oder der frischen Luft, besonders der Zugluft, sich aussetzen, sich manchmal schon für ihr ganzes Leben gründlich verdorben haben. Das ist ganz wahr.

Auf das Wie des Gebrauches also kommt es an. Wer in diesem Stücke seinem Kopfe nachgeht, der mag auch die Folgen, an denen er leichtfertigerweise selbst die Schuld hat, allein tragen.

Damit stehen wir bei der Beantwortung der zweiten Frage: *Wie lange darf ein Gesunder im kalten Vollbade bleiben?*

Ein Herr, dem ich wöchentlich zwei solcher Bäder verordnet hatte, kam nach vierzehn Tagen zu mir und jammerte, daß sein Zustand sich bedeutend verschlimmert habe, er sei wie ein Eisklumpen. Das Aussehen war sehr leidend, und ich begriff nicht, daß das Wasser mich auf einmal so im Stich gelassen. Auf meine Frage, ob er die Anwendung genau nach Weisung gemacht, antwortete der Herr: ›Aufs genaueste; *ich habe noch mehr getan, als Sie befohlen haben; statt einer Minute bin ich fünf Minuten* im Wasser geblieben, dann aber kaum mehr oder nicht mehr warm geworden.‹ Er machte es die folgenden Wochen richtig und hatte in Bälde die frühere Naturwärme und Frische.

Dieser eine Fall erläutert alle Fälle, in denen das Wasser geschadet haben soll. Nicht das Wasser, nicht die Anwendung fällt aus der Rolle; die unvorsichtigen und ungenauen Menschen sind die Missetäter. Wie nun aber einmal die Gewohnheit besteht, muß ihre Schuld das unschuldige Wasser tragen.

Wer das kalte Vollbad nimmt, kleide sich rasch aus und lege sich eine Minute in die bereitstehende Badewanne. *Wer es im Schweiße nimmt,* setze sich in die Wanne, das heißt, gehe nur bis an die Magengegend ins Wasser und wasche sich schnell und kräftig den Oberkörper ab! Dann tauche er einen Augenblick bis zum Halse unter, gehe ungesäumt aus dem Wasser und kleide sich, ohne abzutrocknen, in tunlichster Eile an! Der Hand- oder Feldarbeiter kann sofort wieder seine Arbeit aufnehmen; andere müssen (mindestens eine Viertelstunde) so lange Bewegung machen, bis der Körper trocken und normal erwärmt ist. Ob dieses nun im Zimmer oder im Freien geschieht, bleibt sich ganz gleich; ich für meine Person gebe selbst im Herbst und Winter stets der frischen Luft den Vorzug.

Was du tust, mein lieber Leser, das tue vernünftig und überschreite nie das rechte Maß! *Auch die Anwendung des Vollbades soll in der Woche die Zahl von drei in der Regel nicht übersteigen.*

Wann soll ich am besten diese Bäder beginnen?

Solche, denen es Ernst ist, mögen nach Anwendung der Abhärtungsmittel zuerst noch mit Ganzwaschungen (siehe Waschungen) beginnen und diese, wenn sie das Waschen *vor Schlafengehen nicht aufregt und wach erhält,* abends vor dem Zubettgehen, sonst in der Frühe beim Aufstehen vornehmen. Abends verliert man gar keine Zeit, auch früh ist in einer Minute alles fertig. Wer nicht gleich zu tüchtiger Handarbeit oder in kräftige Bewegung kommt, soll sich nochmals (bis zur Trocknung und Erwärmung) ein Viertelstündchen niederlegen.

Diese Übung, wöchentlich zwei- bis viermal vorgenommen, was genügt, oder täglich praktiziert, bildet die beste Vorbereitung zu unserem kalten Vollbade. Man versuche es nur einmal! Dem ersten Unbehagen wird bald ein bis ins Innerste hinein wohltuendes Behagen folgen; und was früher gescheut und gefürchtet war, wird bald fast Bedürfnis werden.

Für Verwendung bei Kranken ist zu merken:

Bei Beschreibung der einzelnen Krankheiten wird genau angegeben werden, wann und wie oft das kalte Vollbad zur Verwendung kommen soll. Nur einige Bemerkungen von mehr allgemeiner Natur mögen hier ihre Stelle finden.

Eine kräftige Natur, ein gesunder Organismus ist imstande, die Krankheitsstoffe, welche sich ansetzen wollen, selbst auszuscheiden. Dem kranken und durch Krankheit geschwächten Körper muß man beispringen, ihn unterstützen, daß er anfange, diese Arbeit selbst wieder zu tun.

Für einen *Schwerkranken*, der wegen zu großer Schwäche unfähig ist, die kalten Vollbäder zu gebrauchen, dienen als Ersatz die Voll- und Ganzwaschungen, die bei jedem, auch dem schwächsten Kranken, leicht im Bette vorgenommen werden können. Wie sie vorzunehmen sind, sehe man bei den Waschungen! Sie werden wie die Vollbäder so oft wiederholt, als der Hitze- oder Bangigkeitszeiger einen hohen Grad, eine hohe Ziffer aufweist.

Gerade bei solchen ans Bett gefesselten Schwerkranken hüte man sich doppelt vor dem großen Fehler einer zu schroffen Anwendung! Man würde stets das Übel ärger machen.«

Das warme Vollbad

Temperatur 35–37 Grad Celsius. Gewöhnliche Dauer fünf bis zwanzig Minuten. Treten Kongestionen zum Herzen und zum Gehirn auf, Herzklopfen, Herzdruck, so kann mit kühlen Kompressen auf die Stirne oder mit kalter Abwaschung der Arme dem entgegengewirkt werden. Warme Vollbäder werden entweder zur Reinigung oder als Kräuterbad verabreicht. Man darf sie wegen der Gefahr der Verweichlichung nicht zu oft nehmen. Nach dem Bad erfolgt stets eine kalte Anwendung: entweder Waschung oder Abguß oder Schenkelguß mit Oberkörperwaschung, wenn die volle Begießung einen zu starken Reiz ausübt, oder Nachdünsten im Bett ohne vorherige Nachanwendung.

Über die Wirkung der warmen Vollbäder siehe unter »Allgemeines« zu diesem Abschnitt! Darnach ist die Wirkung auf die Zirkulation hervorzuheben, indem zuerst die Hautgefäße passiv erweitert werden, das Herz aber stärker arbeiten muß. Es kommt zu einer Wärmestauung im Inneren des Organismus bzw. zu einem Temperaturanstieg, da während des Bades Wärmeausleitung und das Dunstvermögen der Haut ausgeschaltet sind. Auch der mechanische Druck des Wassers kommt beim warmen Vollbad zur Geltung. Häufig tritt im Bade oder im Anschluß daran Schweißausbruch ein. Es erhöhen sich die Stoffwechselvorgänge. Die Zubereitung der Kräuterzusätze siehe unter Badezusätze!

Heublumen- und Haferstrohbäder eignen sich bei Stoffwechsel-

störungen, Fettsucht, Gicht, Rheuma der Muskeln, Sehnen und Gelenke, ferner bei Grieß- und Steinleiden.
Fichtennadelbäder und Salzbäder sind gebräuchlich bei Erkrankung der oberen Luftwege, Bronchitis und Bronchialkatarrh, bei Nierenentzündung, bei Rachitis und Skrofulose. Auf Nervöse wirkt das Fichtennadelbad, aber auch das Haferstrohbad beruhigend; jedoch darf die Temperatur nicht über 34 Grad Celsius betragen.
Salzbäder werden mit Erfolg verwendet bei akuten Infektionskrankheiten mit Hautausschlag, Masern und Scharlach; ferner sind sie auch bei Asthma gebräuchlich. Bei Ekzemen (Flechten) wirken Kleiebäder unter Umständen in Verbindung mit Lehmpackungen günstig ein. Gegenanzeigen gegen das warme Bad stellen alle stärkeren organischen Erkrankungen an Herz und Kreislauf dar. Da alle diese Zusätze leicht zu beschaffen sind, kann sich jeder ihrer bedienen.
Heublumen und Haferstroh sind leicht zu haben, besonders auf dem Lande, ebenso Fichtenreisig, Zapfen usw.

Das heiße Vollbad

Temperatur 38–45 Grad Celsius. Dauer bis zwanzig Minuten. Es wird selten angewandt und ist nie ohne ärztliche Verordnung zu nehmen. Nach dem Bade folgt eine kalte Anwendung: Ganzwaschung oder Abguß und Bettruhe. (Über die Wirkung der heißen Vollbäder siehe unter »Heiße Bäder« – Einleitung!) Bei den verschiedensten Arten der rheumatischen Erkrankungen können ebenso wie die warmen Vollbäder auch heiße Vollbäder bei sonst kräftigen Personen mit Erfolg verwendet werden, zumal wenn es sich darum handelt, eine besonders starke Stoffwechselwirkung, stärkeren Schweißausbruch hervorzurufen; ebenso bei Infektionskrankheiten (Gehirn- und Rückenmarksentzündung, katarrhalischer Lungenentzündung, namentlich der Kinder), ferner bei Nierenentzündung und Harnvergiftung.

Das ansteigende Vollbad

Es wird selten und nur bei kreislaufkräftigen Personen angewandt. Hauptwirkung: stark schweißtreibend und stoffwechselanregend, besonders wenn eine Trockenpackung zum Nachschwitzen folgt. Man beginnt bei einer Temperatur von 35–37 Grad Celsius und läßt heißes Wasser langsam im Laufe von 15–20 Minuten zufließen, bis eine Temperatur von 42–45 Grad Celsius erreicht ist. Sinngemäß kommt das ansteigende Vollbad bei einer Reihe von Störungen, insbesondere Stoffwechselstörungen, zur Anwendung, bei denen auch warme und heiße Vollbäder angewandt werden. Es muß demnach dem Arzt überlassen bleiben, ob er dem warmen, heißen oder ansteigenden Bade den Vorzug gibt. Eine Gegenanzeige bilden alle Kranken mit Herz- und Kreislaufstörungen. Man merke sich noch, daß bei allen genannten Bädern der Patient niemals allein zu lassen ist, da Schwächezustände und Ohnmachten auftreten können.

Das Wechselvollbad

Technik: Fünf bis zehn Minuten in heißem Bade von 37–40 Grad Celsius, darnach 6–20 Sekunden ins kalte Bad von einer Temperatur bis zu 15 Grad Celsius. Es kann zwei- bis dreimal gewechselt werden. Beginn mit dem warmen Bad, zum Abschluß immer das kalte Bad.
Das Wechselvollbad ist ein energisches Übungsmittel für Herz und Kreislauf. Es wird jedoch selten angewandt, da es hohe Anforderungen an Kreislauf, Atmung und Nervensystem stellt und nur von kräftigen Menschen vertragen wird.

7. Mineralbäder

In diesem Abschnitt nahm Kneipp Stellung gegen eine kritiklose Verwendung von Mineralbädern, wie sie in der damaligen Zeit besonders häufig anzutreffen war. Willkür und Modesucht waren die vielfach maßgebenden Antriebe, ebenfalls manche eingefressene Gewohnheit, die nicht für alle paßt. Laienhafte Überschätzung und unphysiologische schematische Verabfolgung ergänzten sich. Man denke nur an das vielfach gebräuchliche Schema der 21 Bäder und dergleichen! Heute hat sich hierin unter einer mehr und mehr ärztlichen Betreuung manches gewandelt, und viele Orte haben naturheilerische Gesichtspunkte neben die speziellen der Bäder als die maßgeblichen Faktoren der Heilwirkung gestellt. Nehmen wir hinzu, daß die Anregung zu einer Lebensumstellung und Lebensordnung, anderseits die Absage an so viele krankmachende Gewohnheiten des Zivilisationsmenschen das Wichtigste überhaupt sind, dann gewinnen wir das beste Verständnis für das, was Kneipp mit seiner Mahnung zur Einfachheit vor allem ins Gewissen rücken will. Die schönsten Bäder nützen nichts, wenn der Badebeflissene für sein ferneres Leben von krankmachenden Lebens-, Eß- und Trinkgewohnheiten nicht lassen will.

E. Dämpfe

Unter einem Dampf versteht man eine Wasseranwendung, mit der unter der Einwirkung des Wassers in Form des heißen Dampfes eine Erwärmung eines mehr oder weniger großen Teiles des Körpers eintritt. Die Wirkung auf die Zirkulation beruht in einer starken Erweiterung der Gefäße, womit Hautdecke und Organe eine vermehrte Durchblutung, das Herz und zentrale Bluträume eine Entlastung erfahren. Zu merken ist jedoch in erster Linie, daß Dämpfe nicht so häufig genommen werden dürfen.

»Wie unsere sämtlichen Wasseranwendungen, so wirken auch die Dämpfe in der gelindesten Form und deshalb durchaus ungefährlich und unschädlich. Gleichwohl erheischt die Anwendung der Wasserdämpfe *große Vorsicht.* Was den Kranken, der richtig und nach Vorschrift anwendet, gesund macht, kann bei Nachlässigkeit und Sichgehenlassen einen Gesunden krank machen. Wer zum Beispiel unmittelbar nach einem Dampfbad ohne vorhergehende Abkühlung ins Freie, an die kühle Luft tritt, kann nicht nur krank, er kann tödlich krank werden; die Anwendung ist daran so unschuldig wie ein neugeborenes Kind. Diese erste Bemerkung soll zur Vorsicht, nicht zur Ängstlichkeit ermahnen. Ich wiederhole, daß *bei richtigem Gebrauch niemals eine, selbst nicht die leiseste Gefahr zu befürchten ist.*

Sind Dämpfe zur Heilung überhaupt notwendig? Wenn eine Hausfrau ihre Wäsche reinigt, so gebraucht sie warmes und kaltes Wasser. Das warme Wasser soll das zu Entfernende auflösen, das kalte Wasser soll das Gelöste wegschwemmen. Ein ähnlicher Prozeß (Vorgang) vollzieht sich beim Heilverfahren. Auch bei Krankheiten muß verschiedenes, wie Blutanstauungen, verdorbene Säfte usw., auf- und ausgelöst werden. Das geschieht durch die Wärme. Sodann muß der Körper gekräftigt und widerstandsfähig gemacht werden. Das geschieht durch die Kälte.

Jeder Körper muß demnach ein gewisses Quantum, ein gewisses Maß von Wärme haben, wenn seine Arbeit vonstatten gehen soll. Der gesunde Körper besitzt in sich Naturwärme genug; er braucht keine Zutat.

Jeder kränkelnde Körper fühlt sehr bald den Abgang, das Fehlen der notwendigen inneren Wärme. Diese muß auf irgendeine Art ersetzt werden. Bei vielen Patienten genügen die Wickelungen und Umschläge; bei anderen tun die Dämpfe, diese künstliche Zufuhr, ich möchte sagen Einpressung der Wärme, bessere Dienste.

Meine *sämtlichen Dämpfe* sind eigentlich nur *Teildämpfe,* das heißt, sie berühren direkt nur Teile des Körpers; dennoch bleibt keiner derselben ohne Einwirkung auf den ganzen Körper. Gerade *darin* scheint mir der *große Vorteil* zu liegen. Die Dämpfe berühren oder, wenn man will, schwächen nur die leidende Körperstelle und lassen den übrigen gesunden Körper intakt, unberührt, ungeschwächt. Dieser behält seine volle Kraft und ruht, während der leidende, vom Dampf angegriffene Teil in voller Arbeit ist, unterdessen gleichsam eine Weile aus, um dem geschwächten Mitgenossen alsbald von seiner Kraft mitzuteilen.
Die notwendigen *Vorsichtsmaßregeln* bezüglich der Abkühlung, Bekleidung, Bewegung enthält die spezielle Beschreibung der einzelnen Dämpfe. – Noch muß ich warnen vor einer *Täuschung:*
Sehr oft kommt es vor, daß einer der verschiedenen Dämpfe, insbesondere der Kopf- und Fußdampf, in besonderer Weise günstig wirkt. Sie machen, weil sie stark auflösen und ausscheiden, sehr leicht, ungemein behaglich, viele Patienten überaus froh und glücklich. Die Gefahr liegt nahe, daß sie *das Gute mißbrauchen,* den betreffenden Dampf *zu häufig vornehmen* und so unüberlegterweise ihrer Gesundheit großen Schaden zufügen. *Modus est in rebus!*
»Nach den Erlebnissen des Krieges und dem Beispiel östlicher Völker, insbesondere der Finnen, werden heute ausgesprochene Schwitzbäder wie die Sauna als Ausscheidungs- und Kreislauftrainingsbäder wieder geschätzt. Die Sauna stellt eine Kombination von Heißluftschwitzbad, Dampfstößen mit kühlen Zwischenerfrischungen (Kaltbad, Güsse) und Luftbädern und einer Schlußabkühlung dar. In kleiner Form erfüllen Heimschwitzbäder wie die ›Heim-Sauna‹, in jedem Zimmer aufstellbar, den gleichen Zweck.« (D. H.)

1. Der Kopfdampf

Die Anwendung des Kopfdampfes erheischt einige *kleinere Vorbereitungen.* Zu dessen Vornahme nämlich sind notwendig ein *kleines Gefäß,* mehr tief als weit, mit einem gut abschließenden *Dekkel;* sodann zwei *Stühle* und zum Zudecken des zu Behandelnden eine *größere Wolldecke.* Von den Stühlen dient der eine zum Sitzen, der zweite als Untergestell für das Gefäß (Topf, Schaff, Schafferl, Kübel, Gelte).
Wenn all die genannten Gegenstände bereitstehen, wird das auf den Stuhl gestellte Gefäß bis zu dreiviertel Teilen mit *strudelndem*

Wasser angefüllt und mit dem Deckel und einem feuchten Tuche gut verschlossen, damit bis zum Gebrauche möglichst wenig Dampf entweiche. Der Patient hat den ganzen Oberkörper bis zu den Beinkleidern entblößt und über diese als abschließende Binde ein trockenes Tuch gelegt, um den niederrinnenden Schweiß aufzuhalten und das Naßwerden der Beinkleider zu verhindern. Er setzt sich auf den Stuhl und stützt die flachen Hände neben das Gefäß auf die Stuhlränder, den Oberkörper über das Gefäß neigend. Oberkörper und Gefäß werden sodann mit Leinentuch und großer Wolldecke locker, aber nach allen Seiten hin derart eingehüllt, daß auch nicht durch die kleinste Öffnung Dampf entweicht. Jetzt erst entfernt der Behandelnde, dem zu Behandelnden gegenüber befindlich und von unten her die Wolldecke etwas lüftend, in die Höhe hebend, den abschließenden Deckel mit dem angefeuchteten Tuche; der Dampf dringt ungehindert wie ein glühender Strom auf Kopf, Brust, Rücken, auf den ganzen Oberkörper ein und beginnt seine auflösende Arbeit.

Wer zur Aufsicht und Bedienung beigegeben ist, sorge wohl dafür, daß schwächere Patienten, denen der Rücken leicht weh tut, bequem sitzen, eine gute Stütze im Rücken haben usw. Dagegen achte er nicht auf Klagen und die verschiedenartigsten Ausrufe wie: ›Ich halte es nicht ferner aus! Mich muß der Schlag treffen!‹ u. a.

Im ersten Augenblick mag mancher ob der ungewohnten Glühtemperatur erschrecken; doch bald hat er sich an das tropische, das heiße Klima gewöhnt und schnell einige *kleinere Vorteile* gefunden. Beim ersten Ansturme der hitzigen Wolken suche er eine mehr aufrechte Stellung einzunehmen, den Kopf zu heben, nach verschiedenen Richtungen zu wenden usw.! Mit dem Angewöhnen und dem Nachlassen der Hitze kehrt der Oberkörper in die vorgeschriebene gebückte Stellung zurück. Man kann aber auch dem Patienten die Entfernung des Deckels selbst überlassen, und zur Vermeidung einer allzu schroffen Wirkung kann der Deckel stückweise bis zur vollen Abnahme gelüftet werden.

Zu befürchten hat man absolut nichts. Ich kenne nicht *einen* Fall, in welchem der Kopfdampf, genau nach Vorschrift angewendet, auch nur im geringsten geschadet hätte. Ich habe ihn den verschiedensten Personen in den verschiedensten Krankheiten appliziert und stets gute Erfolge erzielt. Schaden zugefügt haben nie die Dämpfe, wohl aber jene Selbstklugen sich selbst, welche ohne alle Vorsicht und Regel taten, wie es ihnen gutdünkte, nicht wie die Ordnung es vorschrieb. Eine Anwendung *dauert* 20–24 Minuten.

Der Patient soll während der ganzen Dauer nicht nur willig mit seinem Kopf herhalten, er soll auch nach Vermögen *Augen, Nase, Mund öffnen* und an Dampf einströmen lassen, was und wieviel er nur ertragen kann.

Nach Ablauf der Zeit von 20–24 Minuten wird die Bedeckung entfernt und, wenn die schweißtreibende Wirkung erwünscht ist, abgetrocknet; dann folgt Bedeckung von Kopf und Oberkörper mit einem Leinentuch und Nachdünsten im vorgewärmten Bett. Soll aber nur die stoffwechselsteigernde Wirkung zur Geltung kommen, so wird der ganze Oberkörper mit frischem Wasser kräftig abgewaschen. Der Patient macht sich zur Winterszeit im Zimmer, zur Sommerszeit im Freien Bewegung, bis die gehörige Trocknung und die normale Wärmetemperatur der Haut eingetreten sind. Ich schulde an dieser Stelle noch *einige wichtige* und nicht zu übersehende *Bemerkungen.*

Der *reine* Wasserdampf wirkt auf manche Augen, ebenso beim Einatmen auf den Magen zuweilen nicht ganz günstig. Deshalb *mische* ich dem heißen Wasser stets *Kräuter* bei. Zunächst empfehle ich *Fenchel,* der sich vortrefflich bewährte. Ein Löffel gemahlener Fenchel reicht für eine Anwendung aus. Auch Kräuter von *Salbei, Schafgarbe, Minze, Holunder, Spitzwegerich, Lindenblüten* tun treffliche Dienste. Und wenn dir auch diese abgehen, so nimm eine Handvoll *Brennesseln* oder *Heublumen* und mische sie bei! Das Kräutchen mag verachtet sein, sein Dienst ist dennoch gut. – *Bei den meisten Menschen* tut der Dampf bald seine Wirkung; schon nach den ersten fünf Minuten rinnen die Schweißtropfen von der Stirne; nach acht bis zehn Minuten perlen sie aus allen Poren hervor.

Es gibt jedoch *Patienten* – es sind in der Regel *blutarme Individuen* mit wenig Naturwärme –, bei denen der Dampf nicht so leichte Arbeit hat. Man hilft nach, indem man im Herde ungefähr den sechsten Teil eines Ziegelsteins glühend macht und diesen zirka zehn Minuten nach Beginn der Anwendung in das Dampfbad bringt. Es braust gewaltig, und die Wolken steigen von neuem dichter und lebhafter auf.

Unmittelbar nach beendigtem Kopfdampf, der wie die folgende Abkühlung im Winter stets in *erwärmten Räumen* vorzunehmen ist, soll man es *nie wagen, ohne vorherigen kalten Abguß ins Freie zu gehen,* wodurch die durch den Dampf geöffneten Poren wieder geschlossen werden. Zur Winterszeit verbleibe man vor solchem Austritt ins Freie noch ungefähr eine halbe Stunde im gewärmten Zimmer, in demselben auf und ab gehend. Ohne diese Vorsicht könnte man sich leicht nicht nur einen Katarrh, sondern unter Umständen eine schwere, tödliche Krankheit zuziehen.

Wer nach dem Kopfdampf Gelegenheit hat, *rasch ein kaltes Vollbad* von höchstens einer Minute zu nehmen, macht seine Sache gleichfalls gut, wenn er solche Gelegenheit benützt.

Die Wirkungen dieser Anwendung sind *bedeutende;* sie erstrecken sich auf die ganze Hautfläche des Oberkörpers, deren Poren sie öffnen, sodann auf das Innere des Körpers, indem sie in der Nase, in der Luftröhre, in der Lunge usw. auflösen und ausleiten. Bei *Erkältungen* durch Nässe oder raschen Temperaturwechsel, bei *Kopfleiden, Ohrensausen, rheumatischen* und *krampfhaften Zuständen* im Genick und auf den Schultern, *bei Enge auf der Brust,* bei noch nicht vorgerücktem *Schleimfieber,* lauter Begleiter und Begleiterinnen der verschiedenen Katarrhe, tut der Kopfdampf vorzügliche Dienste. Zwei Anwendungen innerhalb dreier Tage bringen in der Regel vollständige Heilung. *Beginnende Katarrhe* hebt gewöhnlich ein einziger Kopfdampf auf und aus; sie mögen sitzen, wo sie wollen.

Da der Kopfdampf stark auflösend wirkt und allzu reichliche Schweißbildung leicht allzusehr schwächen könnte, so darf diese Anwendung *nicht zu oft* vorgenommen werden. Als *Regel* soll gelten, daß man die Zahl 2 in der Woche nicht überschreite. *In seltenen Fällen,* in welchen *ganz besondere Auflösungen* und *Ausscheidungen* notwendig sind, kann eine Woche hindurch der Kopfdampf jeden zweiten Tag zur Anwendung kommen, jedoch mit verkürzter Dauer (geringste Zeit 15 Minuten, längste Zeit 20 Minuten).

2. Der Fußdampf

Die Arbeit, welche der Kopfdampf am Oberkörper vornimmt, leistet der Fußdampf dem Unterkörper, in erster Linie den Füßen.

Die *Anwendung* geschieht *folgendermaßen:*

Über den zum Sitzen bereitgehaltenen Stuhl werden der Länge nach ein Zwischentuch (Leinen) und eine ziemlich breite und dichte Wolldecke ausgebreitet. Darauf setzt sich der zu Behandelnde mit bekleidetem Oberkörper, mit entkleideten Füßen (Beinen). Vor ihn kommt wie zum Fußbade das mit heißem Wasser etwas über die Hälfte gefüllte Gefäß zu stehen. Es ist das auch zum Kopfdampf benützte Gefäß. Auf dem oberen Rande desselben liegen zwei schmale Holzstäbe oder ein Lattenrost, auf welche der zu

Behandelnde die Füße bequem aufstellen kann. Man suche dieselben durch irgendeine kleine Vorrichtung zu befestigen, daß die Gefahr des Nachgebens und des Verbrühens der Füße den Patienten nicht ängstigt. Hat dieser sodann seine Stellung eingenommen und steht das dampfende Wasser vor ihm, dann wird die Bedeckung derart um die Beine und das Gefäß gelegt, daß kein Dampf unbenützt verlorengeht und durch eine große Wollröhre das warme Element von unten nach oben, zu den Füßen, zu dem Unterleibe und weiter, aufsteigt. Zu den Fußdämpfen benütze ich in der Regel leichtere, strudelnde *Absude von Heublumen.* Wie beim Kopfdampfbad kann ich auch bei dieser Anwendung den Dampf und damit die Wirkung steigern, indem ich nach je fünf oder zehn Minuten das glühende Stück eines Ziegelsteines in das heiße Wasser sachte und vorsichtig einsenke. Man lasse die Steine ja nicht ins Wasser fallen! Dieses müßte ein Spritzen und Brandwunden absetzen. Die Zahl der glühenden Ziegelstücke sowie die *Dauer des Fußdampfes* richten sich genau nach dem höheren oder geringeren Grade der Wirkung, welche man erzielen will. Oft soll *lediglich der untere Teil der Füße* in Schweiß gebracht werden, wie zum Beispiel bei Fußschwitzern; manchmal aber sucht man die *ganzen Füße, die Schenkel inbegriffen, öfters den ganzen Unterleib,* zuweilen den *ganzen Körper* durch einen Fußdampf in Schweiß zu bringen. Viele habe ich gesehen, denen bei dieser höchst einfachen und primitiven Anwendung der Schweiß von der Stirne rann wie bei der forciertesten (angestrengtesten) Schwitztour unter zwei bis drei Federbetten. Bei den *leichtesten Anwendungen* werden *ein* glühendes Ziegelstück und eine Zeitdauer von 15–20 Minuten genügen. Um die *größte Wirkung* eines eigentlichen Schwitzdampfbades zu erzielen, wird es notwendig werden, die glühende Masse alle fünf bis zehn Minuten zu erneuern und die Anwendung *bis zu 25 und 30 Minuten* auszudehnen.

Dem Dampfbade folgt *stets* die kalte *Abkühlung,* welche sich ganz nach der Ausdehnung der schwitzenden oder in Schweiß gebadeten Stellen richtet. Füßen, welche nur bis an die Knie schwitzen, genügt eine rasche kalte Abwaschung mit einem Linnentuch, kräftigeren Naturen ein Knieguß. Bei mitschwitzenden Schenkeln und Unterleib reicht ein Halbbad aus. Ist der ganze Körper in Mitleidenschaft gezogen, so muß auch der ganze Körper entweder durch ein Halbbad mit Waschung des Oberkörpers oder durch ein Ganzbad oder durch eine Ganzwaschung abgekühlt werden. Die Regeln über die Vornahme dieser Anwendung lese man an den betreffenden Stellen (bei den Bädern und Waschungen), die Regeln über das Verhalten nach dem Fußdampfe beim Kopfdampfe nach! Sie gelten auch hier ohne allen Unterschied.

Die *Anwendung* des Fußdampfes *geschieht* vornehmlich bei den *verschiedenartigsten Fußleiden*, so bei *starken übelriechenden Fußschweißen*, wo es gilt, die faulen Säfte aufzulösen und auszuleiten; bei *angeschwollenen Füßen*, die auf Säfte- und Blutstauungen schließen lassen; bei gichtisch-rheumatischen Ablagerungen; bei *kalten Füßen*, bei denen die Transpiration auf null Grad steht und zu denen das Blut sozusagen den Weg nicht mehr findet. Diese Dämpfe wecken neue Tätigkeit und bringen frisches Leben, sind zuweilen auch nur, wie bei den einzelnen Krankheiten gesagt werden wird, notwendige vorbereitende Übungen, welche anderweitigen Wasseranwendungen die Wege ebnen und deren Erfolg sichern. Wer an *Nagelgeschwüren, eingewachsenen Nägeln* usw. leidet, wer *Blutvergiftung* befürchten muß, zum Beispiel wegen unglücklicher Behandlung von Hühneraugen, Ausreißen von Nagelwurzeln usw., lasse sich baldigst diesen Dampf bereiten!

Gesteigerte Anwendungen, welche mehr oder weniger auf den ganzen Körper wirken sollen, kommen vor bei *krampfartigen*, besonders *durch Erkältung* entstandenen Leiden des *Unterleibes;* bei *Kopfleiden*, deren Ursache auf Kongestionen, zu heftigen Blutandrang nach dem Kopfe, zurückzuführen ist.

Bei *blutarmen Individuen*, denen vor dem Beginn irgendeiner Kaltwasseranwendung mehr Wärme einzupumpen ist, haben leichtere Fußdämpfe sehr oft große Dienste erwiesen.

Als *Regel bezüglich der Wiederholung* dieser Anwendung gilt wie beim Kopfdampfe, daß man damit recht sparsam sei. Einmal, zweimal in der Woche wird man öfters, dreimal nur selten lesen, letzteres nur bei Einzelfällen, welche stets diese Notiz ausdrücklich enthalten müssen.

Nun noch eine Bemerkung!

Oft schon sind mir *Klagen* zugekommen *wegen der zu großen Umständlichkeit* der von mir verordneten Dämpfe. Ich frage jeden Wohlmeinenden: Was ist einfacher, mein Fußdampf oder ein Schwitzbad nach soundso vielen Tassen heißen Tees, nach soundso vielstündiger Tortur, unter soundso vielen Federbetten, ein Schwitzbad, welches selten, fast nie vorübergeht ohne die heftigsten Kopfschmerzen und anderes Weh?

3. Der Leibstuhldampf

Dieser Dampf tut seiner leichten Bereitung, bequemen Applizierung und überaus schuldlosen, das ist ungefährlichen Wirkung wegen, besonders bei *Krankheiten, große Dienste.* Selbst Schwerkranke, bei denen wegen Schwäche oft sehr schwer der erwünschte Schweiß zu erzielen ist, können auf diese Weise recht leicht zum Schwitzen gebracht werden.

Man benutzt den Leibstuhl oder einen anderen Stuhl mit durchlöchertem Sitz (Rohrsessel) und stellt das Gefäß mit der strudelnden Kräutermischung darunter. Der Patient setzt sich; die Bedienung sorgt, daß kein Wölkchen des wohltuenden Rauches unnütz entweicht. Dazu Bedeckung des entkleideten Unterkörpers bis zur Gürtellinie. Die Tücher müssen fest auf dem Boden aufliegen; oben muß die Bedeckung gut abschließen. Rasch steigt der heiße Qualm zum Körper auf und erzeugt in Bälde schwächeren oder stärkeren Schweiß, der sich manchmal zu einem förmlichen Schwitzbade, das heißt zu einem allgemeinen Schwitzen des ganzen Körpers steigert. Die Anwendung *dauert 15–20 Minuten.* Erscheint es notwendig, den Kranken in länger dauerndem Schwitzen zu erhalten, oder soll es zur Lösung von Krämpfen dienen (zum Beispiel bei akutem Blasenkatarrh, Harnverhaltung, Vorsteherdrüsenschwellung, Gebärmutterkrämpfen), so bringt man (da das Sitzen beschwerlich und der Dampf vielleicht für längere Dauer nicht wirksam wäre) ihn ohne kalte Nachanwendung zu Bette. *Nach dem Dampfe* soll in allen anderen Fällen eine Ganzwaschung, ein Halbbad mit Abwaschung des Oberkörpers oder ein Vollbad je nach Können des Patienten die ganze Anwendung beschließen. Bei *Schwerkranken* wird stets die Ganzwaschung am leichtesten und ungefährlichsten vorgenommen werden können.

Die *Wirkung des Leibstuhldampfes* ist, wie von selbst einleuchtet, auflösender und ausleitender Natur. Die Ausscheidungen geschehen in Form und durch Abgang des Schweißes. *Niemals* benütze ich für diese Dämpfe das *Wasser allein; stets* mische ich *Kräuter* bei, und zwar wieder die bekannten Kräuter von Heublumen, Haferstroh, vor allen anderen indessen von Zinnkraut.

Bei *Nieren-* und *Steinleiden* wende ich Dämpfe an von *Haferstrohabsud;*

bei *Erkältungen* und *krampfhaften* oder *rheumatischen Zuständen des Unterleibes,* bei *Blasenkatarrhen,* bei *beginnender Wassersucht* solche von *Heublumenabsud.*

Weitere Heilanzeigen: Stoffwechselstörungen, Leberstauung und -schwellung, Vorsteherdrüsenvergrößerung, Nieren-, Blasen-, Darmkolik, Krämpfe bei der Periode.
Wie die Dämpfe mit Anwendung von Kaltwasser wechseln, lese man im dritten Teile bei den einzelnen Krankheiten nach!
Die auffallendsten und erstaunlichsten Erfolge habe ich erzielt mit Dämpfen von *Zinnkrautabsud* in all den höchst peinlichen Fällen, in welchen das *Urinieren* (Wassermachen) unmöglich wurde und infolgedessen die entsetzlichsten, wahnsinnigsten Schmerzen den armen Patienten quälten und fast zur Verzweiflung brachten. Die meist durch Erkältung und Entzündung entstandenen krampfhaften Zustände der Blase wurden durch den heißen Zinnkrautdampf in verhältnismäßig kurzer Zeit behoben, und das Organ tat wie früher seine reinigenden Dienste.

4. Besondere Dämpfe auf einzelne kranke Stellen

Im Wechsel mit anderen Wasseranwendungen dienen in vielen Fällen die Dämpfe sehr gut bei *Leiden an den Augen, in den Ohren, im Mund, an den Fingern, an der Hand, am Arme.*
Für Augendämpfe dient sehr gut *Absud von Fenchelpulver* oder *Augentrost* oder *Schafgarbe*;
für Ohrendämpfe Absud von *Taubnesseln* oder *Brennesseln* oder *Schafgarbe;*
für Verschleimung im Halse Absud von Kamille, Schafgarbe oder *Spitzwegerich* oder *Brennesseln.*
Bezüglich der *Anwendungszeit* überschreite man *20 Minuten nie!* Die *kürzeste* Dauer umfaßt *10 Minuten.*
Jene *Dämpfe,* welche zum *Einatmen* dienen, nach innen wirken oder die Augen und Ohren betreffen, sollen vorsichtigerweise *niemals übermäßig schroff* genommen werden.

5. Der Volldampf

Er wird mit zwei Dampftöpfen, einen für unter die Füße, einen unter den Sitz des Stuhles, hergerichtet. Die Eindeckung erfolgt mit Laken und Wolldecken bis zum Halse (bei völlig nacktem Körper). Der Volldampf ist überall da angezeigt, wo eine starke Wärmewirkung mit nachfolgendem Schwitzen erzeugt werden soll. Dauer: ca. 20 Minuten. Nach dem Dampf erfolgt Trockenpackung oder Abgießung.

Über das Trinken des Wassers

In diesem Stücke kann ich mich sehr kurz fassen. Ich *warne vor zwei Extremen,* das heißt vor zwei das richtige Maß überschreitenden Ansichten. Es sind einige Jahrzehnte her, da gab es förmliche Wassertrinkturniere. Wer die meisten ›Maßerl zwang‹, der war der größte Held. Ein tägliches Quantum von 4, 6, 8, 10 Maß zählte durchaus nicht zu den Seltenheiten. Noch heutzutage spukt in manchem Kopf der Gedanke, viel Wassertrinken müsse gesund machen. Besser noch diese Grille als die andere, welche dem glühenden Hirn vorsingt, 3, 4, 5 Maßerl braunes Gerstenwasser seien nicht zuviel Flüssiges für die Menge des täglich eingenommenen *Festen.*
Den *Leuten der zweiten Gattung* scheint das Gegenteil von dem Gesagten das Richtige zu sein: sie trinken wochen-, ja monatelang gar kein Wasser, denn das Wassertrinken ist nicht vom Guten, wie sie meinen.
Wie doch die Menschen zuzeiten allen gesunden Sinn verlieren, sich förmlich jedes vernünftige Urteil unterbinden, jedem instinktiven Trieb und Gefühl, dem die Tiere blind Folge leisten, um es gemein zu sagen, von vornherein den Hals abschneiden! Ist dieses vernünftig?
Einige Minuten, bevor die Uhr schlägt, kündigt sich's an. Hat denn der große Werkmeister, unser Schöpfer, etwas Halbes, ein Pfuschwerk gemacht? Oder haben die Menschen in seine wunderbare Ordnung die Unordnung gebracht? So ist es. Der unendlich weise Schöpfergott läßt den *Hunger* ein Zeichen geben, wann gegessen, den *Durst* anklopfen, wann getrunken werden soll. Der Menschenkörper, diese lebendige Uhr vom besten Gang und Schlag, liefe und schlüge vortrefflich, wenn nicht der Menschentor Schmutz und Sand und den anderen Unrat zwischen die Räder werfen und so den geordneten Lauf stören, vielleicht zerstören würde.
Sooft die zahmen und wilden Tiere Hunger verspüren, suchen sie Nahrung; sooft der Durst sich einstellt, eilen sie zum frischen Quell. Nach erfolgter Sättigung hören sie sofort auf, ein Weiteres zu sich zu nehmen.
Geradeso handelt der unverdorbene Mensch bei geregelter Lebensweise, gleichviel, ob er gesund sei oder krank.
Demnach lautet unser *einziger* und *oberster,* hierher gehöriger *Grundsatz,* ein goldener Grundsatz, den ein jeder befolgen sollte: *Trinke, sooft es dich dürstet, und trinke nie viel!*
Wer vor dem Essen Durst hat, der trinke! Durch den Durst zeigt

sich die Dürftigkeit der Säfte an; die Magensäfte sind zudem dick und erleiden eine Verdünnung.

Bei Tisch soll womöglich nicht oder sehr wenig getrunken werden, damit der reinste Magensaft auch noch den letzten Bissen tränke und durchdringe.

Ist eine längere Zeit nach dem Essen vorüber, verlangt der Speisebrei zu seiner weiteren Verarbeitung vom Magensafte wieder Flüssiges, mit anderen Worten, stellt sich nach 1, 2, 3 Stunden wieder Durst ein, dann kann auch wieder mäßig getrunken werden.

Trinke, sooft es dich dürstet, und *trinke nie viel!*

Ein Beispiel meines Vorgehens möge diesen Abschnitt schließen! Es leidet jemand an hartem Stuhlgang, große Hitze quält den Unterleib, heftiger Durst den armen Kranken; er könnte, wie er sagt, zwei, drei, vier Glas Wasser, Glas auf Glas trinken; es ist ihm, als ob es in einen Glühofen geschüttet werde. Ich glaube das, die Wassermasse kommt in den Magen und macht dann, ohne die leidende Stelle irgend zu berühren und günstig zu beeinflussen, eine rasche Wanderung durch den Leib, bis sie ausgeschieden wird. Man gebe dem Kranken statt der vielen Gläser mit Wasser während eines Tages jede halbe Stunde einen Eßlöffel voll! Man wird ganz andere Wirkung verspüren, eine Wirkung, welche das notwendige Ergebnis einer vernünftigen Behandlung sein muß.

Die kleine Menge Wasser wird schnell vom Magensaft erfaßt und leicht mit demselben vermischt. Die eine jede halbe Stunde erfolgende Nachspeisung gibt reichlichere Säfte, die kühlend und in normalem Laufe den Körper, die Eingeweide durchströmen und erweichend und lösend binnen kurzer Zeit allen Stockungen und Verhärtungen ein Ende machen. Unzählige haben in dieser Beziehung meinen Rat befolgt, und schnell ward ihnen geholfen. Probatum est!

In der allerneuesten Zeit wurde viel gesprochen und geschrieben von den *Wirkungen des Trinkens vom heißen Wasser*, besonders bei chronischen Krankheiten. Ich selbst habe vor Jahren bei manchem Patienten gute Erfolge erzielt. Ehre, wem Ehre gebührt! Wer dem warmen Wasser vor dem kalten, frischen Elemente den Vorzug gibt, wer wollte ihn tadeln oder gar verurteilen! Das ist Geschmacksache. Ich habe indessen durch Erfahrung gefunden, daß kaltes, frisches Wasser dieselben, wenn nicht bessere Dienste tut. Ich für meine Person ziehe es jedem lauwarmen oder heißen Wasser vor. Jeder wähle, wozu ihn das Verlangen treibt!

VIERTER TEIL

Apotheke

VIII. ABSCHNITT

Allgemeines und Einteilung

Zu den Dingen, welche ich verabscheue und hasse, zählt als ein gründlich und grundsätzlich gehaßtes das Geheimmittel-Wesen, die Krämerei mit Heilmitteln, welche als Geheimnis des Erfinders gelten.

Diesen Vorwurf soll mir niemand machen können. Darum *öffne* ich in diesem zweiten Teil die Läden meiner Apotheke und lasse einen jeden hineinschauen und hineinschmecken bis ins letzte Teeschächtelchen und ins kleinste Ölfläschchen.

In jeder Apotheke steckt ein teures Geld; *in der meinigen ist nicht viel Rares.* Ich gestehe dieses sehr gerne zu und betrachte diesen leicht möglichen Vorwurf als einen großen Vorzug meiner Apotheke. *Fast sämtliche meiner Tees und Extrakte, Öle, Pulver rühren* von früher geachteten *spottbilligen Heilkräutern* her, welche der liebe Herrgott im eigenen Garten, auf freiem Felde, manche ums Haus herum an abgelegenen und unbesuchten Stellen wachsen läßt, Heilkräutern, die meistens keinen Pfennig kosten.

Mein Büchlein ist ja in erster Linie für *arme Kranke geschrieben.* Für sie suchte ich mit Absicht all die gleichfalls armen alten Bekannten auf, vieles andere beiseite lassend. Lange Jahre hindurch habe ich sondiert und geprüft, getrocknet und zerschnitten, gesotten und gekostet. *Kein Kräutchen, kein Pulver, das ich nicht selbst versucht* und als bewährt empfunden habe! Ich wünsche nur das eine, daß die alten Bekannten zu neuen Ehren gelangen.

Ich habe mich lange besonnen, ehe ich mich entschloß, den für sich allein ausreichenden und genügenden Wassermitteln diese Apotheke, das ist dieses Verzeichnis der dem Wasser von innen heilsam entgegenwirkenden Hilfsmittel, anzufügen. Es könnte wie eine *Mißtrauenskundgebung gegen die Wasserheilkraft* aussehen.

Doch *es gibt Kranke, welche aus unüberwindlicher Wasserangst* sich schwer zu einer oft notwendigen längeren Wasserkur entschließen können. Diesen wollte ich es erleichtern, mit anderen Worten: die Wasseranwendungen reduzieren, vereinfachen und die Zeit des Gebrauches abkürzen. Solches aber kann und wird geschehen, wenn ich der äußeren Kur (mit Wasser) durch eine innere Kur (die Heilmittel) in die Hand arbeite.

Wer sämtliche Artikel dieser Apotheke überblickt, sieht sofort, daß sie wie die gesamten Wasseranwendungen selbst *dreifachen Zweck haben: ungesunde, kranke Stoffe im Innern aufzulösen, auszuleiten,* sodann den Organismus zu *kräftigen.* Insofern glaube ich mit vollem Rechte behaupten zu können, daß beide Verfahren, das innere und das äußere, zusammenstimmen und einheitlich zusammenwirken. *Ich warne vor einer Täuschung.* Wer glaubt, er müsse die Wasserkur recht strenge anwenden, irrt!

Wer meint, er müsse nach innen recht häufig und viel anwenden, irrt ebenfalls! Immer und in allen Fällen gilt der goldene Grundsatz: Die gelindeste, ob äußere oder innere Anwendung ist die beste.

Es gibt viele Patienten, welche meinen, recht viel Medizin und Pillen u. a. müssen gesund machen. Ich erinnere mich gut an einen sehr tüchtigen Arzt, der möglichst wenig verschrieb und oft über die Unvernunft der Leute klagte, welche trotz des ärztlichen Ausspruches stets nach Medikamenten schreien. »Wenn mir solche unausstehliche Toren kamen und nicht Ruhe gaben«, sagte er einst, »dann gab ich ihnen Brotpillen mit einer kleinen, gleichgültigen Mischung, welche den – Apothekengeruch brachte. Sie nahmen die Pillen, und wenn ich wiederkam, so hatten diese ›besten Pillen, die sie im Leben genommen‹, fast regelmäßig geholfen!«

Hier ein Wort über die *Süßigkeiten und Schleckereien.* Wenn ich von Männern höre, die derlei Kindereien treiben, so ärgere ich mich; wenn ich von Kindern solches höre, so bemitleide ich die Armen und bedauere die Kurzsichtigkeit oder mangelhafte Wachsamkeit der Eltern[1]. *Absolut und entschieden spreche ich mich gegen all diese Schleckereien aus,* mögen dieselben was immer für einen Namen und Ruf haben, aus was immer für einem Laden kommen und für Katarrhe, Husten, Magenleiden, alles Denkbare und Undenkbare, Mögliche und Unmögliche angepriesen werden. Man kann damit *gründlich* den Magen und anderes verderben.

Unsere *Hausapotheke* soll vier *Hauptabteilungen* oder *Hauptfächer* und *einige kleinere Nebenfächer* enthalten.

In die Hauptfächer stellen wir:
in das erste die *Tinkturen,*
in das zweite, größte, die *Teesorten,*
in das dritte die *Pulver,*
in das vierte die *Öle.*

[1] Kranken derlei Zeug zu reichen, wäre ein unverantwortlicher Frevel.

In die *Nebenfächer* kommt wieder gut geordnet *alles andere,* was nicht unter obige vier Abteilungen fällt. Auch die *Leinwandabfälle* zum *Überbinden* und *Überlegen* (stets rein und frisch), die *Baumwolle* usw. können eines der Nebenfächer einnehmen.
Die *Tinkturen* und die *Öle* müssen in Gläsern aufbewahrt werden, die verschiedenen Tees und Pulver entweder in festen *Papiertüten* oder besser in *Schachteln.* (Wer neue machen läßt, soll sie länglichrund und gleichmäßig, wenn auch in verschiedenen Größen, machen lassen, daß sie dastehen wie Soldaten in Reih und Glied. Das macht einem jeden Freude und gibt der Hausapotheke ein Ansehen – und das gehört ihr auch.) Alles an einem *kühlen,* jedoch nicht feuchten (daß sich nicht Schimmel ansetze) *und nicht allzu abgelegenen Orte* im Hause!
Auf einem jeden Glase oder Fläschchen, auf jeder Schachtel oder Tüte soll genau und für jedermann sehr gut leserlich die *Aufschrift des Inhaltes* stehen. Am besten werden die verschiedenen Heilmittel in jeder Abteilung *alphabetisch,* das ist nach dem Abc, geordnet.
Vor allem soll in der Hausapotheke *große Ordnung sein.*
Hier soll nur noch ein Wort stehen über die *Bereitung der Tinkturen, des Tees, der Pulver.*

Tinkturen oder Extrakte

Die inneren Kräfte, die Heilsäfte, können aus einer Pflanze in verschiedener Weise ausgezogen werden. Den *besten, stärksten Auszug* erhalten wir im eigentlichen, sogenannten *Extrakt.*
Der Extrakt wird *folgendermaßen bereitet:*
Man sucht unter den Kräutern, Beeren usw., aus denen man den Extrakt gewinnen will, die besten aus: die reifsten, die untadelhaftesten! Diese trocknet man auf einem Brett an der frischen Luft, *stets* jedoch (das merke man sich gut) im *Schatten, niemals an der Sonne!* Beim Trocknen wird sich noch manches zeigen, was als untauglich verworfen werden muß.
Nachdem die Kräuter, Beeren usw. gut getrocknet sind, *zerkleinere, zerschneide* man sie, wenn notwendig, und bringe sie in eine *verschließbare Flasche* (Weinflasche)! Diese nun wird mit echtem Kornbranntwein – den ich allen anderen vorziehe – oder in dessen Ermangelung mit reinem Spiritus oder Fruchtbranntwein aufgefüllt und luftdicht verschlossen für einige Zeit an einen mäßig warmen

Ort gestellt[1]. Ich habe derart gefüllte Flaschen schon ein Jahr lang und noch länger ruhig stehenlassen und dann erst den mit dem ausgezogenen Saft des betreffenden Heilmittels durchtränkten Spiritus als Extrakt abgegossen. Im *Not- und Bedarfsfalle* kann man diesen schon nach wenigen Tagen des Ansatzes in Gebrauch nehmen.
Die Tinkturen nimmt man tropfenweise; in gewissen Fällen (es ist das jedesmal ausdrücklich angegeben) wird auf den Kaffeelöffel (kleineres Maß) und auf den Eßlöffel (größeres Maß) hingewiesen.

Tee

Bei trockener Witterung, vielleicht wenn du vom Felde heimkehrst oder wenn du hinausgehst, den Stand der Saaten zu betrachten, mache einen Abstecher und sammle da diese, dort jene Heilkräuter! Was auf *trockenem* Grunde wächst, gar an *sonnigen Berghalden,* verdient den Vorzug; und welche Pflanzen du in *der schönsten Blütezeit* sammelst, diese werden dir die herrlichste und in Leiden die gesegnetste Frucht bringen. Manches der Kräuter und Kräutchen wächst in *deinem Gras-* oder *Gemüsegarten,* am *Haus* oder an der *Scheune.* Du brauchst nur dem zehnjährigen Knaben oder deinem kleinen Mädchen es vorzumachen, wie sie es anstellen sollen, und du verlierst beim Sammeln der Kräuter keinen Augenblick und bereitest deinen Kindern eine Freude. Die *Garten-* und *Feldkräuter* sollen *jedes Jahr erneuert,* das heißt neu gesammelt, die alten weggegeben werden.
Jede Hausmutter versteht es, jedweden *Tee zu bereiten.* Von den getrockneten Kräutern (über das Trocknen lies das auf der vorhergehenden Seite Gesagte!) nimmt sie zu einer Tasse, soviel sie mit *drei Fingern* fassen kann, gießt in das Pfännchen über die Teeblätter oder Blüten sprudelndes Wasser und läßt es einige Minuten aufkochen; dann schüttet sie den fertigen Tee ab.
In dieser Weise bereiteter Tee hat den feinsten Geschmack mit dem besten, jeder Pflanze eigentümlichen Aroma; aber es ist nicht der kräftigste Tee.
Bei mir werden die Kräuter durch *längere Zeit förmlich abgekocht,*

[1] Sämtliche Kräuter, Beeren usw., die zu Extrakten dienen, können auch in Wein angesetzt werden, wie dieses an Ort und Stelle stets bemerkt ist. Dieser Wein dient indessen nur zum sofortigen, wenigstens ziemlich schnellen Gebrauche, nicht zum Aufbewahren.

gründlich ausgesotten, daß auch nicht ein Teilchen der Heilkraft verlorengeht, vielmehr alle im Wasser gefangen werden.
Die Art des Einnehmens, ob tassen-, ob löffelweise, ist bei jeder einzelnen Krankheit genau angegeben.

Pulver

Das Pulver *wird gewonnen,* indem die trockenen Wurzeln, Blätter, Körner oder Beeren der Heilpflanzen zerrieben oder im Mörser zerstoßen werden.
Manchen Kranken ist damit leichter beizukommen als mit Tee. Man streut ihnen das vorgeschriebene Pulver wie Gewürz (Pfeffer, Zimt usw.) an eine Speise oder mischt es an einen Trank, daß sie dasselbe gar nicht gewahr werden.
Die *Gefäße,* welche zur Aufbewahrung der verschiedensten Pulver dienen, seien des Staubes wegen recht *sorgfältig verschlossen.*

Öle

Die *Bereitung der Öle,* soweit diese nicht in der Apotheke gekauft werden, ist bei jeder Krankheit besonders angegeben.
An der Reinhaltung der Ölflaschen insbesondere wird man den Sinn für Ordnungsliebe, Reinlichkeit usw. erkennen.

Heilmittel

In alphabetischer Aufzählung sind die von mir verwendeten Heilmittel folgende:

Agave (Agave americana L.) **[Aloe]**

Diese Pflanze hat ihre Heimat fern in Amerika. Von dort wurde sie zu uns herübergebracht; man sieht sie jetzt nicht selten an den Fenstern der Blumenfreunde zwischen anderen Blumenstöcken hervorragen. Sie fällt auf und ist erkenntlich durch ihre recht dicken, fleischigen, ziemlich langen Blätter, die seegrün sind und viele Stacheln tragen. Blüten bringt sie selten; wenn man aber die Wirkung der fleischigen Blätter kennen würde, dann würde sicher jeder Blu-

menfreund auch diese ausländische Pflanze in einem Topfe unter seinen Blumen haben:
Die Wirkungen sind folgende: Wenn man ein solches Blatt nimmt, es in Wasser siedet und den Absud trinkt, so reinigt eine Tasse voll davon Magen wie Gedärme. Auch auf kranke Leber und Gelbsucht wirkt diese Pflanze, wenn sie zu Pulver gemacht und täglich zweimal eine Messerspitze voll davon eingenommen wird.
Wenn man von derselben so ein Blatt mit einem Kaffeelöffel voll Honig in einem Schoppen Wasser siedet und diesen Absud in kleinen Portionen einnimmt, dann nimmt er die innere Hitze aus den Augen, wenn diese damit gut ausgewaschen werden. Wermut, mit Aloe gesotten, treibt schlechte Stoffe aus und macht einen recht guten Magen.
Dieses wenige Angeführte veranlaßt mich, jedem Blumenfreunde den Rat zu geben, diese Pflanze in einem Topf unter seinen Blumenstöcken zu pflegen.

Aloe (Aloe arborescens)

Aloe (man kauft das Pulver in der Apotheke) ist, sowohl innerlich als äußerlich verwendet, von guter Wirkung. Siedet man ein bis zwei Messerspitzen *Aloepulver* mit einem Kaffeelöffel voll Honig, so reinigt diese Mixtur den *Magen* gründlich ohne die geringste Blähung.
Wird Aloe mit anderen Kräutern vermengt und als *Tee bereitet*, so ist obige Wirkung noch nachhaltiger. Die Mischung hat gewöhnlich *folgende Zusammensetzung:* Eine Messerspitze Aloe, Holunderblüten für zwei Tassen Tee, ein paar Messerspitzen Foenum graecum, ein Kaffeelöffel Fenchel. Die zwei Tassen Tee sind innerhalb zweier Tage zu nehmen. Die Wirkung, die nicht in heftigem Abführen, sondern lediglich in reichlichem Stuhlgang besteht, tritt erst nach zwölf bis dreißig Stunden ein.
Aloe wirkt besonders auf die Verstopfung des Dickdarms. Jedoch wirkt sie nur bei der Anwesenheit von Galle und ist daher bei Verschluß der Gallenwege ohne Erfolg. Bemerkenswert ist die blutanreichernde Wirkung in den Unterleibsorganen, die bei unterdrückter oder verringerter Periode in einzelnen Fällen genutzt werden kann. Hingegen sind wegen derselben Eigenschaft größere Gaben bei Neigung zu vermehrter Blutung aus der Gebärmutter, bei Hämorrhoiden und bei Schwangerschaft gefährlich. Auch soll Aloe nicht längere Zeit genommen werden.

Eine Anwendung von Aloe mit Johanniskraut und Schafgarbe wird an anderer Stelle erwähnt werden.
Dieselbe reinigende Kraft, welche Aloe, innerlich angewendet, zeigt, hat sie auch bei *äußerlichem Gebrauch*. Wer kranke, trübe, rot unterlaufene, *triefende Augen* hat, aus denen Eiter und anderer Unrat sich ausscheiden, bereitet sich aus Aloe ein vorzügliches *Augenwasser*. Eine kräftige Messerspitze Aloe wird in ein Medizinglas geschüttet, mit heißem Wasser übergossen, gerüttelt – das Augenwasser ist zum sofortigen Gebrauche fertig. Drei- bis viermal täglich wasche man die Augen äußerlich ab und innerlich aus! Das anfängliche Jucken und leichte Brennen darf einen nicht stören.
Alte Schäden, faulendes Fleisch, tiefe Narben mit viel Eiter werden vorzüglich gereinigt durch solches Wasser, das sie heilt. Es werde zu dem Zwecke ein Lappen in Aloewasser getaucht und auf die leidende Stelle gelegt!
Sollte an irgendeiner Körperstelle die *Neubildung der Haut* durch Geschwüre oder vielmehr durch die aus denselben ausströmende scharfe Flüssigkeit gehindert werden, so streue man Aloepulver auf die Geschwürstelle so dicht, daß der ganze offene Schaden bedeckt ist! Das Ganze werde trocken überbunden! Dieses täglich einmal. Das Pulver bildet, die schlechten Stoffe aufsaugend, eine harte Kruste, unter welcher bald die neue Haut sich zeigt.
Wunden, frische wie alte, heilt Aloe sehr schnell zu. Bei alldem kann das reinliche und reinigende Heilmittel, wohin es immer komme (in das Auge oder in die Wunde), niemals schaden.

Angelika, wilde oder Wald-**Engelwurz**
(Angelica silvestris L.)

Es wächst auf feuchten Wiesen und an nassen Waldstellen eine Pflanze mit einem Stengel, der einen halben bis ganzen Meter hoch ist. Der Stengel ist hohl, und die Buben machen gerne Pfeifen daraus. Die Pflanze führt den Namen Angelika, Wald- oder wilde Angelika; sie heißt *Waldangelika*, weil sie meist im Walde zu finden ist; sie heißt auch wilde Angelika, weil sie wild, ohne menschliches Zutun, wächst und sich so von einer anderen Art (Angelica archangelica L., *edle* Engelwurz) unterscheidet, die einer eigenen Pflege bedarf. Beide sind Heilpflanzen im gleichen Sinne und mit gleicher Wirkung, ich ziehe erstere aber vor, weil man sie ohne Mühe haben kann. Hat jemand ungesunde oder halbgiftige Speisen bekommen, so ist ein Tee, von ihren Wurzeln, Samen und Blättern gesotten, ein vorzügliches Mittel, diese schlechten Stoffe wieder zu entfernen.

Weil das Blut aus den verschiedenen Nährstoffen bereitet wird und die Nährstoffe für die Natur nicht alle gut und gesund sind, so leitet dieser Tee die schlechten Stoffe wieder aus dem Blut. Wie oft kommt es vor, daß im Magen eine unbehagliche Kälte herrscht! Eine Tasse Tee von solchen Wurzeln bringt dem Magen wieder mehr Wärme. Am besten ist es, wenn man eine solche Tasse Tee in drei Portionen teilt und die erste am Morgen, die zweite am Mittag, die dritte am Abend nimmt.

Wenn ungesunde Stoffe im Magen und in den Gedärmen sind oder wenn verhockte Gase Grimmen verursachen, so ist wieder dieser Tee ein Hauptmittel, das Übel zu beheben, besonders wenn man zum Tee halb Wein und halb Wasser nimmt.

Starke Verschleimungen in der Lunge und der Brust, Magenbrennen, Verschleimungen der Luftröhre werden gerade durch diesen Tee am leichtesten beseitigt.

Zum Tee nimmt man einen halben Teelöffel auf eine Tasse Wasser, setzt kalt an, kocht dann kurz auf, läßt einige Minuten ziehen. In der Verbindung mit Enzian oder Wermut kommt die Bitterstoffwirkung, in der Mischung mit Faulbaumrinde oder Dornschlehblüte die stuhlfördernde Wirkung mehr zur Geltung.

Man kann mit Recht die Angelika als ein vorzügliches Hausmittel empfehlen, und die Landleute sollten fleißig auf ihren Wiesen und in ihren Wäldern eine ziemliche Portion für das ganze Jahr sammeln, an der Luft trocknen und an einem trockenen Orte aufbewahren! Diese Wurzeln, Samen und Blätter, gut getrocknet, können auch zu Pulver gemacht werden, und wenn man täglich zwei- oder dreimal eine Messerspitze solchen Pulvers einnimmt, so ersetzt dieses den Tee.

Dem Pflanzenunkundigen gebe ich notgedrungen den guten Rat, nicht Angelika zu sammeln, er möchte sonst aus der Wiese Roßkümmel oder aus dem Walde gar Schierling (Giftpflanze) zu seinem Verderben nach Hause tragen. Ich setze diese Worte her, weil beides sich ereignet hat.

Anis (Pimpinella anisum L.)

Anis ist wie Fenchel sehr zu empfehlen. Seine Wirkung auf Gase (Winde) übertrifft jene des Fenchels bei weitem. Meistens werden beide Heilmittel miteinander gemengt und verbunden.

Besonders werden Gasverhaltungen des Magens und des Dickdarms (Koliken) beeinflußt. Weniger zu empfehlen ist der Tee, wenn die Koliken auf einer Entzündung (akute Magen-Darm-Entzündungen) beruhen. Nervenwirkung und Wirkung auf eine gesteigerte Durchblutung ergänzen sich. Die Durchblutungssteigerung macht sich auch auf die Organe des kleinen Beckens bemerkbar; deshalb dient Anis auch als Mittel zur Förderung der Periode und zur Wehenanregung bei Geburten. Ebenfalls steht damit die Steigerung der Milchbildung bei stillenden Frauen im Zusammenhang. Da das ätherische Öl neben der Ausscheidung über Haut und Nieren auch über die Lunge austritt, werden auch die Bronchialdrüsen angeregt. In der Mischung mit Lungenkräutern (Spitzwegerich, Huflattich) wirkt Anis lösend auf zähen Bronchialkatarrh und günstig auf Krampfhusten.
Menge: Ein Teelöffel auf eine Tasse; aufkochen, zehn Minuten ziehen lassen!
Die Öle von Anis und Fenchel kauft man am leichtesten in der Apotheke. Gegen obiges Leiden genügen vier bis sieben Tropfen auf Zucker; täglich ein- bis zweimal zu nehmen.

Anserine oder Gänsefingerkraut (Potentilla anserina L.)

Das Gänsefingerkraut wächst, wie sein Name besagt, da am besten, wo Gänse sich am liebsten aufhalten. Man trifft es besonders zahlreich in der Nähe der Häuser, ferner auf Triften, an Weg- und Grabenrändern. Viele Leute haben ihm nach seiner Wirkungsweise den Namen *Krampfkraut* gegeben.
Tee von Anserinenkraut ist ein vortreffliches Mittel bei *Krampfanfällen,* seien diese im Magen oder im Unterleib oder wo immer. Beim Beginn der Anfälle, besser noch bei den sich zeigenden Symptomen (Vorzeichen) der Krämpfe, gebe man dem Kranken täglich dreimal recht warme Milch (so warm sie der Kranke ertragen kann), in welcher solche Heilkräuter (soviel mit drei Fingern zu fassen sind) wie zu Tee abgebrüht wurden!
Das Kraut kommt demnach zur Verwendung bei Koliken des Verdauungsapparates, aber auch bei Krämpfen anderer Organe. Bei leichten Verlaufsarten der Epilepsie konnte der Bearbeiter krampfausschließende Wirkungen beobachten.
Anserine wird vielfach in Zusammensetzung mit anderen Teesorten verwendet.
Doppelte Wirkung erzielt der, welcher solchen Tee einnimmt und

zugleich auf die krampfhaften Stellen Überschläge mit dem im Wasser angeschwellten oder abgebrühten Kraute macht.
Keine Familienmutter soll es unterlassen, einen hinlänglichen Vorrat solchen Krautes zu sammeln und zu trocknen. Sie weiß selbst zu beurteilen, wie schmerzhaft solche häufig vorkommenden Krampfanfälle sind und wie es noch größeren Schmerz bereitet, Angehörige leiden zu sehen, ohne helfen zu können.

Arnika oder **Bergwohlverleih** (Arnica montana L.)

Arnika besitzt in der ganzen Welt den Ruf einer vorzüglichen Heilpflanze. Weshalb gerade viele von denen, die solches wissen könnten und sollten, dieses bestreiten, begreife *ich* wenigstens nicht.
Die *Arnikatinktur* ist so allgemein bekannt und bei Wunden zu deren Auswaschung, zu Kompressen (Aufschlägen) usw. so allgemein in Übung, daß es mir nicht notwendig erscheint, darüber auch nur ein Wort zu verlieren.
Bei Quetschungen, Kontusionen ist die Wirkung oft zauberhaft. Oberflächlich und tiefer gelegene Entzündungen, Schwellungen, Blutergüsse bilden sich bei Auflagen mit verdünnter Arnikatinktur (eins zu zwei mit Wasser oder ein Eßlöffel auf ein Viertelliter Wasser) rascher zurück. Die innerliche Verwendung geschieht mit ein oder zwei Tropfen der Tinktur auf ein Glas Wasser zum Beispiel bei Magen-Darm-Katarrh und Magengeschwür, Blutergüssen, ferner bei Herzschwäche und Kreislaufschwäche. Zum Tee nimmt man einen Teelöffel Blüten auf eine Tasse siedenden Wassers und läßt drei bis fünf Minuten ziehen. Einnahme nach Abkühlung schluckweise. Die Blüten sind auf ein eventuelles Vorhandensein der Larve der Arnikafliege zu prüfen, die giftig ist. Erregungszustände, gesteigerte Reizbarkeit sind Gegenanzeigen gegen die innerliche Darreichung von Tinktur und Tee.
Man kauft diese Tinktur billig; ein jeder kann sie aber auch leicht selbst bereiten. Die Blüten werden Ende Juni und Anfang Juli gesammelt und in Branntwein oder Spiritus angesetzt. Nach ungefähr drei Tagen schon kann die fertige Tinktur in Gebrauch genommen werden.

Attich oder **Zwergholunder** (Sambucus ebulus L.)

Am Rande der Wälder, besonders abgetriebener (ausgehauener), sieht man Stauden, einen Meter und darüber hoch, die im Juli

weiße große Doldenblüten, im Herbste prächtige, schwere glänzende Doldentrauben tragen. Das ist Attich oder Zwergholunder. *Der Tee, aus solchen Wurzeln* bereitet, treibt mit außerordentlicher Wirkung bei *Wassersucht* das Wasser ab und reinigt die *Nieren.* Mir sind mehrere Fälle bekannt, in denen solcher Tee die ziemlich vorangeschrittene Wassersucht vollständig heilte und ausheilte.
Auch bei *anderen Zufällen im Unterleib,* die von schlechten Säften herrühren, wirkt er gut; er scheidet die Säfte durch den Urin aus.
Attichtee, den man *aus dem Pulver bereitet,* tut dieselben Dienste. Zu einer Tasse, die auf zweimal zu verschiedenen Zeiten des Tages genommen wird, reichen zwei Messerspitzen des Pulvers aus.
Im Spätherbste sammelt man die Wurzeln, trocknet sie gut an der Luft und bewahrt die gedörrten *Wurzeln* oder das aus den zerstoßenen Wurzeln gewonnene Pulver in der Hausapotheke auf.

Augentrost (Euphrasia officinalis L.)

Zum Lohn und aus Dankbarkeit für treue Dienste haben unsere Voreltern diesem kleinen Kräutchen den schönen Namen »Augentrost« gegeben. Wenn oft kein Mittel mehr helfen wollte, spendete dieses Blümchen den *Augen* den letzten Trost. Ich habe dasselbe schon recht häufig geraten und mit guten Erfolgen.
Wenn die Öhmd-(Grummet-)Ernte zur Hälfte reif ist, im August etwa, findest du dieses Heilkräutlein fast auf jeder Wiese. Oft wächst es so zahlreich, das eigentliche Futter verdrängend, daß die Bauersleute ihm gram werden.
Sowohl die getrockneten als die zerriebenen Blätter kommen als *Tee* und als *Pulver* zur Anwendung. Mit dem Tee wäscht man täglich zwei- bis dreimal die Augen gut aus, oder man taucht in denselben kleine Fleckchen, die man über Nacht aufs Auge legt und mit einer Binde befestigt. Das Auge wird so gereinigt, geklärt, die Sehkraft gestärkt (Augenentzündung, Bindehautentzündung).
Menge: Ein Teelöffel des getrockneten Krautes oder eine Messerspitze des Pulvers auf eine Tasse Wasser; kurz aufkochen. Zu Aufschlägen wie auch innerlich.
Nach meiner Praxis lasse ich *zu gleicher Zeit* die Patienten *das Pulver nach innen* anwenden, und zwar täglich eine Messerspitze in einem Löffel Suppe oder Wasser. Damit ist die Heilkraft des Kräutchens nicht erschöpft. Auch *Magentrost* könnte man es nennen. Wegen seiner angeborenen Bitterkeit gilt sein Tee als »Magenbitter« zu regerer Verdauung und zur Verbesserung der Magen-

säfte; er wirkt auf die linderen katarrhalischen Zustände von Magen und Darm. Probiere es einmal, lieber Leser! Das Kräutchen wird auch bei dir mit seinem Trost nicht kargen.

Ausscheidungsöl (im Volksmund »Malefizöl«)

Es gibt Fälle, wo im Körper sich so viele kranke Stoffe angesammelt haben, daß es ungemein schwer ist, diese gänzlich aufzulösen und auszuleiten. Die Schwierigkeit besteht nicht in der zweifelhaften Leistungsfähigkeit des Wassers oder der verschiedenen Anwendungen, vielmehr in der Frage: Wird ein solcher Patient, werden insbesondere schwächliche Naturen vor den notwendig anzuwendenden Übungen und der Langwierigkeit einer solchen Kur nicht zurückschrecken und so alle Bemühungen vereiteln? Dieser Gedanke hat mich viel beschäftigt, und manche Erfahrung hat zu neuem ernstem Nachdenken angespornt.
Da fiel mir ein, daß ja *manches innere Leiden plötzlich verschwand, sobald nach außen hin ein Ausschlag zutage trat.*
Könnte man, so frage ich mich, nicht auf künstliche Weise solchen Ausschlag bewirken, mit anderen Worten, durch irgendein Mittel den im inneren Körper verborgenen kranken Stoffen zum Durchbruch verhelfen, sie herauslocken an die Oberfläche der Haut und so der Wasserkur ihre Arbeit um ein gutes Stück erleichtern[1]? Nach langem Suchen traf ich auf ein Öl, welches diese Dienste in vortrefflicher Weise leistet, in manchen Fällen geradezu mit auffallenden Erfolgen. Dasselbe ist, wie gesagt, zur Heilung nicht absolut notwendig, keine conditio sine qua non; das Wasser allein kann wohl die Arbeit tun. Aber es unterstützt und fördert das oft sehr schwere Werk der Auflösung und Ausleitung um ein bedeutendes. Das Öl wird *nur äußerlich* angewendet und allein in solchen Fällen, in denen so auf die leichteste Weise eine vorteilhafte Ausleitung des kranken Stoffes erzielt werden kann.
Es besteht aus einer Mischung von Kroton- und Lorbeeröl, die in jeder Apotheke zu einem geringen Preise erhältlich ist.
Die Wirkung ist *ganz und gar unschädlich,* aber gründlich, tiefgehend bis ins Innerste. Weil es die Rebellen im Körper und im Blut mit scharfer Spürnase wittert und sicher ans Tageslicht bringt, hat ein Herr, bei dem es prächtig und erfolgreich diente, ihm den

[1] Patienten, die schon Wasserheilanstalten besucht haben, behaupten, man erblicke im Erscheinen eines Ausschlages ein sicheres Zeichen vom guten Gelingen der ganzen Kur.

Namen »Malefizöl« gegeben, den es bis heute behalten. Ich hatte keinen Grund, den originellen Namen irgendwie anzufechten.
Die *Art der Verwendung* mögen einige Beispiele veranschaulichen. Jemand klagt über *Augenleiden:* Die Augen sind gerötet, jede Helle tut weh. Sie triefen sehr stark und schmerzen aufs empfindlichste. In diesem Falle reibe ich die Hautfläche hinter den Ohren (an Ohrmuschel und Hinterhaupt) leise, um sie etwas zu erwärmen, und trage dann sachte drei bis vier Tropfen solchen Öles auf die erwärmte Stelle auf. Schon nach einer halben Stunde spürt der Patient die Wirkung, ein leichtes Spannen und Brennen; nach ungefähr 24 Stunden erscheinen unzählige, mit Eiter angefüllte Bläschen, die je nach der Masse des auszuziehenden kranken Stoffes wachsen, später vertrocknen und als verdorrte Krusten abfallen. Sollte der erste Versuch nicht gelingen, das heißt, sollte das Öl nach zirka 30 Stunden nicht wirken, so bringe man am zweiten Tage nochmals ein paar Tropfen auf die geröteten Stellen! Die Wirkung wird sicherlich nicht ausbleiben und der Giftstoff, der im Auge die Entzündung verursacht hat, »in Bälde ausgegangen« sein. Bei einer Reihe derartiger Augenleiden ließ bei Anwendung besagten Öles schon nach ein bis zwei Stunden der Schmerz nach, und binnen kurzer Zeit waren die Augen rein und gesund.
Heftiges Zahnweh plagt einen anderen Patienten; das Zahnfleisch ist angeschwollen, der Kiefer schmerzt, als ob er zerrissen werde; den ganzen Kopf peinigt die schmerzlichste Aufregung. Wie beim ersten Falle bringe man einige Tropfen unseres Öles hinter die Ohren oder ins Genick! Der Erfolg muß ein günstiger sein.
Eine *Eigentümlichkeit des Öles* besteht noch darin, daß es bei der ersten und vornehmeren Arbeit des Ausziehens die bestrichene Stelle verwundet, dann aber, sobald es seine Pflicht getan, in zweiter Arbeit dieselbe schnell und gut zuheilt.

Baldrian (Valeriana officinalis L.)

Wir benützen allein die *Wurzel*, die entweder zur *Teebereitung* zugeschnitten oder zu *Pulver* zerrieben und stets nur (als Tee und als Pulver) in kleinen Portionen genommen wird.
Baldriantee beeinflußt das Nervensystem und wirkt über das Großhirn besonders auf seelische Erregungszustände beruhigend. Weit geschätzt ist die Verwendung als Schlafmittel, besonders wenn die Schlaflosigkeit eine Folge von Übermüdung und Erschöpfung ist. Ebenso werden Zustände von Herzunruhe mit Herzklopfen, soweit

sie den Teil einer allgemeinen Nervosität bilden, beruhigt. Baldrianwurzel lindert *Kopfbeschwerden* und behebt *krampfhafte Zustände*, ähnlich wie die Raute; sie wirkt auf beide Leiden gut ein, weil sie deren hauptsächlichste Ursachen, die *Gase* nämlich, ausscheidet.
Hierbei ist die Mischung mit Fenchel, Anis, Kümmel oder Anserine und der Kamille zweckmäßig.
Menge: Ein Teelöffel auf eine Tasse Wasser, kurz aufkochen; eine Tasse täglich. Man kann die gleiche Menge auch kalt ansetzen. Von der Tinktur nimmt man etwa 20–25 Tropfen mit Wasser.

Bitter- oder Sumpfklee (Menyanthes trifoliata L.)

ist eine Pflanze, welche auf Moorgrund und gewöhnlich in der Nähe von laufendem Wasser steht. Da, wo das Wasser im Fließen keinen Ausweg mehr gefunden hat und eine kleinere oder größere Pfütze bildet, wächst unter sauerem Grase auch diese Sumpfpflanze. Sie hat drei Blätter und ist sehr bitter, daher der Name Bitterklee. Dieses Kraut gibt vorzüglichen Tee für den *Magen;* er wirkt gut auf die Verdauung und hilft gut die Magensäfte bereiten.
Bitterklee in Branntwein angesetzt, gibt den sogenannten »bitteren Geist«, der demselben guten Zwecke dient.
Menge: Ein Teelöffel des getrockneten Krautes auf eine Tasse aufgießen, zehn Minuten ziehen lassen; eine Tasse schluckweise als Tagesmenge. Die Mischung mit Faulbaumrinde (40), Berberitze (20), Löwenzahn (10) oder Mennig (15), Bitterklee (15 Gramm) regt die Gallenabscheidung an.

Bockshornklee (Trigonella foenum graecum)

siehe Foen. gr.

Brennessel, große (Urtica dioica L.)

Die Brennessel ist die verachtetste unter den Pflanzen. Manche zartbenervte Seele sticht und brennt es schon, wenn sie nur diesen Namen hört. Ob wohl mit Recht? Jüngst hörte ich, daß ein Wanderlehrer, ich glaube in Böhmen, über die Brennesseln und deren Bedeutung eine ganze Broschüre geschrieben habe. Der fängt's wieder einmal gut an, das lobe ich mir! Die Brennessel hat in der Tat für Kenner den größten Wert.

Frische Brennesseln, vom Standorte gerade weggenommen, gedörrt und zu Tee verwendet, lösen die *Verschleimungen in Brust und Lunge,* reinigen den *Magen* von verlegenen Stoffen, wirken auf die Nierenfunktion.
Kräftiger als die Blätter wirken die Brennesselwurzeln, ob man sie im Sommer grün ausgegraben oder im Winter gedörrt verwendet. Eine beginnende *Wassersucht* kann durch Tee von Brennesselwurzeln behoben werden. Derselbe räumt überhaupt mit *faulen Säften im Innern* gründlich auf.
Wer *unreines Blut* hat, soll zur Sommerzeit recht oft Brennesseln, *wie Spinat gekocht,* essen. Salat und frischer Preßsaft dienen zur Frühjahrskur. Man liebt besonders in Italien die Kräutersuppen. *Kräuterknödel* aus Brennesseln sind nicht bloß ein Nähr-, sondern auch ein Gesundheitsmittel.
Wer an *Rheumatismus* leidet und kein Mittel mehr findet, denselben auszutreiben, bestreiche oder schlage die schmerzenden Stellen täglich ein paar Minuten lang mit frischen Brennesseln!
Die Furcht vor der ungewohnten Rute wird bald der Freude über deren vorzügliche Heilwirksamkeit weichen.

Dornschlehblüte (Prunus spinosa L.)

Dornschlehblüten sind das schuldloseste *Abführmittel* und sollten in jeder Hausapotheke in vorderster, leicht zugänglicher Reihe zu finden sein.
Wie oft fühlt man im Magen und im Unterleib, im ganzen Befinden, daß eine schnelle Reinigung gut, ja notwendig wäre; man sucht ein leichtes Mittel und sucht und – könnte es so leicht bei der Hand haben!
Nimm solche Dornschlehblüten, drei Teelöffel auf eine Tasse Wasser, siede sie eine Minute lang und trinke drei bis vier Tage lang solchen Tee, täglich eine Tasse! Der Tee wirkt leicht ohne alle Unannehmlichkeiten und Beschwerden, dazu dennoch gründlich. Viel gebräuchlich und in der Wirkung sich gegenseitig unterstützend ist die Mischung von Faulbaumrinde (40), Rhabarberwurzel (30), Dornschlehblüte (30 Gramm). Hiervon ein Eßlöffel auf eine Tasse Wasser.
Als *Magenmittel,* als reinigendes und stärkendes, kann ich diesen Tee gleichfalls bestens empfehlen.

Eibisch (Althaea officinalis L.)

Eibischtee wird sehr viel gebraucht bei *Erkältungen, Husten* und *Heiserkeit.* Ich bin für denselben nicht besonders eingenommen, da er meinen Erwartungen zu wenig oder nicht entsprochen hat. In der Mischung: Eibischwurzel (35), Süßholz (20), Veilchenwurzel (15), Huflattichblätter (30 Gramm) wirkt die Eibischwurzel lösend auf die anderen Wirkstoffe; angewandt bei Bronchialkatarrhen. Menge: Ein Eßlöffel zerschnittene Wurzel auf eine Tasse Wasser, zehn Minuten auf mäßigem Feuer kochen. Die Abkochung wird durchgeseiht und mit Honig oder Kandiszucker gesüßt. Zu heftiges Kochen der Wurzel ergibt einen widerlichen Geschmack. Bei Magengeschwür ist die Mischung mit Tormentillwurzel oder Kamille zweckmäßig.

Eichenrinde

Heißt er uns gar die Eichenrinde als Medizin gebrauchen! Ja freilich, sie mag frisch vom Baume weg oder getrocknet sein.

Junge Eichenrinde, längere Zeit (eine halbe Stunde) abgebrüht, gibt einen *heilkräftigen Absud.* Man tauche nur ein Handtüchlein in denselben und winde es als Wickel um den Hals! Solche Wickel lösen auf und verdrängen *dicke Hälse;* und wenn ein Kropf noch nicht zu groß und zu fest ist, sind sie selbst die wirksamsten und zugleich schuldlosesten *Kropfmittel.* Mit den Drüsen räumen diese Wickel nicht weniger gründlich auf.

Wer an *Mastdarmvorfall* leidet, nehme fleißig Sitzbäder mit Absud von Eichenrinden, dazu zuweilen kleine Klistiere mit verdünntem Absud!

Die lästigen und oft gefährlichen *Mastdarmfisteln* können durch den Absud günstig beeinflußt werden.

Auch *harte Geschwülste,* die nicht entzündet sind, können ebenso behandelt und beeinflußt werden.

Tee von Eichenrinde wirkt auf katarrhalische Zustände des Verdauungsapparates, so auf Durchfälle, die durch eine Entzündung bedingt sind. Bei der äußerlichen Anwendung sind Wirkungen auf oberflächliche Wunden, auf oberflächliche Ekzeme, Frostbeulen zu nennen. (Hierbei bewährt sich die Verbindung der Eichenrindenabkochung mit Lehm). Bereitung: Entweder Kaltwasserauszug ein bis zwei Teelöffel auf eine Tasse Wasser oder ein Eßlöffel auf eine Tasse Wasser zehn Minuten kochen. Tagesmenge: ein bis zwei Tassen. Die gleiche Menge bei der Verwendung als Spülflüssigkeit.

Enzian, gelber (Gentiana lutea L.)

Der gelbe Enzian wächst besonders auf den Bergen. Durch zuverlässige Leute kann man leicht und billig dieses prächtige Heilkraut sich sammeln lassen. Vor allem rate ich, *Extrakte* von Enzian zu bereiten. Die Enzianwurzeln werden zu diesem Zwecke gut getrocknet, kleingeschnitten und so mit Branntwein oder Spiritus in Glasflaschen angesetzt.

Dieser Extrakt ist eines der ersten *Magenmittel.* Man gieße davon 20–30 Tropfen an sechs bis acht Eßlöffel Wasser in ein Glas und nehme diese Mischung längere Zeit hindurch täglich! Die gute Verdauung wird ein nicht minder guter Appetit recht bald anzeigen. Spürt man, daß eine Speise schwer im Magen liegt und belästigt, das Magentränklein von einem Kaffeelöffel Extrakt in einem halben Glas warmen Wassers wird die Störung bald beendigen.

Für *Magendrücken, aufgetriebenen Magen, Aufstoßen, Sodbrennen,* soweit sie mit mangelhafter Magendrüsentätigkeit im Zusammenhang stehen, ist Enzian, auch als Tee, ebenfalls sehr gut. Auf größeren Reisen, wenn man tagelang oft schlecht ißt, noch schlechter trinkt und todmüde und halbkrank am Ziele ankommt (Erschöpfungszustände), leistet ein winziges Fläschen Enziantinktur, tropfenweise auf Zucker zu Rate gezogen, treffliche, unbezahlbare Dienste.

Übelkeiten und *Anfälle von Ohnmachten* entfernt ein Kaffeelöffel Tinktur in Wasser genommen; sie erwärmt, weckt auf, bringt Körper und Geist wieder in Frieden.

Enzian, zu Tee verwertet, tut ähnliche Dienste. Man siedet dann entweder die geschnittenen Wurzeln (ein Teelöffel auf zwei Tassen Wasser, kurz aufkochen, drei bis fünf Minuten ziehen lassen, eine halbe bis eine Stunde vor dem Essen zur besseren Magenverdauung, oft genügen nur einige Schlucke) oder selbst das Enzianpulver. Vom Enzianpulver sonst dreimal täglich eine kleine Messerspitze, ist ein Mittel gegen Magenerschlaffung. Bei Gefahr einer Blutung ist Enzian jedoch nicht anzuraten.

Bei Blutarmut und Bleichsucht macht man sich die blutbildende Wirkung der Bitterstoffe, also auch des Enzians, zunutze.

Erdbeere (Fragaria vesca L.)

Welche Freude, wenn Kinder das erste Erdbeersträußchen den Eltern, dem Lehrer, dem Pfarrer bringen! Welcher Genuß, wenn als Nachspeise der erste Teller kühlender Erdbeeren auf den Tisch gebracht wird!

Nicht allein die *Früchte* dieses kleinen, so überaus fruchtbaren Pflänzchens sind gerne gesehen; auch *die Blätter* sammelt und trocknet manche für ihre schwachen Kleinen besorgte, von schwerer Arbeit heimkehrende Mutter, denn diese Erdbeerblätter, das weiß sie, sind ein sehr gutes, gesundes und so ein *überaus billiges Nährmittel.*

Wie bereitet sie diesen Tee? Sie nimmt Erdbeerblätter, soviel sie mit drei bis vier Fingern fassen kann, schüttet ungefähr ein Viertelliter siedendes Wasser daran und deckt beides gut zu. Nach fünfzehn Minuten gießt sie den Tee ab, und sie hat reinen *Erdbeerblättertee.* Dann mischt sie daran heiße Milch, etwas Zucker, und das Tränklein ist fertig.

Würde die Mutter statt des dritten oder vierten Teiles der Erdbeerblätter *Waldmeister* (Asperula odorata L.) nehmen, so gewänne der Tee an Geschmack und Gehalt.

Die *Erdbeeren* selbst sind als Gesundheitsmittel gar nicht zu unterschätzen. Man gebe dieselben besonders *Rekonvaleszenten,* die große Schwäche und Entkräftung nach schwerer Krankheit spüren! Man gebe sie verbunden mit anderen Nahrungsmitteln! Wer im Sommer längere Zeit hindurch, gleichsam zum Kurgebrauch, täglich zum Beispiel einen Schoppen Milch mit einem halben Schoppen Erdbeeren vermischt (wie man dieses in Süddeutschland vielfach tut) oder täglich zweimal ein Stück guten Roggenbrotes mit je einem Viertelschoppen Erdbeeren genießt, wird bald die überaus wohltuende Wirkung verspüren, die neben der *Kräftigung* auch in *Blutreinigung* besteht. Werden die Erdbeeren *eingekocht* wie Kirschen, Weichseln, Amorellen usw., dann kann obige Kur mit bestem Erfolge selbst im Winter vorgenommen werden.

Bei *innerer Hitze* leisten Erdbeeren im Sommer selbst Kranken die besten Dienste. Welch herrliches kühlendes Labsal kann dem Lechzenden damit gereicht werden!

Grieß- und Steinleidenden werden vielfach täglich gleichmäßige Portionen von Erdbeeren empfohlen.

Dasselbe gilt für *Leberleidende* (täglich in verschiedenen Malen bis zu zwei Schoppen) und für solche, die mit aus dem krankhaften Blute herrührenden *Ausschlägen* behaftet sind (morgens und nachmittags je einen Schoppen).

Es ist merkwürdig, wie gerade diese Frucht von der Erde den Menschen so reichlich gereicht wird. Daß unser Verständnis und

unsere Dankbarkeit der liebevollen Freigebigkeit ihres und unseres Schöpfers jederzeit entsprechen möchte!
Manche Menschen bekommen nach dem Genuß von Erdbeeren einen – übrigens unschädlichen – Nesselausschlag. Diese sowie solche mit schwachem Magen und schlaffer Darmtätigkeit müssen demnach vorsichtig sein und greifen besser zu anderen Obstarten.

Fenchel (Foeniculum officinale All.)

Die Fenchelkörner dürfen in keiner Hausapotheke fehlen, da das Leiden, in welchem sie Hilfe schaffen, so gar häufig vorkommt; ich meine die *Kolik* mit ihrer Begleitschaft, den krampfartigen Zuständen. Schnell siede die Mutter einen Löffel voll Fenchel in einer Tasse Milch fünf bis zehn Minuten lang und gebe den Heiltrank dem Kranken so warm wie möglich (nie zu heiß, daß man im Innern nichts verbrennt). Die Wirkung ist meist sehr gut und sehr schnell. Die rasch sich verbreitende Wärme stillt die Krämpfe, die Kolik läßt nach und verschwindet. *Äußerlich* soll, wie solches an anderer Stelle angegeben ist, ein warmer Aufschlag von Wasser und Essig (halb und halb) auf den Unterleib gelegt werden.
Auch Lungenkranken ist Fencheltee zu empfehlen; ja, die krampflösende Eigenschaft läßt ihn bei Asthma und Keuchhusten, ferner auch bei Migräne und Scheinepilepsie, die durch Magen-Darm-Störungen bedingt sind, als gutes Mittel gelten.
Fenchelpulver, wie Gewürz auf Speisen gestreut, vertreibt die Gase aus dem Magen und den unteren Regionen.
Das Pulver *wird gewonnen,* indem man Fenchelkörner im Ofenrohre röstet (dörrt) und in einer gewöhnlichen Kaffeemühle mahlt.
Fenchelöl kauft man in der Apotheke.
Fenchel, als Augenwasser verwendet, klingt manchem Geheilten, der dies liest, nicht mehr neu. Man koche einen halben Eßlöffel Fenchelpulver ab und wasche mit dem Absud ungefähr dreimal des Tages die Augen aus!
Reinigender und stärkender noch wirken die *Augendämpfe.*
Da ich bei jedem Kopfdampfe behufs Lösung im Innern stets einen, zum mindesten einen halben Löffel Fenchelpulver verwende, so ist eigentlich mit jedem Kopfdampf ein solcher Augendampf verbunden. Ähnliche Wirkungen wie mit Fenchel erzielt man mit *Anis* und *Kümmel.* Öfters werden zwei oder gar sämtliche drei Heilkräuter miteinander vermischt, zusammen gemahlen und benützt.
Mischt man zum Beispiel Fenchel-, Anis- und Kümmelpulver und

gibt hierzu noch Kohlepulver und Heilerde, alles zu gleichen Teilen, so hat man ein gutes Mischpulver gegen Blähungsbeschwerden. Auch könnte man der Mischung noch einen Teil Rhabarberwurzelpulver zufügen, um die gleichzeitig stuhlgangfördernde Wirkung zu betonen. Von diesem Pulver nimmt man einen Teelöffel mit Wasser oder Milch nach dem Essen.

Foenum graecum

Von dem Samen (foenum graecum) des Bockshornklees (Trigonella foenum graecum) wird ein Pulver bereitet, das vielen von denen, die meine Wassermittel gebrauchten, längst kein Fremdling mehr ist. Sie schätzen es und benützen es fleißig. Man habe keine Furcht! Es ist ganz unschädlich.
Nach innen wirkt es, als Tee zubereitet, kühlend bei *hitzigen Fiebern.* Vor allem dient es zur Behandlung von Katarrhen des Verdauungsapparates und als leicht stuhlförderndes Mittel. Menge: Ein Teelöffel auf eine Tasse Wasser, kalt ansetzen, einige Stunden ziehen lassen, kurz aufkochen, mit Honig süßen und schluckweise ein bis zwei Tassen täglich trinken.
Bei *Halsleiden* mit starken Hitzen im Halse dient der *Tee* als gutes *Gurgelwasser.*
Was die *äußere Anwendung* betrifft, so ist Foenum graecum *das beste von allen mir bekannten Mitteln* zum Auflösen von *Geschwülsten und Geschwüren.* Es wirkt langsam, schmerzlos, aber bis zum letzten Tropfen Eiter ausdauernd und gründlich. Man kocht ähnlich wie beim Leinsamen den bekannten öligen Brei, den man in kleine Linnentüchlein bringt und auflegt.
Bei *offenen Füßen* ziehen solche Auflagen die sogenannten *»Zuschläge«*, das sind die Entzündungen um die Ränder der Wunde, aus und verhindern die Bildung des *faulen Fleisches* oder gar einer *Blutvergiftung.* Diese letztere Anwendung empfehle ich der besonderen Aufmerksamkeit aller, denen solche Fußwunden recht viel Leid und Sorge bereiten.
Foenum graecum kauft man sich in der Apotheke.

Hafer oder **Haber** (Avena sativa L.)

Ein tüchtiges Sieden entzieht den Haferkörnern – auf gleiche Weise kann *Gerste* behandelt und gebraucht werden – die innewohnende Kraft. Solches Getränk, nahrhaft, leicht verdaulich, kühlend bei vorhandenen inneren Hitzen, ist für *Rekonvaleszenten,* die zum Beispiel durch die Blattern, durch den Typhus und andere ähnliche Krankheiten übermäßig entkräftet und geschwächt wurden, ein vorzügliches *Nährmittel,* ein wahres Labsal. Wie oft bedauere ich es, daß man derlei armseligen Kreaturen, die doch vor allem neues, gesundes Blut brauchen, alle möglichen, nur nicht solche Getränke bereitet und bietet!

Die *Bereitung* ist einfach. Ein Liter Hafer wird sechs- bis achtmal mit frischem Wasser gewaschen, dann in zwei Liter Wasser so lange abgekocht, bis dieses zur Hälfte eingesotten ist. In den abgegossenen Absud rührt man zwei Löffel Honig und läßt die Mischung noch einige Minuten kochen.

Das Haferstroh, das große Mengen Kieselsäure enthält, wird außerdem gerne als Teebestandteil zu Mischungen verwendet, die auf gichtisch-rheumatische Krankheitszustände günstig wirken, zum Beispiel mit Ginster, Birkenblättern. Der Saponingehalt der Birkenblätter erleichtert die Aufnahme der Kieselsäure. Da Haferstroh leicht zu beschaffen ist, wird es äußerlich (als Badezusatz, siehe unter Badezusätze) an Stelle von Zinnkraut und Hohlzahn genommen.

Hagebutten

Am Hundsrosenstrauch (Heckenrose, Rosa cania L.) pflückt die an ihre Hausapotheke denkende Mutter nicht allein die schönen Rosen, sondern auch mit Fleiß die sogenannten Hagebutten, und zwar nicht allein für Soßen, sondern auch zu Heilzwecken. Diejenige Hausmutter wird mit noch größerem Eifer ihren Garten und auch fremdes Eigentum durchmustern, die in der Familie ein Glied hat, das an *Grieß* oder an *Nieren- und Blasenstein,* diesen schrecklichen und schmerzlichen Übeln, leidet. Sie weiß, *Hagebuttentee* lindert und reinigt die Nieren und die Blase.

Ich kenne einen hochbejahrten Greis, welcher in jüngeren Jahren viel an Grieß und Stein gelitten hat und sich oftmals nicht zu raten und zu helfen wußte. Man riet ihm diesen Tee, und er gewöhnte sich mit solcher Vorliebe daran, daß abends beim Schlafengehen die seit Jahren übliche Tasse nie fehlen darf; sie ist ihm lieber als ein Glas des besten Weines. »Das sind meine Spirituosen«, sagt er, »das ist Öl, welches die bald ausgelaufene Maschine des alten Körpers täglich von neuem zum Gange ölt.«

Die Hagebutten werden ausgekernt, die Hülsen getrocknet und

daraus der Tee bereitet: zwei Teelöffel auf eine Tasse Wasser, eine halbe Stunde kochen, einige Stunden stehenlassen, dann durchseihen. Täglich drei Tassen.

Harz- und Weihrauchkörner

Wie die Kerze träufelt, so träufelt es manchmal aus der Rinde der Tanne oder der Fichte. Ein jeder, der zur Sommers- oder zur Herbstzeit in den Wald geht, kann dieses Träufeln gewahren. Wie hängengebliebene Tränen sehen diese Harzperlen aus, weiß wie Wachs, klar wie Honig, frisch wie Quellwasser.
Das Harz ist das Blut der Tanne, der Fichte; und wenn ein solcher lebenskräftiger Baum ins Fleisch hinein verletzt wird, so blutet er oft ganz gewaltig.
Dieses Harz, das so zäh klebt und dem Ansehen nach edle, kernige Stoffe enthält, muß gewiß eine besondere Kraft haben.
Fünf bis sechs solcher erbsengroßer Harzkügelchen oder Harztränen, längere Zeit hindurch täglich eingenommen und geschluckt, *kräftigen die Brust* und wirken merkwürdig stärkend auf die *inneren Gefäße.*
Ich kannte einen sehr schwächlichen Priester, der täglich ein größeres Quantum dieser harzigen Flüssigkeit zu sich nahm. »Diesem Kraftsirup«, meinte er, »verdanke ich die Erstarkung meiner Brust.«
Diese *Harzpillen* kann derjenige, dem sie der nahe Wald nicht liefert, durch *Weihrauchkörner weißer Sorte* ersetzen. Weihrauch ist ja auch nur ein feines Harz. Sechs bis acht solcher Körner, auf längere Zeit täglich genommen, bilden eine gute Brustkur.
Die Angst vor Unverdaulichkeit dieser Harzsteinchen, wie sie eine hochgehende Phantasie befürchten möchte, soll dir nicht bange machen. Die Natur verarbeitet auch solcherlei Ware recht gut.

Heidelbeere (Vaccinium myrtillus L.)

Um Jakobi herum gehen die Kinder so gerne in die Wälder. Die Heidelbeeren sind reif, eine Leibspeise für die jungen Springinsfelde. Auch alte Kinder lassen sich diese Beeren recht gut schmekken. Auf den Obstmärkten in Großstädten sieht man die schwarzen Bekannten korbweise stehen; manches Studentlein denkt an vergangene schöne Jugendzeit, wo es mit der kleinen Schwester in die »Hoidlen« – wie die Schwaben sagen – ging, und läßt sich von der Obstfrau für ein paar Pfennige die anheimelnden Schwärzlinge in die Tasche schütten.

Kein Haus sollte sein, das nicht eine gute Portion Heidelbeeren dörrt und fürs Jahr aufbewahrt. Sie sind zu gar vielem nütze.

Man bringt Heidelbeeren, soviel man mit zwei bis drei Handvoll fassen kann, in ein Glas und gießt guten, echten Branntwein darauf. Je längere Zeit (selbst jahrelang) die angesetzten Beeren stehen, das heißt, je besser sie ausgezogen werden, um so schärfer wird und wirkt die Medizin solchen Beerengeistes.

Wer an *leichten Diarrhöen* mit Schleimbeimengungen leidet, nehme von Zeit zu Zeit einige getrocknete rohe Heidelbeeren, verkaue und schlucke sie! Sehr oft genügt dieses leichteste Mittelchen. Ich sah Badegäste in großen Badestädten, die, um unangenehmen Überraschungen auf dem Spaziergange vorzubeugen, von der erfahrenen und umsichtigen Hausfrau derlei »Diarrhöestillpillchen« mit auf den Weg bekamen.

Heftiges, andauerndes Abweichen, mit großen Schmerzen verbunden, bei dem mitunter Blut abgeht, stillt ein Löffel *Heidelbeerbranntwein,* genommen in ein achtel Liter warmen Wassers. Nach acht bis zehn Stunden kann man die gleiche Medizin nochmals nehmen.

Bei gefährlichen *Ruhrerkrankungen* arbeitet derselbe Heidelbeergeist der äußeren Wasseranwendung (warme Aufschläge von Wasser und Essig auf den Unterleib) von innen überaus wirksam entgegen.

Unter den *Tinkturen* unserer Hausapotheke ist die Heidelbeertinktur die *erste* und *unentbehrlichste.* Sie dient in all den obenbezeichneten Fällen und ist einer der wärmsten Freunde des Unterleibes. Die Dosis richtet sich nach dem Grade des Übels: Die kleinste beträgt zehn bis zwölf Tropfen auf Zucker, die stärkere etwa dreißig Tropfen, die stärkste und größte einen Kaffeelöffel, in warmem Wasser oder in Wein (sechs Löffel voll) genommen.

Tee von Heidelbeerblättern gilt bei Zuckerkrankheit als nützliches Mittel; auch in der Mischung mit anderen Tees, zum Beispiel von Bohnenschalen (10), Brennesseln (10), Birkenblättern (20), Heidelbeerblättern (60 Gramm), oder Bohnenschalen (60), Heidelbeerblättern (40 Gramm). Menge: Bei ersterer Mischung: ein Eßlöffel auf eine Tasse Wasser abkochen, zwei- bis dreimal täglich eine Tasse warm vor dem Essen; bei zweiter Mischung: zwei Eßlöffel auf drei Tassen Wasser und auf zwei Tassen einkochen, zwei- bis dreimal täglich eine Tasse vor dem Essen trinken.

Holunder, schwarzer (Sambucus nigra L.)

Dem Hause am nächsten stand in den guten alten Zeiten der *Holunderbusch*; jetzt ist er vielfach verdrängt und ausgerottet. Es sollte kein Wohnhaus geben, wo er nicht gleichsam als Hausgenosse in der Nähe wäre oder wieder in die Nähe gezogen würde; denn am Holunderbaum sind wirksam die Blätter, die Blüten, die Früchte, die Rinde und die Wurzeln.

Zur Frühlingszeit sucht die kräftige Natur manche Stoffe, die sich im Körper den Winter über angesammelt haben, zu entfernen. Wer kennt nicht diese Zustände, die *sogenannten »Frühlingskrankheiten«*, wie Ausschläge, Abweichen, Kolik und ähnliches!

Wer durch eine *Frühlingskur* Säfte und Blut reinigen und verlegene Stoffe in leichter und natürlicher Weise ausscheiden will, der nehme sechs bis acht *Blätter* des *Holunderbaumes*, schneide sie klein, wie man Tabak schneidet, und lasse den Tee etwa zehn Minuten lang sieden! Dann nehme er in der ganzen Kurzeit täglich morgens nüchtern eine Tasse solchen Tees, eine Stunde später sein Frühstück!

Dieser *einfachste Blutreinigungstee* säubert die »Maschine« des menschlichen Körpers in vortrefflicher Weise (harntreibende Wirkung!) und ersetzt armen Leuten die Pillen und Alpenkräuter u. a., die in feinen Schachteln und Schächtelchen heutzutage die Runde machen und oft gar sonderbare Wirkung tun.

Wie im Frühling, so kann diese Kur auch zu jeder anderen Jahreszeit vorgenommen werden. Selbst die *gedörrten Blätter* liefern guten Tee zur Auflösung und Reinigung.

Wer hat nicht schon von Holunder*blüten* zubereitete Kuchen (die schwäbischen sogenannten »Küchlein«) gegessen? Viele Leute backen sie gerade zu der Zeit, in welcher der Baum im weißen Frühlingsschmucke prangt, und sagen, diese Blütenkuchen schützen vor Fieber.

Auch die *Holunderblüte reinigt*, daran zweifelt niemand; und es wäre gut, wenn in jeder Hausapotheke eine Schachtel gedörrter Blüten aufbewahrt würde. Der Winter ist lang, und es kann Fälle geben, in denen ein derart lösendes und schweißtreibendes Mittelchen treffliche Dienste leistet. Schaden kann solcher Tee niemals. Häufig mischt man ihn mit ähnlich wirkenden Heilkräutern, zum Beispiel mit Lindenblüten oder mit Kamille, wobei die Hauttätigkeit stark angeregt wird. Bei allen mit Fieber einhergehenden Erkrankungen der Luftwege, Schnupfen, Rachen-, Kehlkopf-, Luftröhrenentzündung, Mandelentzündung, Bronchialkatarrh, grippeartigen Erkrankungen, ist er als schweißtreibende Maßnahme angezeigt. Menge des einfachen Tees: fünf Teelöffel auf eine Tasse heißen Wassers (Aufguß); bis fünf Tassen täglich. Süßung mit Honig oder braunem Zucker.

Bei Organismen, in welche die *Wassersucht* Einzug halten, sich ansetzen will, treibt die *Holunderwurzel*, als Tee zubereitet, so kräftig Wasser aus, daß sie kaum von irgendeinem anderen Medikament übertroffen wird. Größere Mengen von Rinde und Wurzel sind jedoch unzweckmäßig.

Die *Beere*, welche zur Herbstzeit häufig gekocht und als Brei, als Mus gegessen wird, wurde von den Alten als Blutreinigungsmittel hochgeschätzt. Meine selige Mutter hat alle Jahre vierzehn Tage bis drei Wochen lang eine solche Holunderkur vorgenommen. Dieses war der Hauptgrund, weshalb unsere Altvordern noch vor fünfzig bis sechzig Jahren mindestens ein paar Holunderbäume vors Haus pflanzten. Wie die hohen Herrschaften heutzutage zu der teuren Traubenkur wandern, oft nach fernen Ländern, so gingen unsere Eltern und Großeltern in die Kur zum Holunderbaum, der sie in nächster Nähe so billig und oft viel besser bediente. – Vor mehreren Jahren kam ich in ein österreichisches Alpenland. Da sah ich zu meiner großen Freude auch den Holunderbaum noch in Ehren. »Ja, daran«, sagte mir ein alter Bauer, »lassen wir keine Beere zugrunde gehen.« Wie einfach, wie rationell (vernünftig)! Die Vögel selbst suchen, ehe sie ihre Herbstwanderung antreten, noch überall den Holunderbaum auf, um ihr Blut zu reinigen und ihre Natur für die weite Wanderung zu stärken. Wie schade, daß der Mensch alle diese Naturtriebe, »den gesunden Sinn« vor lauter Kunst und Gekünsteltem nicht mehr fühlt und achtet!

Wird die *Beere* mit *Zucker* oder besser mit *Honig eingekocht*, so dient diese Masse zur Winterszeit besonders solchen Leuten vorzüglich, die wenig Bewegung haben, die mehr zu ruhiger, sitzender Lebensweise verurteilt sind. Ein Löffel voll von solchem Eingekochten, in ein Glas Wasser gerührt, gibt den *herrlichsten Kühl- und Labetrunk* ab, *reinigt den Magen, wirkt auf Urinausscheidung* und günstig auf die *Nieren.*

Viele Landleute *dörren* die Beeren. Verkocht man diese gedörrten Beeren zu Brei oder siedet man sie ab zu Tee oder ißt sie dürr, in allen Formen wirken sie sehr gut bei *heftigem Abweichen.*

Weil man sich an die überaus guten Dienste des Holunderbaumes, dieses treuen und früher so geachteten Hausfreundes, nicht mehr erinnerte, deshalb hat man ihn vielfach verworfen. Daß der alte Freund wieder zu neuem Ansehen kommen möchte!

Honig

Die früheren Generationen behaupteten, junge Leute sollten ja nicht viel Honig essen, er sei für sie viel zu stark; den Alten dagegen »helfe er nochmals auf den Gaul«.
Ich habe den Honig vielfach verwendet und stets gefunden, daß er von vorzüglicher Wirkung ist. Er wirkt lösend, reinigend, stärkend.
Als *Beimischung zu Tee für Katarrh* und *Verschleimungen* benützt man den Honig seit langer Zeit.
Die Landleute verstehen es gut, für *äußere Geschwüre* die *Honigsalbe* anzuwenden. Wer nicht die Gewandtheit besitzt, solche Geschwüre mit Wasser zu behandeln, dem rate ich entschieden, vor jeder anderen Schmiererei nach diesem einfachen, unschädlichen und wirksamen Mittel zu greifen. Die *Bereitung* ist höchst einfach. Man nimmt halb Honig, halb weißes Mehl und rührt die Mischung durch Zugießen von wenig Wasser gut durcheinander. Die rechte Honigsalbe soll ziemlich fest, nicht flüssig sein.
Auch nach innen wirkt der Honig bei verschiedenen kleineren Übeln heilkräftig.
Wem das *Schlucken* wegen Katarrh oder eines ähnlichen Übels schwergeht, lasse einen Kaffeelöffel Honig in ein Viertelliter Wasser aufkochen! Jeder Sänger hat so das herrlichste und süßeste *Gurgelwasser*. Selbst wenn ein Tropfen hinunterrinnt, braucht man sich vor dem Magenverderben und Vergiften nicht zu fürchten.
Das reinigende und stärkende *Honig-Augenwasser* ist bekannt. Siede einen Kaffeelöffel Honig in ein Viertelliter Wasser fünf Minuten lang. Alsbald kannst du das Augenläppchen eintauchen.
Eines noch liegt mir am Herzen. Ich kenne einen Herrn von mehr als achtzig Jahren. Dieser bereitet sich seinen *Tischwein* täglich selbst. Er gießt einen Eßlöffel echten Honig in siedendes Wasser und läßt dieses eine Weile kochen. Der Trank ist fertig; er soll gesund sein, kräftigen und vortrefflich munden. »Meine Gesundheit und meine Rüstigkeit in solchem Alter«, meinte der Greis, »verdanke ich diesem Honigwein.« Mag sein! Soviel kenne ich aus eigener Erfahrung (ich habe sehr viel *Honigwein* bereitet, sehr viel trinken sehen, selbst auch manchmal ein Glas getrunken): Dieser Wein wirkt lösend, reinigend, nährend und stärkend. Nicht

nur dem schwachen, auch dem starken Geschlechte würde so ein Trank alle Ehre machen. Ich denke dabei stets an den *Honigmet* der alten Deutschen. Diesem unverfälschten Biere schrieben sie, wie Tacitus erzählt, hauptsächlich ihre Gesundheit und ihr hohes Alter zu. Wer als echter Sohn urdeutscher Väter sich einmal also gestimmt fühlt, kann das Rezept dieses außer Gebrauch gekommenen Getränkes am Ende dieses Abschnittes finden.

Huflattich (Tussilago farfara L.)

Der Schöpfer hat manches Kraut und manche Pflanze wachsen lassen, die man wenig achtet oder gar verachtet, so daß man eine Freude hat, einer solchen Pflanze einen Fußtritt geben zu können. Dieses Schicksal trifft auch den Huflattich, weil er gewöhnlich als das reinste Unkraut gilt. Wer aber diese Pflanze kennt, wird sie hochschätzen und als vorzügliches Hausmittel behandeln.

Zum Reinigen der Brust und zum Säubern der Lungen ist es sehr ratsam, Lattichtee zu trinken. Engbrüstigkeit und Husten können recht leicht durch diese *eine* Pflanze behoben werden, besonders wenn eine Anlage zu Schwindsucht vorhanden ist. Der Husten wird gedämpft, der Schleim verflüssigt und damit der Auswurf gefördert. Die beim Verräuchern von Huflattichblättern entstehenden Dämpfe wirken krampflösend bei asthmatischen Anfällen. Hinsichtlich der Wirkung des Tees auf Magen und Darm ist die entzündungshemmende Eigenschaft bei Katarrhen mit Schleimbildung hervorzuheben. Die Schleimhaltigkeit der Droge sowie ihr Gerbstoffgehalt wirken hierbei zusammen.

Menge: Drei Teelöffel auf zwei Tassen Wasser, zehn Minuten leicht aufkochen; warm mit Honig oder braunem Zucker oder Kandiszucker trinken, täglich ein bis zwei Tassen. Empfehlenswert ist die Mischung von Huflattich und Zinnkraut bei starker Brustverschleimung oder Zinnkraut, Salbei und Huflattich bei Heiserkeit. Für die äußere Anwendung merke man sich das folgende: Die Blätter können auf ein Tuch geheftet oder auch ohne dasselbe auf die Brust gelegt werden. Sie ziehen die Hitze aus, hemmen Schwächen oder entfernen die Fieber. Vorzüglich wirken diese Blätter auf offene Geschwüre gelegt; sie nehmen die Hitze, den Zuschlag (Röte) und ziehen die schädlichen Stoffe nach außen.

Ganz besonders wirksam zeigen sich die Blätter bei offenen Füßen, wenn die Stellen blau und schwarz, stark entzündet sind; sie nehmen die Hitze und den Schmerz, und wiederholt aufgelegt sind sie ein ausgezeichnetes Heilmittel. Also bei hitzigen Geschwüren, bei Rotlauf, Gesichtsrose und ähnlichen Zuständen haben wir im Huflattich ein vorzügliches Mittel. Diese Huflattichblätter können auch, im Schatten getrocknet, zu Pulver gerieben und als solches eingenommen werden; täglich zwei- bis dreimal jedesmal ein bis zwei Messerspitzen voll. Dieses Pulver kann sogar in der Kost genommen werden.

Johanniskraut (Hypericum perforatum L.)

Das Johanniskraut führte seiner großen Wirkungen wegen früher den Namen *Hexenkraut.* Heutzutage sind seine Leistungen und es selbst ganz vergessen.

Dieses Heilkraut übt besonderen Einfluß aus auf Gasbildung, Verstopfung, Leberstauung; sein Tee ist ihr vorzügliches Heilmittel. Eine kleine Beimischung von Aloepulver erhöht die Wirkung, die sich im Urin zeigt, der oft ganze Flocken unreiner Krankheitsstoffe mitschwemmt.

Kopfleiden, die von wässerigen Stoffen oder Verschleimungen im Kopfe herrühren, leichte *Verschleimungen von Brust und Lunge* heilt Tee von Johanniskraut in Bälde.

Ferner beeinflußt längerer Gebrauch von Johanniskraut die weiblichen Unterleibsorgane im Sinne einer Kräftigung. Daher rührt die Verwendung bei zu geringer und zu seltener Periode bei jungen Mädchen. Auch die Unterleibskrämpfe werden hierbei gemildert.

Mütter, denen kleine *Bettnässer* viel Arbeit und Sorge bereiten, wissen von der stärkenden Wirkung solchen Tees manches zu berichten.

Menge: Vier Teelöffel Blüten und Blätter ohne Stengel auf eine Tasse Wasser, kurz aufkochen; morgens warm eine Tasse trinken; auch als Kaltwasserauszug mit der gleichen Menge eine Tasse täglich. In Ermangelung von Johanniskraut wende man für all die genannten Zustände die Schafgarbe (Achillea millefolium L.) an. Das Johanniskrautöl wird äußerlich ähnlich wie Leinöl als Brandöl verwendet. Es fördert die Wundheilung und dient auch als Einreibungsmittel bei Quetschungen und gichtisch-rheumatischen Veränderungen. Herstellung des Öles: Man setzt frische Blumen mit reinem Oliven- oder Leinöl in verschlossener Flasche für etwa zehn bis vierzehn Tage an die Sonne. Danach entfernt man die Blumen und erneuert sie so oft, bis eine dunkelrote Färbung des Öls erreicht ist.

Kamille (Matricaria chamonilla L.)

Kamillentee wird bei Erkältungen, besonders wenn diese fieberartige Zustände begleiten, bei *Grimmen* (heftigem Leibweh), *Krämpfen, starken Kongestionen* usw. verwendet. Kamillen wirken blähungstreibend, entzündungswidrig und krampflösend. Nur darf die Dosierung nicht zu stark sein. Auf wunden und geschwürigen Magen wirkt Kamillentee heilend, wenn er schluckweise genommen wird. Auf dem Wege nervöser Überleitung kommen Wirkungen auf Harnsystem und Kleinbeckenorgane zustande. Krämpfe zu Beginn der Periode werden gemildert, die Periode selbst verstärkt. Ferner wird Kamillentee auch als schweißtreibendes Mittel vielfach gebraucht. Menge: Zwei Teelöffel auf eine Tasse siedenden Wassers, fünf Minuten ziehen lassen.
Als Spülflüssigkeit (Entzündungen der Mund- und Halsschleimhäute, Angina, Lidrandentzündung, Zahnfleischeiterung, Unterleibs- und Blasenkatarrh) gebraucht man ein bis zwei Eßlöffel auf ein Liter Wasser.
Die *Kamillensäckchen* sodann, die trefflichen Wärmer bei verschiedenen Zuständen, sind in jedem Hause so liebe Bekannte, daß es überflüssig erscheint, darüber ein Weiteres zu sagen. (Siehe auch Badezusätze!)

Kümmel (Carum Carvi L.)

Der Kümmel wirkt ähnlich wie Fenchel und Anis, vor allem blähungstreibend und magenanregend. Er begünstigt Beginn und Verlauf der Periode, wirkt bei der Geburt wehenanregend und erleichtert den Geburtsvorgang. Auch wird die Wasserausscheidung der Nieren gesteigert.
Menge: Ein Teelöffel Samen auf eine Tasse Wasser, aufkochen, zehn Minuten ziehen lassen, durchseihen und warm trinken, täglich eine Tasse. Vom Kümmelöl nimmt man drei Tropfen auf Zucker. (Siehe auch unter *Fenchel,* Seite 466).

Lavendel, Spike (Lavandula vera DC.)

siehe bei »Spiköl«, Seite 485.

Leinsamen (Linum usitatissimum L.)

Leinsamen hat einen hohen Gehalt an Schleim und fettem Öl. Bei innerlicher Verwendung wirken diese Stoffe als Gleitmittel, während die ganzen Körner durch ihre Quellung die Stuhlmasse vergrößern und damit den Stuhlgang anregen. Man nimmt ein bis zwei Teelöffel geschroteten Leinsamen als mildes Abführmittel. Als Tee (zwei Teelöffel auf eine Tasse Wasser, zwei Minuten kochen, zehn Minuten stehenlassen, durchseihen und trinken) ist er wirksam bei katarrhalischen Magenveränderungen, Magen- und Zwölffingerdarmgeschwüren. Ferner wird ihm eine schmerzstillende Eigenschaft bei Nieren- und Nierenbeckenentzündung, Blasenentzündung, Gallenstein-Nieren-Koliken (bei letzterer in Form von Einläufen) nachgerühmt. Leinsamenöl als Bestandteil der Brandsalbe gilt als ein vorzügliches Mittel bei Verbrennungen.
Die Leinsamenumschläge oder -aufleger sind allbekannt und allgemein in Übung. Damit erzielt man ähnliche Wirkung (kühlend, aufweichend, lösend, ausziehend) wie mit Foenum graecum. Ich gebe letzterem den Vorzug, da es mit mehr Kraft angreift.

Lindenblüten (Tilia grandifolia und parvifolia Ehrh.)

Fast nur noch ältere Leute der alten Schule sammeln die einst so beliebten Lindenblüten. Sie haben ganz recht und mögen nur treu und konservativ bleiben!
Der Lindenblütentee ist neben dem Holundertee der bekannteste *Schwitztee.* Über das Schwitzen, wie es in der Regel betrieben, vielmehr dem mißhandelten Körper ausgepreßt wird, habe ich meine für dasselbe nicht günstigen Sonderansichten. Dagegen verwende ich die Blüten sehr gerne für die den Schweiß erzeugenden und das Schwitzen ersetzenden Dämpfe.
Trefflich wirkt solcher Tee bei *altem Husten, bei Verschleimungen* der Lunge und Luftröhre, bei *Unterleibsbeschwerden,* die ihren Ursprung in der Verschleimung der Nieren haben.
Menge: Zwei Eßlöffel auf zwei Tassen Wasser, aufgießen, mit Honig oder Braunzucker süßen, täglich zwei bis drei Tassen auf einmal oder als Tagesgabe trinken.
Statt der Lindenblüten verwende ich oft das Johanniskraut mit oder ohne Mischung von Schafgarbe. (Siehe *Johanniskraut,* S. 475.)

Lungenkraut (Pulmonaria off. L.)

Man nimmt drei Teelöffel auf eine halbe Tasse kochendes Wasser, gesüßt mit Honig oder Braunzucker, davon täglich zwei Tassen bei Hustenreiz, Heiserkeit und Halsentzündung.

Malve oder **Stockrose** (Althaea rosae L.)

Unter den Blumen im Garten dürfen die Malven nicht fehlen. Als der gute Schöpfer ihre uns erfreuende Blüte malte, hat er mit der Farbe in jedes Blättchen einen Tropfen Heilsaft gegossen.
Die Malvenblüten, besonders die der schwarzen Malve, als *Tee* bereitet, heilen *Halsgebrechen* und lösen *Verschleimungen* auf der Brust. Gewöhnlich mischt man diese Blüten mit jenen des Wollkrautes.
Menge: Zwei bis drei Teelöffel auf eine Tasse kochenden Wassers, zehn Minuten kochen, süßen mit Honig oder Braunzucker, täglich bis zwei Tassen trinken.
Zu *Dämpfen*, mögen diese zum *Einatmen* oder insbesondere als Ohrendämpfe dienen, erweist sich die Malve als sehr nützlich.

Mandelöl

Das süße Mandelöl soll unter den Ölen der Hausapotheke einen der ersten Plätze einnehmen. Es wirkt bei verschiedenen Leiden und Gebrechen, innerlichen wie äußerlichen, lindernd, kühlend, lösend.
Bei *Verschleimungen* in der *Luftröhre*, im *Magen* löst es auf und stellt in letzterem Falle den Appetit und die Verdauung wieder her. Bei *Entzündungen*, besonders bei der gefürchteten *Lungenentzündung*, kühlt es. Solche Kranke sollen täglich drei- bis viermal je einen Kaffeelöffel Mandelöl einnehmen.
Äußerlich angewendet, dient dieses Öl vorzüglich bei den verschiedenen *Ohrenleiden*. Bei *Ohrensausen*, *Ohrenreißen*, *Ohrenkrampf*, bei *verhärtetem Ohrenfett* ist Mandelöl das beste mir bekannte schmerzstillende, eventuell auflösende Mittel. Man gieße sechs bis acht Tropfen in das leidende Ohr und verstopfe dieses mit Watte.
Wer durch *Erkältung*, *Zugluft*, *rheumatische Zustände* am Gehör gelitten hat, gieße den einen Tag in das eine Ohr sieben bis acht Tropfen, den andern Tag in das andere ebensoviel und verstopfe jedesmal die Öffnung! Nach einigen Tagen kann er, mit lauwarmem

Wasser das innere Ohr ausspülend, nach dem Erfolge forschen. Besser noch ist *der* Patient daran, welcher sich durch einen Sachverständigen sachte mit einem Ohrenspritzchen behandeln läßt.

Geschwülste mit großen Hitzen (Entzündungen) sollen mit Mandelöl zart eingerieben werden; es lindert den stechenden Schmerz und kühlt die brennende Hitze.

Die sogenannten *»Schrunden«* der Landleute, die manchmal recht wehe tun, die *durch Sitzen, Liegen, Reiten usw. entstandenen Wunden,* mögen diese was immer für einen Körperteil peinigen, werden durch Anwendung (gelindes Einreiben) mit süßem Mandelöl vortrefflich behandelt.

Wer unser Öl nicht besitzt, nehme statt dessen Salatöl!

Minze, Pfeffer- und Wasserminze
(Mentha piperita L. und Mentha aquatica L.)

Pfeffer- (im Garten) und Wasserminze sind verwendbar und in ihren Wirkungen wenig verschieden. Der Wasserminze, die stärker wirkt, gebe ich den Vorzug. Die Minze zählt zu den *Hauptmitteln,* welche den *Magen stärken* und die *Verdauung fördern.* Sie wirkt krampflösend und schmerzstillend. Mit Recht wird sie bei Leber-Gallenblasen-Störungen, Gallensteinen und Gallengrieß angewandt. Das ätherische Öl hat deutlich gallentreibende Wirkung. Krampflösende und leberstoffwechselanregende Eigenschaft scheinen zusammenzuwirken. Schon der würzige Geruch zeigt an, daß dieses Kräutchen bezüglich seiner Heilkraft einen vornehmen Platz einnehmen müsse.

Wer Minzenkräuter bei *heftigem Kopfweh* auf die Stirne bindet, wird bald schon ein Nachlassen und eine Beruhigung fühlen.

Besser noch wirkt das Pfefferminzöl, das außer bei Kopfweh bei örtlichen Schmerzen und Neuralgien angewandt wird. Das Öl kann auch innerlich (zwei bis vier Tropfen) gegen Koliken und als blähungstreibendes Mittel gebraucht werden.

Minzentee, jeden Morgen und jeden Abend eine Tasse, fördert die *Verdauung* und macht das *Aussehen* gesund und frisch.

Denselben Dienst tut das *Pulver,* wenn ich täglich ein bis zwei Messerspitzen davon in Speisen oder in Wasser nehme.

Durch *Krankheit* sehr *Geschwächte,* bei jeder Kleinigkeit von *Herzklopfen* Befallene, viel an *Übelkeiten* und *häufigem Erbrechen Leidende* sollen den Tee und das Pulver der Minze recht oft gebrauchen.

Minzentee, in *halb Wasser* und *halb Wein* bereitet, mehrere Tage hindurch täglich eine Tasse genommen, nimmt den *übel-* und *faulriechenden Atem.*
Minzenabsud, *mit Essig* bereitet, von Zeit zu Zeit löffelweise (ein bis zwei Kaffeelöffel) genommen, stillt das *Blutbrechen.*
Minzenabsud, in *Milch* wie Tee bereitet und warm getrunken, benimmt die *Unterleibsschmerzen.*
Menge: Zwei bis drei Teelöffel auf eine Tasse siedenden Wassers, etwas ziehen lassen. Ferner kann der Tee als Zusatz zu Klistieren gegen Dickdarmkatarrhe gegeben werden.
Daß doch jede Hausfrau diesen wohledlen Pflänzchen neben der Raute ein Eckchen im Garten anweisen möchte! Sie lohnen die Mühe allein schon durch den ungemein erfrischenden Wohlduft, den sie bei jeder Berührung freigebigst in unsere Hand legen.

Mistel (Viscum album L.)

Diese Schmarotzerpflanze, die insbesondere auf alten Bäumen gut gedeiht, ist gleichwohl eine treffliche Heilpflanze. Ihre Heilwirkungen erstrecken sich in erster Linie aufs Blut; und ich kann den Müttern nicht genug ans Herz legen, recht gute Bekanntschaft mit diesem Kraute zu machen.
Der Cholingehalt der Pflanze macht sie zunächst zu einem den Stoffwechsel anregenden Mittel, befähigt sie ferner zur Anregung der Verdauungsdrüsen. Mangelhafte Gallenabsonderung und Speicheldrüsentätigkeit, durch Drüsenschwäche bedingte Verstopfung, Zuckerkrankheit und Arterienverkalkung gehören zu ihrem Anwendungsgebiet. Bei Kreislaufschwäche und beschleunigtem Puls wird ähnlich wie bei Digitalis der Puls verlangsamt. Gesteigerter Blutdruck wird gesenkt, und die begleitenden Erscheinungen, wie Kopfblutandrang, Schwindel, schwinden bei längerem Gebrauch. Daher ist die Mistel ein begehrtes Mittel bei Aderverkalkung und Blutdruckerhöhung geworden.
Tee von Mistel stillt *Blutflüsse.* Ich könnte eine Reihe von Fällen aufzählen, bei denen eine einzige Tasse zur Stillung genügt hat.
Auch bei anderen *Störungen im Blutumlauf* können diese Pflanze und ihr ganz unschädlicher Tee zu Rate gezogen werden.
Menge: Zum Tee vier Teelöffel auf eine Tasse Wasser; bis drei Tassen als Tagesgabe. Der Kaltwasserauszug wirkt dreimal stärker als der Aufguß und siebenmal stärker als die Abkochung, so daß ersterer vorzuziehen wäre.

Mit Misteln kann man (zur Hälfte) *Zinnkraut mischen;* auch *Santala*, ein rotes Pulver, dient gut zur Beimengung.

Nelkenöl

Das Nelkenöl wirkt ähnlich wie das Mandel- und das Salatöl, mit denen es auch häufig vermischt wird.
Als besonders dienlich hat es sich mir erwiesen gegen *faule Gase* und *verdorbene, faule Säfte* und *Stoffe* im Magen.
In der Regel nimmt man das Nelkenöl auf Zucker; täglich ein- bis zweimal je vier bis sechs Tropfen.

Raute, Garten- oder Weinraute (Ruta graveolens L.)

Diese edle, heilkräftige Pflanze ist leider noch allzuwenig bekannt, das heißt in ihren vorzüglichen Wirkungen anerkannt. Die Pflanzen reden zu uns durch ihren Geruch. Wie klar und durchdringend meldet die Raute ihren guten Willen, uns Menschen, für die sie geschaffen, zu helfen, verschiedenes Leid zu lindern, als wenn jedes der kleinen Blättchen gleichsam ein Zünglein wäre! Daß wir dieses Sprechen stets verstünden!
Die Raute wirkt, wie und wo immer sie angewendet wird, stärkend und kräftigend. Wer nur ein Blättchen kaut, kann diese Wirkung alsbald auf der Zunge verspüren. Dazu erquickt sein Geschmack die ganze Mundhöhle; er tut wohl und hält an wie Weihrauchduft, der ein Haus erfüllt.
Bei *Kongestionen*, das ist *Blutandrang* zum Kopfe, bei *Eingenommenheit des Kopfes,* bei *Schwindel* bewährt sich *Tee von Raute* vortrefflich, nicht minder bei *Atmungsbeschwerden, Verdauungsstörungen* mit *Blähsucht* und *Koliken, Herzklopfen* und allen *Unterleibsbeschwerden* und *-zuständen* (Krämpfen usw.), die in Schwäche des Gesamtkörpers oder einzelner Organe ihren Grund haben. Ich empfehle diesen Tee insbesondere allen jenen Personen, die zu den genannten *Schwächen*, zu *Krämpfen, Hysterie* usw. Anlage verraten.
Menge: Tee: Ein Teelöffel auf eine Tasse Wasser. Der Saft der Raute, pro Tag ein Teelöffel, dient zur Frühlingskur.
Wer Raute in *Spiritus* ansetzt, kann statt des Tees bei den bezeichneten Übeln täglich (höchstens) zweimal zehn bis zwölf Tropfen auf Zucker nehmen.
Rautenöl wird ebenso genommen. Die *Bereitung* des letzteren ge-

schieht folgendermaßen: Gedörrte Rautenblättchen werden zerquetscht und in ein Glas gebracht. Daran gießt man feineres Salatöl und stellt das Glas längere Zeit an die Wärme. Später gießt man den Inhalt ab und nimmt ihn, wie angegeben, tropfenweise.

Rosmarin (Rosmarinus officinalis L.)

Ein Sträußchen von Rosmarin darf am Hochzeitstage keinem Gaste, bei solennen Festlichkeiten keinem rechten Teilnehmer fehlen. Eine Schande aber wäre es nicht minder, wenn dem Sammler für die Hausapotheke dieses würzige Kraut entginge.

Rosmarin ist ein vorzügliches *Magenmittel*. Als *Tee* zubereitet und getrunken, reinigt er den Magen von *Verschleimungen*, bewirkt guten Appetit und gute Verdauung.

Blähungen werden ausgetrieben und jene Erscheinungen günstig beeinflußt, die mit einer schlechten Zirkulation im Verdauungsapparat zusammenhängen. Auf die Nieren wirkt Rosmarin harntreibend, besonders bei begleitenden Zirkulationsstörungen mit Herzschwäche. Der krankhaft beschleunigte Puls wird verlangsamt. Wegen der Steigerung der Durchblutung der Beckenorgane kommt ihm eine periodenfördernde Wirkung zu.

Menge: Ein Teelöffel auf eine Tasse Wasser, aufgießen; bis zwei Tassen täglich schluckweise trinken. Tunlich ist die Mischung mit anderen Tees: Schafgarbe, Tormentill zu gleichen Teilen oder mit Wermut und Zinnkraut.

Rosmarinwein sodann, in kleinen Portionen getrunken, hat sich als treffliches Mittel gegen *Herzgebrechen* bewährt. Er wirkt beruhigend und bei *Herzwassersucht* stark auf Ausscheidung durch den Urin. – Die gleichen Dienste leistet solcher Wein bei der *Wassersucht* überhaupt.

In beiden Leiden nehme man täglich morgens und abends drei bis vier Eßlöffel oder ein kleines Weingläschen von dem angenehmen Tranke, an den man sich bald gewöhnen wird!

Zur überaus einfachen *Bereitung* schneide man eine Handvoll Rosmarin möglichst klein, bringe das Zerschnittene in eine Flasche und gieße diese mit gutem, gelagertem (am besten Weiß-)Wein auf! Nach einem halben Tage schon ist der Abguß als Rosmarinwein verwendbar.

Dieselben Blättchen können zu einem neuen Ansatze nochmals verwendet werden.

Salbei, Gartensalbei (Salvia officinalis L.)

Wer ein Gärtchen beim Hause hat, wird, wenn er es neu anlegt, den Salbeistock nicht vergessen; er ist eine hübsche Zierpflanze.
Hauptanwendungsgebiete sind die entzündlichen Veränderungen in Mund, Gaumen, Rachen, Zahnfleischblutungen und -eiterungen. Bei starker Lungenverschleimung und Lungentuberkulose mit Nachtschweiß wird gerne Salbeitee getrunken; ferner bei akuten und katarrhalischen Veränderungen des Verdauungsapparates und ihren Folgezuständen, wie Leberschwellung usw. Die Wirkung auf die Kleinbeckenorgane läßt die Anwendung des Tees bei verminderter Periode angezeigt erscheinen. Auch zur Behandlung von Stoffwechselstörungen kann eine Pflanze mit so vielseitigen Wirkungen herangezogen werden: Gicht, Rheumatismus, Fettsucht. Auch die Nierenabscheidung wird vermehrt.
Das Pulver als Zahnpulver. Wie Pfeffer, Zucker oder Zimt auf Speisen gestreut, leistet es bei den verzeichneten Leiden dieselben Dienste wie Tee.
Menge: Tee innerlich: ein Teelöffel auf eine Tasse Wasser, aufgießen, ziehen lassen; zwei Tassen täglich. Als Gurgelmittel ist der Tee besonders ausgezeichnet, und man kann noch einen Eßlöffel Honig und einen Teelöffel Essig zu einer Tasse zufügen. Bei der innerlichen Verabreichung wird der Tee mit Wacholder und Zinnkraut oder mit Wacholder und Wermut zu gleichen Teilen gemischt bei Darmstörungen; mit Huflattich, Thymian, Eibisch bei Lungenerkrankungen.

Santala

Santala ist ein rotes Pulver vom Santelholzbaum, eigentlich zum Rotfärben dienend; es kann in jeder Apotheke gekauft werden.
Ich *mische* dieses ganz harmlose Heilmittel *stets mit dem Tee von Misteln*, indem ich zu einem Eßlöffel Mistelblätter zwei Messerspitzen Santala nehme und so die Wirkung besagten Tees verstärke.

Sauerkraut

Auch dieses bekannte Heilmittel möge hier seine wohlverdiente Stelle finden!
Es ist vitaminreich (Vitamin A und B), wirkt auf den Zuckerstoff-

wechsel und enthält als wirksamen weiteren Bestandteil die Milchsäure. Von der Milchsäure ist bekannt, daß sie auf krankhaftes Gewebe zerstörend wirkt; gesundes Gewebe wird dagegen nicht angegriffen. Auf dieser Tatsache fußt der Gebrauch.
Bei *Verwundungen, Verbrennungen* und anderen derartigen Zufällen, bei *großen Hitzen*, zur *Auflösung* und *Ausleitung alter Schäden* usw. tun Auflagen frischen (der Krautstande eben entnommenen) Sauerkrautes ausgezeichnete Dienste.
Man sehe bei den betreffenden Krankheiten selbst nach!
Im Darm verändern Milchsäure und Milchsäurebazillen die Darmflora; sie wirken entzündungshemmend und fäulniswidrig. Bei der Magenarbeit kommen der Milchsäure ähnliche Kräfte wie der Salzsäure zu. Daher ist die Einnahme von Sauerkrautsaft und Sauerkraut ein gutes Mittel gegen schlechte Magenverdauung, Gasbildung, Aufstoßen, Völlegefühl, schlechte Darmverdauung und Fäulnisdyspepsie, die auf der mangelhaften Abscheidung von Salzsäure im Magen beruhen. Seit längerer Zeit bedient man sich auch der sogenannten Sauerkrautkuren (vor jeder Mahlzeit ein Schälchen rohes Sauerkraut) gegen hartnäckige Verstopfung. Wegen dieser und der Wirkung der anderen Bestandteile darf man Sauerkraut mit gutem Recht als blutreinigend bezeichnen. Der Vitamingehalt wird bei Mangelerkrankungen und Zuckerkrankheit nützlich wirken.
Das Heilmittel ist für Landleute zumal um so beachtenswerter, je leichter und schneller sie es zur Hand haben.

Schafgarbe (Achillea millefolium L.)

Sie ist reich an ätherischen Ölen und Bitterstoff (Achilleïn), und wir verwenden den Tee bei Appetitlosigkeit, Magen- und Darmkrämpfen, Magenentzündung, Dickdarmentzündung, Leberschwellung; ferner wirkt der Tee harntreibend. Bei Lungenerkrankungen beobachtet man eine leicht schleim- und krampflösende Eigenschaft. Über die Wirkungen auf die Eingeweide kommt auch eine zirkulationsfördernde Wirkung zur Geltung, diese jedoch mehr bei Verwendung des Frischsaftes als bei Teebehandlung (Muskelentartung des Herzens, Herzkrampfanfälle – Angina pectoris, Arteriosklerose, anfallsweises Hinken, auch bei Blutungen, Hämorrhoidalblutungen, Blutspucken, bei Unregelmäßigkeit der Periode, bei Kongestionen zum Herzen). Neben der Beeinflussung der Verdauungsvorgänge sind also die kreislaufverbessernden und krampflösenden Eigenschaften hervorzuheben.

Menge: Tee: zwei bis drei Teelöffel auf eine Tasse aufgießen; täglich bis zwei Tassen. Vom Saft drei bis fünfmal täglich einen Teelöffel voll. Äußerlich kommt die Schafgarbe ähnlich wie Arnika zur Verwendung, der Saft zum Beispiel zur Behandlung von Schuppenflechte, schlecht heilenden Geschwüren, Wunden.

Schlüsselblume (Primula officinalis L.)

Nur die *dunkelgelbe Schlüsselblume* hat Wert für die Hausapotheke. Schon der Geruch verrät, daß in all diesen Blütenkelchen eine besondere Heilflüssigkeit stecken müsse. Kaut man zwei bis drei dieser gelben Trichterchen, so fühlt man recht gut, welch medizinischen Gehalt sie bergen.
Wer Anlage hat zur *Gliedersucht, zur Gliederkrankheit* oder schon an diesen Gebresten leidet, trinke längere Zeit hindurch täglich eine Tasse Schlüsselblumentee! Die heftigen Schmerzen werden sich lösen und allmählich ganz verschwinden.

Spiköl

Spiköl oder Lavendelöl ist in jeder Apotheke leicht zu kaufen. Es darf unter den Hausmitteln nicht fehlen.
Täglich zu zwei Malen je fünf Tropfen auf Zucker eingenommen, fördert es die *Verdauung* und macht *guten Appetit.*
Wer an *Blähungen* leidet, an *Kopfweh* infolge von aufsteigenden Gasen, an *Übelkeiten*, nehme Spiköl wie oben angegeben!
Bei *Gemütsleidenden* habe ich Spiköl sehr oft mit bestem Erfolge verwendet, und ich behaupte, daß die Heilung in sehr vielen Fällen mit der Entfernung der namentlich auf das Gehirn schlimm einwirkenden Gase zusammenhängt. Nach meinem Dafürhalten schenkt man in der Behandlung Kranker diesen Gasen viel zu wenig Aufmerksamkeit. Wer je an Blähungen gelitten hat, weiß zu erzählen, welche fatale Rolle diese im Körper wütenden Winde und Stürme spielen.
Bei *Appetitlosigkeit, Kongestionen, Schwindel* und all den *mannigfaltigen Kopfleiden* mag man sich an die anfangs gegebene Verordnung halten!

Spitzwegerich (Plantago lanceolata L.)

Wenn die Landleute sich bei ihren Arbeiten verwunden, so suchen sie rasch Blätter von Spitzwegerich und ruhen nicht mit Drücken und Kneten, bis das etwas störrige Blatt sich einige Tropfen auszwingen läßt. Diese bringen sie entweder direkt in die *frische Wunde*, oder sie befeuchten damit ein Läppchen, das sie an den wunden Teil bringen.

Verweigert das Blatt seinen Heilsaft, läßt es sich bloß mürbe und etwas feucht reiben, so legen die Leute die *mürben Blätter selbst auf*. Ist dabei Gefahr der Blutvergiftung? Das kennt der Spitzwegerich nicht. Ein solcher Verband ist der erste, aber manchmal der beste Notverband; denn die Heilung solcher Wunden geht rasch vor sich. Wie mit Goldfäden näht der Wegerichsaft den klaffenden Riß zu; und wie an Gold sich nie Rost ansetzt, so flieht den Spitzwegerich jede Fäulnis und faules Fleisch. – Die *Wirkung* dieser Pflanze *nach innen* ist nicht minder vorteilhaft. Daß doch Hunderte von Menschen im Frühjahr oder Sommer diese Heilblätter sammelten, zerquetschten, die Säfte ausprеßten und *tränken!* Zahllose innere Gebrechen, die aus dem unreinen Blute und den unreinen Säften wie Giftpilze hervorschießen, würden nicht eintreten. Das sind Wunden, die freilich nicht bluten, aber vielfach noch gefährlicher sind.

Die *gedörrten Blätter* von Spitzwegerich geben gleichfalls eine prächtige *Teepflanze ab gegen innere Verschleimung*. Die Zeitungen bringen oft lange Anpreisungen der vortrefflichen Wirkungen von Spitzwegerich, noch längere über die da und dort bereiteten Spitzwegerichsäfte.

Mancher kauft solche Sachen um sein teures Geld. Guter Bauersmann, mache selbst den Sammler und den Zubereiter und den Apotheker! Du darfst dir keine Grillen machen. Eines weißt du: Du hast echte Ware.

Wegen des Gehaltes an Kieselsäure kommen dem Spitzwegerich ähnliche Eigenschaften wie dem Zinnkraut zu. Der Bitterstoff wirkt appetitanregend, drüsenanregend und krampflösend; der Schleimgehalt hat seine Wirkung auf entzündliche Vorgänge der oberen Luftwege.

Zum Anzeigengebiet gehören also neben der genannten Verschleimung Katarrhe der Mundhöhle, des Halses, Keuchhusten, Asthma, Lungenspitzenkatarrh. Im Verdauungstrakt ist die Wirkung auf Blähungen, leichtere Formen von Stuhlverstopfung, Koliken, Ma-

gengeschwüren usw. zu nennen. Wegen der vielseitigen Eigenschaften darf man ihn als blutreinigend bezeichnen.
Menge: Drei Teelöffel auf eine Tasse, aufgießen; zwei bis drei Tassen täglich. Vom Frischsaft ein bis zwei Teelöffel voll nüchtern durch einige Wochen hindurch zu nehmen. Die harntreibende Wirkung (Kieselsäure) kann durch Beigabe von Zinnkraut verstärkt werden.
Mit gedörrten Spitzwegerichblättern kann zu Tee sehr gut das *Lungenkraut* (Pulmonaria officinalis L.) verbunden werden (halb und halb).

Tausendguldenkraut (Erythraea centaurium L.)

Welch merkwürdige Namen unsere Voreltern manchem Kräutlein beilegten! Sie kannten eben noch deren Wert. Unser Kraut muß bei ihnen in hoher Geltung und Schätzung gestanden sein. Seine Verwendung kündigt schon der sehr bittere Geschmack an, der es begleitet.
Tee von Tausendguldenkraut leitet die *Magenwinde* aus, verdrängt unbrauchbare und ungesunde Säuren, unterstützt und *verbessert* die *Magensäfte*, wirkt vorteilhaft auf *Nieren* und *Leber*. Er ist das beste Mittel gegen *Sodbrennen* oder, wie die Landleute sagen, den *Magensod*.
Wer an *Störungen im Blut*, besonders an Blutmangel, Blutwallungen, Stoffwechselstörungen, wie Gicht und Rheumatismus, Zuckerkrankheit, Gemütskrankheit, Hysterie leidet, suche Rat und Hilfe beim Tausendguldenkraut!
Der Name lautet auf eine hohe Summe; die Hilfe spendet das Kräutchen einem jeden umsonst.
Menge: Ein Teelöffel auf eine Tasse kalten Wassers, sechs bis acht Stunden ziehen lassen und davon drei bis vier Eßlöffel voll vor den Hauptmahlzeiten nehmen.

Veilchen (Viola odorata L.)

Dieses liebliche, wohlduftende Frühlingsblümchen soll mit seinem Heildufte auch unsere Hausapotheke erfüllen.
Wenn zur beginnenden Frühlingszeit infolge des oftmaligen Witterungswechsels die Kinder *starken Husten* oder *Keuchhusten* bekommen, koche die besorgte Mutter eine Handvoll grüner oder gedörrter *Veilchenblätter* (auch die Wurzeln des Blümchens können

benützt, müssen aber vor dem Absieden zerquetscht werden) in ein Viertelliter siedendem Wasser ab und gebe dem Kinde nach je zwei bis drei Stunden jedesmal zwei bis drei Löffel solchen Tees! Erwachsene heilen den *alten* Keuchhusten, wenn sie den Tee dreimal im Tag (je eine Tasse) nehmen.

Schwindsüchtigen lindert er ebenfalls den *Husten* und unterstützt die *Schleimauflösung.* Er dient wie eine Medizin, soll auch so genommen werden, das ist alle zwei bis drei Stunden drei bis fünf Eßlöffel.

Gewöhnliche Menge und Bereitung: Blüten und Blätter werden in der Menge von zwei Teelöffeln in zwei Tassen kurz gekocht; die Wurzel läßt man drei bis vier Stunden kalt ausziehen und kocht sie dann. Beides zusammengemischt, stündlich für Kinder einen Eßlöffel, für Erwachsene zwei- bis dreimal täglich eine Tasse.

Der Tee dient ferner bei *Kopfweh* und *großer Hitze im Kopf.*

Bei *geschwollenem Halse* (Angina) ist dieser Tee ein probates *Gurgelwasser;* man tauche zugleich den anzuwendenden Halswickel statt in gewöhnliches Wasser in den Absud!

Wer an *Atemnot* leidet, die indessen mehr eine Folge von in Magen und Gedärmen angesammelten Gasen und ungesunden Stoffen ist, der mache eine kleine Veilchenteekur, das ist, er trinke während einiger Zeit täglich zwei größere oder drei kleinere Tassen unseres Tees!

Veilchenblätter, zerquetscht und überbunden, kühlen und verteilen *erhitzte Geschwülste; in Essig abgekocht,* dient solcher Absud, wenn man ihn zu Auflagen benützt, zur Behandlung von *Podagra.* Erfreue dich an dem Wohldufte und dem herrlichen Blau manches schönen Veilchensträußchens! Verwahre aber auch einen kleinen Vorrat des Heilkräutchens in deiner Hausapotheke, daß es dem Kranken dufte noch zu einer Zeit, in der das Frühlingsblümchen längst verblüht ist!

Wacholderbeere (Juniperus communis L.)

Die Wacholderbeere, wer kennt sie nicht? Als Räucherwerk verbreitet sie in Zimmern und Gängen angenehmen Geruch und verbessert die Luft.

Ähnliche Wirkung übt der Wacholder im *Innern des menschlichen Organismus aus.* Die Verräucherung von Wacholderbeeren führt bei Einatmung der Dämpfe und Berührung des ätherischen Öls mit den Schleimhäuten der Lunge eine Verringerung einer über-

mäßigen Absonderung, zum Beispiel bei feuchter Bronchitis, herbei. Solche, die an *schwachem Magen* leiden, mögen das folgende Verfahren einhalten, gleichsam eine kleine *erprobte Kur* mit Wacholderbeeren machen:
Den ersten Tag sollen sie mit vier Beeren beginnen,
den zweiten Tag mit fünf Beeren fortfahren,
den dritten Tag sollen sie sechs, den vierten sieben Beeren kauen und so mit Tagen und Beeren bis auf zwölf (Tage) und fünfzehn (Beeren) auf- und dann wieder auf fünf Beeren heruntersteigen, beim Absteigen jeden Tag eine Beere auslassend. Viele kenne ich, deren gasgefüllter und infolgedessen geschwächter Magen durch diese einfache Beerenkur gelüftet und gestärkt wurde.
Bei *Stein-* und *Grieß-*, bei *Nieren-* und *Leberleiden* haben die Wacholderbeeren seit alten Zeiten guten Ruf, ebenso in all jenen Fällen, wo es gilt, *faule Gase, faule, wässerige* und *schleimige Stoffe* aus dem Körper zu entfernen.
Neben den Beeren benütze man *die jungen Sprossen* des Wacholderstrauchs zu *Tee* bei Anfängen der *Wassersucht*, desgleichen zur Reinigung des Blutes. Hauptanwendungsgebiete sind demnach Störungen des Verdauungsapparates und der Nierenausscheidung; fassen wir zusammen, so sind hier zu nennen: Appetitlosigkeit, übler Mundgeruch, Sodbrennen, Gasansammlungen und die Folgezustände der Verdauungsstörungen: Migräne, nervöse Herzstörungen, Leberleiden (Schwellung); bei Nierenstörungen: verringerte Wasserausscheidung, Wassersucht und Knöchelschwellung; bei gichtischrheumatischen Veränderungen, Harnsäureansammlung im Gewebe ist Wacholder in Verbindung mit anderen Heilkräutern zweckmäßig anzuwenden. Es dürfen jedoch nicht zu große Mengen von Wacholderbeeren genommen werden, da hierbei Nierenreizungen auftreten können.
Die Wirkung auf die Lunge infolge Ausscheidung des ätherischen Öls über die Lungenschleimhaut ergibt eine Anzeige für die Behandlung von Bronchialdrüsenerkrankungen und Katarrhen (Bronchitis). Mit der Anregung der Durchblutung der Kleinbeckenorgane ist die Behandlung der verringerten Periode, die durch Wacholder gesteigert wird, gegeben. Zur harntreibenden Wirkung nimmt man einen Eßlöffel der gequetschten Beeren auf eine Tasse oder einen Eßlöffel Wacholdermus oder Wacholdersirup.
Das *Öl* kauft man am besten in der Apotheke. Es dient als Hautreizmittel bei chronischen Gelenkleiden und tiefliegenden Entzündungen.

Die *Tinktur* kann man sich selbst ansetzen in Wein, Branntwein oder Spiritus.

Waldmeister (Asperula odorata L.)

siehe bei Erdbeere.

Wegtritt, Vogelknöterich (Polygonum aviculare L.)

Es wächst ein Kräutlein ganz unbeachtet, gewöhnlich um die Häuser herum, besonders in den Bauerngehöften, auch am Rande der Gassen, das den Namen »Wegtritt« führt. Auch Knöterich wird es genannt, weil an jedem Glied ein kleiner Knoten sich befindet. Man heißt dieses Kräutlein Wegtritt, weil man gewöhnlich darübergeht. Dieses Kräutlein, das von einem Stock viele Ausläufer hat, selbst einen halben Meter lang oder noch länger, hat große Wirkung bei *Steinleiden*, wenn täglich ein oder zwei kleine Tassen getrunken werden. So hatte ein Herr Jahre hindurch viele Schmerzen in den Nieren, und es ging von Zeit zu Zeit Sand und Grieß ab. Er trank diesen Tee durch mehrere Tage und erzählte, daß viele Hunderte größerer und kleinerer Steinchen abgegangen seien und dadurch auch der Schmerz vergangen sei. Es wirkt auch reinigend nach innen, wie auf Nieren, so auf Leber, Magen und Brust. Menge: Zwei Teelöffel auf eine Tasse Wasser aufkochen. Bei Harn-, Grieß- und Steinleiden mischt man zweckmäßig: Ginster (30), Wegtritt (20), Zinnkraut (30), Haferstroh (20 Gramm), um die auf dem Gehalt an Kieselsäure beruhende Wirkung zu verstärken. Hiervon trinkt man morgens nüchtern ein bis zwei Tassen. Ebenfalls eignet sich die Mischung verschiedener kieselsäurehaltigen Pflanzen, zum Beispiel Zinnkraut und Wegtritt, zur Behandlung von Katarrhen der Luftwege, wobei man auch noch andersartige, aber lungenschleimhautwirksame Heilkräuter zufügen kann (Veilchen, Huflattich usw.).

Wegwart (Cichorium intybus L.)

Der Wegwart wartet auf den, der ihn in seine Hausapotheke einheimsen will, auf jedem Wege. Er heißt auch *Sonnenwirbel*, da seine Blätter sich stets der Sonne zukehren. Wenn man ihn ansieht, den guten Wegwart mit seinem verkümmerten Stengel und den zerzausten Blättchen, so kommt er einem vor wie ein Struwwelpeter

unter den Pflanzen. Nur die blaue Blüte, etwas heller als die Kornblume, bringt ihn wieder etwas in Kredit und Achtung.
Das Aussehen täuscht gar oft; auch beim Wegwart ist es so, denn sein Inneres ist golden.
Tee von Wegwartkraut wirkt appetitanregend, drüsenanregend (Bitterstoff) und leicht stuhlfördernd. Stauungen in Pfortader und Leber, Milz, Hämorrhoiden werden günstig beeinflußt. Gleichzeitig werden die Nieren angeregt (Kaligehalt).
Menge: Ein Teelöffel auf eine Tasse Wasser, kalt ansetzen und vor Gebrauch die Hälfte kurz aufkochen und alles wieder zusammenschütten. Täglich zwei Tassen.
Bei *Magendrücken*, auch *bei schmerzlichen Entzündungen am Körper*, lege man auf den Magen und auf die wehtuenden Stellen mit heißem Wasser abgebrühte und in ein Tuch gehüllte Wegwartkräuter und -blüten und erneuere diese Auflagen täglich zwei- bis dreimal!

Wermut (Artemisia absinthium L.)

Wermut zählt mit zu den bekanntesten *Magenmitteln*. Er leitet die *Magenwinde* aus, *verbessert* und unterstützt die *Magensäfte* und hilft so guten Appetit und gute Verdauung bereiten, mag er als *Tee* oder als *Pulver* genommen werden.
Gegen *üblen Geruch aus dem Munde*, wenn er vom Magen ausgeht, wirkt Wermut vortrefflich.
Wer an der *Leber* leidet *(Melancholie)*, der greife statt nach der Prise Tabak einmal oder zweimal im Tage nach dem Döschen mit Wermutpulver und streue den Inhalt der beiden Finger auf den ersten Löffel Suppe oder wie Pfeffer an eine Speise! Die abnehmende *Gelbsucht* wird bald die *Verbesserung der Galle* anzeigen; und der Kranke, dem die verfangene faule Luft und die oft noch fauleren Säfte – wahre Düngerstätten des Magens – gleichsam den Atem zuschnüren, wird wieder freier aufschnaufen.
Die Inhaltsstoffe (Bitterstoffe, ätherisches Öl und Kaliumnitrat) wirken auf fast alle Ausscheidungsorgane. Wie die Bittermittel sonst alle, so wirkt der Wermut auch kreislaufverbessernd und auf die Drüsen mit innerer Abscheidung (Blutdrüsen). Er fördert so auch die Periode, ja erleichtert den Geburtsvorgang. Auch bei Stoffwechselstörungen, Fettsucht, Zuckerkrankheit, Rheumatismus ist Wermuttee ein unterstützendes Mittel. Kleinere Mengen von Wermut steigern die Harnabscheidung; deshalb kann der Tee auch

bei Katarrhen der Harnwege mit Nutzen verwendet werden. Größere Mengen zu nehmen ist jedoch schädlich. Bekannt ist die wurmtreibende Wirkung (Spulwürmer).
Menge: Vom Pulver eine kleine Messerspitze, eventuell in Oblaten, eine halbe Stunde vor der Mahlzeit. Zum Tee: einhalb bis ein Teelöffel auf eine Tasse Wasser aufgießen, eine Tasse täglich, eventuell schluckweise.
Wermut kann auch zu einer *Tinktur* verwendet werden, die sehr lange hält, ohne zu verderben. Wie ein einziges Körnchen Weihrauch, das auf der Kohle glimmt, ein ganzes Zimmer mit Wohlgeruch erfüllt, so vermag ein Blättchen Wermut den Inhalt einer ganzen Spiritusflasche mit bitterem Geschmacke anzuhauchen – ein Zeichen, wie stark die Tinktur ist und wirkt.
Reisende, die viel von *Magenbeschwerden* und *Übelkeiten geplagt* werden, sollen ihr Fläschchen mit Wermuttinktur als treuen Begleiter nie vergessen!
Wermuttee hat manchen Augenleidenden auch schon als *Augenwasser* gute, ja die besten Dienste geleistet.

Wollkraut, Wetterkerze (Verbascum Schraderi Meyer)

Die *Blüten* des Wollkrautes oder der Wollblume werden von den Landleuten fleißig gesammelt. Sie wissen gut, daß diese zur Winterszeit wirksames *Gurgelwasser* und noch wirksameren Tee abgeben gegen *Halsgebrechen, Husten, Katarrhe, Verschleimungen der Brust, Atemnot.*
Menge: Drei Teelöffel auf eine Tasse Wasser, zehn Minuten kochen, mit Honig oder Kandis süßen, ein bis zwei Tassen am Tage trinken.
Es sei solcher Tee recht warm empfohlen. Ich mische unter die Blüten des Wollkrautes in der Regel noch die der *schwarzen Malve* (halb und halb); solcher Tee wirkt auf die Schleimauflösung noch nachhaltiger und kräftiger.

Wühlhuber I

Recht lange Zeit habe ich unter den verschiedensten Pflanzen diejenigen herausgesucht, die bei der trefflichen Sonder- oder Einzelwirkung doch nur viribus unitis, mit vereinten Kräften, dem Magen wirksam helfen, das heißt, die zur selben Zeit, zu welcher sie ihn durch gründliche Auflösung und Ausleitung allen verdorbenen Inhaltes schwächen müssen, ihn zugleich so stärken, daß er nicht nur

keine Stunde die Arbeit einstellt, sondern nicht einmal mit Brummen und Murren arbeitet.
Die Mittelchen und deren Mischung denke ich gefunden zu haben.
Das *Rezept* für den Wühlhuber I ist folgendes:
Man nehme zwei Eßlöffel gemahlenen Fenchel, zwei Eßlöffel zerquetschte Wacholderbeeren, einen Eßlöffel Foenum graecum, einen Eßlöffel Aloepulver! Das Ganze werde gut gemischt und in einer Schachtel an trockenem Orte aufbewahrt! Das *Mittel wirkt erst* nach zwölf bis dreißig Stunden. Man nimmt den Tee, das ist eine kleine Tasse davon, gewöhnlich abends vor dem Schlafengehen. Zur Tasse genügt ein Kaffeelöffel der Mischung, welche während einer Viertelstunde gesotten, dann abgegossen und kalt oder warm, mit oder ohne Zucker getrunken wird.
Kräftige Naturen können zwei Tage nacheinander eine Tasse Wühlhuber trinken.
Schwächere Patienten tun besser, die eine Tasse auf zwei bis drei Tage zu verteilen, so daß sie jeden Abend vier bis sechs Eßlöffel voll wie Medizin einnehmen.
Wie auf den Stuhlgang, so wirkt dieser Tee auf den *Urin.* Selbst große Verschleimungen auf der Brust leitet er aus.
Mir kamen Fälle vor, in denen der Wühlhuber *nach langwierigen, schwer zu stillenden Diarrhöen* den letzten Rest der Unreinigkeiten entfernte und auf die innere Revolution sofort der tiefste und dauerndste Frieden folgte. Eine kleine Tasse, während des Tages in drei Portionen getrunken, reicht vollkommen aus.

Wühlhuber II

Das *zweite Rezept* dieses Tees ist das nachfolgende:
zwei Eßlöffel gemahlenen Fenchel,
drei Eßlöffel zerquetschte Wacholderbeeren,
drei Eßlöffel Pulver von Attichwurzeln,
ein Eßlöffel Foenum graecum,
ein Eßlöffel Aloepulver.
Dieser Tee schließt die Wirkung auf den Stuhlgang nicht aus; doch sein Revier sind (statt des Magens und des Darmkanals) mehr die *Nieren* und die *Blase*; die kranken Stoffe treibt er aus durch *Harnausscheidung.* Wer *Unbehaglichkeit im Unterleibe* (in der Blasengegend) fühlt oder *Beschwerden im Urinieren*, Brennen in der *Blase* und den *Nieren*, die *Anfänge* der *Wassersucht* hat, wende ruhig diesen zweiten Wühlhuber an!

In der Gebrauchsanweisung gelten dieselben Regeln wie beim Wühlhuber I.

Zinnkraut oder **Acker-Schachtelhalm** (Equisetum arvense L.)

Die vielseitige und vorzügliche Wirkung dieses Heilkrautes kann nicht genug hervorgehoben werden. Es reinigt nicht bloß die Geschirre, weshalb es bei allen Hausfrauen als treffliches Putzmittel gilt, es reinigt und heilt auch innere und äußere Gebrechen des menschlichen Körpers.

Bei *alten Schäden, faulenden Wunden,* bei allen, *selbst krebsartigen Geschwüren,* sogar bei Beinfraß dient Zinnkraut in außerordentlicher Weise. Es wäscht aus, löst auf, brennt gleichsam das Schadhafte weg. Das Kraut kommt entweder als *Absud* bei Waschungen, Wickeln, Auflagen (Beingeschwüre) oder, indem es selbst in *nasse Tücher eingehüllt* und auf die leidenden Stellen gelegt wird, dann besonders bei *gewissen Dämpfen* zur Verwendung. – Näheres enthält die Beschreibung der einzelnen Krankheiten. Mannigfaltiger noch sind die Dienstleistungen des Zinnkrauts nach innen.

Sein *Tee,* der nie schaden kann, *reinigt den Magen.* Man nehme zeitweise zu diesem Zweck eine Tasse! Er wirkt harntreibend bei vielen Zuständen verringerter Nierenabsonderung, Wassersucht usw. und lindert die Schmerzen bei *Grieß- und Steinleiden,* bringt vor allem *den* Leidenden Hilfe, die *Beschwerden* haben im *Wassermachen* (Urinieren); auch bei Nierenbecken- und Blasenkatarrh ist er gut. Die *Zinnkrautdämpfe,* speziell für diese Übel, sollen nur angedeutet werden. Gerade solche Leiden sind entsetzlich schmerzhaft – und so häufig! Man beachte wohl das einfache und ohne jede Mühe zu bekommende Schmerzstillkraut! Täglich sollen solche Kranke neben der eventuellen äußeren Anwendung eine Tasse Zinnkrauttee trinken.

Entzündungen der Schleimhäute (Lidrandentzündung, Bindehautentzündung, Halsentzündung [Angina], akute und chronische Mandelentzündung, Nasenschleimhautentzündungen chronischer Art, Polypen, Zahnfleischentzündung, Mundfäule) werden durch Zinnkrautabkochungen günstig beeinflußt; teilweise unterstützt die Behandlung andere Maßnahmen wirkungsvoll. Nasenspülungen mit Zinnkrautabsud macht man am besten mit einem Nasenspüler (Apotheke). Wegen des Kieselsäuregehaltes bestehen Beziehungen zum Bindegewebe des Körpers. Kieselsäure regt die Bindegewebsneubildung an. Deswegen eignet sich Zinnkrauttee zur Behandlung der

Tuberkulose der Lunge, Drüsenschwellungen und allgemeinen Gewebsschwäche.
Bei *Blutungen, Blutbrechen* zählt er mit zu den ersten und besten Tees. Wer Blut bricht, nehme ihn schleunigst! Ich kenne Fälle, in denen nach vier Minuten schon völliger Stillstand eintrat. (Bei Magenblutungen eine Tasse auf einmal, bei Magengeschwür halbstündlich einen Eßlöffel, bei Lungenblutungen kühlen Tee, teelöffelweise, alle fünf bis zehn Minuten.)
Bei *starkem Nasenbluten* ziehe man durch die Nase wiederholt solchen Tee auf! Er wirkt zusammenziehend und hilft schnell.
Solchen, die von *Blutflüssen* heimgesucht werden, empfehle ich, täglich ein bis zwei Tassen dieses Tees zu trinken.
Menge und Bereitung: drei Teelöffel auf eine Tasse Wasser, eine halbe Stunde kochen, als harntreibendes Mittel früh nüchtern ein bis zwei Tassen, warm, sonst zwei Tassen tagsüber.
In jeder Hausapotheke sei Zinnkraut in genügender Menge vorhanden, daß man es im Falle der Not, die oft plötzlich hereinbricht, sofort zur Hand habe.

Inhalt einer kleinen Hausapotheke

I. Tinkturen

Arnika	Heidelbeeren	Wegwart
Enzian	Rosmarin	Wermut
	Wacholderbeeren	

II. Tee

Angelika	Holunder	Schafgarbe
Anserine	Huflattich	Schlüsselblume
Attich	Johanniskraut	Spitzwegerich
Augentrost	Kamille	Tausendguldenkraut
Baldrian	Lindenblüten	Veilchen
Bitterklee	Lungenkraut	Wacholderbeeren
Brennessel	Malve	Waldmeister
Dornschlehblüten	Minze	Wegwart
Eibisch	Mistel	Wermut
Eichenrinde	Raute	Wollkraut
Erdbeeren	Rosmarin	Wühlhuber
Hagebutten	Salbei	Zinnkraut

III. Pulver

Aloe	Fenchel	Leinsamen
Angelika	Foenum graecum	Minze
Attich	Huflattich	Salbei
Augentrost	Kampfer	Santala
Baldrian		Wermut

IV. Öle

Anis	Kampfer	Raute
Fenchel		Wacholderbeeren

ferner:

Mandelöl	Nelkenöl	Spiköl

Rezept zur Bereitung des Kleienbrotes

Man läßt in der Mühle den Weizen mitsamt der Kleie mahlen. Von dem Kleienmehl nimmt man ein, zwei, drei bis vier Kilo (je nachdem man für wenige oder mehr Personen zu backen hat) in eine Schüssel und macht mit heißem Wasser einen Teig an, der über die Nacht an einem mäßig warmen Orte stehenbleibt. *Weder Sauerteig noch Salz, noch anderes Gewürz* darf an den Teig kommen.

Am andern Tage formt man aus dem Teig kleinere, länglichrunde Laibchen oder Wecken, bringt sie in den wie zum Backen gewöhnlichen Brotes geheizten Backofen und läßt sie eineinviertel bis eineinhalb Stunden in der Hitze!

Sogleich beim Herausnehmen taucht man das gebackene Brot auf drei bis vier Sekunden in siedend heißes Wasser, dann kommt es gleich wieder zur Trocknung in den Ofen.

Diese letztere Manipulation habe ich von einem Prior der Trappisten erfahren, der sagte, er habe das Backen solchen Brotes lange und auf verschiedene Weise probiert und gefunden, daß diese Art des Backens die beste sei, indem so aus der Kleie aller Nähr-, insbesondere Zuckerstoff ausgezogen werde.

Ich kenne viele Männer, die mit Vorliebe solches Brot gegessen haben, jetzt noch essen und sagen, daß es bei Magen-, bei Verdauungs-, insbesondere bei *Hämorrhoidalbeschwerden* vorzügliche, einzige Dienste leiste.

Andere habe ich gekannt, die das geschmack- und gewürzlose Brot beim ersten Verkosten sonderbar fad fanden, die aber später mit fast leidenschaftlicher Vorliebe darnach gegriffen haben.
Das gebackene Brot werde an einem kühlen Orte aufbewahrt und, sollte die Kruste zu hart sein, mit einem feuchten Tuche umwunden!

Etwas über die »Kraftsuppe«

Ich bin der Überzeugung: Wenn die Kraftsuppe erkannt und benützt wird, kann man eine große Anzahl unglücklicher Menschen beglücken. Gerade die Kraftsuppe ist nicht bloß wegen ihrer außerordentlich guten Nährstoffe zu empfehlen, sondern auch weil sie sehr wohlfeil und leicht zu bereiten ist.
Ein Herr, der diese Kraftsuppe kennengelernt hatte, kaufte bei einem Bauern zwei große schwarze Laibe Brot. (Das schwarze Brot ist bekanntlich nur von Roggenmehl bereitet und wird für die Landleute genau eingemahlen, so daß nur wenig Kleie zurückbleibt und mithin aller Nährstoff des Roggens ausgenutzt wird.) Diese zwei Laibe Brot ließ der Herr in kleine Schnittchen schneiden und auf eine blecherne Platte bringen, welche auf den heißen Herd gestellt wurde, um das Brot soviel wie möglich auszutrocknen. So recht hart getrocknet wurde es in einem Mörser zu einem groben Pulver gestoßen. Wollte er eine Kraftsuppe, so rührte er zwei bis drei Löffel voll von diesem Brotpulver in siedende Milch, tat ganz wenig oder gar kein Gewürz daran. In zwei Minuten war die Suppe fertig. Sie schmeckt vorzüglich, gibt sehr gute Nahrung und bewirkt keine oder nicht viel Gase.
Hatte der Herr gerade keine Milch, so ließ er Wasser sieden und ins siedende Wasser dieses Brotmehl einrühren. Es kam dann etwas Gewürz und Rindsschmalz dazu, und auch diese Suppe verdient den Namen Kraftsuppe.
Am besten nimmt man heute Weizenschrot (frisch geschrotet) zur genannten »Kraftsuppe«, weil dabei auch jene Stoffe enthalten sind, die bei der »Brotsuppe« fehlen. D. H.
Diese Kraftsuppe ist ganz vorzüglich für recht *schwache Kinder*, weil sie leicht verdaulich und recht nahrhaft ist und keine Gase bewirkt. Sie ist auch der schwachen, *heranwachsenden Jugend* zu empfehlen, um die Blutarmut zu beheben, durch welche der Körper sehr leidet.
Endlich ist sie besonders dem *hohen Alter* zu empfehlen. Wenn die

Zähne fehlen, um die festen Speisen gut zerkauen zu können, so soll man sich an diese Suppe halten. Es sollte keine Familie geben, wo die Kraftsuppe nicht eingeführt ist. Ich habe sie einst einem hohen Beamten geraten, der mir später versicherte, er kenne keine gesündere und nahrhaftere Suppe.

Bereitung des Honigweins

(Sehr empfehlenswert für Gesunde und Kranke)

Die alten Deutschen hatten wenig oder auch keinen Wein. Das braune Bier kannten sie nicht, weil es noch keines gab. Ihre Speise war sehr einfach, und dennoch waren sie ein mächtiger Volksstamm; sie erreichten ein hohes Alter und erfreuten sich einer außerordentlichen Gesundheit. Dieses hohe Alter und diese außerordentliche Gesundheit schrieben sie dem Met (Honigwein) zu. Es ist nur schade, daß dieses edle Getränk so wenig bekannt und an dessen Stelle das allgemein verbreitete Braunbier als Getränk gekommen ist, das durch die vielen Verkünstelungen oft nicht mehr als gesundes Getränk betrachtet werden kann. Es sind in den größeren Werken über Bienenzucht gewöhnlich auch Rezepte, wie der Honigwein bereitet werden könne. Man hört aber auch oft die Klage, daß man Versuche gemacht habe, diese Rezepte nachzumachen, aber nie zu einem glücklichen Resultat gekommen sei.

Ich lasse ihn gewöhnlich bereiten wie folgt: In einen recht reinlichen kupfernen Kessel lasse ich 60–65 Liter weiches Wasser bringen. Ist dasselbe ziemlich warm geworden, so werden zirka sechs Liter Honig darangerührt. Nun läßt man Wasser und Honig recht gelinde eineinhalb Stunden sieden. Zeitweilig wird der schmutzige Schleim, der sich oben ansetzt, weggeschöpft. Ist die Zeit des Siedens vorbei, dann wird dieses Honigwasser in blecherne oder irdene Geschirre ausgeschöpft. Wenn es dann so abgekühlt ist, daß es noch mehr Wärme hat als das Wasser, das an der starken Sonnenhitze erwärmt wurde, dann wird es in ein sorgfältig gereinigtes Faß gebracht. Der Spund wird daraufgelegt, aber nicht befestigt. Ist der Keller ziemlich warm, dann beginnt nach fünf bis zehn Tagen die Gärung. Nach ungefähr vierzehn Tagen Gärungszeit wird dieser junge gegorene Honigwein in ein anderes Faß abgezogen. Die Hefe bleibt natürlich weg. Im zweiten Faß dauert die Gärung ungefähr zehn bis vierzehn Tage; und wenn der Honigwein ganz ruhig wird, daß man im Fasse nichts mehr hört, dann wird das Spundloch geschlossen. Nach drei bis vier Wochen wird er hell und ist trinkbar. Wird er dann in Flaschen abgezogen, gut verstopselt und in kalten Sand gebracht, so moussiert er in einigen Tagen ziemlich stark. Dieses Getränk ist sehr kühlend; deshalb trinken es die Fieberkranken recht gerne. Wenn Kranke weder Wein noch Bier trinken können, so ist ihnen ein solcher Honigwein ein Labsal. Er ist aber auch den Gesunden ein gutes Getränk; er soll jedoch nur in kleinen Portionen getrunken werden, sonst widersteht er *leicht.*

Nach dem von Kneipp selbst verschiedentlich verbesserten Rezept wird dieser Honigwein vom Kneipp-Heilmittelwerk in Würzburg hergestellt. Seit im Jahre 1892 der Gründer dieses Werkes, Apotheker L. Oberhäußer, von Kneipp mit der fachmännischen Fabrikation seiner sämtlichen Natur-Arzneien alleinberechtigt beauftragt wurde, hat bereits die dritte Kneipp-Apotheker-Generation die hohe Verpflichtung, den vielseitigen Schatz dieser einzigartigen Kräuter-Apotheke zu wahren und alle für die weltbekannte Kneipp-Heilweise typischen Präparate nach wissenschaftlichen Erkenntnissen für Arzt und Patient gebrauchsfertig herauszubringen. Auf einen Blick erkennt man die echten »Kneipp-Pillen«, jede der Kneipp-Tee-Packungen – vom »Wühlhuber« bis zum »Kneipp-Blutreinigungstee« –, das »Malefizöl«, die »Kneipp-Pflanzensäfte«, die »Kneipp-Heilkräuter-Badezusätze«, die »Kneipp-Körperpflegemittel« und überhaupt alle aus den Grundstoffen der von Kneipp bevorzugten Heilpflanzen bereiteten Kneipp-Mittel, am Bild und Namen »Kneipp«! Was er selber von den »Kneipp-Pillen« sagte, gilt für seine sämtlichen Natur-Arzneien: »Sie tragen mit Recht meinen Namen!« – Und alle diese innerlich oder äußerlich anzuwendenden naturreinen und naturgemäßen Heilkräuter-Präparate in den verschiedensten, doch immer zweckmäßigsten Darreichungsformen tragen nach wie vor Kneipps Namen weit über Deutschlands Grenzen hinaus in viele Länder der Erde, nach denen seine Mittel exportiert werden. Das weltweite Vertrauen in die Kneipp-Naturarzneien wurde und wird dergestalt zum zuversichtlichen Glauben an die Kneipp-Heilweise überhaupt, in der sich seine Wasserkur und seine Kräuterkur zum großen und guten Ganzen vereinen.

Die beigehefteten Bilder von Kneipp-Heilpflanzen, über die Kneipp in seinen Vorträgen und anderen Veröffentlichungen so schöne und treffende Worte gefunden hat, stammen aus dem Archiv des Kneipp-Heilmittel-Werkes zu Würzburg.

Anhang

Kleines Nachwort des Herausgebers

Wie schon Kneipps Sekretär Reile berichtete, entsprechen die Beschreibungen einzelner Krankheitsfälle und deren Behandlung keiner Wiedergabe aus sorgfältig geführten Krankengeschichten, sondern Kneipp diktierte sie aus seiner Erinnerung. Nach seinem zeitgebundenen Verständnis von der Sache gab Kneipp die Fälle wieder. Heute stehen uns klarere Unterscheidungsmöglichkeiten zu Gebote. Man kann von Kneipp nicht verlangen, daß er schon damals nach jeder Richtung hin hieb- und stichfeste Angaben hätte geben sollen, abgesehen davon, daß hierfür die Grundlagen fehlten, die nur durch ein medizinisches Studium erworben werden können.
Man muß bei den Ausführungen Kneipps immer daran denken, daß er in seiner Behandlung darauf hinausging, mehr auf das Ganze des Organismus einzuwirken, er strebte dahin, die körpereigene Heilkraft und die Abwehr anzuregen, »Heilung aus dem Gesunden heraus«.
Für zahlreiche Krankheitsfälle ist dieser Heilgrundsatz, namentlich bei Verwendung naturgemäßer Mittel, absolut richtig, aber es gibt für ihn auch Grenzen.
Die Grundrichtung des Vorgehens Kneipps ist zu beachten.
Der Ausbau des Kneippschen Heilverfahrens im Zusammenhang mit vielen Erkenntnissen, die Kneipp noch nicht zur Verfügung stehen konnten, hat es inzwischen möglich gemacht, genauer und in der Wirkung klarer erkennbare Mittel in der naturgemäßen Krankenbehandlung anzuwenden.
Nicht nur die Wasserheilkunde, sondern auch die Kräuterheilkunde hat heute bessere Grundlagen erhalten. Auch die Ernährungsbehandlung ist weit fortgeschritten.
Die Übersicht über die Krankheitsgeschehnisse ist vollkommener geworden, und man kann das naturheilkundliche Vorgehen nicht neben den allgemeinen medizinischen Fortschritt stellen. Sie ergänzen sich gegenseitig.
Jeder Leser möge daher nochmals gemahnt sein, sich ärztlicher Führung anzuvertrauen und nicht nach dem einen oder anderen Beispiel ein unüberlegtes Selbstkurieren zu beginnen. Was in einem Falle geholfen hat, tut es nicht immer in einem zweiten!
Erkannt möge vor allem werden, daß die Kneippsche Lehre ihren Hauptwert in der naturgemäßen Vorbeugung und Lebensweise hat, was aber im einzelnen Erkrankungsfalle am zweckmäßigsten zu tun ist, das entscheidet der des Verfahrens kundige Arzt.

Register